# GRUNDLAGEN UND PRAXIS CHEMISCHER TUMORBEHANDLUNG

## ZWEITES FREIBURGER SYMPOSION

AN DER MEDIZINISCHEN UNIVERSITÄTS-KLINIK
VOM 17. BIS 19. JULI 1953

SCHRIFTLEITUNG
DR. MED. J. PIRWITZ

MIT 82 TEXTABBILDUNGEN

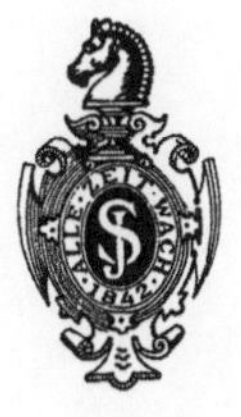

SPRINGER-VERLAG
BERLIN · GÖTTINGEN · HEIDELBERG
1954

ISBN 978-3-642-49598-4     ISBN 978-3-642-49890-9 (eBook)
DOI 10.1007/978-3-642-49890-9

# Vorwort.

Das zweite Symposion der Medizinischen Universitätsklinik Freiburg i. Br.
vom 17.—19. 7. 1953 galt dem Problem der chemischen Krebsbehandlung.

Wenn es heute möglich geworden ist, durch die chemisch-hormonale Behandlung des Prostata-Krebses die Lebensdauer dieser Kranken um das 15fache zu
verlängern, so ist dieser Teilerfolg bereits Grund genug, sich mit dem Thema der
Chemotherapie des Krebses ernstlich zu befassen. Es sind aber über diesen Teilerfolg hinaus mit vielen anderen „cytostatischen" Stoffen zwar vielleicht nicht
ebenso eindeutige therapeutische Erfolge errungen, aber doch wesentliche Ansätze
einer neuen wertvollen Therapie für manche neoplastische Erkrankung gefunden
worden. Dieses neue therapeutische Problem hat eine engere Beziehung zwischen
theoretischer und klinischer Krebsforschung hergestellt. Es erschien deshalb
wesentlich, auf einer gemeinsamen Arbeitstagung die zwei verschiedenen Aspekte
des tierexperimentellen Forschers und des Klinikers einander gegenüber zu stellen.
Aus dem Gedanken- und Erfahrungsaustausch von Theoretikern und Praktikern
lassen sich neue Anregungen für die weitere Forschung gewinnen. Die zahlreichen
Beobachtungen, die von diesen beiden Seiten über Wirkungsmechanismus und
Anwendungsmethode der neuen Stoffe beigebracht wurden, sind für die Weiter-
arbeit auf diesem Gebiet unentbehrlich. Ich freue mich, daß der Ruf an die
wichtigsten Kliniker und Theoretiker, die auf diesem Gebiet gearbeitet haben,
so großen Anklang bis über die Grenzen Deutschlands hinaus gefunden hat. Durch
die große Zahl verschiedener Betrachter ist das Problem von allen Seiten beleuchtet worden. Der hier vorliegende Bericht gibt deshalb einen eindrucksvollen
Überblick über den gegenwärtigen Stand der chemischen Krebsbehandlung.

Ich danke allen Beteiligten für ihre Mitarbeit. Besonderer Dank gilt meinem
Mitarbeiter Dr. PIRWITZ sowohl für die Organisation dieser Arbeitstagung, wie
für die nicht ganz leichte Schriftleitung dieses Bandes. Mein Dank gilt aber auch
dem Verleger, der sich auch diesesmal sofort bereit erklärt hat, die Drucklegung
zu übernehmen.

Möge der Leser aus der Lektüre dieses Buches ebensoviel Anregung schöpfen,
wie die Teilnehmer selbst aus den Vorträgen und Diskussionen mit nach Hause
genommen haben.

Freiburg i. Br.                                        LUDWIG HEILMEYER

# Inhaltsverzeichnis.

# A. Zur Carcinogenese.

## Die Grundlagen der Krebsentstehung*.

Von

HERMANN DRUCKREY (Freiburg i. Br.).

Mit 6 Textabbildungen.

### 1. Die Heterogenität der Ursachen.

Die klinische und die experimentelle Krebsforschung, die auf diesem Symposion vereinigt sind, gingen notwendig von verschiedenen Voraussetzungen aus. Für die Klinik steht der Patient im Vordergrund, also der spezielle Fall. Demgegenüber mußte die experimentelle Forschung versuchen, durch Abstraktion vom Speziellen zu den Gesetzmäßigkeiten vorzustoßen. Die Folge davon war eine gewisse Entfremdung zwischen beiden Forschungsrichtungen. Erst im Laufe der wachsenden Erfahrung kann die Klinik, die ja an das vorhandene Material gebunden ist und sich die Arbeitsbedingungen nicht selber wählen kann, ebenfalls zu Gesetzmäßigkeiten vorstoßen, während andererseits die experimentelle Forschung mit fortschreitender Kenntnis der grundlegenden Gesetzmäßigkeiten nun das Spezielle zu erfassen versucht. Damit wird dann wieder eine Näherung zwischen den beiden Forschungsrichtungen möglich. Ihr soll dieses Symposion dienen.

Die erfolgreiche Bekämpfung des Krebses setzt die Klärung der Ursachen und vor allem der Verknüpfung zwischen Ursache und Wirkung voraus, wobei die Wirkung nicht nur als Folge, sondern auch als *Vorgang* zu betrachten ist. Deshalb steht die Behandlung der Krebsentstehung folgerichtig am Anfang unserer Tagung. Es soll versucht werden, die hier vorliegenden experimentellen Ergebnisse und die sich aus ihnen ergebenden Folgerungen zu einem übersichtlichen Bilde zu ordnen.

Die ersten Erkenntnisse über die möglichen Ursachen des Krebses verdanken wir der klinischen Erfahrung am Menschen (2). Aufgabe des Experimentes war es dann, diese Erkenntnisse zu erweitern und zu vertiefen. Es kann heute als gesichert gelten, daß es sowohl *physikalische* krebserzeugende Agentien (59) gibt, wie z. B. Strahlen, als auch *chemische* (53, 90), und zwar anorganische und organische. Darüber hinaus müssen wir auch mit *belebten* Krebsursachen rechnen,

---

* Die experimentellen Arbeiten wurden durch die deutsche Forschungsgemeinschaft ermöglicht.

nachdem nachgewiesen werden konnte, daß auch bestimmte Wurmparasiten sowohl beim Menschen (*80*), als auch im Tierexperiment (*33*) zu Krebs führen können. Die cancerogenen Agentien sind also bemerkenswert *heterogen*.

Die Verschiedenheit der möglichen Krebsursachen führt bereits zu dem wichtigen Schluß, daß schon in dieser Hinsicht Krebs *nicht* gleich Krebs ist. Weiter muß daraus gefolgert werden, daß das Spezifische bei der krebsigen Entartung nicht im *Agens* alleine zu suchen ist, sondern ebenso im *Reaktor*. Damit ist zugleich die Bedeutung „endogener" Faktoren umrissen, die etwa mit dem Schlagwort „Disposition" bezeichnet werden. Das ist aber zweifellos keine Besonderheit, die nur für den Krebs gilt. Jede chemische Reaktion hängt grundsätzlich von der Konzentration und den Eigenschaften *beider* Reaktionspartner in gleicher Weise ab. Bei Reaktionen „in vitro" haben sie den Wert physikalischer Konstanten und können deshalb auch durch eine Reaktionskonstante ausgedrückt werden. Bei Vorgängen „in vivo" gilt das indessen nur für das Agens. Die wirkungsbestimmenden Eigenschaften des Reaktors sind dagegen *biologische* Größen und daher individuell verschieden und auch variabel. Deshalb haben endogene Faktoren bei allen pharmakologischen Wirkungen grundsätzlich einen starken Einfluß und ebenso auch bei jedem Krankheitsgeschehen. Von den Infektionskrankheiten ist das ja genügend bekannt. Indessen haben sie naturgemäß stets nur eine *konditionale* Bedeutung, so daß sie die Wirkung quantitativ oder modifizierend beeinflussen. Sie können aber niemals als *kausal* angesehen werden.

Aus der Tatsache, daß so verschiedenartige Faktoren die gleiche Wirkung haben können, nämlich die, Krebs zu erzeugen, müssen wir folgern, daß der entscheidende Vorgang dabei in allen diesen Fällen ähnlich ist. Dafür gibt es schon jetzt viele Hinweise. Beim Strahlenkrebs ist das Agens eine physikalische Energie, die einen Schwellenwert von etwa $10^7$ erg/cm² überschreiten muß. Die Grenze liegt in der kurzwelligen ultravioletten Strahlung bei 300 m$\mu$ (*35*). Ganz ähnliche Verhältnisse finden wir bei den krebserzeugenden höheren aromatischen Kohlenwasserstoffen. Ihre Wirkung hängt von der Dichte der beweglichen $\pi$-Elektronen an bestimmten Stellen der Moleküle ab (*82, 16*). Als Schwellenwert gilt heute eine Energie von 1,28 e. Die krebserzeugende Wirkung der Lostverbindungen, der Äthylenimine oder Epoxyde (*51, 9*) scheint ebenfalls von ihrer Fähigkeit abzuhängen, Radikale oder Ionen zu bilden und damit eine genügend große Energie auf das biologische Substrat zu übertragen. Ihre Bezeichnung als „radiomimetische" Gifte (Dustin) ist ein Ausdruck dafür, daß zwischen der betrachteten Wirkung von Strahlen und von diesen Chemikalien kein grundsätzlicher Unterschied besteht (*9*), so daß es möglich ist, sie unter einem gemeinsamen Gesichtspunkt zu betrachten (*28*). Andererseits gibt es aber auch Hinweise genug dafür, daß sowohl bei Strahlen, als auch bei diesen Substanzen mit „indirekten" chemischen Wirkungen zu rechnen ist. Alle Theorien über die Entstehung von Krebs dürfen deshalb nicht außer acht lassen, daß dieser Vorgang durchaus nicht immer auf demselben Mechanismus beruhen muß. Vielmehr sprechen die experimentellen Erfahrungen dafür, daß mehrere Mechanismen verschiedener Art möglich sind. Als Beispiel sei nur die krebserzeugende Wirkung von plastischen makromolekularen Stoffen angeführt, mit der wir uns speziell beschäftigt haben (*70, 29*).

## 2. Erste Analyse des Wirkungsmechanismus.

Soweit chemische Substanzen als Krebsursachen in Frage kommen, liegt ein pharmakologisches Problem vor. Wir haben deshalb versucht, den Mechanismus der cancerogenen Wirkung mit pharmakologischen Methoden zu klären (20). Da die entscheidenden Vorgänge, wie oben begründet wurde, stets ähnlich sein müssen, konnte dies an einem bestimmten Beispiel erfolgen. Wir wählten dafür das 4-Dimethylaminoazobenzol, das sog. „Buttergelb", weil es relativ leicht löslich ist, so daß die wirkungsbestimmende Konzentration des Giftes im Körper über einen relativ weiten Bereich eine Funktion der gegebenen Dosis ist (24). Das ist eine notwendige Voraussetzung für quantitative Untersuchungen.

Das „Buttergelb" hat eine resorptive und organotrope Wirkung. Bei Ratten erzeugt es sowohl nach Verfütterung, als auch nach Injektion Leberkrebs (56, 10). Bei Mäusen dagegen sehr viel schwerer. Die Ursache für diesen Unterschied scheint darin zu liegen, daß der Farbstoff von den Proteinen der Rattenleber relativ fest gebunden wird, von denen der Mäuseleber dagegen weniger (65). Also spielen endogene Faktoren eine maßgebliche Rolle. Ihre Bedeutung ist indessen nicht grundsätzlicher Art und liegt z. B. sicher nicht darin, daß die Leberzellen beider Tierarten grundsätzlich verschieden empfindlich sind. So ist z. B. o-Aminoazotoluol bei Ratten und Mäusen wirksam, und Chloroform erzeugt umgekehrt gerade bei Mäusen relativ leicht Leberkrebs, bei Ratten dagegen sehr viel schwerer oder gar nicht (34, 88). Solche Unterschiede, für die es viele Beispiele gibt (90), sind durch die besonderen Gegebenheiten des Stoffwechsels bedingt, die das Gift sowohl im Sinne einer „Giftung" als auch einer „Entgiftung" verändern können. Endogene Faktoren können also die Wirkung eines Giftes stark modifizieren. Die entscheidende kausale Bedeutung hat aber immer das Agens.

Die Aufklärung des Mechanismus von pharmakologischen Wirkungen ist nur in *quantitativen* Untersuchungen möglich. Dabei spielt jedoch nicht nur die Zahl eine entscheidende Rolle, sondern auch das Maß, d. h. die Dimension der betrachteten Vorgänge. Deshalb wählten wir im Gegensatz zu der sonst üblichen Versuchsanordnung zum Studium der Beziehungen zwischen Dosis und Wirkung nicht die Häufigkeit des Effektes als „Test", die nur dimensionslose Zahlen liefern würde, sondern die *Zeitdauer* bis zum Eintreten einer bestimmten Wirkung, nämlich bis zum Auftreten von Lebertumoren. Dies geschah, weil die maßgebliche Einflußgröße, die den Wirkungscharakter von Giften bestimmt, nach theoretischen Untersuchungen die Dimension einer reziproken *Zeit*, also einer Geschwindigkeit hat (24).

In den ersten quantitativen Versuchen arbeiteten wir ausschließlich mit Dauerbehandlung (21, 22). Die Ratten wurden mit bestimmten Tagesdosen des Farbstoffs solange gefüttert, bis Leberkrebs auftrat. Diese ersten Versuche ergaben, daß die Zeitdauer bis zum Auftreten von Leberkrebs in den einzelnen Versuchsgruppen um so größer wurde, je kleiner die Tagesdosis war (Tab. 1). Zwischen der Größe der Tagesdosis und der notwendigen Behandlungsdauer bestand also eine umgekehrte Proportionalität. Der Krebs trat zu dem Zeitpunkt auf, in dem die *Summe* aller Einzeldosen einen kritischen Schwellenwert überschritt. Dieser lag an unserem Rattenstamm und unter den gewählten Versuchsbedingungen

im Mittel bei etwa 1000 mg des Farbstoffs pro Ratte. Die zahlenmäßige Größe
dieser benötigten Gesamtdosis hängt naturgemäß von dem verwendeten Rattenstamm und von den Versuchsbedingungen ab. Sie kann zwischen 350 mg (*94*)
und 1200 mg („Wistar"-Ratten) liegen. Grundsätzlich aber wird die krebserzeugende Wirkung des Buttergelbs in diesem Falle nur von der Gesamtdosis bestimmt, und zwar unabhängig von ihrer zeitlichen Verteilung. Die Wirkung hat
demnach hier die Dimension einer *Menge* (*22*). Grundsätzlich gleiche Ergebnisse
wurden auch an anderen Stellen mit 4-Dimethylaminoazobenzol (*94, 76*) und mit
cancerogenen Kohlenwasserstoffen (*12*) oder Strahlen (*7*) erhalten.

Tabelle 1. *Abhängigkeit der Latenzzeit t bis zum Auftreten von Tumoren und Unabhängigkeit der dafür notwendigen Gesamtdosis „Buttergelb" C · t von der Höhe der täglich gegebenen Dosis C.*

| $C$ Einzeldosis mg/Tag | $t$ Latenzzeit (corr) Tage | $C \cdot t$ Gesamtdosis mg | $n$ Ratten Zahl |
|---|---|---|---|
| 0,1 |  | ? | 158 |
| 0,3 |  | ? | 148 |
| 1 | 700 | 700 | 169 |
| 3 | 350 | *1050* | 70 |
| 5[1] | 190 | *950* | 70 |
| 10 | 95 | *950* | 30 |
| 20[1] | 52 | *1040* | 15 |
| 30 | 34 | *1020* | 30 |

[1] Reproduktionsversuche 1944 (Wien) und 1951 (Freiburg) (Grundversuche 1940/43 in Berlin).

Aus diesen Ergebnissen folgte, daß die krebserzeugende Wirkung aller Einzel-
dosen vollkommen *irreversibel über die ganze Lebenszeit fortbesteht, so daß sich alle Einzeleffekte verlustlos summieren.*

Dieser Sachverhalt war pharmakologisch ein Novum. Die bisher bekannten Giftwirkungen sind reversibel. Die Stärke der Wirkung steigt und fällt mit der Konzentration des Giftes am Wirkungsort und wird, wenn auch zuweilen erst nach
einiger Zeit, schließlich wieder Null, wenn das Gift nicht mehr vorhanden ist.
Die Wirkung ist grundsätzlich eine Funktion der Konzentration. Dieser Typ
wird deshalb als „*Konzentrationswirkung*" bezeichnet (*24*). Demgegenüber liegt
bei der krebserzeugenden Wirkung offenbar ein anderes Prinzip vor. Die Wirkung
ist irreversibel und bleibt auch fortbestehen, wenn das Gift nicht mehr da ist.
Die Konzentration bestimmt nur die Geschwindigkeit, mit der die Wirkung in
der Zeit zunimmt, während die Wirkung selbst dem Integral der Giftkonzentration
über die Zeit entspricht, bei Konstanz der Konzentration also etwa dem Produkt
aus Konzentration und Zeit. Da sich hier alle Einzeleffekte verlustlos summieren,
haben wir diesen Wirkungstyp als „*Summationswirkung*" bezeichnet (*24*). Daraus
folgte der praktisch wichtige Schluß, daß krebserzeugende Agentien auch dann
als gefährlich angesehen werden müssen, wenn sie in kleinen Dosen dauernd über
ein langes Leben auf den Menschen einwirken. Die toxikologische Prüfung einer
Substanz im akuten oder kurzdauernden Versuch reicht also nicht mehr aus,
ihre Ungefährlichkeit zu beweisen, vielmehr ist das nur in Versuchen möglich,
die sich über die ganze Lebensdauer der Individuen erstrecken. Die chemische
Krebserzeugung gehört damit in das Gebiet der Toxikologie extrem-chronischer
Vergiftungen und ist ein erstes Beispiel für die Existenz solcher Möglichkeiten.
Inzwischen wurde die völlige Irreversibilität der cancerogenen Wirkung auch an
anderen Beispielen bewiesen (*3, 4, 81, 86*) und scheint damit ihr charakteristisches
Merkmal zu sein.

Bei bestimmten schädlichen Gasen wurde früher bereits die Erfahrung gemacht, daß die Wirkung ebenfalls nicht von der Konzentration abhängt, sondern vom Produkt aus der Konzentration $C$ und der Behandlungsdauer $t$. Sie werden deshalb als „$Ct$-Gifte" bezeichnet (F. Flury und W. Heubner). Das gilt indessen bisher stets nur für einen sehr begrenzten Bereich von $C$ und $t$. Bei kleinen Konzentrationen wird das für die Wirkung erforderliche „$Ct$-Produkt" immer größer, und zwar schon bei Zeitwerten in der Größenordnung von einem Tage. Demgegenüber sahen wir bei der cancerogenen Wirkung des „Buttergelbs", daß die zur Krebserzeugung notwendige Gesamtdosis sogar bei Verteilung auf die ganze Lebensdauer nicht nur nicht größer wird, sondern sogar kleiner. Hier scheint also die *Zeit einen Beitrag zur Wirkung zu leisten*. Dieser Zeitfaktor ist weiter zu klären.

Nach der vorliegenden experimentellen und klinischen Erfahrung ist die „Latenzzeit" bei der Krebsentstehung nicht als physikalische Zeit für alle Tierarten gleich, sondern ist eine *biologische* Zeitgröße. Sie läßt sich deshalb nur in Bruchteilen der mittleren Lebenserwartung messen, wie z. B. das „Alter". Ein Zusammenhang zwischen „Alter" und Krebs folgt ja auch aus der klinischen Erfahrung. In diesem Zusammenhang erscheint es interessant, daß auch für den Vorgang des Alterns zur Zeit keine zutreffendere Definition gegeben werden kann, als die einer *Summation irreversibler Effekte*.

Die Länge der Latenzzeit beim Krebs ist als biologische Zeitgröße ein erbliches Merkmal der betreffenden Tierart. 120 Tagen bei der Ratte entsprechen etwa 10 Jahre beim Menschen (*46*). Dieser Sachverhalt macht es von vorneherein wahrscheinlich, daß der Vorgang der Cancerisierung an „Erbträgern" der Zelle stattfindet.

## 3. Die Duplikantentheorie.

Während bei allen anderen pharmakologischen Wirkungen grundsätzlich eine Reparation möglich ist, können die cancerogenen Effekte über das ganze Leben fortbestehen. Die davon *betroffenen Strukturen der Zellen sind also nicht ersetzbar*, können nicht „de novo" gebildet werden.

In den langen Versuchszeiten, die sich z. T. praktisch über die ganze Lebensdauer erstreckten, müssen naturgemäß in der Leber Zellteilungen stattgefunden haben. Ihre normale Häufigkeit beträgt bei der Ratte etwa 1:10000, so daß jede Zelle mehr als einmal im Jahr zur Teilung kommt. Wenn nun mit jeder Zellteilung auch eine Division der bisher aufgelaufenen Effekte eingetreten wäre, so müßte die Krebserzeugung eine um so größere Gesamtdosis erfordern, je mehr Zellteilungen inzwischen stattgefunden haben. Das ist aber nach unseren experimentellen Ergebnissen nicht der Fall, die benötigte Gesamtdosis ist in diesem Falle sogar signifikant kleiner. Deshalb blieb nur die Annahme, daß die Zellbestandteile, die Angriffspunkte der cancerogenen Wirkung sind und auf deren irreversibler Veränderung oder Ausschaltung die krebsige Entartung der Zellen beruht, an der Duplikation bei der Zellteilung teilgenommen haben. Sie müssen also „*Duplikanten*" sein. Dieser Schluß ist nicht willkürlich, sondern folgt zwangsläufig aus den Ergebnissen unserer Versuche (*22*). Zu dem gleichen Schluß kamen auch Nothdurft (*69*), Butenandt (*13*) und andere Autoren (*61*). Die cancerogenen Effekte müssen also bei der Zellteilung übertragen werden, wie ja auch die fertige Krebszelle ihre anderen Eigenschaften auf alle Tochterzellen über Generationen weiter „vererbt". In den Krebszellen liegt eine andere *Zellrasse* vor, die sich im Organismus eigengesetzlich verhält. Ihre Vermehrung führt zur

Krankheit „Krebs". Damit liegen grundsätzlich ähnliche Verhältnisse vor, wie bei Infektionskrankheiten, so daß auch beim Krebs der Versuch einer Chemotherapie möglich erscheint.

Die am längsten bekannten „Duplikanten" sind die chromosomalen Gene. Deshalb liegt es nahe, in der krebsigen Entartung von Körperzellen eine Analogie zur Mutation an Keimzellen zu sehen, wie das in der „Mutationstheorie" des Krebses (2) (K. H. Bauer) zum Ausdruck kommt. Die vorliegenden Ergebnisse lassen hier eine schärfere Präzisierung zu.

Nach der Terminologie der Genetik wird als „Mutation" das *sprunghafte* Auftreten bleibender Veränderung z. B. an Zellen bezeichnet. Das Eintreten einer solchen Veränderung nach Art eines „Alles- oder Nichts-Effektes" setzt indessen voraus, daß die betroffenen Zellelemente in der Ein- oder Zweizahl vorliegen. Der Extremfall ist bei „Eintreffer"-Mutationen gegeben. Demgegenüber beruht die Cancerisierung von Körperzellen nach unseren Ergebnissen auf der Summation einer *Vielzahl* von Treffern, die nach einer Überschlagsrechnung sogar in der Größenordnung von 100 liegen kann. Sicher ist sie aber erheblich größer als zwei. Deshalb ist ein sprunghafter „Alles- oder Nichts-Effekt" nicht zu erwarten. Die Verteilung der Treffereffekte auf die Zellen wird vielmehr eine statistische sein. Insofern erscheint die Anwendung des bisherigen Mutationsbegriffes auf den Vorgang der Cancerisierung von vornherein sinnlos. Die Vielzahl der benötigten Treffer bedingt notwendig verschiedene Stufen der Malignität. Das entspricht der Erfahrung nicht nur des Experiments (22, 69), sondern auch der Pathologie und der Klinik.

Die Anwendung des Begriffes „Mutation" läßt häufig die notwendige Schärfe vermissen. Vor allem muß unterschieden werden, ob damit der *Vorgang* der irreversiblen Veränderung von „Duplikanten" gemeint ist oder die erkennbare *Folge*, die dieser Vorgang für das betrachtete Individuum hat. Wird unter Mutation das Erstere, also die sprunghafte Veränderung von Duplikanten selbst verstanden, so ist die Mutationstheorie des Krebses auch heute noch zutreffend. Dagegen läßt sich das Vorliegen eines „Eintreffer"-Effektes, wonach nur die Alternative: „krebsig" oder „normal" möglich wäre, wohl endgültig ausschließen.

Die Feststellung, daß die cancerogenen Agentien an „Duplikanten" der Zellen angreifen, macht es verständlich, daß viele Cancerogene zugleich auch mutagen sein *können* (2) und umgekehrt. Die vitale Bedeutung der Duplikanten erklärt ferner zwanglos die Erfahrung, daß sowohl cancerogene als auch mutagene Agentien gleichzeitig auch *letal* wirken können. Welcher Effekt eintritt, hängt von der Dosis ab. In quantitativer Hinsicht läßt sich über die zur Cancerisierung von Zellen führende Veränderung an Duplikanten sagen, daß sie einerseits groß genug sein muß, um eine ausreichende Autonomie der Zellen im Körper zu bewirken, andererseits aber nicht so groß, daß sie letal ist. Damit ergibt sich schon, daß die cancerogene Wirkung ein Optimum haben muß (22). Dies aber in der Weise, daß gerade kleine Dosen zu Krebs führen, während große Dosen letale und damit auch therapeutische Effekte haben können, nicht aber umgekehrt, wie es im Sinne der Homöopathie formuliert wird. Wenn es damit auch keinem Zweifel unterliegen kann, daß dieselben Agentien, die Krebs erzeugen, auch Krebs heilen können, so werden wir doch besser für therapeutische Zwecke möglichst solche Agentien wählen, die nicht cancerogen sind.

Die Frage nach der Natur der betrachteten Duplikanten und ihrer Lokalisation in der Zelle läßt sich bisher nicht beantworten. Da die Cancerisierung der Zelle zweifellos eine Summation vieler Einzeleffekte voraussetzt, ist es fraglich geworden, daß es sich um chromosomale Gene handelt. Daher kommen auch extrachromosomale, z. B. *plasmatische* Duplikanten in Betracht, die in einer größeren Vielzahl in der Zelle vorliegen. Für eine solche Annahme würde die Erfahrung sprechen, daß die Cancerisierung von Zellen durch den Verlust ihres organtypischen Verhaltens gekennzeichnet ist, dessen Substrat wohl eher im Plasma als im Zellkern zu suchen ist. Das elektronen-optische Bild eines Ausschnittes vom Cytoplasma einer Leberzelle (Abb. 1) läßt bereits erkennen, mit wie komplizierten Feinstrukturen wir hier zu rechnen haben. Ihre Bedeutung ist noch recht unklar. Indessen läßt sich aus der Tatsache, daß es bisher kein morphologisches Merkmal für die Krebszellen gibt, doch folgern, daß die entscheidenden Veränderungen im *submikroskopischen* Bereich liegen.

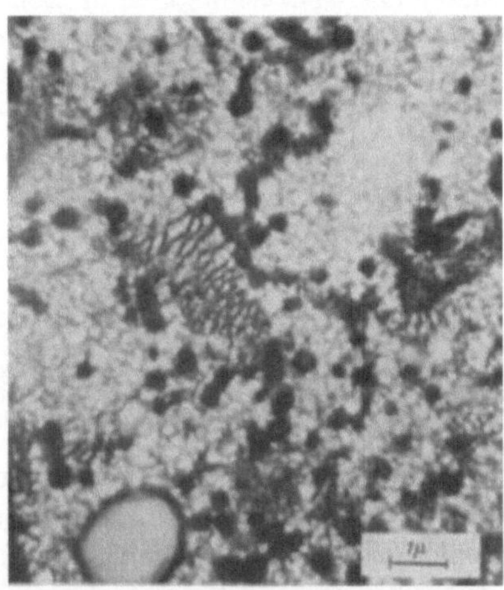

Abb. 1. Elektronen-optisches Bild eines Ausschnittes aus dem Cytoplasma einer Leberzelle. [A. J. DALTON, H. KAHLER, M. J. STRIEBICH u. B. LLOYD: J. Nat. Cancer Inst. 11, 439 (1950).]

Im gegenwärtigen Zeitpunkt ist nach den experimentellen Befunden lediglich die Aussage möglich, daß die bei der Cancerisierung betroffenen Zellelemente zur identischen Reproduktion befähigt sein müssen, ohne sie näher identifizieren zu können. Sie werden deshalb in Übereinstimmung mit NOTHDURFT (69) und mit BUTENANDT (13) als „Duplikanten" bezeichnet. Ihre Definition wird dadurch gegeben (22, 25), daß sie Merkmalsträger der Zelle sind, die nicht „de novo" gebildet werden können, sondern nur aus Elementen gleicher Art. „Omnis duplicans et duplicanti eiusdem generis." Darüber hinausgehende Aussagen erscheinen nicht möglich, zumal wir noch keinen Anhaltspunkt dafür haben, daß die Cancerisierung von Zellen etwa stets auf der Veränderung der gleichen Duplikanten beruht. Im Gegenteil führt gerade der Nachweis eines Vieltreffereffektes zu der Konsequenz, daß die Treffer im Einzelfall sowohl quantitativ als auch qualitativ durchaus *verschieden* sein können. Auch in dieser Hinsicht muß Krebs nicht gleich Krebs sein.

Die krebsige Entartung von Zellen läßt hinsichtlich ihrer biologischen Wertigkeit grundsätzlich zwei Deutungen zu. Die Veränderung an den „Duplikanten" kann entweder eine qualitative sein oder eine rein quantitative, d. h. im Ausfall von Duplikanten bestehen. Die bisher vorliegenden, vor allem biochemischen (42) und immunbiologischen (47, 93) Untersuchungen führen übereinstimmend zu dem Schluß, daß die Zelle durch die Cancerisierung keine neuen Eigenschaften gewinnt, sondern nur welche verliert. Das kommt in Ergebnissen serologischer Versuche von WEILER (93) am Institut von BUTENANDT besonders klar zum Ausdruck. Er isolierte aus der Leber und aus Hepatomen von Ratten, die in unseren Versuchen mit „Buttergelb" behandelt waren, die Mitochondrien und stellte fest, daß die *organspezifischen* Leber-Antigen Eigenschaften mit der Cancerisierung der Zellen verlorengehen. Der Verlust erfolgt dabei nicht sprunghaft, sondern anscheinend kontinuierlich, um bei den fertigen Hepatomen schließlich vollständig zu werden. Diese sowohl hinsichtlich der Methode als auch in ihren Ergebnissen bemerkenswerte Arbeit spricht erstens ebenfalls dafür, daß die Cancerisierung kein sprunghafter Effekt, sondern eine „Summationswirkung" ist. Zweitens zeigt sie, daß dabei auch die Mitochondrien, also Bestandteile des Plasmas betroffen werden, die wahrscheinlich „Duplikanten"-Eigenschaften besitzen (*14, 41*). Schließlich drittens beweist sie erstmalig, daß die Cancerisierung nicht mit einem Gewinn neuer Eigenschaften verbunden ist, sondern mit dem Verlust organspezifischer Antigene.

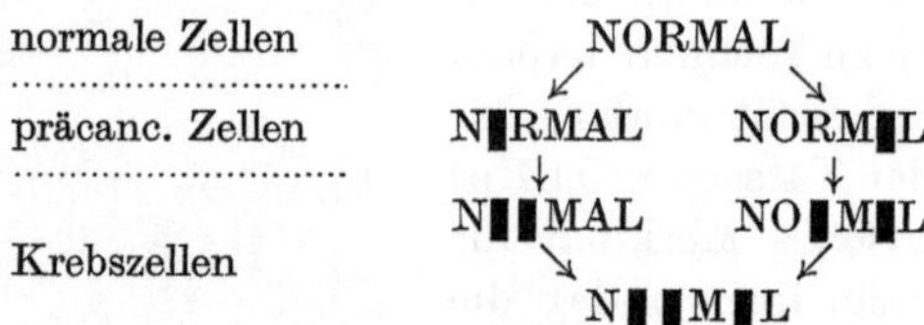


Abb. 2. Schema für die mögliche Verschiedenheit von Krebszellen und ihre zunehmende Uniformität mit fortschreitender Entartung. Jeder Buchstabe des Wortes „NORMAL" bezeichnet eine Summe von „Duplikanten", seine Blockierung ihre Veränderung durch ein cancerogenes Agens.

Damit ergibt sich für die Möglichkeiten der krebsigen Entartung an Zellen das einfache Schema in Abb. 2. Wir symbolisieren den Bestand an unveränderten Duplikanten einer normalen Zelle mit den Buchstaben des Wortes „NORMAL", wobei jeder Buchstabe eine Summe von Duplikanten darstellt, ohne Rücksicht auf ihre Art oder Lokalisation. Dieser Duplikanten-Bestand wird nun durch ein cancerogenes Agens verändert. Da ein gerichteter Vorgang nicht anzunehmen ist, erfolgt die Veränderung durch zufallsmäßig verteilte „Treffer", kann also an verschiedenen Stellen erfolgen. Das ist durch Blockierung einzelner Buchstaben angedeutet. Wenn die krebsige Entartung der Zellen nun darauf beruht, daß die Summe der erhaltenden Treffer einen bestimmten Schwellenwert überschreitet, so müßten aus einer bestimmten Mutterzelle mehrere Arten von Krebszellen entstehen können. Je größer die Zahl der erlittenen Treffer wächst, um so größer wird dann die Wahrscheinlichkeit, daß *ähnliche* Zustände entstehen. Das Bild der Ursprungszelle muß sich also allmählich verwischen und eine fortschreitende *Angleichung* der Krebsarten erfolgen, wie es im Schema angedeutet ist. Nach Greenstein (*42*) sprechen alle Ergebnisse der biochemischen Krebsforschung dafür, daß die Unterschiede zwischen den einzelnen Organzellen sich mit ihrer Cancerisierung tatsächlich ausgleichen und eine zunehmende biochemische Uniformität auftritt.

Die durch experimentelle Ergebnisse begründete Deutung der Cancerisierung als Summation einer Vielzahl von Treffern, die der Abb. 2 zugrunde gelegt wurde, erklärt nicht nur die Erfahrung, daß es offenbar mehrere Stufen der Malignität gibt, sondern auch die weitere, daß die Entartung und Malignität der vorhandenen Krebszellen mit der Zeit noch zunehmen kann. Der umgekehrte Vorgang, nämlich die Normalisierung von Krebszellen, die bei Vorliegen eines „Eintreffer"-Effektes noch möglich erscheint, hat bei einem Vieltreffer-Prozeß keine reale Wahrscheinlichkeit mehr.

Ferner sind die einzelnen Treffereffekte wahrscheinlich auch *nicht gleichwertig*. So sprechen meine experimentellen Erfahrungen dafür, daß das Auftreten der Fähigkeit zum invasiven Wachstum und zur Metastasierung, oder besser *negativ* ausgedrückt, daß der *Verlust* der Einordnung in das organtypische Wachstum nicht unbedingt mit der krebsigen Entartung der Zelle von Anfang an verbunden sein muß, sondern sich erst im weiteren Verlaufe durch zusätzliche Veränderung bestimmter Duplikanten ergeben kann. Das folgt auch aus neueren Befunden über die Bedeutung der Antigen-Eigenschaften für die Transplantabilität von malignen und normalen Geweben (*47*). Auch für diese Sachverhalte kann die Abb. 2 eine übersichtliche Darstellung geben, wenn die einzelnen Buchstaben bestimmten Funktionen zugeordnet werden können. Das ist indessen vorerst noch nicht möglich.

Diese Überlegungen führen leider zu einer wesentlichen Einschränkung für die Möglichkeit einer Chemotherapie beim Krebs. Die spezifische Vergiftung von „Erregern" im Körper setzt im Sinne von P. EHRLICH voraus, daß zwischen diesen und den Zellen des Körpers ein genügend großer chemischer Unterschied besteht. Das trifft für die körperfremden Erreger der Infektionskrankheiten zweifellos zu, nicht aber für die Krebszellen als *körpereigene* „Erreger". Nach den vorliegenden Ergebnissen liegt der Unterschied zwischen normalen Zellen und Krebszellen nicht darin, daß die Krebszellen Eigenschaften gewonnen haben, die den normalen Zellen fehlen und die damit Angriffspunkt für eine spezifische „Chemotherapie" sein könnten, sondern es ist wahrscheinlich leider gerade umgekehrt, sie haben Eigenschaften verloren, die die normalen Zellen zumindestens potentiell besitzen. Beim Krebs bestehen daher prinzipiell nicht dieselben Voraussetzungen für eine spezifische Chemotherapie, wie bei den Infektionskrankheiten.

Eine Therapie des Krebses mit chemischen Mitteln muß deshalb versuchen, an anderen Gegebenheiten anzuknüpfen, die bei Krebszellen aktuell, bei normalen Zellen aber möglicherweise nur potentiell vorliegen. Eine wichtige Angriffsmöglichkeit ist darin gegeben, daß die Krebszelle als bereits „geschädigte Zelle" im allgemeinen gegen Giftwirkungen empfindlicher ist als normale Zellen. Ferner sind in Teilung übergehende Zellen gegen viele Gifte weitaus empfindlicher als ruhende Zellen (*32*). Die fortgesetzte Zellvermehrung im Krebsgewebe bietet deshalb die bisher besten Angriffsmöglichkeiten für eine medikamentöse Therapie (*32, 50, 63, 91*). Bei solchen „Proliferationsgiften" muß indessen von vornherein damit gerechnet werden, daß sie nicht spezifisch nur das Krebsgewebe schädigen, sondern ebenso auch jedes andere proliferierende Gewebe im Körper, also z. B. die blutbildenden Gewebe, die Darmschleimhaut, die Hoden oder die Haut (*30, 50*). Eine resorptive Therapie mit Proliferationsgiften ist daher mit erheblichen Gefahren belastet (*50*). Deshalb liegt der Versuch nahe, durch Ausnutzung spezieller enzymatischer Funktionen des betrachteten Tumorgewebes zu einer mehr spezifischen Wirkung zu kommen. Daß das grundsätzlich möglich ist, wurde am Beispiel des Protastakrebses gezeigt (*31*).

Die oben begründete Folgerung, nach der die Cancerisierung von Zellen durch einen *Verlust* von Eigenschaften gekennzeichnet ist, hat zwar zu einer wesentlichen Einschränkung für die „cytotoxische Form" der Chemotherapie beim Krebs geführt. Sie eröffnet jedoch gleichzeitig andere Möglichkeiten. Der Verlust biochemischer Fähigkeiten kann zur Folge haben, daß Krebszellen nicht mehr alle für das Leben und die Vermehrung notwendigen Synthesen selbst leisten können und damit in gleichem Maße „autotroph" leben, wie normale Zellen, sondern daß sie hinsichtlich bestimmter, von Fall zu Fall verschiedener Substrate „heterotroph" geworden sind. Diese müßten sie also auf dem gegebenen Nährboden vorfinden. Trotz eines solchen Leistungsdefekts kann ein Krebs wachsen, weil er ja nur parasitenhaft im Organismus lebt. Danach erscheint es möglich, den Krebs durch Entzug von für ihn, nicht aber für normale Zellen lebenswichtigen Substraten oder durch Gabe „kompetitiver Hemmstoffe" gegen sie spezifisch auszuhungern. Das wäre die zweite „atreptische" Form einer Chemotherapie, die bereits von Paul Ehrlich formuliert wurde.

Als Prototyp von „Duplikanten" können *Viren* gelten. E. Hoffmann hat deshalb für alle Duplikanten die Bezeichnung „Viroide" vorgeschlagen. Auf diesem Gebiet sind viele naheliegende Hypothesen entwickelt worden. So wird z. B. angenommen, daß die betreffenden Duplikanten mit ihrer cancerogenen Veränderung zugleich auch ihre obligate Bindung an die Zelle verlieren und nun als „errabunde Gene" frei werden, andere Zellen befallen und cancerisieren können (*79*). Damit wäre eine Brücke zu den „Virustumoren" geschlagen. Dann müßten aber alle Geschwülste zellfrei verimpfbar und kontagiös sein. Das ist zwar oft behauptet worden (*45, 49, 77*), trifft aber erfreulicherweise nicht zu (*40, 75*). Solche Hypothesen sind von vornherein auch nur unter der Voraussetzung diskutabel, daß die Duplikanten bei der Cancerisierung *unter Erhaltung ihrer Duplikationsfähigkeit* nur qualitativ verändert werden. Das läßt sich aber aus der bisherigen experimentellen Erfahrung nicht stützen. Soweit sie überhaupt schon ein Urteil zuläßt, spricht sie vielmehr dafür, daß die Cancerisierung mit einem Ausfall, einer Blockierung oder einer Eliminierung von Duplikanten verbunden ist. So begreiflich der Wunsch ist, eine Beziehung zu den „Virustumoren" zu finden (*45*), wird man sich doch vor voreiligen Schlußfolgerungen hüten müssen, zumal es noch nicht als gesichert gelten kann, daß es sich dabei wirklich um Krebs handelt. Ein Geschwulstgewebe kann nur dann als „Krebs" definiert werden, wenn der Nachweis gelingt, daß die Andersartigkeit und Malignität eine Eigenschaft der Zellen selbst ist und unabhängig vom Weiterwirken des auslösenden Agens. Dieser Nachweis ist bisher bei keinem Virustumor geführt worden. Es ist nicht möglich, die Geschwulst zu verimpfen, ohne gleichzeitig damit auch das auslösende Virus zu übertragen. Vergessen wir nicht, daß vor wenigen Jahrzehnten auch luische Gummata und tuberkulöse Granulome noch als echte Geschwülste angesehen wurden, bis man ihre wirkliche Ätiologie erkannte.

Die infektiösen Eigenschaften des Virus haben zu der Vorstellung geführt, daß diese und andere Duplikanten sich in der Zelle nach Art von Lebewesen vermehren, sich also *aktiv* selbst duplizieren ("self duplicating units"). Diese Betrachtung ist einseitig und läßt sich bisher nicht exakt begründen. Im Gegenteil sprechen viele Gründe dafür, daß die Duplikation durchaus ein *passiver* Vorgang sein kann, daß Duplikanten nicht sich vermehren, sondern vermehrt *werden*. Ein kristallisierbares Virus, das wir ein Jahr lang bei erhaltener Virulenz in der Flasche aufbewahren können, ist nichts Lebendiges, sondern „tot". Wenn wir mit Friedrich-Freksa (*36*) das Wesen von „Duplikanten" in dem Vorliegen periodisch wiederkehrender Gruppen in einem Ladungsmuster sehen, das als „Matrize" für die Synthese wirkt, so können wir den Vorgang der Duplikation in allgemeiner Formulierung als Ordnung und Verknüpfung von Bausteinen nach einem gegebenen Muster betrachten. Das wird z. B. auch für die Bildung von Antigenen und Antikörpern diskutiert (*71*). Danach gehört auch die Beobachtung von CORI hierher, daß die Bildung von Glykogen in der Zelle nur möglich ist, wenn ein Rest dieses polymeren Kohlenhydrats noch vorhanden ist. Zwischen diesem Vorgang und der Auslösung einer Kristallisation in einer übersättigten Lösung durch Animpfen mit einigen Kristallen besteht kein grundsätzlicher Unterschied (*17*). Es erscheint jedenfalls zweckmäßiger, zuerst in der unbelebten Natur und damit im Bereich der exakten Naturwissenschaften nach Beispielen für den geheimnisvollen Vorgang der Duplikation zu suchen (*36*), als nur in dem dunklen Bereich des Lebendigen zu extrapolieren. Wenn aber das Ladungsmuster makromolekularer Zellbestandteile für ihre Duplikationsfähigkeit eine Rolle spielt, dann muß es zumindest für möglich gehalten werden, daß die Vorlage eines *falschen* Ladungsmusters zu fehlgeleiteten Synthesen und damit zu pathologischen Prozessen führen kann. Die auch von uns beobachtete krebserzeugende Wirkung von polymeren Kunststoff-Folien (*29, 70*) und kristallinen Silikaten scheint zu einer solchen Deutung zu führen.

Die *chemische* Charakterisierung der „Duplikanten“, die durch die cancerogene Wirkung verändert werden, ist von BUTENANDT als wichtiges Problem bezeichnet worden (*13*). Die naheliegende Vermutung, daß es sich um Nucleoproteide handelt, läßt sich jedoch bisher noch nicht beweisen. Dagegen kann wohl kein Zweifel daran bestehen, daß es sich um *makromolekulare* Bestandteile der Zelle handelt. Ihre irreversible Veränderung durch die cancerogene Wirkung läßt drei Möglichkeiten zu, nämlich 1. eine mechanische Zerstörung, 2. ihre Veränderung durch eine chemische Reaktion und 3. die Veränderung ihres Musters als Matrize. Welcher Art der betreffende Vorgang auch immer sein mag, er setzt eine entsprechende *Labilität* der Duplikanten voraus. Diese ist notwendig nicht nur individuell verschieden, sondern vor allem auch variabel. Es kann also nicht gleichgültig sein, in welchem Zustand das cancerogene Agens die Zellbestandteile trifft. Damit kommt die Bedeutung des *Reaktors*, also eines „endogenen“ Faktors für die Krebsentstehung zum Ausdruck, die nicht vernachlässigt werden darf.

Eine Duplikation solcher makromolekularen Zellbestandteile ist nur im weitgehend *entfalteten* Zustand vorstellbar. In dieser Phase müssen die Duplikanten aus chemischen Gründen gegen äußere Einwirkungen besonders empfindlich sein, mag es sich nun um cancerogene oder auch um therapeutische Agentien (*32, 44*) handeln. In der „Ruheform“ sind sie dagegen stabilisiert. Danach müßte Krebs in Geweben mit hoher Proliferationsaktivität besonders häufig sein und in solchen, deren Zellen sich nicht mehr teilen, dagegen fehlen. Das scheint tatsächlich zuzutreffen (*62*). Wie sehr die cancerogene Wirkung vom Zustand der Zellen abhängt, folgt auch aus der experimentellen und klinischen Erfahrung über die relativ schnelle Erzeugung von Strahlenkrebs im entzündeten Gewebe(*58*) (LACASSAGNE), oder auf dem Boden eines Lupus.

Die am besten bekannten „Duplikanten“ sind die chromosomalen Gene. Deshalb muß die „Duplikantentheorie“ des Krebses an die Erfahrungen der Genetik anknüpfen. Gene haben eine bemerkenswert hohe Stabilität. FRIEDRICH-FREKSA hat aus der Häufigkeit von „Spontan-Mutationen“ errechnet, daß die Halbwertzeit für die mutative Veränderung eines Gens an Keimzellen in der

Größenordnung von etwa $10^9$ Jahren liegt (*37*). Das ist eine sehr lange Zeit. Werden die gleichen Verhältnisse für die „spontane" Veränderung von „Duplikanten" somatischer Zellen angenommen, so ist zu berücksichtigen, daß ihre Zahl in einem Organismus sehr groß ist. Bei $10^9$ Zellen, das entspricht etwa 10 g Gewebe, würde dieses Ereignis schon einmal im Jahr zu erwarten sein und bei 3,65 kg Gewebe einmal pro Tag. Danach wäre trotz der hohen Stabilität von Duplikanten sogar damit zu rechnen, daß solche Ereignisse im menschlichen Körper täglich mehrfach stattfinden, also „physiologisch" sind. Zwischen dem Physiologischen und dem Pathologischen besteht auch in dieser Hinsicht also wohl kein grundsätzlicher, alternativer, sondern nur ein quantitativer Unterschied. „Dosis facit morbum". Was wir als „normal" bezeichnen, ist der Zustand der Ordnung. Er kann jedoch nur in ständiger Auseinandersetzung mit der Umwelt, in Anpassung und Abwehr aufrecht erhalten werden. Das „Pathologische" stellt nur die dramatischen Höhepunkte dieser Auseinandersetzung und den Zusammenbruch der Ordnung dar.

Chromosomale Gene in Keimzellen können „spontan" mutieren. Die Häufigkeit dieses Ereignisses wird allgemein in Prozent angegeben, also durch eine dimensionslose Zahl. Tatsächlich handelt es sich um Häufigkeiten innerhalb eines betrachteten Zeitraumes, also pro Zeit. Die Dimension „Zeit" darf also nicht vernachlässigt werden. Es wäre daher korrekter, an Stelle der dimensionslosen Mutationsraten die *Zeit* bis zum Auftreten einer bestimmten Mutationsrate anzugeben, also ihre „Zeitkonstante" oder „Halbwertzeit". Damit würde die „Mutabilität" eines bestimmten Gens oder Genbestandes ausgedrückt werden. Die Berechtigung für dieses Vorgehen liegt in der gesicherten Erfahrung, daß die Größe der Mutationsraten und damit die Mutabilität der Gene (statistisch) konstant und ein für jede Art charakteristisches Merkmal ist (*89*). Die natürliche Instabilität der großen Moleküle von „Duplikanten" scheint damit ähnlich zu verstehen zu sein, wie die Instabilität großer Atomkerne. Ist ihre Instabilität groß genug, so können sie unter den gegebenen Umständen „spontan" zerfallen. Aber auch bei stabileren Atomkernen läßt sich der Zerfall durch die Zufuhr einer ausreichenden Energie realisieren. Die letzte Ursache für die „spontane" Mutabilität von „Duplikanten" läge danach darin, daß es sich um Makromoleküle handelt, die allein durch ihre Größe instabil sind. Das trifft z. B. bei synthetischen Polymeren zu, für deren „spontane", mit der Zeit fortschreitende Veränderungen der aus der Biologie entlehnte Begriff des „Alterns" durchaus geläufig ist. Da wir uns bei den „Duplikanten" im molekularen Bereich befinden, müssen zur Auslösung von mutagenen oder cancerogenen Veränderungen viel kleinere Energien ausreichen, als etwa zum Zerfall eines Atomkerns. Die Größe der „spontanen" Mutationsraten ist bekanntlich von der Temperatur abhängig (*89*). Ähnliches scheint auch für die cancerogene Wirkung zu gelten (*92*). Grundsätzlich werden aber auch diese Vorgänge nicht streng „spontan" verlaufen, sondern eine Energiezufuhr erfordern, die einen bestimmten „Schwellenwert" überschreiten muß. In diesem Zusammenhang sei an die oben gemachte Ausführung erinnert, nach der die krebserzeugende Wirkung von Strahlen, von aromatischen Kohlenwasserstoffen hoher $\pi$-Elektronen-Dichte und von Radikalformen liefernden „radiomimetischen" Giften unter dem gemeinsamen Gesichtspunkt der Übertragung von Energie auf spezielle Zellbestandteile betrachtet wurde. Diese Vorstellungen decken sich mit der Theorie von Schrödinger, nach der die Mutation von Keimzellen oder die Cancerisierung von Körperzellen dadurch erfolgt, daß bestimmte Zellbestandteile, nach unseren Befunden also „Duplikanten", aus einem stabilen Zustand in einen anderen übergeführt werden, wozu ein „Energiehub" überwunden werden muß (*83*). Die Labilität der „Duplikanten" wird damit als notwendige Folge ihrer makromolekularen Eigenschaft betrachtet und als Ursache sowohl der Mutabilität von Keimzellen als auch der Cancerisierbarkeit von somatischen Zellen. Beide wären nicht möglich, wenn die Erbträger der Zelle völlig stabil wären. So erscheint der Krebs vielleicht als der Preis, den das hochdifferenzierte Leben für seine größte Chance zahlen muß, nämlich die, sich durch Entwicklung neuer Eigenschaften an die Umwelt besser anpassen zu können (*26*).

Die individuelle Verschiedenheit und Variabilität des labilen Zustandes wäre damit eine zwanglose Erklärung für das, was bisher reichlich verschwommen als „Disposition" der Zellen für die krebsige Entartung bezeichnet wurde. Je größer die Labilität der betreffenden „Duplikanten" ist, um so größer wird die Zahl der Agentien sein, die ihre Veränderung auslösen können und umgekehrt, je stabiler sie sind, um so aktivere Agentien werden zur Cancerisierung benötigt, um so kleiner ist also ihre Zahl. Diese Sachverhalte müssen berücksichtigt werden, wenn von der „Spezifität" cancerogener Agentien gesprochen wird.

Die „Duplikantentheorie" geht in ihrer Bedeutung weit über das Phänomen „Krebs" hinaus und führt zu den fundamentalen Problemen des Lebens überhaupt. Deshalb schien der Versuch einer Übersicht wünschenswert. Die entwickelten Vorstellungen können jedoch naturgemäß nur ein rohes Bild einer komplizierten Wirklichkeit im Sinne einer ersten Approximation bringen. Dafür sind die Probleme noch zu neu und zu schwierig. Je komplizierter aber ein Objekt ist, um so mehr werden wir gezwungen sein, nach einfachen Analogien und Beispielen zu suchen. Es ist immer wieder erstaunlich, wieviele selbst hochkomplizierte Lebensvorgänge, in denen zunächst etwas spezifisch „Vitales" gesehen wird, doch in der *unbelebten* Welt ihr einfaches und klares Urbild haben. Das hat kürzlich K. F. Bonhöffer am Beispiel der Nervenerregung gezeigt (*8*) und darauf hingewiesen, daß die Rätsel oft gar nicht da liegen, wo sie der Laie zunächst vermutet.

## 4. Die Analyse der cancerogenen Gesamtwirkung.

Die beobachtete *Irreversibilität* der cancerogenen Wirkung hatte zu einer ganzen Reihe von wichtigen Schlußfolgerungen geführt, von denen die „Duplikantentheorie" des Krebses die wichtigste ist. Deshalb erschien ihre weitere experimentelle Sicherung notwendig. Außerdem war die Bedeutung des *Zeitfaktors* zu prüfen, der in unseren langfristigen Versuchen einen wirkungsverstärkenden Einfluß hatte.

Die Annahme der völligen Irreversibilität einer pharmakologischen Wirkung setzt den Nachweis voraus, daß sie auch nach dem Absetzen der Behandlung, und zwar über das ganze individuelle Leben fortbesteht. Aus diesem Grunde haben wir die Behandlungsdauer zeitlich begrenzt. Etwa 700 Ratten unserer Stämme BD I und BD III wurden vom 100. Lebenstage, also von ihrer frühen Jugend auf mit der konstanten Tagesdosis von 5 mg „Buttergelb" pro Ratte gefüttert. Nach Erreichen einer bestimmten Gesamtdosis, die in unseren Versuchsgruppen 1000, 700, 500, 300 und 200 mg pro Tier betrug, wurde die Behandlung dann vollständig abgesetzt. Im Gegensatz zu den früheren Versuchen mit Dauerbehandlung bezeichnen wir diese als „Stopversuche" (*27*).

Bei einer Gesamtdosis von 1000 mg traten die Lebergeschwülste bereits am Ende der Behandlung oder kurz danach auf. Damit waren zunächst unsere früheren Versuche bestätigt. Die mit den kleineren Gesamtdosen behandelten Ratten verhielten sich nach dem Absetzen der Behandlung noch völlig „normal". Weder die klinische, noch die histologische oder biochemische Untersuchung ergab irgendwelche Befunde, die etwa die Diagnose „Krebs" oder auch nur „Präcancerose" gerechtfertigt hätten. Trotzdem entstand später, z. T. erst im hohen Lebensalter der Tiere plötzlich Krebs, der nun schnell wuchs und zum Tode der Tiere führte (*27*). Der Kausalzusammenhang mit der nun lange zurückliegenden Behandlung wird dadurch bewiesen, daß gerade die Geschwulstart entstand, die für die Wirkung des „Buttergelbs" charakteristisch ist, nämlich Leberkrebs und ferner dadurch, daß die Zeitdauer bis zum Auftreten der Wirkung von der Größe der Dosis abhängig war. Die gleichen Ergebnisse erhielten inzwischen auch andere Untersucher (*39, 48*). Das maximale Zeitintervall zwischen dem „Stop" der Behandlung und dem Auftreten von Tumoren, das wir bisher beobachtet haben, betrug 807 Tage (Abb. 3). Dem entsprechen 70 Jahre beim Menschen! (*46*). Da die Ratte bei Versuchsbeginn 100 Tage alt war, erfolgte die Manifestation des Krebses also im Alter von etwa 1000 Tagen, fiel also gerade noch in die maximale Lebenserwartung der Ratte hinein.

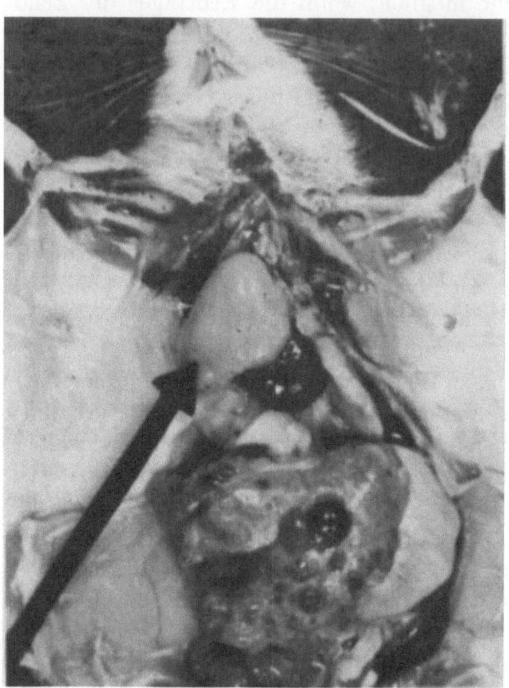

Abb. 3. Lebertumor und Thymusgeschwulst → bei Ratte 5651, die 807 *Tage* nach Beendigung der Fütterung mit 4-Dimethylaminoazobenzol auftraten.

Diese ersten Ergebnisse der „Stopversuche" führten zu dem Schluß, daß der Gesamtvorgang der Krebsentstehung in mindestens zwei Teilvorgänge zerlegt werden muß (*27*). Der *erste Vorgang* umfaßt die causale, „spezifische" cancerogene Wirkung des Agens. Durch sie werden Krebszellen erzeugt oder wenigstens irreversibel „determiniert". Das ist ein cellulärer Prozeß. Der nun folgende *zweite Vorgang* ist dadurch gekennzeichnet, daß er vom weiteren Vorhandensein des Agens unabhängig ist. Die Wirkung ist also nicht nur irreversibel, sondern sie wächst über die ganze Lebensdauer des Individuums weiter an, obwohl das

Agens gar nicht mehr da ist, sie wird selbständig, autonom. Das weitere Anwachsen der Wirkung trotz Fehlens des Agens ist ein erneuter, wohl zwingender Hinweis dafür, daß die betroffenen Zellelemente „Duplikanten" sein müssen. Im zweiten Vorgang erfolgt die Entwicklung der Geschwulst aus den erzeugten Krebszellen. Das ist letztlich ein Wachstumsprozeß, der daher von den Gegebenheiten des Organismus weitgehend abhängig ist. Darauf wird später zurückzukommen sein.

Die Ergebnisse der „Stop-Versuche" erschienen sehr überraschend. Sie stimmen aber gleichwohl mit z. T. früheren Beobachtungen an anderen Objekten völlig überein. Unabhängig voneinander machten RONDONI (*78*), DIETRICH (*18*), FRITSCHE (*38*) und BERENBLUM (*3, 4*) an Kaninchen und Mäusen folgende Beobachtungen. Eine bestimmte Hautstelle wurde einmalig mit einer kleinen Dosis von Teer oder von einem cancerogenen Kohlenwasserstoff behandelt, die zu klein war, um allein innerhalb der Lebenserwartung der Tiere zum Krebs zu führen. Nach dem Abklingen unspezifischer Reizerscheinungen gab die Haut makroskopisch und histologisch ein völlig „normales" Bild. Wurde nun später, und zwar noch nach einem Jahr die vorbehandelte Haut entweder verletzt oder mit einem Reizmittel, z. B. Krotonöl (*3*) behandelt, so entstand hier mit großer Regelmäßigkeit Krebs. An nicht vorbehandelten, normalen Hautstellen ließ sich dagegen auf diese Weise kein Krebs auslösen. Aus diesen reproduzierten (*41, 81*) Ergebnissen folgt, daß die Wirkung der Vorbehandlung auch mit diesen cancerogenen Agentien über die Lebensdauer der Tiere *irreversibel* fortbesteht. Die vorbehandelte Haut muß also trotz ihres normalen Erscheinungsbildes doch entweder schon fertige Krebszellen enthalten oder bereits zur Cancerisierung irreversibel determiniert sein. Nach diesen Beobachtungen kam BERENBLUM ebenfalls zu dem Schluß (*4*), daß die Krebsentstehung einen "two-step"-Mechanismus umfaßt, wobei der erste Schritt auf die irreversible Veränderung von "self-duplicating-units" bezogen wird.

Diese Experimente sind noch in einer weiteren Hinsicht bemerkenswert. Sie zeigen nämlich, daß die Auslösung von Krebs auch durch unspezifische Reize möglich ist, die selbst *nicht* cancerogen sind. Dies aber nur unter der *Bedingung*, daß vorher ein spezifisches cancerogenes Agens eingewirkt hat. Sie werden deshalb von BUTENANDT als „bedingt krebsauslösend" bezeichnet (*13*). Das dürfte für die viel diskutierte krebsbegünstigende Wirkung von Oestrogenen und unter Umständen auch von Traumen gelten. Eine eigentlich kausale Bedeutung für den Krebs haben sie nicht. —

Die quantitative Analyse der Ergebnisse von unseren langfristigen „Stop-Versuchen" mit 4-Dimethylaminoazobenzol gibt nach den bisher vorliegenden Zahlen das in der Tab. 2 zusammengestellte Bild. Dabei bedeutet $t_1$ die dem *kausalen* „1. Vorgang" zugeordnete Behandlungsdauer (Expositionszeit). Die ihr folgende (mittlere) „Latenzzeit" vom Stop der Behandlung bis zur Manifestation von Krebs ist als $t_2$ bezeichnet. Sie entspricht dem von *konditionalen* Faktoren abhängigen „2. Vorgang". Im Versuch mit der Gesamtdosis $D = d\,t_1$ = 1000 mg/Ratte ist der Medianwert von $t_2 = 0$. Die Wirkung wird hier praktisch vollständig vom „1. Vorgang" bestimmt. Dem entsprechen die Ergebnisse unserer früheren Versuche mit *dauernder* Exposition (Tab. 1). Die Tab. 2 zeigt weiter, wie bei *zeitlich begrenzter* Exposition dann die „Latenzzeit" $t$ mit abnehmender Dosis $D$ immer größer wird. Der „2. Vorgang" tritt also um so mehr zeit- und wirkungsbestimmend in den Vordergrund, je kleiner die applizierte Gesamtdosis war. Er weist eine sehr große Streuung auf. Die Anordnung der „Stop-Versuche" läßt also *beide Vorgänge* in Erscheinung treten, dagegen die der „Dauer-Versuche" nur den ersten. Demnach stellt die Krebserzeugung durch dauernde Exposition nur einen extremen Spezialfall des stets gleichen Wirkungsprinzips dar. Im Versuch mit $D = 200$ mg betrug die Expositionszeit $t_1 = 40$ Tage gegenüber einer mittleren „Latenzzeit" $t_2 / 320$ Tage, macht hier also nur noch den 8. Teil der Latenzzeit aus.

Tabelle 2. Die *Dauer* der „Latenzzeit" $t_2$ vom „Stop" der Fütterung mit 4-Dimethylaminoazobenzol bis zum Auftreten von Krebs und die *Häufigkeit* der Krebsentstehung in Abhängigkeit von der *Gesamtdosis* $D = d\,t_1$ bei konstanter Tagesdosis $d = 5$ mg/Ratte (vorläufige Ergebnisse). Gewertet wurden nur Leberzell- und Gallengangs-Carcinome ($n = 268$), die von Prof. H. HAMPERL und Dr. W. LAUBER, Marburg histologisch diagnostiziert wurden.

| | „1. Vorgang" Exposition causale Faktoren | | „2. Vorgang" Krebsentstehung konditionale Faktoren | |
|---|---|---|---|---|
| $d$ Tagesdosis mg/Tag | $t_1$ Behandlungsdauer Tage | $D = d\,t_1$ Gesamtdosis mg/Ratte | $t_2$ „Latenzzeit"(Medianwert) Tage | Krebs % |
| 5 | 200 | 1000 | 0 | 81 |
| 5 | 140 | 700 | 110 | 80 |
| 5 | 100 | 500 | 240 | 49 |
| 5 | 60 | 300 | 280 | 26 |
| 5 | 40 | 200 | 320 | 20 |

Obwohl die endgültigen Zahlen erst nach Abschluß aller Versuche gegeben werden können, folgt daraus doch schon jetzt als endgültiges Ergebnis, daß die geheimnisvolle, lange „Latenzzeit" beim Krebs grundsätzlich nicht der Expositionsdauer zugeordnet werden muß. Bei schwachen Cancerogenen oder bei niedriger Dosierung belastet sie in erster Linie die Manifestationszeit, die den „zweiten Vorgang" umfaßt. Hiernach muß *der Krebs nicht notwendig die Folge eines chronischen Reizes sein*, wie es VIRCHOW meinte. Vielmehr genügt ein unter Umständen nur kurzdauernder „Impuls", um den Vorgang in Gang zu setzen, der dann selbständig weiter verläuft, auch wenn das Agens gar nicht mehr da ist. Diese Verhältnisse entsprechen vollkommen der klinischen Erfahrung beim menschlichen Krebs, soweit überhaupt seine Ursache feststellbar ist, wie beim Berufskrebs und beim Strahlenkrebs.

In der Ätiologie des menschlichen Krebses müssen wir, wenn vom Sonderfall des Berufskrebses abgesehen wird, gerade mit *schwachen* cancerogenen Agentien und mit *geringen* Dosen rechnen. In den „Stopversuchen" mit der kleinen Gesamtdosis von 200 mg „Buttergelb" fällt die Manifestation der Geschwülste gerade noch in den Erlebensbereich hinein. Diese Verhältnisse scheinen denen bei der Genese des menschlichen Krebses am ähnlichsten zu sein. Aus den Versuchen folgt mit aller Klarheit, *daß die Ursache eines im Alter auftretenden Krebses bereits in der frühen Jugend liegen kann.*

Dafür gibt es Beispiele sowohl in der experimentellen als auch in der klinischen Erfahrung. Sehr umfangreiche Versuche von BITTNER (*6*) am Brustkrebs der Maus, die durch die Klarheit ihrer Problemstellung und die Sorgfalt ihrer Durchführung in gleichem Maße bewundernswert sind, haben gezeigt, daß diese bisher für erblich gehaltene Geschwulstart tatsächlich nicht genisch, sondern durch die Mutter übertragen wird. Das kausale Agens ist ein Virus-(Duplikanten)artiger Faktor, der in der Muttermilch der Mäuse enthalten ist. Die Entscheidung darüber, ob die Mäuse im *Alter* an Brustkrebs erkranken oder nicht, hängt davon ab, ob sie *in den ersten 10 Std. ihres Lebens* die Milch einer anfälligen, also mit dem Faktor behafteten Muttermaus aufgenommen haben oder von einem nicht belasteten Tier. Ein ganz ähnlicher Sachverhalt wurde in den letzten Jahren beim menschlichen Peniskrebs erkannt. Diese Krebsart kommt bei Juden, die bald nach ihrer Geburt rituell beschnitten werden, so gut wie überhaupt nicht vor (*72, 74*). Bei Mohammedanern, deren Beschneidung im allgemeinen erst im Alter von 15 Jahren erfolgt, ist er zwar noch seltener als bei nichtbeschnittenen Männern, doch aber um ein Vielfaches häufiger als bei Juden (*67*). Die entscheidenden kausalen Vorgänge beim Peniskrebs müssen deshalb ebenfalls *in den ersten Lebensjahren* liegen.

Diese vollkommene Übereinstimmung zwischen der experimentellen und der klinischen Erfahrung zeigt, daß in dem Zeitpunkt, in dem klinisch oder histologisch erst die Diagnose Krebs gestellt werden kann, das kausale Geschehen unter Umständen schon sehr lange zurückliegt, so lange, daß es im Einzelfall nicht mehr erkennbar ist. Deshalb ist leider auch das, was wir als Frühdiagnose bezeichnen, in Wirklichkeit eine Spätdiagnose. Die Therapie kommt meist zu spät. Die Erfahrungen können das nur bestätigen. Solche Gesichtspunkte waren der Anlaß, das erfolgreichste Mittel zur Bekämpfung des Krebses in seiner Verhütung zu sehen. Die systematische Suche nach cancerogenen Agentien in der menschlichen Umwelt und ihre Ausschaltung sind letzten Endes der sicherste Weg zu einer wirksamen *Prophylaxe des Krebses.*

Dem Kliniker wird es nur schwer möglich sein, auch nur retrospektiv die ganze Entwicklung eines Krebses von der Ursache bis zur manifesten Wirkung im Einzelfalle zu übersehen. Der Experimentator ist in einer glücklicheren Lage. Er kann die Wahl und Dosierung des Agens selbst bestimmen und mit gleichartigen Objekten bekannter Reaktionsweise arbeiten. Wenn wir z. B. eine Ratte mit 300 mg Buttergelb vorbehandelt haben, und nun dieses Tier anschließend klinisch, biochemisch und durch Probeexzisionen auch histologisch mit aller Sorgfalt untersuchen, so kann die Diagnose nur lauten: „sicher" kein Krebs. Trotzdem läßt sich mit großer Wahrscheinlichkeit voraussagen, ob dieses Tier einmal Krebs bekommen wird, wann es ungefähr der Fall ist und sogar welche Art von Krebs auftreten wird. Damit kommt die ganze Schwierigkeit der Diagnostik beim Krebs zum Ausdruck. Wenn die positive Diagnose Krebs im Einzelfalle auch gut gesichert werden kann, so ist andererseits die *negative* Diagnose, die einen Krebs ausschließen will, sehr schwer, wenn überhaupt zu stellen. Das cancerisierte Gewebe besitzt offenbar im Gegensatz zum normalen Gewebe keinen bleibenden Charakter im Sinne einer histologischen „Individualität" mehr, und zwar anscheinend auch schon das partiell cancerisierte nicht, obwohl es durchaus noch ein „normales" Bild bieten kann. Vielmehr ist es gerade dadurch gekennzeichnet, daß es *labil* geworden ist und auch ohne weitere Einwirkung cancerogener Agentien zum Krebs werden kann. Deshalb kann der „negative" Befund z. B. bei einer Probeexzision noch *keine* Gewähr dafür bieten, daß das betrachtete Gewebe nicht doch bald maligne wird. Eine wirkliche

,,Frühdiagnose" wird sich daher bemühen müssen, dem jeweils erhobenen histologischen Befund eine bestimmte Wahrscheinlichkeit der späteren krebsigen Entartung zuzuordnen (*64, 84*). Wenn auch nicht beurteilt werden kann, ob diese Verhältnisse beim menschlichen Krebs ebenso zutreffen und ob solche ,,Wahrscheinlichkeits-Diagnosen" überhaupt praktisch möglich sind, so erschien es doch notwendig, diese Konsequenzen aus der experimentellen Erfahrung zu umreißen und zur Diskussion zu stellen.

Bei geringer Dosis oder schwach wirksamen Cancerogenen kann die als $t_2$ bezeichnete ,,Latenzzeit" so lang werden, daß der Krebs nur dann noch zur Manifestation kommen kann, wenn die Tiere lange genug leben. In diesem Falle muß die Krebs-Häufigkeit von der Größe der Lebenserwartung abhängen. Jede Zunahme der Lebenserwartung führt daher notwendig auch zu einer Zunahme der Krebs-Häufigkeit. Aus der Tatsache, daß das beim menschlichen Krebs im allgemeinen zutrifft, kann also nur geschlossen werden, daß die hier in Frage kommenden kausalen cancerogenen Faktoren relativ schwach wirksam sind, nicht aber, daß allein das Alter ,,spontan" zu Krebs führen muß.

Die cancerogene Wirkung entwickelt sich bei begrenzter Exposition auch dann mit der Zeit noch weiter, wenn das Agens nicht mehr vorhanden ist, und zwar nach Maßgabe der vorher applizierten *Menge*. Das geht aus den Zahlen der Tab. 2 hervor. Im Einzelfalle sahen wir bei Gabe von 200 mg 4-Dimethylaminoazobenzol in 40 Tagen den Leberkrebs bis zu 800 Tagen später, also erst im hohen Greisenalter der Tiere noch auftreten. Die individuelle Streuung ist in diesen Versuchen sehr groß. Wenn daher auch eine zahlenmäßige Berechnung der Beziehungen zwischen der Dosis und der Zeit des Wirkungsablaufes noch nicht möglich ist, so folgt aus den Ergebnissen andererseits doch schon jetzt, daß bei geringen Dosen die *Zeit*, das Alter einen entscheidenden Beitrag zur Wirkung leistet. Demnach enthält die cancerogene Wirkung als Gesamtvorgang die Dimensionen: *Menge und Zeit.*

Während die ersten quantitativen Versuche mit ,,Buttergelb", in denen die Behandlung dauernd bis zum Auftreten von Krebs fortgesetzt wurde, und die deshalb praktisch nur den ,,ersten Vorgang" umfaßt, bereits ergeben hatten, daß die cancerogene Wirkung eine Funktion der *Menge* des Agens ist (*22*), lassen die Stopversuche nun auch die Bedeutung des *Zeitfaktors* erkennen[1].

Je schwächer ein cancerogenes Agens oder je kleiner die applizierte Dosis ist, um so länger dauert es also, bis Krebs auftritt. Die Gefährdung eines Individuums durch ein cancerogenes Agens ist danach um so größer, je länger seine Lebenserwartung im Zeitpunkt der Exposition noch ist. *Aus diesem Grunde muß jede Bemühung um eine Prophylaxe des Krebses in erster Linie den Schutz der Jugend ins Auge fassen.*

An mehreren Beispielen sowohl aus der experimentellen als auch aus der klinischen Erfahrung wurde bereits gezeigt, daß die Ursache eines im Alter auftretenden Krebses bereits in früher Jugend gelegen haben kann. Neuere Befunde sprechen dafür, daß das schon im intrauterinen Leben möglich ist. Wurde Urethan, das besonders bei bestimmten Mäusestämmen Lungenkrebs erzeugt (*55, 68*), einem schwangeren Tier in einmaliger Dosis injiziert, so bekamen

---

[1] Vgl. hierzu die Darstellung des ersten und zweiten Vorgangs in der Wachstumsgleichung (3) des Krebses auf S. 22.

die Nachkommen mit großer Häufigkeit Lungenkrebs (*60, 87*), obwohl sie selbst nicht mehr mit Urethan behandelt wurden. Diese leicht diffusible Substanz geht durch die Placenta auf die Feten (*57*). Auch für andere cancerogene Substanzen, z. B. für die höheren aromatischen Kohlenwasserstoffe ist eine Übertragung sowohl durch die Placenta (*15*) als auch durch die Milch (*85*) nachgewiesen worden. Die Nachkommen bekamen dann Krebs. *Der Schutz der Schwangeren* vor cancerogenen Agentien wird deshalb bei der Prophylaxe des Krebses eine bedeutende Rolle spielen müssen.

## 5. Das Wachstum der Geschwulst.

Die Aufteilung des Gesamtprozesses der Krebsentstehung in zwei Einzelvorgänge erlaubt es, die einzelnen Krebs-begünstigenden oder -hemmenden Faktoren einem dieser beiden Vorgänge zuzuordnen. Der „erste Vorgang" enthält die Einwirkung des spezifischen cancerogenen Agens auf Zellen. Das ist der eigentlich *kausale* Prozeß, und zwar ein cellulärer. In ihm erfolgt die Cancerisierung von Körperzellen. Der „zweite Vorgang" umfaßt dann die Entwicklung der Geschwulst aus den cancerisierten Zellen. Das ist ein Wachstumsprozeß. Er ist unabhängig vom weiteren Vorhandensein des cancerogenen Agens, aber abhängig von den *Bedingungen* des Organismus. Da die Klinik praktisch nur mit diesem „zweiten Vorgang" zu tun hat, ist es verständlich, daß von ihr „endogene Faktoren" als besonders wesentlich betrachtet wurden. Sie haben indessen für den Krebs ähnlich wie bei den Infektionskrankheiten keine kausale, sondern nur eine konditionale Bedeutung.

Für das Wachstum einer Geschwulst aus erzeugten Krebszellen durch Zellteilung bestehen zwei Möglichkeiten. Entweder genügt dafür eine einzige Krebszelle oder es ist eine bestimmte *Mindestzahl* von ihnen erforderlich. Diese Alternative wurde experimentell entschieden. Nach den Resultaten unserer quantitativen Versuche mit Buttergelb ließ sich berechnen, daß die Mindestzahl der erzeugten Krebszellen in der Rattenleber größer als tausend sein muß (*22*). Ferner fanden wir am Jensen-Sarkom der Ratte, daß bei *erwachsenen* Tieren etwa 12000 Zellen verimpft werden müssen, damit in der Hälfte der Fälle eine Geschwulst angeht (*25*). Die Größe dieser Zahl hängt naturgemäß im Einzelfall sowohl von der Art der Geschwulst als auch von den Milieubedingungen ab. Bei Anwesenheit von Wuchsstoffen (s. u.) wird sie kleiner. Bei den menschlichen Geschwülsten ist indessen mit sehr viel größeren Zahlen zu rechnen. Nicht die erste, sondern die zuletzt entwickelte Krebszelle ist Ausgangspunkt für den Tumor (*95*).

Hiernach müssen für die Entstehung von Krebs zwei Bedingungen erfüllt sein, die etwa den oben bezeichneten beiden Vorgängen entsprechen. Erstens müssen Körperzellen eine Mindestzahl von „Treffern" erhalten haben, die wesentlich größer ist als 1, damit sie zu Krebszellen werden und zweitens muß für das Wachstum einer Geschwulst eine genügend große Anzahl von derartigen erzeugten Krebszellen vorliegen, die ebenfalls wesentlich größer ist als 1.

Die Klarstellung dieser beiden Bedingungen führt zu der übersichtlichen Darstellung des Gesamtvorganges der Krebsentstehung in Abb. 4 (*27*). Auf der Abszisse ist die Anzahl $T$ von cancerogenen „Treffern" bzw. von irreversibel veränderten Duplikanten pro Zelle angegeben. Die Grenze $T_{min}$ bedeutet die Mindestzahl von Treffern, die für die Cancerisierung von einer Zelle erforderlich ist. Die Ordinate gibt die relative Anzahl $Z$ der im Wirkungsbereich liegenden empfindlichen Zellen an, die $T$-Treffer erhalten haben. Die Grenze $Z_{min}$ bedeutet die Mindestzahl von Krebszellen, die vorhanden sein muß, damit sich aus ihnen eine Krebsgeschwulst entwickeln kann. Die beiden notwendigen Bedingungen: $T > T_{min}$ und $Z > Z_{min}$ sind dann in dem weit schraffierten Feld erfüllt. Unter der begründeten Annahme, daß die Häufigkeitsverteilung der „Treffer"

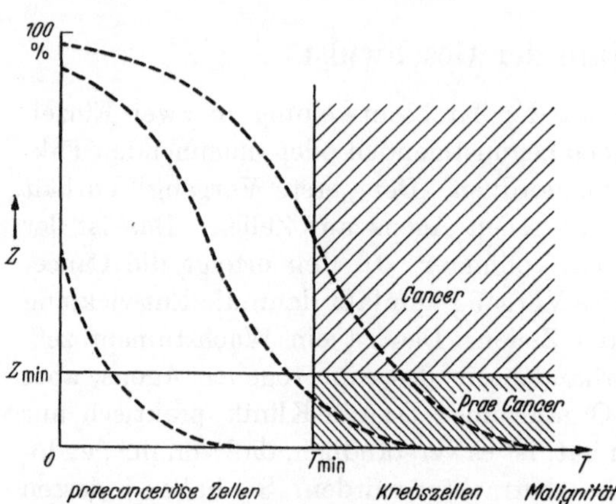


Abb. 4. *Schema für die Entstehung von Krebs.* Unter der Bedingung, daß 1. zur Cancerisierung einer Zelle eine Vielzahl von Treffern: $T > T_{min}$ und 2. zum Geschwulstwachstum eine Vielzahl von Krebszellen $Z > Z_{min}$ notwendig ist. Ordinate: $Z$ = Anzahl der getroffenen Zellen in Prozent der empfindlichen Zellen im Wirkungsbereich. $Z_{min}$ = Mindestzahl von Krebszellen für das Geschwulstwachstum. Abszisse: $T$ = Anzahl von cancerogenen Treffern pro Zelle, (entspricht dem Grad der Entartung). $T_{min}$ = Mindestzahl von Treffern für die Cancerisierung einer Zelle. (Die Kurven für die Häufigkeitsverteilung der Treffer sind als Kontinuum skizziert, obwohl es sich um Quanten-Stufen handelt.)

auf die empfindlichen Zellen im Wirkungsbereich des Agens nicht gerichtet, sondern eine statistische ist, nimmt die Zahl der getroffenen Zellen und der Treffer in der durch einzelne Kurven angedeuteten Weise in Quantensprüngen progredient nach $T$ zu. In dem Zeitpunkt, in dem die Kurve das weit schraffierte Feld überschneidet, sind beide Bedingungen erfüllt und es entsteht *Krebs*. Abb. 4 zeigt zugleich, daß fast alle im Wirkungsbereich liegenden empfindlichen Zellen bereits Treffer erhalten haben müssen, wenn die Trefferzahl in einigen Zellen höhere Werte erreicht. Zellen, die weniger als die Mindestzahl $T_{min}$ von cancerogenen Treffern erhalten haben, werden folgerichtig als „präcanceröse *Zellen*" bezeichnet. Sie sind morphologisch nicht erkennbar, pharmakologisch aber dadurch definiert, daß ihre volle Cancerisierung nur noch eine kleinere Dosis eines cancerogenen Agens erfordert und daher leichter und schneller möglich ist, als die von normalen Zellen (*4*). Das normal erscheinende Nachbargewebe von Krebsgeschwülsten kann hiernach nicht mehr ohne weiteres als „gesundes" Gewebe angesehen werden. Solche präcancerösen Zellen sind Krebszellen „in statu nascendi".

Liegen dagegen bereits voll cancerisierte Zellen vor, ist aber ihre Zahl für den Beginn eines positiven und autonomen Geschwulstwachstums noch zu klein, so liegt ein „*Präcancer*" vor. Das gilt für das enger schraffierte Feld in Abb. 4. Präcancer ist danach ein latenter Krebskeim. Er wird zum Krebs, wenn genügend viele weitere Krebszellen hinzukommen oder wenn stärkere Proliferationsreize einwirken. Damit ist der „Präcancer" dadurch definiert, daß bereits echte Krebszellen vorliegen, wenn auch in unterschwelliger Zahl. Ihr Nachweis ist dadurch möglich, daß nun allein durch unspezifische Wuchsstoffe die Entwicklung einer Geschwulst angeregt werden kann (*4*). Die Zerlegung des unscharfen Begriffes „Präcancerose" in zwei Begriffe führt damit zu einer schärferen

Definition dieses Zustandes, der nun auch der Kritik und dem Experiment zugänglich ist. Der „Krebs" ist definiert durch das Vorhandensein einer aus Krebszellen bestehenden Geschwulst mit positiver Wachstumsbilanz, nicht aber durch das bloße Vorhandensein von Krebszellen. Zwischen Krebs*zellen* und *Krebs* muß deshalb ebenso scharf unterschieden werden, wie zwischen Bakterien und den durch sie ausgelösten Krankheiten. Hier wie dort hängt die Frage, ob es zur Krankheit kommt oder nicht also keineswegs vom bloßen Vorhandensein der „Erreger" ab, sondern von ihrer Zahl und Virulenz gegenüber den Abwehrkräften des Organismus. „Dosis facit morbum." Zwischen dem Normalen und dem Pathologischen scheint auch hier nur ein quantitativer Unterschied zu bestehen.

Das Vorkommen von einer einzigen oder von einigen wenigen Krebszellen im Organismus muß naturgemäß viel häufiger sein als das Vorkommen einer Krebsgeschwulst. Da nun 16% der Menschen an Krebs sterben, ist anzunehmen, daß in jedem Organismus vor allem im Alter häufig einmal Krebszellen entstehen, ohne das es gleich zu Krebs kommen muß. Dafür sprechen neuere histologische Befunde (*52*). Andererseits kann es wohl keinem Zweifel unterliegen, daß die Krebszelle das „ens malignitatis" letzten Endes ist.

Diese Überlegungen führen notwendig zu einer Kritik der sog. „biochemischen *Krebsreaktionen*". Wenn sie das Vorhandensein von Krebszellen im Körper anzeigen würden, dann müßten sie bei praktisch allen Menschen immer wieder positiv ausfallen. Wenn die positive Reaktion dagegen nur das Vorliegen einer wachsenden Geschwulst voraussetzt, so ist die Frage, wie groß diese dafür sein muß. Ein klarer Befund wäre nur dann zu erwarten, wenn die Geschwulst bereits einen nennenswerten Bruchteil des betreffenden normalen Organs ausmacht. Dann kann sie aber wohl meist schon mit klinischen Methoden diagnostiziert werden. Eine größere Empfindlichkeit besitzen *serologische* Methoden. Aber auch von ihnen ist auf diesem Gebiet nicht viel zu erwarten, weil die Voraussetzungen dafür zu fehlen scheinen. Erstens sind die Krebsgeschwülste untereinander zu sehr verschieden, als daß eine für alle Geschwülste gleich spezifische Reaktion vorstellbar wäre. Zweitens wurde oben begründet, daß die Zellen durch ihre Cancerisierung keine neuen Eigenschaften gewinnen, die die normalen Zellen nicht haben, sondern daß sie umgekehrt die früher vorhandenen organspezifischen antigenen Eigenschaften verlieren (*93*). Das Bedürfnis nach einer Frühdiagnose des Krebses ist zweifellos dringend. Das folgte ja auch aus unseren experimentellen Ergebnissen. Aber gerade deshalb erschien es notwendig, die Grundlagen für die Möglichkeit chemischer Krebsreaktionen kritisch zu betrachten. Von den bisherigen Krebsreaktionen ist keine brauchbar. Ihre Nachprüfung hat nur viel Arbeit und Enttäuschungen gebracht (*11*).

Das Objekt für die klinische Diagnose und Therapie ist die wachsende Geschwulst. Insoweit ist das Krebsproblem ein *Wachstumsproblem*. Da der Krebs durch Zellvermehrung wächst, müssen die Gesetzmäßigkeiten untersucht werden, denen diese Form des Wachstums unterliegt.

Die Geschwindigkeit, mit der die Anzahl $Z$ der vorhandenen Krebszellen in der Zeiteinheit $dt$ um den Betrag $dZ$ anwächst, ergibt sich aus der Differenz zwischen der Geschwindigkeit der Zellvermehrung und der Absterbegeschwindigkeit (*5, 23*). Da beide in erster Näherung der Zahl $Z$ der vorhandenen

Krebszellen proportional sein werden, gilt

$$\frac{dZ}{dt} = \alpha Z - \beta Z \,.\tag{1}$$

In *normalen* Geweben ist die durch $\alpha Z$ ausgedrückte Vermehrungsgeschwindigkeit der Zellen während der Entwicklung und des Wachstums größer als die Absterbegeschwindigkeit $\beta Z$. Wenn der Organismus erwachsen ist, werden beide gleich. Bei (fertigen) Krebszellen muß dagegen die Absterbegeschwindigkeit an sich größer sein als die Vermehrungsgeschwindigkeit, denn wenn es umgekehrt wäre, dann müßte zum Wachstum der Geschwulst grundsätzlich eine einzige erzeugte Krebszelle ausreichen. Das ist aber sicher nicht der Fall. Da aber andererseits allein eine größere Zahl von Krebszellen genügt, um zu einem positiven Geschwulstwachstum zu führen, müssen die Krebszellen selbst einen Beitrag für ihre weitere Vermehrung leisten. Sei es, daß sie Wuchsstoffe bilden oder daß sie Abwehrkräfte des Organismus überwinden. Welcher von diesen beiden Vorgängen der maßgebende ist, ist für die hier vorgenommene Betrachtung der Gesetzmäßigkeiten gleichgültig, weil das Hinzukommen eines positiven Beitrages zu derselben Formulierung führt, wie die Beseitigung eines negativen Einflusses. Da dieser Beitrag aber grundsätzlich von Krebszellen stammt und auf Krebszellen wirkt, muß in der Gl. (1) ein drittes proportionales Glied hinzukommen, das in der Zellzahl $Z$ quadratisch ist. Damit erweitert sich die Gl. (1) zu

$$\frac{dZ}{dt} = \alpha Z - \beta Z + \gamma Z^2.\tag{2}$$

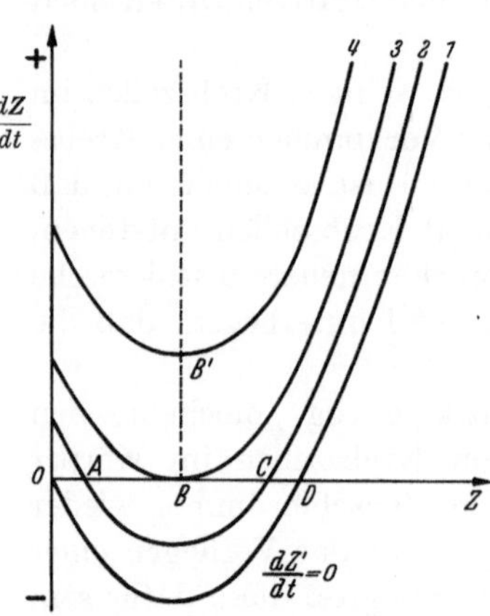



Abb. 5. Die Bedeutung der Zellzahl $Z$ eines Geschwulstkeimes (Abszisse) für die Geschwindigkeit seines Wachstums durch Zellvermehrung $dZ/dt$ (Ordinate) in der Anfangsphase nach Gl. (3). Kurven 2—4: Beispiele für das ständige Hinzukommen neuer Krebszellen. Im Falle der Kurve 1 ist $dZ'/dt = 0$.

Die damit erhaltene Wachstumsfunktion des Krebsgewebes nach Gl. (2) ist in Abb. 5, und zwar in der unteren Kurve 1 dargestellt. Auf der Ordinate ist die positive oder negative Wachstumsgeschwindigkeit $\frac{dZ}{dt}$ aufgetragen, mit der sich die Zahl der Krebszellen ändert, und zwar in Abhängigkeit von der Anzahl $Z$ der jeweils vorhandenen Krebszellen (Abszisse). Die Abb. 5 läßt erkennen, daß die Geschwindigkeit bei kleinen Werten von $Z$ zunächst *negativ* ist, bis im Punkte $D$, der der Zellzahl $Z_{min}$ entspricht, die Null-Linie überschritten und ein praktisch exponentielles Wachstum erreicht wird.

Wenn nun außer den bereits vorhandenen Krebszellen $Z$ in der Zeiteinheit $dt$ noch fortgesetzt $dZ'$ neue Krebszellen hinzukommen, sei es, daß sie erzeugt oder metastatisch angeschwemmt werden, so ergibt sich die folgende Gl. (3) für den Gesamtvorgang der Krebserzeugung und des Krebswachstums (*23*)

$$\frac{dZ}{dt} = \frac{dZ'}{dt} + \alpha Z - \beta Z + \gamma Z^2.\tag{3}$$

Eine solche mathematische Formulierung erscheint vielleicht anfangs kompliziert und etwas gewaltsam. Ihr Wirklichkeitswert ergibt sich indessen schnell.

Das erste Glied auf der rechten Seite der Gl. (3) $\frac{dZ'}{dt}$ entspricht z. B. der fortgesetzten Erzeugung von Krebszellen durch ein cancerogenes Agens und damit dem „ersten Vorgang". Bei Dauerbehandlung kann er die Krebserzeugung praktisch allein bestimmen. — Die drei folgenden Glieder geben dann den „zweiten Vorgang" des Geschwulstwachstums wieder, der in den „Stop-Versuchen" mit 4-Dimethylaminoazobenzol um so maßgeblicher in Erscheinung tritt, je kleiner die applizierte Dosis war. Die der Gl. (3) entsprechenden Kurven verlaufen der Grundkurve 1 nach Gl. (2) parallel und sind nur um den Betrag $\frac{dZ'}{dt}$ nach oben verschoben. Das ist für verschiedene Werte von $\frac{dZ'}{dt}$ in Abb. 5 durch die Kurven 2, 3 und 4 dargestellt. Sie lassen erkennen, wie bei größeren Werten von $\frac{dZ'}{dt}$ die Mindestzahl der erforderlichen Krebszellen entsprechend den Punkten $C$ oder $B$ immer kleiner wird.

Das soll am Beispiel der Kurve 2 erläutert werden. Sie entspricht der fortgesetzten Erzeugung (oder Anschwemmung) von *wenigen* Krebszellen. Im Anfang, bei kleinen Zellzahlen ist das Wachstum bis zum Punkt $A$ noch positiv, wird dann aber *negativ*. Bei etwas größeren Werten würde die Zahl der Krebszellen also zunächst abnehmen, niemals aber den Wert $A$ unterschreiten, so daß diese kleine Zahl von Krebszellen theoretisch über unbegrenzte Zeit als „latenter Krebskeim" fortbestehen kann. Kommen begünstigende Faktoren hinzu, so würde er zum Wachstum kommen, durch krebshemmende Faktoren aber zum Absterben gebracht werden können. Die Existenz dieser Möglichkeit, die auch der klinischen Erfahrung entspricht, konnte von uns experimentell belegt werden (*23*).

Wird die Geschwindigkeit $\frac{dZ'}{dt}$, mit der am betrachteten Ort fortlaufend neue Krebszellen erzeugt oder auch angeschwemmt werden, dagegen *groß*, wie in den Kurven 3 oder besonders 4, so bleibt das Wachstum stets positiv. In diesem Falle reicht die fortlaufende Erzeugung von Krebszellen also alleine aus, um zum Krebs zu führen. Diese Verhältnisse treffen etwa für unsere ersten Versuche mit Buttergelb zu, in denen der Farbstoff *dauernd* bis zum Auftreten von Krebs an die Ratte verfüttert wurde (*22*).

Auch die nähere Betrachtung des letzten quadratischen Gliedes in der Gl. (3), das den Beitrag wiedergibt, den die Krebszellen selbst zu ihrem Wachstum leisten, führt zu praktisch wichtigen Schlüssen und erweist damit den Wert solcher Formulierungen. Soweit dieser Beitrag in der Bildung wachstums*fördernder* Stoffe besteht, muß deren krebsbegünstigende Wirkung um so stärker sein, je höher ihre Konzentration am betrachteten Orte ist. Dieser Konzentrationsbildung wirkt aber die Blutstromstärke bzw. die Strömung der Gewebsflüssigkeit naturgemäß entgegen. Handelt es sich dagegen um Abwehrstoffe des Organismus, so wird ihr *hemmender* Einfluß um so stärker sein, je mehr mit dem Blutstrom anflutet. Die Stärke der Durchblutung wirkt also in *beiden* Fällen dem Krebswachstum entgegen. Damit ist die experimentell immer wieder gemachte Erfahrung erklärt, daß das Wachstum von Geschwülsten bei Ratten durch (richtig dosierte) Zwangsbewegung gehemmt und durch Zwangsruhe gefördert werden kann (*66, 73*). Ferner sprechen klinische Erfahrungen dafür, daß die Krebsentstehung und das Krebswachstum durch Zirkulationsstörungen gefördert wird. Hiernach scheint eine vernünftige Bewegungstherapie beim Krebskranken nützlicher zu sein, als Bettruhe, wie darüber hinaus eine regelmäßige sportliche Betätigung auch einen gewissen Schutz gegen Krebs bilden kann.

Die Größe der Mindestzahl von Krebszellen, die für das positive Wachstum einer Geschwulst erforderlich ist, hängt nach Gl. (1) oder (2) von der Größe der Differenz zwischen der Zellvermehrungs- und der Absterbegeschwindigkeit ab.

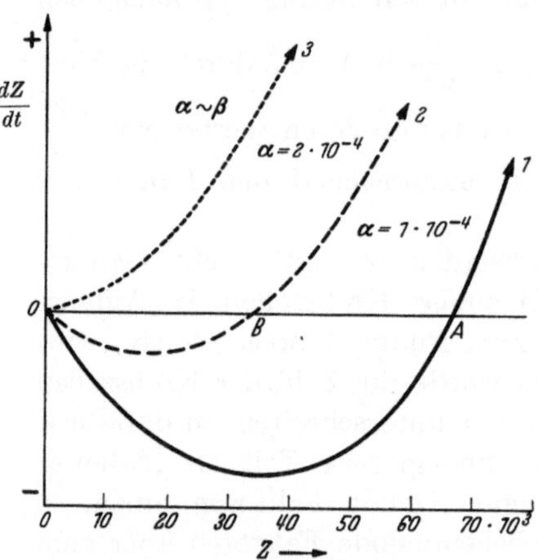


Abb. 6. Der Einfluß von Wuchsstoffen und Hemmstoffen auf das Geschwulstwachstum nach der „Wachstumsgleichung"

$$\frac{dZ}{dt} = \alpha Z - \beta Z + \gamma Z^2 \qquad (2)$$

Kurven 1—3: Zahlenbeispiele für die Abhängigkeit der Vermehrungsgeschwindigkeit $\frac{dZ}{dt}$ (Ordinate) von der Zellzahl $Z$ (Abszisse) bei verschiedenen Werten für α. β ist stets $3 \cdot 10^{-4}$.

Diese beiden Vorgänge bilden zugleich den wesentlichen Angriffspunkt der „Chemotherapie" des Krebses mit cytostatischen und cytotoxischen Substanzen (*50, 91*). Deshalb ist zu untersuchen, welchen Einfluß die Veränderung einer dieser beiden Größen auf die Entwicklung und das Wachstum der Geschwulst haben kann. Die Größe des Gliedes $\alpha Z$ für die Geschwindigkeit der Zellvermehrung gegenüber $\beta Z$ (und umgekehrt) hängt naturgemäß davon ab, in welchem Maße entweder Wuchsstoffe bzw. Proliferationsreize oder im Gegensatz dazu Gifte auf die Krebszellen einwirken. Dieser Einfluß ist in Abb. 6 an einem Zahlenbeispiel nach Gl. (2) untersucht, und zwar für den Fall, daß der Wert von α gegenüber dem von β nur halbiert bzw. verdoppelt ist. Dem entspricht der Übergang von der gestrichelten Kurve 2 auf die durchgezogene Kurve 1 bzw. umgekehrt.

Wird zunächst der Einfluß von *Wuchsstoffen* betrachtet, so zeigt die Abb. 6, wie unter ihrer Wirkung nun in Kurve 2 die negative Phase des Wachstums zurücktritt, und wie dementsprechend die Mindestzellzahl für das exponentielle Krebswachstum vom Punkt $A$ nach $B$ wandert, also erheblich *kleiner* wird. Sind starke Wuchsstoffe vorhanden, so würde sich Kurve 3 ergeben. Damit ist auch die Beobachtung erklärt, daß manche Geschwülste sogar durch eine einzige Zelle übertragen werden können, wenn dies auf neugeborene Tiere erfolgt oder genügend starke Wuchsstoffe, z. B. Embryonalextrakt, vorhanden sind. Die *Ausschaltung* von Wuchsstoffen führt umgekehrt von der gestrichelten auf die durchgezogene Kurve, hat also einen bemerkenswert starken krebshemmenden Effekt.

Daraus lassen sich die wesentlichen Anknüpfungspunkte für die Therapie beurteilen. Sie kann durch die Ausschaltung von Wuchsstoffen und lebenswichtigen Baustoffen erfolgen oder durch die Gabe von Substanzen, die als Antiwuchsstoffe, Antivitamine oder kompetitive Hemmstoffe wirken. Oben wurde begründet, daß diese Form der Therapie, die Paul Ehrlich als „Atrepsie" (Aushungerung) der spezifischen Chemotherapie an die Seite gestellt hat, sogar die besten Aussichten beim Krebs eröffnet. Die zweite Möglichkeit besteht in der

Anwendung von Substanzen, die das Wachstum oder die Zellteilung hemmen, also z. B. von Cytostatika, Proliferationsgiften[1] (*32, 50, 91*) oder von „Mitosegiften" (*63*). Sie schädigen indessen alle sich vermehrenden Zellen, normale und maligne in gleicher Weise. Die bisher größte praktische Bedeutung haben *Hormone* mit organspezifischer wachstumshemmender Wirkung in der Krebstherapie gewonnen (*43*), wie Oestrogene bei Prostatakrebs (*54, 31*) und androgene Hormone beim präklimakterischen Brustkrebs (*1*).

Schließlich bleibt die Möglichkeit, *zelltötende* Mittel anzuwenden, also das die Absterbegeschwindigkeit angebende Glied $\beta Z$ in Gl. (3) zu vergrößern. Hierher würde die Strahlentherapie gehören und ferner der Versuch einer cytotoxischen Chemotherapie. Ihre Möglichkeiten und Grenzen wurden an anderer Stelle behandelt (*30*). —

Die damit formulierten Gesetzmäßigkeiten für das Wachstum von Geschwülsten haben naturgemäß nur den Charakter einer ersten Näherung. Sie haben aber gleichwohl einen unverkennbaren Wirklichkeitswert und erlauben es, nicht nur die Angriffsmöglichkeiten für die Therapie klarer als bisher zu beurteilen, sondern darüber hinaus auch die bisher gebrauchten therapeutischen Eingriffe einem bestimmten Vorgang zuzuordnen.

Nach diesen Ergebnissen muß das Wachstum jeder Geschwulst ein kritisches Stadium durchlaufen, in dem es von Wuchsstoffen oder Proliferationsreizen abhängig ist. Erst später, wenn die Zahl der vorhandenen Krebszellen die erforderliche „Mindestzahl" erheblich überschritten hat, wird das Geschwulstwachstum wirklich autonom und von den Wuchsstoffen des Organismus *unabhängig*. In dieser Phase besteht auch heute noch die sicherste Therapie entweder in der chirurgischen Entfernung der Geschwulst oder in ihrer Vernichtung durch Röntgenstrahlen oder Radium. In beiden Fällen ist indessen die restlose Vernichtung auch der letzten Krebszelle nicht möglich, vielmehr spricht die Erfahrung leider dafür, daß doch häufig größere Zahlen teilungsfähiger Krebszellen zurückbleiben, von denen dann auch nach langer Zeit noch Rezidive oder Metastasen ausgehen können (*23*). Auch die Chemotherapie kann heute allein noch keinen Krebs heilen (*50*). Eine sinnvolle Kombination der drei großen Therapieformen, nämlich der Chirurgie, der Bestrahlung und der Therapie mit chemischen Mitteln verspricht deshalb, neue Möglichkeiten für eine erfolgreiche Bekämpfung des Krebses zu bringen.

Die Erkennung und Ausschöpfung dieser Möglichkeiten setzt eine enge Zusammenarbeit zwischen der experimentellen Forschung und der Klinik voraus. Ihr soll dies Symposion dienen. Deshalb wurde versucht, einige Grundlagen, zu denen die *experimentelle* Forschung gekommen ist, so scharf wie möglich zu umreißen. Das kann naturgemäß nicht über eine erste Näherung hinausgehen. Dafür sind die Probleme zu kompliziert. Daß aber trotzdem schon mathematische Formulierungen möglich sind, läßt uns auf weitere Fortschritte hoffen. MAX PLANCK hat einmal gesagt: „Die präzise Formulierung eines wissenschaftlichen Problems enthält häufig schon seine Lösung, immer aber ist sie die Voraussetzung dafür." Ich möchte hinzufügen: auch die Voraussetzung für eine fruchtbare Kritik.

---

[1] Der Begriff „Proliferationsgift" ist noch unscharf, weil er sowohl Gifte umfaßt, die nur die Proliferation, also die Vermehrung der Zellen hemmen, ohne sie zu töten, als auch echte cytotoxische Substanzen, gegen die proliferierende Gewebe bzw. sich vermehrende Zellen lediglich empfindlicher sind, als ruhende. Das scheint für alle Zellgifte zu gelten (*24*).

## Literatur.

1. Adair, F. E.: Surg. etc. 84, 719 (1947).
2. Bauer, K. H.: Das Krebsproblem, Heidelberg 1949.
3. Berenblum, I.: Cancer Res. 1, 807 (1941).
4. Berenblum, I., and P. Shubik: Brit. J. Cancer 1, 252 (1947); 3, 384 (1949).
5. v. Bertalanffy, L.: Nature (London) 163, 156 (1949).
6. Bittner, J. J.: Amer. J. Cancer 30, 530 (1937); Cancer Res. 4, 159 (1944).
7. Bloch, B.: Schweiz. med. Wschr. (1924) 827.
8. Bonhöffer, K. F.: Naturwiss. 40, 301 (1953).
9. Boyland, E.: Cancer Res. 12, 77 (1952).
10. Brock, N., H. Druckrey u. H. Hamperl: Z. Krebsforsch. 50, 431 (1940).
11. Broughton, P. M. G., G. Higgins and J. R. P. O'Brien: Brit. J. Cancer 5, 384 (1951).
12. Bryan, W. R., and M. B. Shimkin: J. Nat. Cancer Inst. 1, 807 (1940).
13. Butenandt, A.: Verh. dtsch. Ges. inn. Med. 55, 342 (1949); 5. Internat. Krebs-Kongreß, Paris 1950; Verh. dtsch. Ges. Path. 35, 70 (1951).
14. Danneel, R., u. E. Güttes: Naturwiss. 38, 117 (1951).
15. Dantchakoff, V.: 5. Internat. Krebs-Kongreß, Paris 1950.
16. Daudel, P., et R. Daudel: Bull. Soc. Chim. biol. (Paris) 31, 349 (1949).
17. Dehlinger, U., u. E. Wertz: Naturwiss. 30, 250 (1942).
18. Dietrich, D.: Z. Krebsforsch. 48, 187 (1939).
19. Dost, F. H.: Ärztl. Forsch. 4, 116 (1950).
20. Druckrey, H.: Klin. Wschr. (1942) 559.
21. Druckrey, H.: Klin. Wschr. (1943) 532.
22. Druckrey, H., u. K. Küpfmüller: Z. Naturforsch. 3 b, 254 (1948).
23. Druckrey, H., K. Küpfmüller u. W. Trappe: Z. Krebsforsch. 56, 407 (1949).
24. Druckrey, H., u. K. Küpfmüller: Dosis und Wirkung. Aulendorf, Wttbg.: Ed. Cantor 1949.
25. Druckrey, H.: Med. Welt 1950, H. 49—52.
26. Druckrey, H.: Z. Krebsforsch. 57, 70 (1950).
27. Druckrey, H.: Arzneimittel-Forsch. 1, 383 (1951).
28. Druckrey, H.: Arzneimittel-Forsch. 2, 501 (1952).
29. Druckrey, H., u. D. Schmähl: Z. Naturforsch. 7 b, 353 (1952).
30. Druckrey, H.: Dtsch. med. Wschr. (1952) 1495 u. 1534.
31. Druckrey, H., u. S. Raabe: Klin. Wschr. 1952, 882.
32. Druckrey, H., P. Danneberg u. D. Schmähl: Arzneimittel-Forsch. 3, 151 (1953); Publ. staz. zool. Napoli 24, 247, (1953).
33. Dunning, W. F., and M. R. Curtis: Amer. J. Cancer 37, 312 (1939); Proc. Amer. Assoc. Cancer Res. 1, 13 (1953).
34. Edwards, J. E., and A. J. Dalton: J. Nat. Cancer Inst. 3, 19 (1942).
35. Friedrich, W.: Arch. Geschwulstforsch. 1, 137 (1949).
36. Friedrich-Freksa, H.: Naturwiss. 24, 376 (1940).
37. Friedrich-Freksa, H.: Mündl. Mitt. Rundgespräch Krebsforschung, Hinterzarten 1953.
38. Fritzsche, H.: Z. Krebsforsch. 54, 77 (1944).
39. Glinos, A. D., N. L. R. Bucher and J. C. Aub: J. of Exper. Med. 93, 313 (1951).
40. Gottschalk, R. G.: Acta Union int. Cancer 7, 250 (1951).
41. Graffi, A., E. Ulsperger u. F. Hoffmann: Arch. Geschwulstforsch. 3, 212 (1951).
42. Greenstein, J. P.: Biochemistry of Cancer, New York; Acad. Press 1947.
43. Griboff, S. J.: Arch. Int. Med. 83, 4 (1952).
44. Grundmann, E.: Z. exper. Med. 118, 489 (1952).
45. Gye, W. E.: Verh. dtsch. pharmakol. Ges. 14, 92 (1938); Brit. J. Cancer 3, 259 (1949).
46. Hadfield, G., and L. P. Garrod: Rec. Adv. Path. 3, 51 (1938).
47. Hauschka, T. S.: Cancer Res. 12, 615 (1952).
48. Hecht, G.: Arch. exper. Path. u. Pharmakol. 215, 610 (1952).
49. Heidenhain, L.: Dtsch. Z. Chir. 252, 604 (1939).
50. Heilmeyer, L.: Ars medici 37, 676 (1947); Strahlenther. 86, 411 (1952).
51. Hendry, J. A., F. L. Rose, A. L. Walpole and R. F. Homer: Brit. J. Pharmacol. 6, 201, 235, 357 (1951).

52. HRYNTSCHEK, T.: Wien. med. Wschr. **1947**, H. 1.
53. HUEPER, W. C.: Environmental and occupational cancer, Publ. Health Rep. Suppl. **1948**, 209.
54. HUGGINS, C.: Science (Lancaster, Pa.) **97**, 541 (1943).
55. JAFFÉ, W. G.: Cancer Res. **7**, 107 (1947).
56. KINOSITA, R.: Trans. Soc. path. jap. **27**, 665 (1937).
57. KLEIN, M.: Cancer Res. **12**, 275 (1952).
58. LACASSAGNE, A., et R. VINCENT: C. r. Soc. Biol. (Paris) **100**, 249 (1929); **112**, 562 (1933).
59. LACASSAGNE, A.: Les cancers produits par les rayonnements electromagnetiques et corpusculaires. Actual. scient. ind. Paris 1949.
60. LARSEN, C. D.: J. Nat. Cancer Inst. **8**, 63 (1947).
61. LATARJET, R.: Paris méd. **41**, 105 (1951).
62. LEBLOND, C. P., W. F. STOREY and F. BERTALANFFY: Acta Union int. Cancer **7**, 692 (1951).
63. LETTRE, H.: Angew. Chem. **63**, 421 (1951).
64. LIMBURG, H., u. G. UHLMANN: Z. Krebsforsch. **58**, 478 (1952).
65. MILLER, E., u. J. MILLER: Die Biochemie der Krebsentstehung in der Leber. Herne: Unger u. Domröse 1952.
66. MÜHLBOCK, O.: Acta Union int. Cancer **7**, 351 (1951).
67. NATH, V., and K. S. GREWAL: Ind. J. Med. Res. **23**, 149 (1936).
68. NELSON, A. A., O. G. FITZHUGH and H. O. CALVERY: Cancer Res. **3**, 230 (1943).
69. NOTHDURFT, H.: Z. Krebsforsch. **56**, 234 (1948).
70. OPPENHEIMER, B. S., T. E. OPPENHEIMER and A. P. STOUT: Proc. Soc. Exper. Biol. a. Med. **67**, 33 (1948); **79**, 366 (1952).
71. PAULING, L.: J. Amer. Chem. Soc. **62**, 2643 (1940).
72. PLAUT, A., and A. C. KOHN-SPEYER: Science (Lancaster, Pa.) **105**, 391 (1947).
73. RASHKIS, H. A.: Science (Lancaster, Pa.) **116**, 169 (1952).
74. RAVICH, A., and R. A. RAVICH: New York State J. Med. **51**, 1519 (1951).
75. RAUBITSCHEK, H. V.: Wien. klin. Wschr. **(1952)** 561.
76. RICHARDSON, H. L., and E. BORSOS-NACHTNEBEL: Cancer Res. **11**, 398 (1951).
77. ROHDEWALD, W.: Ärztl. Forsch. **4**, 135 (1950).
78. RONDONI, P., e E. CORBELLINI: Tumori **10**, 106 (1936).
79. RONDONI, P.: Mikroskopische und chemische Beiträge zum Krebsproblem. Wien 1949.
80. RUDITZKI, M. G.: Z. Krebsforsch. **27**, 402 (1928).
81. SALAMAN, M. H., and R. H. GWYNN: Brit. J. Cancer **5**, 252 (1951).
82. SCHMIDT, O.: Naturwiss. **29**, 146 (1941).
83. SCHRÖDINGER, E.: What is life? Cambridge 1944, deutsche Übersetzg. Bern 1946.
84. SCHUBERT, G.: Strahlenther. **88**, 308 (1952).
85. SHAY, H., B. FRIEDMAN, M. GRUENSTEIN and S. WEINHOUSE: Cancer Res. **10**, 797 (1951).
86. SHUBIK, P.: Cancer Res. **10**, 713 (1950); **13**, 343 (1953).
87. SMITH, W. E., and P. ROUS: J. of Exper. Med. **88**, 529 (1950).
88. STOWELL, R. E., C. S. LEE, K. K. TSUBOI and A. VILLASANA: Cancer Res. **11**, 345 (1951).
89. TIMOFÉEFF-RESSOVSKY, N. W.: Mutationsforschung in der Vererbungslehre. Dresden: Steinkopf 1937.
90. TRUHAUT, R.: Principales données actuelles sur les facteurs chimiques de cancérisation. Chim. et Industr. (Paris) **69**, 129, 317 (1953).
91. TRUHAUT, R.: Tendances actuelles des recherches de Chimiothérapie des états cancéreux. Actualités pharmacol. 5ème série. Paris: Masson et Cie 1952.
92. WALLACE, E. W., H. M. WALLACE and C. A. MILLS: J. Nat. Cancer Inst. **3**, 99 (1942).
93. WEILER, E.: Z. Naturforsch. **7 b**, 324 (1952).
94. WHITE, J., and R. R. HEIN: J. Nat. Cancer Inst. **12**, 23 (1951).
95. ZUPPINGER, A.: Schweiz. med. Wschr. **(1947)** 767.

# Frühstadien maligner Prozesse.

Von

GERHARD SCHUBERT (Hamburg).

Mit 13 Textabbildungen.

## Einleitung.

Wenn heute vom Standpunkt des Biologen und Klinikers zum Problem der Frühmalignität Stellung genommen werden soll, so erscheint es zunächst zweckmäßig, die *Grenzen* dieser Frühstadien abzustecken. Man sollte dabei nicht in den alten Fehler verfallen, die *Frühstadien* der Malignität mit den *Vorstadien* oder besser: *Vorkrankheiten des Krebses* zu identifizieren. Es gibt bekanntlich chronische Reizschädigungen des Gewebes, wie z. B. die Licht- oder Röntgendermatosen, die Lebercirrhose, das Magenulcus oder die Kraurosis vulvae, auf deren Boden sich ein Krebs entwickeln kann. Die Häufigkeitsquote dieser Krebsentstehung ist verhältnismäßig gering. Sie beträgt für die Lebercirrhose nach RÖSSLE etwa 3%, für das Magenulcus nach KALK 3—6%. In morphologischer Hinsicht ist die künftige Malignität dieser sog. *präcarcinomatösen Affektionen* (ORTH), *präcancerösen Krankheiten* (HAMPERL) oder *Präneoplasien* (K. H. BAUER) jedoch überhaupt nicht faßbar, ja es gibt sicherlich viele Krebse, die überhaupt keine oder wenigstens keine gestaltlich nachweisbaren Vorkrankheiten besitzen. Es soll nicht bestritten werden, daß die Vorkrebskrankheiten dem Kliniker zum festen Begriff geworden und für die Krebsprophylaxe von hohem Wert sind. „Frühstadien" maligner Prozesse in morphologischem Sinn sind diese *Prädispositionen* des Krebses aber nicht.

Andererseits wäre es ein billiges Unterfangen, jeden mikroskopischen oder wenigstens makroskopisch *sehr kleinen* Krebsherd als Frühstadium des Krebses zu bezeichnen unter der stillschweigenden Voraussetzung, daß diese Gewebsveränderung auch alle Kennzeichen des Carcinoms, d. h. invasives Wachstum, Destruktion und Metastasierungsfähigkeit in sich vereint. Man hat diese Diminutivform eines Carcinoms als *Mikrocarcinom* bezeichnet, ein Begriff, der weder histologisch exakt definierbar ist, noch einen eindeutigen biologisch-klinischen Inhalt besitzt. Das Wort Mikrocarcinom besagt bestenfalls etwas über die Größe und Ausdehnung des Carcinoms oder seine Behandlungsaussichten — eine geeignete Therapie vorausgesetzt. Hingegen vermag es keinerlei Auskunft über den Malignitätsgrad des Carcinoms zu geben, noch kann man bestimmte therapeutische Maßnahmen an seine geringe Größe binden (LAX). Eine derartige Definition der Frühstadien maligner Prozesse würde also eher Verwirrung stiften, als daß sie in der Lage wäre, einen klinischen Beitrag zu den experimentellen und theoretischen Befunden — wie sie Herr DRUCKREY mitgeteilt hat — zu liefern.

Aus diesen Gründen scheint es notwendig, eine andere *Definition der Früh-stadien eines Carcinoms* vorzuschlagen, die zumindest den Vorteil der gedanklichen Einfachheit, der morphologischen Erfaßbarkeit und auch der Möglichkeit zur theoretischen Interpretation besitzt. Selbst auf die Gefahr hin, mich nicht in voller Übereinstimmung mit einigen Klinikern und Pathologen zu befinden, möchte ich die *Frühstadien eines Carcinoms durch solche Gewebsveränderungen kennzeichnen, die morphologisch ein malignes Epithel darstellen, bevor es invasiv wächst.* Diese Auf-fassung stützt sich auf die Definition von ROBERT MEYER, der bereits vor 25 Jahren feststellte: „Ich erkenne 3 Veränderungen beim Krebs an: 1. Veränderungen im Epithel selbst, 2. eine Ver-änderung im Verhältnis zwischen Epithel und Bindegewebe und 3. Zerstörung der Gewebe. Wenn man für eine Krebsdiagnose ver-langt, daß es bis zum letzten Stadium gekommen sein muß, so kann möglicherweise ein grober Fehler gemacht werden." Bei den Frühstadien maligner Prozesse handelt es sich also um die 1. Gruppe, wobei die Verän-derungen in der Regel die ganze Tiefe des Epithels betreffen müssen, wenn eine Malignitäts-diagnose gerechtfertigt sein soll.

Wenn ich mich bei meinen weite-ren Ausführungen über die Früh-stadien maligner Prozesse auf mein eigenes Fachgebiet, die *gynäkolo-gischen Frühcarcinome*, beschrän-ke, so hat das folgende Gründe:

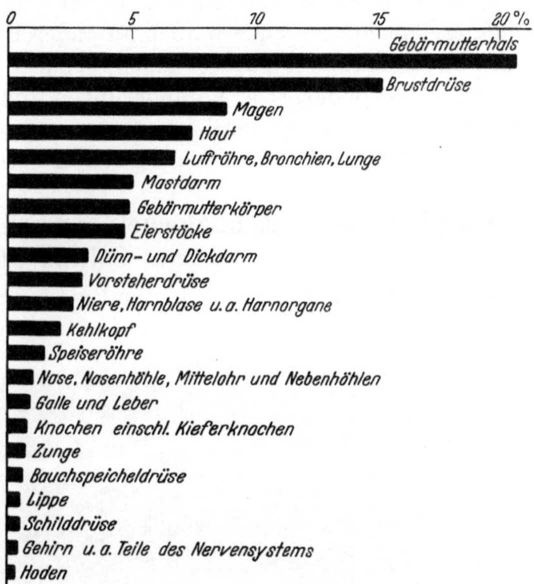



Abb. 1. Krebshäufigkeit in Hamburg für das Jahr 1952 nach der Lokalisation von 3122 Krebserkrankungen.

1. Frühstadien menschlicher Geschwülste *an inneren Organen* sind im all-gemeinen seltene Zufallsbefunde und daher schwierig faßbar. Statistisch gesehen ist das Carcinom am Collum uteri eine der häufigsten Erkrankungen unter sämt-lichen Krebslokalisationen. In Hamburg beläuft sich die *Erkrankungs*ziffer allein an Gebärmutterhalscarcinomen auf mehr als 20% aller bösartigen Erkrankungen und rangiert damit weit vor den Krebserkrankungen, z. B. der Brustdrüse, des Magens oder des Rectums (Abb. 1)[1]. Entsprechend häufig müssen die Früh-stadien des Collumcarcinoms sein, die augenblicklich auch im Brennpunkt des gynäkologischen Interesses stehen.

2. Beim Carcinom am Collum uteri befindet sich der Arzt in einer un-gewöhnlich günstigen Lage insofern, als bereits Frühformen der Erkrankung faßbar sind, wenn man alle Methoden zur Frühdiagnose des Krebses (Speculum-untersuchung, Kolposkopie nach HINSELMANN mit gezielter Probeexzision, Scheidenabstrichverfahren nach PAPANICOLAOU) ausnutzt. Dabei besteht die

---

[1] Ich verdanke die Zahlenangaben dem Statistischen Landesamt der Freien und Hanse-stadt Hamburg.

Möglichkeit, durch laufende Kontrolle des Befundes die morphologischen und biochemischen Eigenschaften der malignen Epithelveränderungen und deren klinisches Verhalten zueinander in Beziehung zu setzen.

3. Die Ergebnisse der theoretischen und experimentellen Krebsforschung (Butenandt, Druckrey) haben sich außerordentlich befruchtend auf die Auffassungen über *das Wesen der Frühstadien* gynäkologischer Carcinome ausgewirkt. Diese Deutungen besitzen deshalb prinzipielles Interesse, weil man ähnliche Verhältnisse auch bei anderen intraepithelialen malignen Prozessen erwarten darf. An Hand einiger Beispiele wird daher später zu zeigen sein, daß die Frühstadien maligner Prozesse am Collum uteri in der eingangs definierten Art keine Sonderstellung einnehmen, sondern auch an anderen Körperregionen nachweisbar sind. Um Mißverständnisse zu vermeiden, sei jedoch von vornherein betont, daß es zweifellos morphologische Veränderungen gibt, die in einem bestimmten Organ als maligne angesehen werden müssen, während sehr ähnliche Epithelbefunde an anderen Organen durchaus als gutartig betrachtet werden können.

## Morphologische Kennzeichen der Frühstadien maligner Prozesse am Collum uteri.

Es ergibt sich automatisch die Frage, ob die Frühstadien eines malignen Prozesses mit Sicherheit diagnostiziert und von anderen, nicht-malignen Ver-

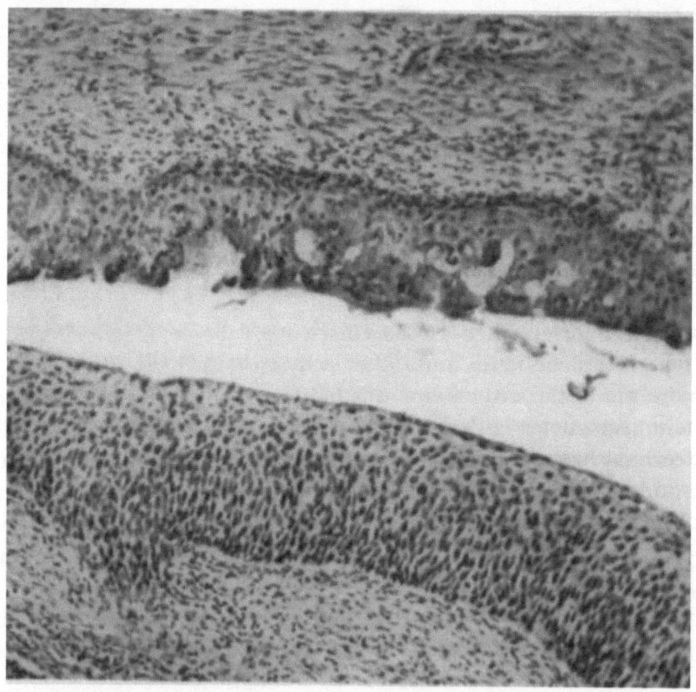

Abb. 2. Unreifzelliges Oberflächencarcinom im Cervikalkanal eines Operationspräparates; an der gegenüberliegenden Seite unverdächtige Epidermisierung (Präp. Nr. T 4736).

änderungen mit atypischem Epithel unterschieden werden können. Diese Frage ist für die Mehrzahl der Fälle *auf Grund des histologischen Bildes* ohne weiteres zu bejahen. Dabei soll jedoch nicht übersehen werden, daß noch gewisse Meinungsverschiedenheiten über Art und Bedeutung der morphologischen Kriterien für die Diagnose maligner epithelialer Gewebsatypien zwischen den einzelnen Kliniken und pathologischen Instituten bestehen. Hier ist zweifellos eine weitere Klärung und Abgrenzung der verschiedenen Auffassungen zwingend notwendig.

Es kann an dieser Stelle nicht meine Aufgabe sein, auf Einzelheiten der *Zellmorphologie* bei den Frühstadien des Collumcarcinoms einzugehen. Das ist wiederholt in der Literatur der letzten Jahre geschehen. Ich verweise in diesem Zusammenhang nur auf die ausgezeichneten Arbeiten von R. MEYER, TREITE, WESPI, ZINSER und vor allem auf die zusammenfassende Darstellung meines Mitarbeiters H. LIMBURG: „Die Frühdiagnose des Uteruscarcinoms" (Thieme-Verlag, 2. Auflage 1952), dem ich auch einige der folgenden histologischen Bilder aus dem Material meiner Klinik verdanke.

Es besteht heute Einigkeit darüber, daß morphologische Kennzeichen, wie sie in den beiden Beispielen der Abb. 2 und 3 zum Ausdruck kommen, als repräsentativ für ein maligne verändertes Epithel angesehen werden können. Man beobachtet eine ortsungewöhnliche Vermehrung der Zellen, welche die Fähigkeit zur Einordnung in Schichten verloren haben. Die Kerne sind stärker angefärbt, wobei alle Grade der Färbungsintensität vorhanden sein können. Zell- und Kern-

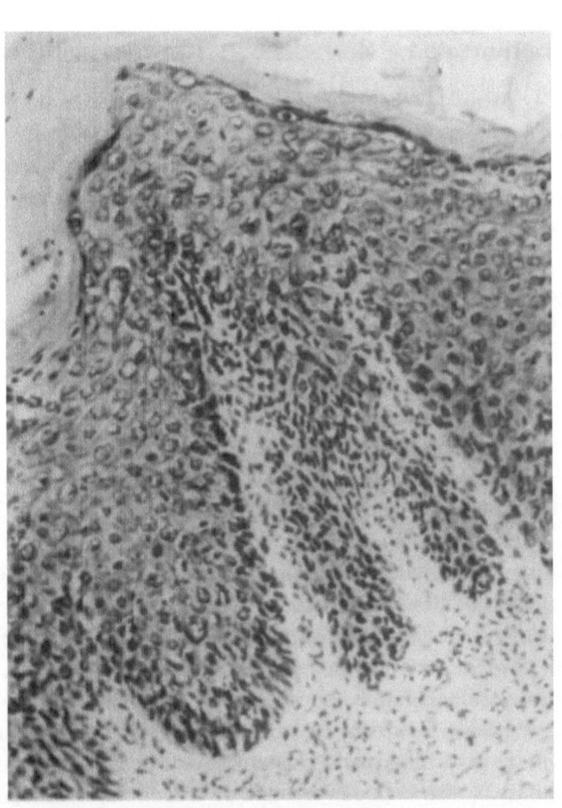

Abb. 3. Oberflächencarcinom der Portio in Ausreifung und Verhornung mit stärkerer Zapfenbildung (Präp. Nr. T 2544).

formen weisen zahlreiche Irregularitäten auf, die Kernplasmarelation ist zugunsten des Kerns verschoben. Neben Kern- und Plasmapolymorphien sind Mitosestörungen nachweisbar. Unter den pathologischen Kernformen des Epithels findet man verschiedene morphologische Varianten, ebenso wie bei dem invasiv wachsenden Collumcarcinom die verschiedensten Reifegrade vorhanden sein können. Meist liegen unreifzellige Formen des Oberflächenepithels vor, doch kommen auch mittelreife Anaplasien ebenso wie völlig ausdifferenzierte Formen mit Hornperlenbildung — mitunter sogar nebeneinander im gleichen Präparat — zur Beobachtung.

Es läßt sich nicht leugnen, daß gewisse Täuschungsmöglichkeiten bei der Diagnosestellung vorhanden sein können, vor allem wenn es sich um stärkere

entzündliche Reizzustände handelt. Auch während einer Schwangerschaft findet
man an der Portio häufig abnorme Epithelveränderungen, die zu Fehldiagnosen
führen können. Immerhin aber gelingt es bei einiger Sorgfalt, echte maligne
Epithelveränderungen gegen ein gutartiges atypisches Epithel abzugrenzen. In
strittigen Fällen hat man immer die Möglichkeit, es bei der Diagnose „zweifelhaft"
bewenden zu lassen und sich die Erfahrungen des Klinikers durch Beurteilung des
weiteren Verlaufs der Erkrankung zunutze zu machen.

## Benennung der malignen Epithelveränderungen am Collum uteri.

Obwohl die Mehrzahl der allgemeinen und speziellen Pathologen die
morphologischen Kriterien des malignen Epithels am Collum uteri anerkennt,
wurde bisher noch keine Einigkeit über die *Benennung* dieser histologisch definierten Zellatypien erzielt. Es wurden bisher folgende Bezeichnungen vorgeschlagen:

Frühcarcinom,
beginnendes Carcinom,
präcarcinomatöse Veränderung des Oberflächenepithels,
carcinomatöser Oberflächenbelag,
intraepitheliale carcinomatoide Veränderung,
intraepitheliale Phase des Collumcarcinoms,
intraepitheliales Carcinom,
Carcinoma in situ,
präinvasives Carcinom,
nichtinvasives potentielles Carcinom,
oberflächliches intraepitheliales nichtinvasives Carcinom,
Oberflächencarcinom.

Alle diese Bezeichnungen haben gemeinsam zum Ausdruck bringen sollen,
daß es sich um *carcinomatöse* Zellkomplexe handelt, *also um echte maligne Prozesse*.
Sie beabsichtigen aber mehr oder weniger eine *Einschränkung des Begriffes
„Carcinom"* insofern, als dieser Begriff allein einem epithelialen Neoplasma mit
invasivem Wachstum, Destruktion und potentieller Metastasierung vorbehalten
bleiben sollte. Das erscheint durchaus verständlich, wenn auch erfahrene
Histopathologen der Ansicht sind, daß das infiltrierende Wachstum zwar ein
entscheidendes Merkmal für die Bösartigkeit einer Epithelformation sei, aber
nicht unbedingt zur Diagnose eines Carcinoms gehöre.

Für den Kliniker ist die Frage, ob die Bezeichnung: *carcinomatöse* Veränderungen *ohne* infiltrierendes Wachstum, gerechtfertigt sei oder nicht, zwar von
theoretischem Interesse; für *ihn ist es jedoch ungleich wichtiger, die Realität der
Frühformen* eines malignen Prozesses zu erkennen und dadurch den *Patienten
vor jeder unvollständigen Therapie auf der einen Seite oder unnötigen Therapie und
Krebsangst auf der anderen Seite zu schützen.* Wenn daher die malignen Epithelveränderungen am Gebärmutterhals im folgenden als *intraepitheliales, nichtinvasives Carcinom* oder kurz als *Oberflächencarcinom* (Gruppe 0 der internationalen
Gruppeneinteilung der Collumcarcinome) bezeichnet werden, so soll diese Benennung einer endgültigen Begriffsbildung im deutschen Schrifttum nicht vor-
greifen. Man sollte sich jedoch darüber im klaren sein, daß es sich dabei um

*Epithelverbände carcinomatösen Charakters* handelt, die das „frühe" oder präinvasive Stadium des Krebses darstellen und auch isoliert diagnostizierbar sind.

Im folgenden soll nun versucht werden, die histologischen Kennzeichen des *präinvasiven, intraepithelialen Carcinoms,* sein cytologisches und biochemisches Verhalten, den klinischen Verlauf der Erkrankung und die theoretisch-experimentellen Gegebenheiten mit den jeweiligen Verhältnissen beim *invasiven* Carcinom in Beziehung zu setzen.

## Morphologische Beziehungen zwischen präinvasiven und invasiven Carcinomen.

Von ausschlaggebender Bedeutung für die Beurteilung der Frühstadien eines malignen Prozesses ist selbstverständlich das *morphologische* Bild. Wenn man sich dabei die Frage vorlegt, welche morphologischen Beziehungen zwischen den Frühformen eines malignen Prozesses und dessen fortgeschrittenen Stadien bestehen, so kann sich die Beweisführung für die Identität der zur Debatte stehenden Veränderungen maligner Art auf 3 Untersuchungsmöglichkeiten stützen. Man untersucht:

1. welche Übereinstimmungen im epithelialen Charakter zwischen einem präinvasiven Carcinom und den oberflächlichen Randbezirken eines ausgedehnten Collumcarcinoms bestehen,

2. ob und gegebenenfalls mit welcher Häufigkeit die invasive Phase sich zeitlich auf ein präinvasives Stadium *zurück*verfolgen läßt und

3. ob und gegebenenfalls mit welcher Häufigkeit ein intraepithelialer maligner Prozeß in ein invasiv wachsendes Carcinom *übergeht.*

1. Es gehört zu den bekannten Beobachtungen in der histologischen Carcinom-Diagnostik, daß das *isolierte intraepitheliale Carcinom ein getreues Abbild desjenigen Oberflächenepithels darstellt, das man als sog. carcinomatösen Oberflächenbelag in den Randbezirken echter Collumcarcinome findet.* SCHAUENSTEIN, PRONAI, SCHOTTLÄNDER und KERMAUNER haben bereits 1908 diese Übereinstimmung erkannt und auf die wahrscheinlichen Zusammenhänge in der morphogenetischen Entwicklung des Collumcarcinoms hingewiesen. Tatsächlich beobachtet man bei Serienschnittuntersuchungen des Collum uteri an der Peripherie des Tumors häufig ein maligne erscheinendes Plattenepithel, das ausschließlich auf die „Oberfläche" beschränkt ist, radiär entlang des Epithels wächst und die bereits geschilderten Kennzeichen eines Oberflächencarcinoms trägt. Auf anderen Schnitten findet man ein Einwachsen des malignen Epithels in die präformierten Drüsenräume. In weiteren Drüsen läßt sich bereits eine Zerstörung des Schleimepithels durch das einwuchernde maligne Epithel feststellen, ein Befund, der auch bei isolierten Oberflächencarcinomen vorkommt und von LIMBURG als Beweis eines beginnenden destruierenden Wachstums gedeutet wird. Jedenfalls wird eine derartige Auflösung des Schleimepithels bei gutartigen Epithelproliferationen nicht beobachtet. Andere Serienschnitte zeigen bereits die Kennzeichen der beginnenden oder fortschreitenden Invasion bis zu den großen invasiven Herden im Stroma, die teils aus den infiltrierten Drüsen, teils unmittelbar von der Oberfläche stammen. Es kann jedenfalls kein Zweifel daran sein, daß präinvasives und invasives Wachstum *nebeneinander* im gleichen Tumor vorkommen

können und daß *das isoliert nachgewiesene Oberflächencarcinom in seiner Zell-struktur völlig diesen beiden Wachstumsformen gleicht.*

Die morphologische Identität der Früh- und Spätformen eines malignen Prozesses ergibt sich auch aus einem *Vergleich der Reifegrade bei präinvasiven und invasiven Collumcarcinomen* (Abb. 4). Wir beobachteten in den letzten $2^1/_2$ Jahren insgesamt 75 Oberflächencarcinome und 250 invasive Collumcarcinome, die hinsichtlich ihres Reifegrades stets von dem gleichen Histologen (Limburg) beurteilt wurden. Bei beiden Wachstumsformen ist die jeweilige Häufigkeit des betreffenden Reifegrades annähernd gleich, gleichgültig, ob es sich dabei um vorwiegend unreifzellige, mittelreife oder ausgereifte Gewebstypen handelt.

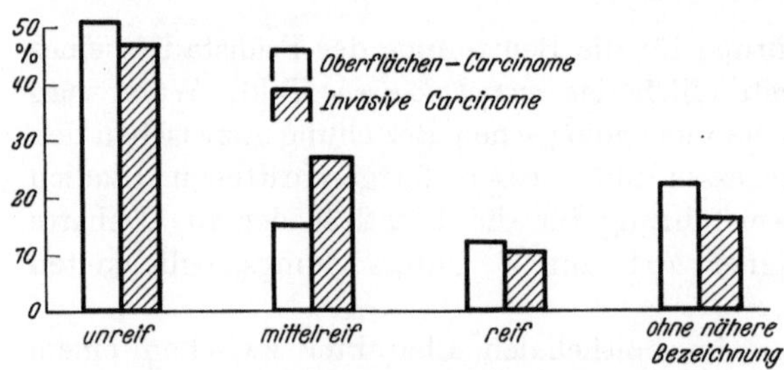


Abb. 4. Vergleich der *morphologischen Reifegrade* bei 75 Oberflächen-carcinomen und 250 invasiven Collumcarcinomen der Universitäts-Frauenklinik, Hamburg.

2. Wenn man Aufschluß darüber zu erlangen versucht, *ob und wie häufig die präinvasive Phase einem klinisch manifesten invasiven Carcinom vorausgeht,* muß man berücksichtigen, daß die Fortschritte in der histologischen Diagnostik des Oberflächencarcinoms erst den letzten Jahren angehören, die Zahl der auswertbaren Biopsien aus früheren Jahren daher verhältnismäßig klein ist. Immerhin beobachtet man gelegentlich ein Carcinom, das — histologisch rückwärts verfolgt — auf eine frühere präinvasive Veränderung des Oberflächenepithels schließen läßt. Galvin, Te Linde und Jones behandelten zwischen 1940 und 1950 740 manifeste Collumcarcinome, von denen in 12 Fällen frühere Biopsien mit beurteilbarem Plattenepithel vorlagen. In 11 von diesen 12 Fällen konnte einwandfrei das Vorliegen eines Oberflächencarcinoms nachgewiesen werden. Danach erscheint der Schluß gerechtfertigt, daß intraepitheliale carcinomatöse Veränderungen einem voll entwickelten Carcinom vorausgehen können. Wahrscheinlich ist das sogar bei den meisten Collumcarcinomen der Fall. Es wäre ja auch völlig unlogisch, wenn man dem Mutterboden einer epithelialen Geschwulst — eben dem Epithel — die Möglichkeit von Frühformen des Krebswachstums absprechen wollte.

3. Andererseits besagt dieser Umstand *nicht, daß nun auch jedes Oberflächencarcinom obligatorisch in eine invasiv wachsende Geschwulst übergehen muß.* Immerhin liegen zahlreiche Hinweise darauf vor, daß ein intraepitheliales Carcinom unter längerer Beobachtung schließlich infiltrierend wachsen kann. Gerade durch die Beobachtung solcher Fälle über längere Zeiträume lassen sich die histologischen Kriterien der Frühmalignität am besten beurteilen. Limburg berichtete bereits 1941 über 2 Fälle, 1950 über 3 weitere Fälle von zunächst unbehandelten Oberflächencarcinomen unserer Klinik, die nach einiger Zeit infiltrierendes Wachstum zeigten. Wenn wir heute auf insgesamt 8 derartiger Fälle zurückblicken können, so ist das letztlich ein Beweis für die Zurückhaltung, die wir uns trotz aller therapeutischen Aktivität in jedem Einzelfall hinsichtlich der einzuschlagenden Maßnahmen auferlegen. Der Amerikaner Younge hat

festgestellt, daß unter 41 konservativ behandelten Oberflächencarcinomen 14 Fälle — also rund $^1/_3$ — später eine vollständige Carcinomtherapie erforderten. JONES, GALVIN und TE LINDE teilten kürzlich 40 derartige Fälle mit. KOTTMEIER beobachtete 111 Oberflächencarcinome aus dem Radiumhemmet Stockholm über einen Zeitraum bis zu 10 Jahren. Bei 17 Patientinnen wurde später ein ausgedehntes Collumcarcinom der Gruppe III festgestellt, von denen bereits 3 Frauen an ihrem Carcinom verstorben sind. Es kann kein Zweifel daran sein, daß diese Zahl bei fortschreitender Beobachtung weiterhin zunehmen wird. Allerdings läßt sich niemals die Möglichkeit ausschließen, daß bereits bei der ersten Probeentnahme an irgendeiner anderen Stelle des Collum uteri ein invasiver Herd bestanden haben kann. Einen Hinweis auf diese Möglichkeit liefern unsere eigenen Beobachtungen an Serienschnitten von Operationspräparaten, bei denen unter 73 als Oberflächencarcinom operativ behandelten Fällen 5mal ein invasives Wachstum an anderer Stelle nachgewiesen wurde.

An dem gleichen Material konnten wir jedoch andererseits die Beobachtung machen, daß in einigen Operationspräparaten überhaupt kein carcinomatöses Gewebe mehr nachzuweisen war, wie es übrigens auch GALVIN und TE LINDE in 10 von 75 Fällen feststellten. Angesichts unserer subtilen Untersuchungstechnik, mit deren Hilfe auch kolposkopisch sehr kleine verdächtige Bezirke der Portio gewonnen werden können, kann man darauf schließen, daß bei den Probeentnahmen gleichzeitig das gesamte maligne Epithel entfernt wurde, zumal häufig recht ausgiebige und wiederholte Gewebsproben zum Zwecke histologischer und biochemischer Untersuchungen entnommen wurden. Dieses sicherlich nicht so seltene Ereignis gibt möglicherweise eine Erklärung für solche Fälle, in denen eine spontane Rückbildungsfähigkeit intraepithelialer carcinomatöser Veränderungen angenommen wird. In diesem Zusammenhang sei eine Umfrage bei 160 führenden amerikanischen Gynäkologen und Pathologen (DAVIS) erwähnt; sie hat ergeben, daß deren überwiegende Mehrzahl eine spontane Rückbildung des Oberflächencarcinoms nicht für möglich hält, auch nicht während und noch weniger *nach* einer Schwangerschaft. Man rechnet jedoch in den USA ebenfalls durchaus mit der Möglichkeit, daß ein intraepitheliales Carcinom durch irgendwelche lokalen Ereignisse wie z. B. durch eine Probeentnahme zerstört werden kann. Später noch zu erörternde theoretische Gründe lassen allerdings die Reversibilität der Frühformen eines malignen Prozesses unter gewissen Voraussetzungen möglich erscheinen.

Es erscheint heute noch verfrüht, aus den mitgeteilten Ergebnissen und Erfahrungen endgültige Schlüsse zu ziehen. Zweifellos gibt es eine ganze Anzahl maligner Epithelveränderungen, die unter längerer Beobachtung aus der präinvasiven Phase in ein invasives Stadium übergehen. Somit dürften außerordentlich enge morphogenetische Beziehungen zwischen den Frühformen eines malignen Prozesses und dessen fortgeschrittenen Stadien bewiesen sein. Dagegen steht der schlüssige Beweis noch aus, daß *jedes* unbehandelte Oberflächencarcinom schicksalsmäßig zum Tode seiner Trägerin führt. Es besitzt nach den bisherigen Erfahrungen nur eine gewisse Wahrscheinlichkeit von vielleicht 10—30% oder vielleicht auch mehr, daß es wirklich zum invasiven Wachstum kommt.

Über welchen Zeitabschnitt ein Oberflächencarcinom in seiner präinvasiven Phase bestehen bleiben kann, ist weitgehend unbekannt und für den Einzelfall

3*

überhaupt nicht vorauszusagen. Limburg errechnete für 22 Fälle des Schrifttums eine „Latenzperiode" des unbehandelten Oberflächencarcinoms von 3—12,5 Jahren; Scipiades und Stevenson geben eine Entwicklungsdauer von 0,5—8 Jahren mit einem Durchschnittswert von 3,9 Jahren an; Hertig und Younge schätzen die „Latenzzeit" auf 0,9—13 Jahre, Jones auf 1—17 Jahre. Am Material der Universitäts-Frauenklinik Hamburg läßt sich die Dauer der präinvasiven Phase auf durchschnittlich 7 Jahre berechnen. Aus diesen Zahlen geht hervor, daß die Phase des präinvasiven Wachstums verhältnismäßig lange dauert. Von irgendwelchen Gesetzmäßigkeiten in der Entwicklungsdauer eines Oberflächencarcinoms bis zum infiltrierenden Wachstum kann jedoch nicht die Rede sein.

## Cytologische Beziehungen zwischen präinvasiven und invasiven Collumcarcinomen.

Zu den diagnostischen Möglichkeiten beim Collumcarcinom gehört das Scheidenabstrichverfahren nach Papanicolaou. Bekanntlich stößt jedes maligne Epithel infolge seiner starken Proliferationsfähigkeit Zellmaterial ab, das sich im Cervix-Scheiden-Sekret des hinteren Scheidengewölbes ansammelt und nach geeigneter Präparation einer optimalen diagnostischen Untersuchung zugänglich ist. Wie die Abb. 5 und 6 (a und b) zeigen, entsprechen die im Scheidenabstrich gefundenen Zelltypen oder Kernatypien in jeder Hinsicht den Zellbildern der entsprechenden histologischen Präparate und zwar gleichgültig, ob es sich dabei um präinvasive oder invasive Wachstumsformen des Carcinoms handelt.

Zu einem ähnlichen Ergebnis gelangt man, wenn man *die Gesamtresultate* der cytologischen Untersuchungstechnik bei den Früh- und Spätformen des Collumcarcinoms miteinander vergleicht.

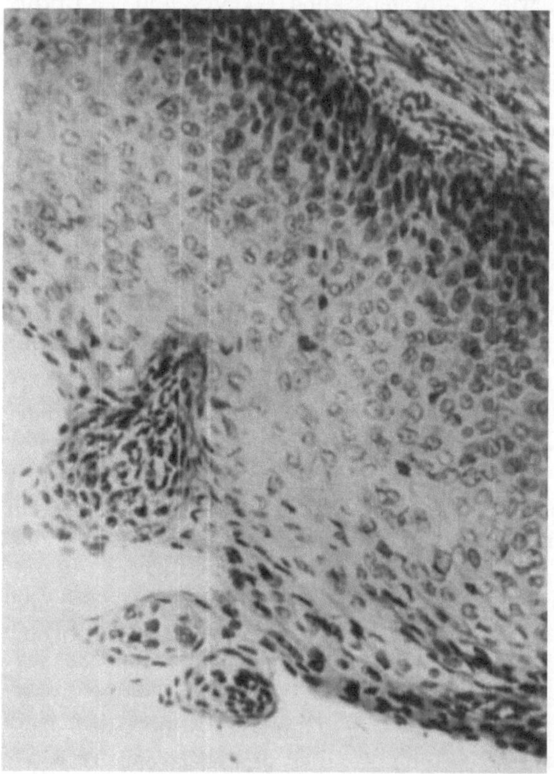

Abb. 5a. Oberflächencarcinom mit starker Abschilferung der oberen Zellagen (Präp. Nr. T 5820).

In den letzen 5 Jahren wurden an der Hamburger Klinik rund 15000 Vaginal-Smears cytologisch untersucht, von denen die ersten 10000 Abstriche von meinen Mitarbeitern Darup, Napp und Siegel in der Tab. 1 ausgewertet wurden. Als Vergleich dienen die

Ergebnisse von CUYLER und Mitarbeitern am Material der Duke University in Durham in den USA, der größten bisher vorliegenden Weltstatistik.

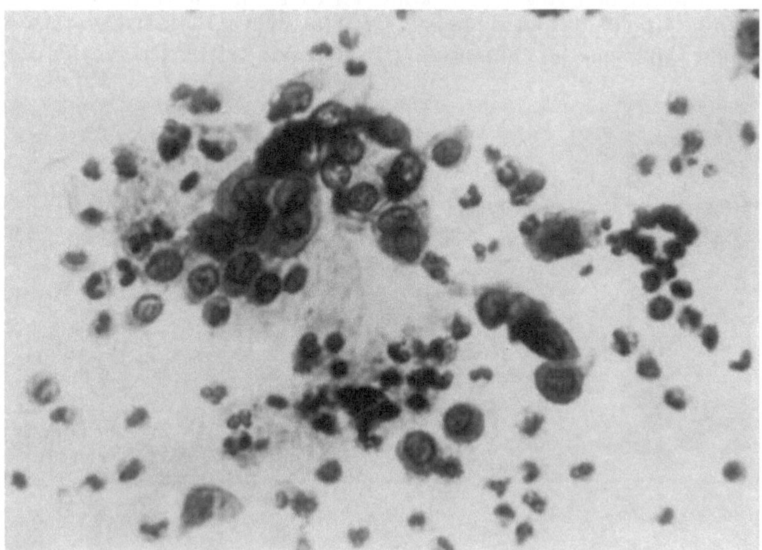

Abb. 5b. Scheidenabstrich des Oberflächencarcinoms von Abb. 5a mit kleinen, rundlichen und chromatinreichen Carcinomzellen.

Während der Berichtszeit wurden von uns 98 präinvasive und 334 infiltrierende Plattenepithelcarcinome am Collum uteri nachgewiesen. Erstaunlich

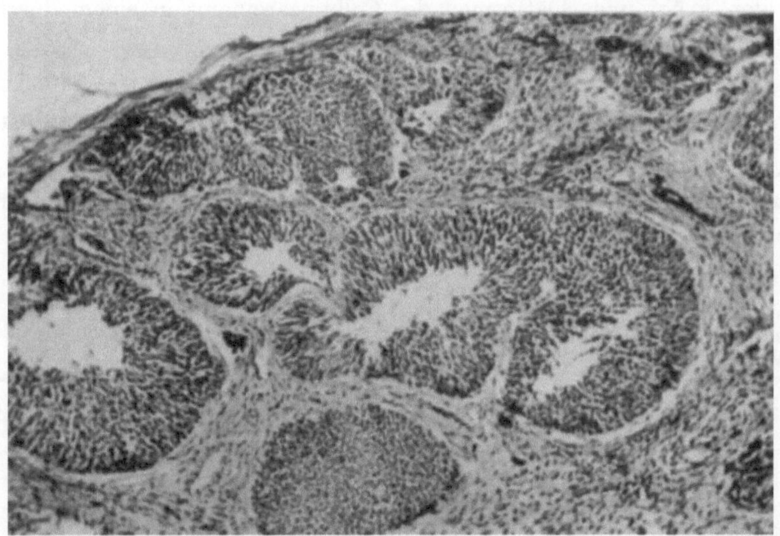

Abb. 6a. Invasives Plattenepithelcarcinom der Portio, mit einigen Zapfen bis in 1 mm Tiefe dringend (Präp. Nr. S 18611).

ähnlich liegen die Vergleichsziffern der Duke University, wenn sie auch an einem wesentlich größeren Material gewonnen wurden. An der Hamburger Klinik wurde der *erste* Scheidenabstrich bei den Oberflächencarcinomen in 89%, bei den infiltrierend wachsenden Collumcarcinomen in 94% als positiv oder zweifelhaft beurteilt. Zu ähnlichen Resultaten kommen Cuyler und Mitarbeiter. Aus den Ergebnissen ist nicht nur zu schließen, daß das Scheidenabstrichverfahren wegen seiner hohen Treffsicherheit eine wertvolle Methode bei der Diagnostik des Collum-

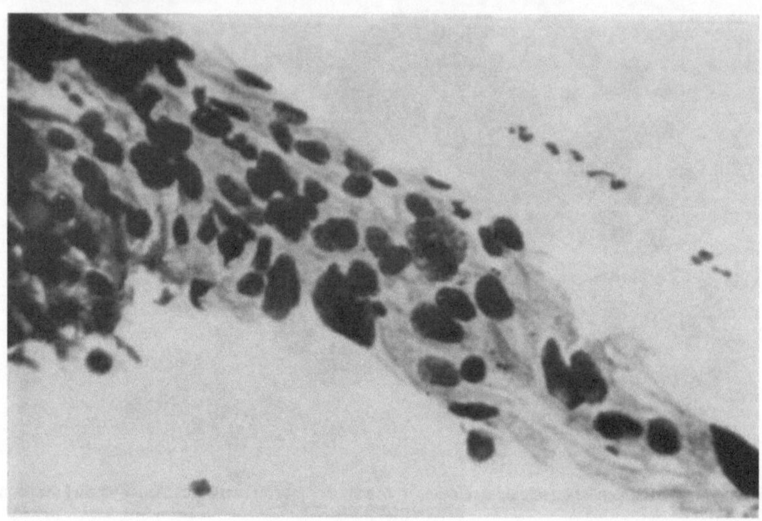

Abb. 6b. Scheidenabstrich mit Tumorzellen, dem invasiven Carcinom von Abb. 6a zugehörig.

carcinoms darstellt, vielmehr läßt sich auch feststellen, daß die positiven Ergebnisse bei den Früh- und Spätformen des Collumcarcinoms in einem durchaus angenäherten Verhältnis zueinander stehen.

## Die relative Häufigkeit der präinvasiven und invasiven Carcinome.

Es ist zu erwarten, daß das Oberflächencarcinom *in zahlenmäßig vergleichbaren Beziehungen* zum invasiven Collumcarcinom steht. Aus der Tab. 1 ergibt

Tabelle 1. *Cytologische Untersuchungen bei Collumcarcinomen.*

1. *Duke University, Durham USA* (Cuyler und Mitarbeiter)
   51 022 Vaginalabstriche bei 15 217 Frauen (1. 1. 1947—31. 12. 1950)
2. *Universitäts-Frauenklinik, Hamburg-Eppendorf* (Darup, Napp u. Siegel)
   10 000 Vaginalabstriche bei 7 869 Frauen (1. 5. 1948—14. 7. 1952)

|  | 1.<br>Duke University<br>Durham USA | 2.<br>Univ.-Frauenklinik<br>Hamburg-Eppendorf |
|---|---|---|
| *Infiltrierende Plattenepithelcarcinome* . . . . | 447 | 334 |
| richtig positiv oder zweifelhaft beurteilt . | 91,5% | 94% |
| *Oberflächencarcinome* . . . . . . . . . . . | 95 | 98 |
| richtig positiv oder zweifelhaft beurteilt . | 83% | 89% |
| Häufigkeit in Prozent aller Collumcarcinome | 17,6% | 22,7% |

sich die prozentuale Beteiligung der diagnostizierten Frühstadien des Collumcarcinoms am gesamten Carcinommaterial der Hamburger Frauenklinik, die

22,7% sämtlicher carcinomatöser Veränderungen beträgt. Durchaus vergleichbare Werte (17,6%) liegen für die Duke University Durham (USA) vor. Aber auch die Züricher Frauenklinik (HELD) berichtet über eine ähnliche relative Häufigkeit der Oberflächencarcinome. Selbstverständlich müssen die präinvasiven Carcinome in statistischer Hinsicht von allen übrigen Collumcarcinomen gesondert behandelt werden.

Es ist nun sehr interessant und vorläufig nicht allein durch die jeweilige Einstellung des untersuchenden Histologen zum Oberflächencarcinom erklärbar, daß andere Behandlungszentren teilweise bedeutend niedrigere Prozentzahlen an intraepithelialen malignen Epithelatypien aufweisen. Das kann offensichtlich verschiedene Ursachen haben:

1. An unserem eigenen Material konnten wir uns davon überzeugen, daß der Nachweis von intraepithelialen präinvasiven Carcinomen — bei gleichbleibender

Tabelle 2. *Ergebnisse der Carcinomfrühdiagnose bei Anwendung verschiedener Methoden* (nach LIMBURG).

| Jahrgang | Untersuchungstechnik | Anzahl der Carcinome | | |
|---|---|---|---|---|
| | | Gruppe I-IV | Gruppe I | Gruppe 0 |
| 1945—1948 | Makroskopische Probeentnahme, Histologie | 407 | 18,4% | 18 = 4,4% |
| 1948—1951 | Kolposkopie mit gezielter Probeentnahme und | 322 | 30,4% | 78 = 24,2% |
| 1952 | Cytologie und Histologie | 115 | 39 % | 41 = 26,2% |

histologischer Diagnostik — *weitgehend von der benutzten Untersuchungstechnik* abhängig ist. Aus der Tab. 2 geht hervor, daß eine *makroskopische* Probeentnahme für eine optimale histologische Frühdiagnose des Carcinoms nicht ausreicht. Eine entscheidende diagnostische Leistungssteigerung wurde vielmehr erst durch das Zusammenwirken *aller* Untersuchungsmethoden erreicht, nämlich durch die Kolposkopie mit gezielter Probeentnahme, die Cytologie und die Histologie. Die Erhöhung der Häufigkeit der diagnostizierten Oberflächencarcinome durch diese Maßnahme ist beträchtlich. Daß das kein Zufall ist, beweist die stetige Zunahme auch des prozentualen Anteils der Gruppe I, d. h. der Carcinome, die noch auf das Collum uteri beschränkt sind.

2. Die Früherfassung der Carcinome wird in einer aufgeklärten Großstadt wie Hamburg durch erfahrene Praktiker, durch die poliklinischen Sprechstunden und Krebsberatungsstellen zweifellos erleichtert. Das beweist allein schon die Tatsache, daß von jeweils 10 Collumcarcinomen, die in der Klinik diagnostiziert werden, im Durchschnitt 3 Frauen überhaupt *ohne* jedes Symptom und 4 weitere Patientinnen mit kreb*sunverdächtigen* Symptomen die Poliklinik oder die Krebsberatungsstelle aufsuchen. Bei den Oberflächencarcinomen ist die Zahl der Zufallsbefunde sogar noch größer. Dieses Beispiel zeigt, daß eine erfolgreiche Krebsbekämpfung nicht nur von einer optimalen Frühdiagnostik, sondern auch von einer wirksamen Aufklärung der Bevölkerung in Krebsfragen abhängig ist.

3. Die jährliche Erkrankungsziffer an Krebs beträgt in Hamburg (berechnet für das ganze Jahr 1952) 187 auf 100000 der Bevölkerung. Damit dürfte die Hansestadt eine der höchsten Krebshäufigkeiten des Bundesgebietes aufweisen.

Mehr als ¹/₅ der Krebserkrankungen (bezogen auf die Gesamtzahl und Gesamtbevölkerung) betrifft dabei das Carcinom am Gebärmutterhals. Bei einem Bevölkerungsstand von 890000 Personen weiblichen Geschlechts entspricht dies einer geradezu erstaunlich hohen jährlichen Erkrankungsziffer von 72,6 auf 100000 weiblichen Personen oder 0,073%. Annehmbarerweise muß auch die Zahl der Frühcarcinome in einem entsprechenden Verhältnis zur gesamten Krebshäufigkeit stehen. Die Häufigkeit der Oberflächencarcinome dürfte daher schon aus statistischen Gründen in Hamburg größer sein als in anderen Teilen des Bundesgebietes.

Es fällt natürlich schwer, die durchschnittliche Häufigkeit präinvasiver Carcinome innerhalb der weiblichen Bevölkerung abzuschätzen, weil selbst die in einer Krebsberatungsstelle entdeckten Frühcarcinome kein vergleichbares Bild über die tatsächlichen Verhältnisse in der Allgemeinbevölkerung abgeben. Für eine rohe Abschätzung der zu erwartenden jährlichen Erkrankungsziffer an intraepithelialen malignen Veränderungen bedarf es der Kenntnis über die Wachstumsdauer der carcinomatösen Frühphase. Diese „Latenzperiode" ist jedoch ungewiß; sie mag im Durchschnitt nach unseren Beobachtungen etwa 7 Jahre betragen. Falls nun jedes präinvasive Carcinom innerhalb dieser 7 Jahre *vor* seinem invasiven Wachstum aufgefunden werden würde, dann könnten im Vergleich mit der jetzigen jährlichen Erkrankungsziffer maximal 7 mal soviel Erkrankungsfälle entdeckt werden, also etwa 508 auf 100000 oder rund 0,5%. Am Gesamtmaterial der Hamburger Universitäts-Frauenklinik liegt der Prozentsatz diagnostizierter Oberflächencarcinome — im Gegensatz zu den theoretischen Erwartungen — *unter* der Behandlungsziffer der invasiven Collumcarcinome, und zwar beträgt das Verhältnis von Oberflächencarcinomen zu sämtlichen übrigen Collumcarcinomen an unserem klinischen Material etwa 1:4 (Limburg). Von einer Überbewertung der histologischen Kriterien in Richtung eines Oberflächencarcinoms kann also so lange keine Rede sein, als selbst bei Anwendung der modernsten Untersuchungsmethoden weniger als ¹/₂₅ der theoretisch zu erwartenden Oberflächencarcinome entdeckt werden. Dieser Prozentsatz ist selbst dann zu niedrig, wenn man berücksichtigt, daß vielleicht nur jedes fünfte Frühcarcinom zum infiltrierenden Wachstum gelangt.

## Die Altersverteilung der präinvasiven und invasiven Collumcarcinome.

Ein weiterer Hinweis darauf, daß das Oberflächencarcinom als Frühstadium des invasiv wachsenden Collumcarcinoms anzusehen ist, ist in dem Umstand zu erblicken, daß das

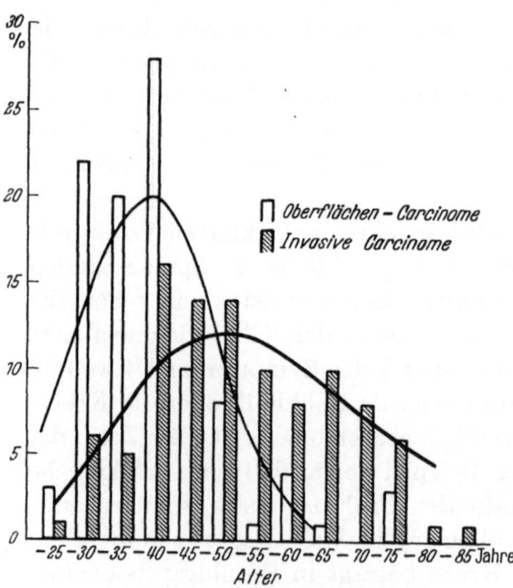


Abb. 7. Altersverteilung bei Oberflächencarcinomen und invasiven Collumcarcinomen der Universitäts-Frauenklinik, Hamburg.

Durchschnittsalter der Frauen mit präinvasivem malignen Epithel eindeutig niedriger liegt als bei den Frauen mit infiltrierenden Wachstumsformen des Carcinoms. Man ersieht aus der Abb. 7, daß der Gipfel der Altersverteilung bei den Oberflächencarcinomen in der 2. Hälfte des vierten Lebensjahrzehnts, bei den invasiven Collumcarcinomen dagegen in der 2. Hälfte des fünften Jahrzehnts liegt. Das entspricht auch den bisherigen amerikanischen Erfahrungen. Die entsprechenden Durchschnittsalter lassen sich zu 38,1 bzw. 50,1 Jahren errechnen. Für die Gruppe I des Collumcarcinoms ergibt sich ein Durchschnittsalter von 45,1 Jahren. Auf Grund dieser Zahlenverhältnisse kann man *die durchschnittliche Dauer der präinvasiven Phase auf 7 Jahre* schätzen.

## Rassenunterschiede.

Es hat sich feststellen lassen, daß eindeutige Rassenunterschiede in der Häufigkeit sowohl bei präinvasiven, als auch bei invasiv wachsenden Collumcarcinomen bestehen. Intraepitheliale Carcinome sind bei Nichtjüdinnen 6mal so häufig wie bei jüdischen Frauen (SKAPIER, DAY und DURFEE), ebenfalls ist die Häufigkeit der invasiven Carcinome bei Nichtjüdinnen rund 5mal so groß wie bei Jüdinnen (WEINER, BURKE und GOLDBERGER). Diese Übereinstimmung ist nur dann verständlich, wenn beide Wachstumsformen des Carcinoms auch die gleiche morphologische Grundlage und die gleichen Entstehungsursachen besitzen.

## Biochemische, physikochemische und Züchtungs-Methoden zur Differenzierung der präinvasiven und invasiven Wachstumsformen des Collumcarcinoms.

Biochemische Untersuchungen liefern einen weiteren Hinweis, daß die histologisch definierten malignen Gewebsatypien tatsächlich mit Krebszellen identisch sind und somit die Frühformen eines echten malignen Prozesses kennzeichnen. Meine Mitarbeiter LIMBURG und UHLMANN bestimmten die *anaerobe Glykolyse* verschiedener normaler und pathologischer Epithelformationen am weiblichen Genitale nach der Methode von O. WARBURG und berechneten den

$$\text{Gasstoffwechselquotienten } Q\frac{N_2}{CO_2} = \frac{mm^3\ CO_2}{mg\ Trockengewicht \cdot Stunden}.$$

Die Durchschnittswerte dieser Quotienten liegen bei dem normalen Portio-Vaginalepithel um 8, bei gutartigen Epithelveränderungen zwischen 8 und 13, dagegen bei bösartigen Prozessen zwischen 18 und 25 (Tab. 3). Es bestehen somit eindeutige Unterschiede im Stoffwechselverhalten normaler und gutartiger Gewebsveränderungen einerseits sowie maligner Neubildungen im Portiovaginalepithel anderseits; dagegen finden sich keinerlei Unterschiede im anaeroben Gasstoffwechsel bei den Oberflächencarcinomen und den Carcinomen mit histologisch nachgewiesener Tiefeninfiltration. Auf Grund dieser Stoffwechseluntersuchungen wird man mit einer gewissen Berechtigung darauf schließen können, daß es ein carcinomatöses Oberflächenepithel ohne die histologischen Kennzeichen eines infiltrierenden Wachstums gibt.

Ein wesentliches Kennzeichen neoplastischer Zellen ist bekanntlich die Verschiebung der Kernplasmarelation zugunsten des Kerns und das Vorhandensein *hyperchromatischer* Zellkerne. Diese Hyperchromasie der Carcinomzellen kann durch *photometrische Messung des Lichtabsorptionsvermögens* hinreichend genau bestimmt werden. Neuerdings hat der Amerikaner Foraker die Lichtabsorption bei präinvasiven und invasiven Carcinomen an der Portio unter Benutzung des Fluoreszenzlichtes untersucht. Durch Anwendung eines Rotfilters wurde gleichzeitig der Anteil der Basophilie der Zellen an der gesamten optischen Dichte des Epithels bestimmt. An gleichartig präparierten, 5 $\mu$ dicken und mit Hämatoxilin-Eosin gefärbten Paraffinschnitten hat sich nun zeigen lassen, daß das Epithel von

Tabelle 3. *Anaerobe Glykolyse normaler und pathologischer Epithelformationen des weiblichen Genitale* (Limburg und Uhlmann).

| Gewebe | Zahl der Fälle | Durchschnittswerte des Quotienten $Q\frac{N_2}{CO_2}$ |
|---|---|---|
| Normales Portio-Vaginalepithel . . . . . . . | 54 | 8,3 |
| Gutartige Veränderungen: | | |
|    Glanduläre Erosion . . . . . . . . . . . . . | 3 | 8,0 |
|    Leukoplakie . . . . . . . . . . . . . . . | 6 | 10,7 |
|    Epidermisierung und Entzündung . . . . . | 19 | 12,9 |
|    Papillom . . . . . . . . . . . . . . . . | 8 | 13,5 |
| Bösartige Veränderungen: | | |
|    Invasives Carcinom in Ausreifung . . . . . | 14 | 18,1 |
|    „Oberflächenbelag" bei invasivem Carcinom . | 2 | 21,8 |
|    Oberflächencarcinom in Ausreifung . . . . . | 9 | 19,8 |
|    Oberflächencarcinom, unreifzellig . . . . . | 14 | 24,9 |

intraepithelialen und invasiven Carcinomen eine etwa gleichstarke Lichtabsorption aufweist, während das normale und gutartig veränderte Epithel wesentlich weniger das Fluoreszenzlicht absorbiert. Außer der höheren optischen Dichte sind beide Wachstumsformen des Carcinoms durch eine eindeutig verstärkte Basophilie gegenüber dem nicht-malignen Epithel gekennzeichnet. Diese präzisen Messungen dürften ebenfalls dafür sprechen, daß die als intraepitheliales Carcinom bezeichneten Gewebsveränderungen einen echten malignen Prozeß darstellen.

Abschließend seien die Untersuchungen des Schweizer Forschers Glatthaar erwähnt, der die verschiedenen Wachstumsformen des Carcinoms *mit Hilfe der Gewebszüchtung und der Phasenkontrastmikroskopie* cytologisch zu differenzieren suchte. Im Gegensatz zum normalen und gutartig veränderten Plattenepithel zeigt das Gewebe beim Oberflächencarcinom, ebenso wie beim infiltrierend wachsenden Carcinom, eine außerordentlich starke Wachstumsintensität, doch ergeben sich keinerlei cytologische Unterschiede zwischen beiden Wachstumsformen des Carcinoms in der Gewebekultur und im Phasenkontrastmikroskop.

Auf Grund der zahlreichen Übereinstimmungen in den histologischen, cytologischen, biochemischen, physikochemischen und klinischen Kriterien der Malignität dürfte es schwerfallen, Argumente *gegen* die Auffassung der morphogenetischen Einheit von Oberflächencarcinom und invasivem Carcinom am Collum uteri vorzubringen.

# Frühstadien maligner Prozesse an Vagina und Vulva.

Wir besitzen heute eindeutige klinische und histologische Hinweise, daß auch im Bereich der Vagina und der Vulva intraepitheliale carcinomatöse Veränderun-

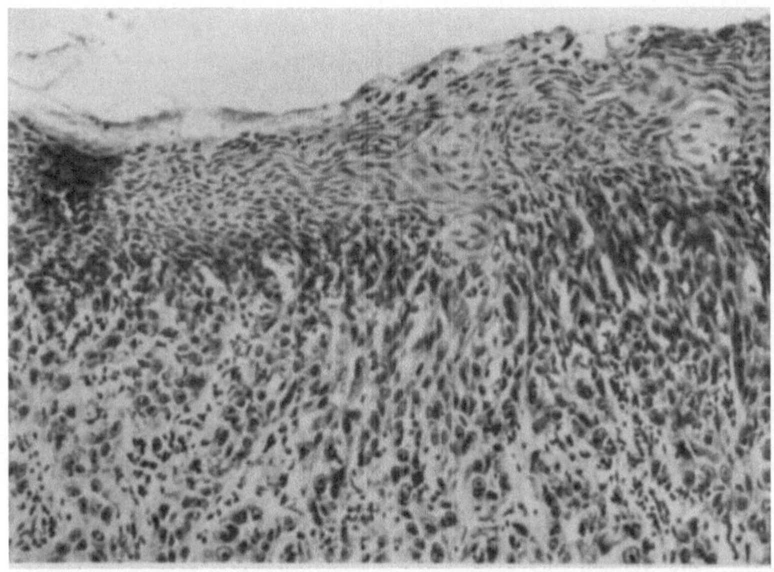

Abb. 8. Mittelreifes Plattenepithelcarcinom der Vulva, in Strängen in die Tiefe wachsend (Befund an der rechten kleinen Labie) (Präp. Nr. S 28975).

gen vorkommen, die früher oder später in ein invasives Carcinom übergehen können. Wir beobachteten kürzlich ein Vulvacarcinom der rechten kleinen Labie mit allen Zeichen invasiven Wachstums (Abb. 8). Gleichzeitig fand sich etwa

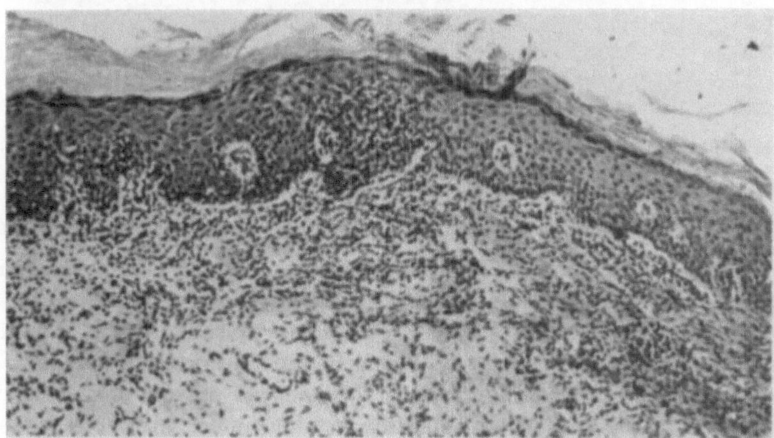

Abb. 9. Oberflächencarcinom im linken Clitorisbereich beim Vulvacarcinom von Abb. 8. Das Bild zeigt den Übergang vom normalen zum carcinomatösen Epithel (Präp. Nr. S 28975).

in der Höhe der linken Seite der Clitoris — also weit entfernt vom invasiven Herd — eine umschriebene Leukoplakie der Haut von Linsengröße, die excidiert wurde. Histologisch wurde einwandfrei ein Oberflächencarcinom ohne Zusammenhang mit dem Primärtumor festgestellt (Abb. 9). Wie die histologischen Bilder zeigen, sind es die gleichen Veränderungen, wie man sie in Randgebieten des histologisch invasiven Vulvacarcinoms findet. Ähnliche Verhältnisse liegen bei einem kürzlich beobachteten Carcinom der Vagina vor (Abb. 10 und 11).

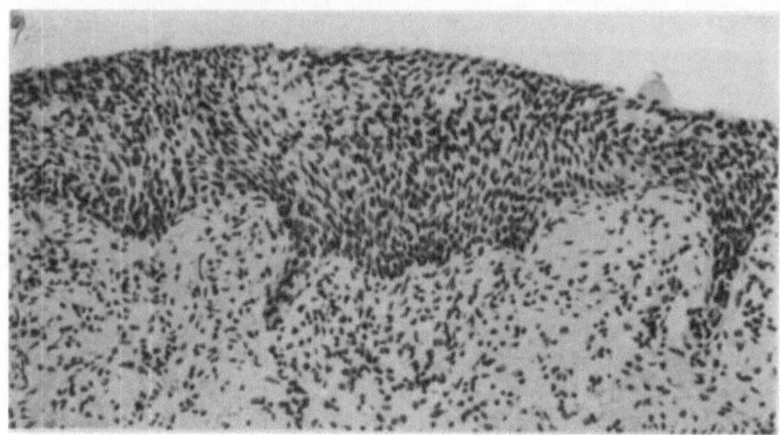

Abb. 10. Plattenepithelcarcinom der Vagina mit beginnender Infiltration in das Bindegewebe (Präp. Nr. S 24688).

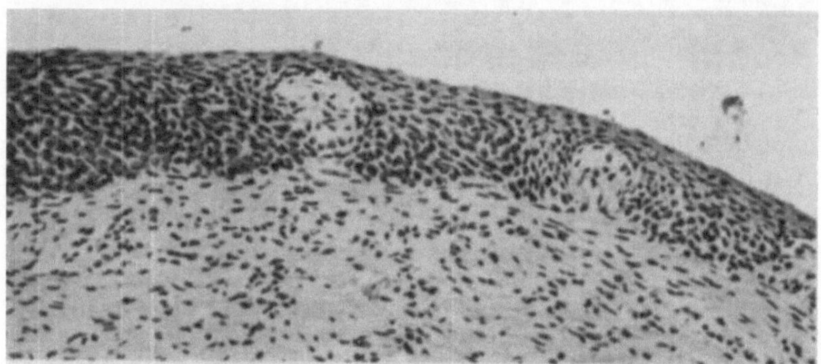

Abb. 11. Oberflächencarcinom der Scheide, an anderer Stelle des Vaginal-Carcinoms von Abb. 10. Das Bild zeigt den Übergang vom normalen zum carcinomatösen Epithel (Präp. Nr. S 24688).

## Intraepidermale maligne Veränderungen der Haut (Morbus Bowen).

Auch in der Dermatologie kennt man intraepidermale Veränderungen, die histologisch nicht von echten malignen Epithelatypien zu unterscheiden sind, klinisch jedoch über längere Zeit einen gutartigen Verlauf nehmen. Es handelt sich dabei um eine zuerst von Bowen beschriebene Hauterkrankung, den *Morbus Bowen*, der heute als *intraepidermales Plattenepithelcarcinom* bezeichnet wird. Da sicher bewiesen ist, daß der Morbus Bowen kontinuierlich in ein Stachelzellcarcinom übergehen kann (Grütz und Gutmann, Sequeira, Kimmig, Herzberg), kann diese Krankheit ebenfalls als Frühstadium eines echten malignen Prozesses angesehen werden, wobei diese Zustandsform viele Jahre, im Durchschnitt 10—20 Jahre, bestehen bleiben kann (Back).

Ebenso wie beim Oberflächencarcinom der Portio ist das *klinische Bild* des Morbus Bowen keineswegs einheitlich. Kimmig unterscheidet 4 Formen; bei der

klassischen Form beobachtet man einzelne oder zahlreiche erbs- bis kinderhand-
tellergroße, plattenförmig der Haut aufgelagerte, kaum infiltrierte Herde von
braun-rötlicher Farbe, die zentral meist atrophisch, randständig oft schuppen-
bedeckt und polycyclisch begrenzt sind. Die Erscheinungen sind hauptsächlich
am Rumpf lokalisiert, seltener auch an anderen Körperpartien.

Dem Morbus Bowen der Haut entsprechend kennt man auf der Schleimhaut
der Glans penis eine Affektion, die man als *Erythroplasia Queyrat* bezeichnet.
Es handelt sich dabei um scharf begrenzte, samtartige, rötliche, ganz flache Herde,

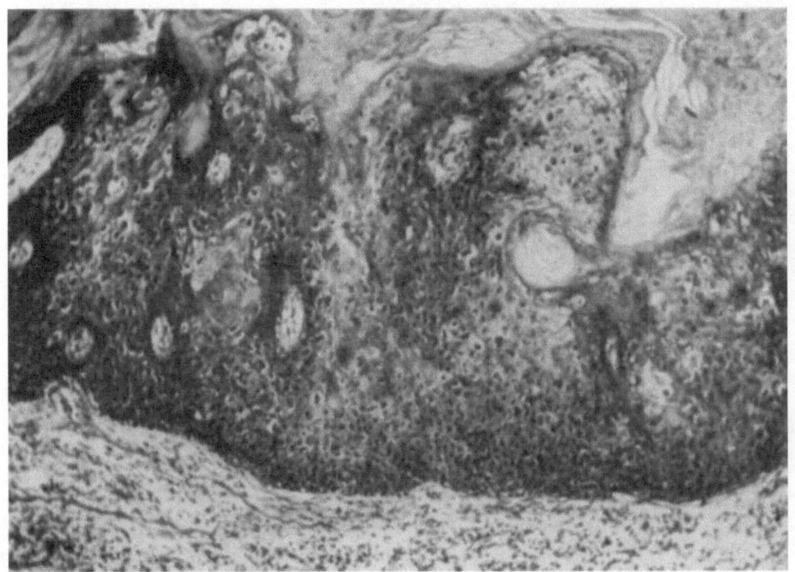

Abb. 12. Intraepidermales Plattenepithelcarcinom der Haut (Morbus Bowen). Übersichtsaufnahme.

die sich in jahrelangem Wachstum bis zu Daumennagelgröße und darüber vergrößern und stets in ein *Penis-Carcinom* übergehen.

Trotz der Mannigfaltigkeit des klinischen Aussehens ist das *histologische* Bild
des Morbus Bowen ebenso wie der identische Befund der Erythroplasia Queyrat
scharf charakterisiert (Abb. 12)[1]. Die MALPIGHIsche Schicht ist stark verdickt.
In die Tiefe reichen zapfen- oder kolbenförmige Leisten, die aber gegen das
Bindegewebe scharf abgegrenzt sind. Die Oberfläche ist mit Hornlamellen in
Form von Hyperkeratosen oder Parakeratosen bedeckt. In der gesamten, acan-
thotisch verbreiterten MALPIGHIschen Schicht liegen die Zellen ohne jede Ordnung
wie durcheinander gewürfelt, auch die Basalzellschicht läßt die typische Pali-
sadenstellung der Kerne vermissen. Die einzelnen Zellen (Abb. 13) sind verschieden groß, teilweise vacuolig, ihre Kerne sind ebenfalls vergrößert, unregelmäßig und hyperchromatisch. Häufig findet man unregelmäßige Mitosen und
Hornperlenbildungen wie bei einem ausgedehnten infiltrierenden Plattenepithelcarcinom. Als typisches Kennzeichen des Morbus Bowen findet man die sog.

---

[1] Die Abbildungen und histologischen Schnitte wurden mir liebenswürdigerweise von
Herrn Prof. Dr. Dr. KIMMIG und Herrn Privatdozent Dr. HERZBERG, Univ.-Hautklinik
Hamburg-Eppendorf, zur Verfügung gestellt.

*clumping-cells*, das sind glykogenhaltige, epitheliale Riesenzellen mit 3—12 zentral gelegenen Kernen, die durch amitotische Kernteilungen entstehen. Wenn man vielleicht von diesen Riesenzellbildungen absieht, ist das histologische Bild das gleiche, wie man es auch beim Oberflächencarcinom der Portio findet. Bloch hat übrigens völlig ähnliche mikroskopische Zellveränderungen beim *Röntgencarcinom* der Haut beschrieben.

Maßgeblich für unsere Betrachtung ist jedenfalls die Tatsache, daß die gleichen intraepithelialen Veränderungen auch zu den gleichen invasiven Wachstums-

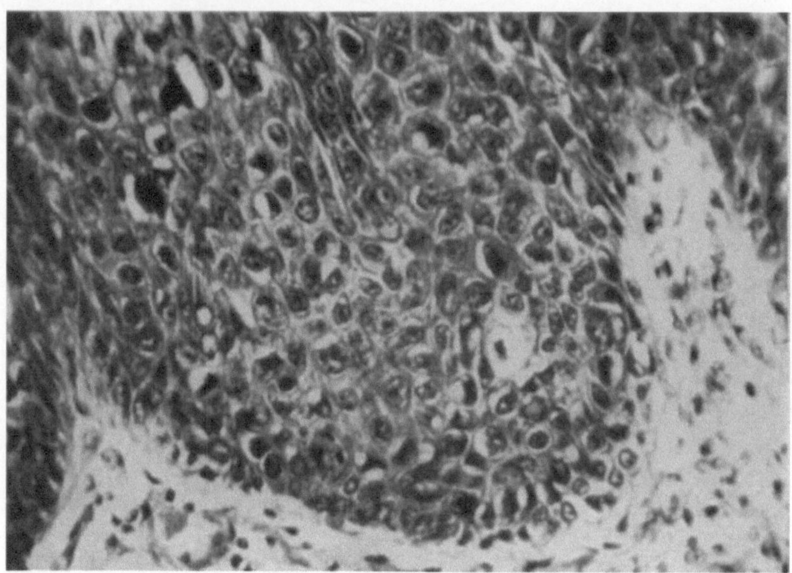

Abb. 13. Intraepidermales Plattenepithelcarcinom der Haut (Morbus Bowen) von Abb. 12 bei stärkerer Vergrößerung.

formen eines Carcinoms führen können, gleichgültig, ob sie ihren Sitz nun am Collum uteri, in der Vaginalschleimhaut, an der Vulva oder an irgendeiner Stelle der Körperhaut haben.

## Die theoretische Analyse des Frühstadiums eines malignen Prozesses.

Die experimentellen Ergebnisse und theoretischen Überlegungen Druckreys haben sich außerordentlich fruchtbar für das Verständnis der verschiedenen Wachstumsformen eines malignen Prozesses ausgewirkt. So erscheint es heute zum ersten Male möglich, die verschiedenartigen Auffassungen über das Wesen der intraepithelialen malignen Gewebsatypien und deren Stellung im Rahmen des Krebswachstumsproblems miteinander zu vereinen.

Druckrey unterscheidet mit vollem Recht zwischen dem *Vorgang der Entstehung von Krebszellen* aus normalen Körperzellen und dem *Wachstum der Krebszellen zur Geschwulst.* Der ,,*1. Vorgang*'' besteht in einem carcinogen wirkenden Ereignis und wird an Zellstrukturen ausgelöst, die als ,,Steuerungszentren'' der Zelle funktionieren. Voraussetzung für die Umwandlung einer normalen Körperzelle zur ,,Krebszelle'' ist die Summation einer großen Anzahl solcher

Einzeleffekte, die einen kritischen Mindestwert überschreiten müssen. Aus diesem „Mehrtrefferprinzip" der Krebsentstehung läßt sich zwanglos folgern, daß die Cancerisierung nicht sprunghaft erfolgt, also in einem einzigen Schritt von der Normalzelle zur höchst aplastischen Krebszelle führt. Man kann nur insofern von einer „sprunghaften" Cancerisierung sprechen, als die für die Manifestation des krebsigen Charakters der Zelle notwendige „Trefferzahl" plötzlich einmal erreicht oder überschritten werden kann. *Bis zu diesem Zeitpunkt sind normale und cancerisierte Zellen morphologisch nicht zu unterscheiden.* Innerhalb der cancerisierten Zellen laufen jedoch Veränderungen ab, die ohne jede weitere cancerogene Einwirkung zwangsläufig zu Krebszellen führen können. In morphogenetischer Hinsicht gibt es also keine *Übergänge* zwischen normalen und krebsig entarteten Zellen. Das schließt keineswegs aus, daß sich die *Umwandlung* der einzelnen normalen Zelle zur Krebszelle, d. h. die Beseitigung der Entwicklungshemmung, auf sehr verschiedenen Wegen und über sehr verschiedene Etappen und Stufen vollziehen kann. Dem entspricht auch die klinische Beobachtung *der starken Variabilität* carcinomatöser Zellverbände, z. B. an der Portio. Es gibt zweifellos Epithelformationen carcinomatösen Charakters, die nur ganz geringe Abweichungen von der Norm erkennen lassen, während andere einen so hohen Grad von Atypie aufweisen, daß an der Diagnose eines malignen Prozesses von vornherein kein Zweifel sein kann. Wir haben gesehen, daß in diagnostischer Hinsicht trotzdem in den meisten Fällen eine Entweder-Oder-Entscheidung möglich ist.

Grundsätzlich hat jede normale Körperzelle die gleiche Chance, durch eine genügend große Anzahl cancerogen wirkender Elementarprozesse zur Krebszelle zu werden. Irgendwelche Zwischenstufen sind dabei nicht sichtbar. Es ist daher schwer vorstellbar, daß der Weg zur Carcinomentwicklung — wie HINSELMANN annimmt — vom normalen Epithel über das einfach-atypische zum gesteigert atypischen Epithel führt. HINSELMANN hält das einfach-atypische Epithel mit den kolposkopischen Zeichen von Leukoplakie, Grund und Felderung in jedem Falle für ein Vorstadium des Krebswachstums, als „Matrixbezirk der Carcinomentstehung". Durch die klinischen Untersuchungen von ZINSER, DIETEL und FOCKEN sowie von LIMBURG hat sich jedoch zeigen lassen, daß das einfachatypische Epithel ohne jede Therapie und unter mehr als zehnjähriger Kontrolle in der Mehrzahl der Fälle rückbildungsfähig ist. Nur selten entwickelt sich ein Krebs auf dem Boden eines einfach-atypischen Epithels. Auch von histologischer Seite (GLATTHAAR, LIMBURG, J. H. MÜLLER, WESPI) wurde der Nachweis geführt, daß das einfach-atypische Epithel und das gesteigert-atypische Epithel keineswegs eine morphogenetische Einheit bilden und aufeinanderfolgende Vorstadien der Krebsentwicklung darstellen. Unsere theoretischen Vorstellungen sind durch diese klinischen und histologischen Ergebnisse gut gestützt.

Von der Umwandlung normaler Zellen zu Krebszellen ist der „*2. Vorgang*" begrifflich streng zu trennen: das Wachstum der *vorhandenen* Krebszellen zur Krebs*geschwulst* mit allen Zeichen der Malignität, *die aber irgendwann einmal ein Frühstadium durchlaufen muß.* Wenn ich daher das präinvasive, intraepitheliale Carcinom als Frühstadium eines malignen Prozesses bezeichnet habe, so soll damit zum Ausdruck kommen, *daß es sich bei dem ganzen Fragenkomplex um ein Problem des Geschwulstwachstums in dem von DRUCKREY definierten Sinne handelt.*

Das Geschwulstwachstum könnte theoretisch seinen Ausgang von *einer einzigen* Krebszelle oder von einer bestimmten *Mindestzahl* von Zellen nehmen. Druckrey hat klargelegt, daß das Geschwulstwachstum von dem Vorhandensein *einer Mindestzahl* von Krebszellen abhängig ist, deren Zahl *im Tierexperiment* einen unteren Schwellenwert von rund 1000 Zellen überschreiten muß, um ein autonomes Geschwulstwachstum hervorzurufen. Bei den menschlichen Geschwülsten und deren Metastasen müssen die erforderlichen Mindestzahlen sogar viel höher liegen.

Diese Erkenntnis hat mannigfache klinische Bedeutung. Eine einfache Überlegung läßt bereits vermuten, daß kleine carcinomatöse Primärherde auch beim Menschen viel häufiger entstehen, als wir bisher annahmen. Wenn nämlich zur Entstehung einer Geschwulst mindestens 1000, 10000 oder sogar einige Millionen Krebszellen notwendig sind, dann ist bei der großen Häufigkeit der Krebserkrankungen in der menschlichen Population die Wahrscheinlichkeit sehr groß, daß irgendwo im Organismus Verbände von Carcinomzellen schlummern, deren Zahl *unterhalb* der kritischen Mindestgrenze für das Angehen einer Geschwulst liegt. Dieser aus rein statistischen Gründen zu folgernde Schluß ist ein weiteres Argument dafür, *daß Frühstadien eines malignen Prozesses wie das Oberflächencarcinom mit einer gewissen Häufigkeit zu erwarten sind.*

Aus den gleichen Gründen erfolgt jedenfalls die Umwandlung normaler Zellen zu Krebszellen nur selten in einem einzigen kleinen Zellkomplex, sondern viel häufiger *an mehreren Stellen gleichzeitig* (v. Franqué, Huber u. a.). Beim Tier hat diese *multilokuläre Krebsentstehung* als Regel zu gelten (Friedrich-Freksa), aber auch beim Menschen fand Konjetzny die multilokuläre Entartung von Gewebsteilen an frühen Stadien des Magencarcinoms. An unserem eigenen Krankenmaterial wurden multilokuläre Krebsherde auch beim Oberflächencarcinom des Collums festgestellt. Unter 83 Patientinnen mit präinvasiven Carcinomen waren in 14 Fällen (= 16%) gleichzeitig isolierte Gewebsbezirke an der Portio *und* in der Cervix befallen. An diesem Modus der Krebsentstehung dürfte heute kaum ein Zweifel sein.

Wenn man jetzt die begriffliche Unterscheidung zwischen dem *Vorhandensein* von Krebszellen und dem *Wachstum* der vorhandenen Krebszellen zur Geschwulst auf die histologischen Verhältnisse beim Oberflächencarcinom überträgt, dann gelingt es, eine Brücke zwischen den Auffassungen über das präinvasive und invasive Stadium der Krebsentwicklung zu schlagen. Danach würde es sich bei den als Oberflächencarcinom bezeichneten atypischen Epithelformationen des Collum uteri um *echte Krebszellen* handeln, deren Zahl aber noch zu klein ist, um ein autonomes und invasives Geschwulstwachstum auszulösen. Es ist dabei im Einzelfalle von untergeordneter Bedeutung, ob diese Mindestzahl nun 1000 oder 100000 oder einige Millionen Zellen beträgt. Entscheidend ist allein, ob diese Zellzahl im Einzelfalle ausreicht, um durch autonomes Wachstum die Gegenkräfte des Organismus zu überwinden. In klinischer und theoretischer Hinsicht ist dieses carcinomatöse Oberflächenepithel keine Krebs*geschwulst*, sondern ein *potentieller Cancer* oder *Präcancer*, d. h. *eine fakultativ der Geschwulstbildung vorausgehende Veränderung des betreffenden Epithels.* Den Ausdruck „Präcancerose" halte ich für unzutreffend, weil er den *Krankheits*begriff in sich schließt, während der Ausdruck „Präcancer" *auf den rein cellulären Charakter der Krebsentwicklung* hinweist. Der Begriff der Präcancerose mag durchaus seine Berechtigung gehabt haben, solange eine histologische Definition maligner Gewebsatypien mit Oberflächenwachstum nicht möglich war. Bei dem augenblicklichen Stande unseres Wissens kann er nur Verwirrung stiften; daher schlage ich vor, ihn durch den Begriff der „*Prädisposition des Krebses*" zu ersetzen. Das maligne Epithel, das jetzt den Präcancer kennzeichnet, kann als latente Vorstufe einer Krebs*geschwulst* jahrelang als solche bestehen bleiben. Falls jedoch immer neue Proliferationsreize einwirken oder die Gegenkräfte des Bindegewebes versagen, dann muß einmal der Zeitpunkt eintreten, an dem sich die Krebszellen zur Geschwulst entwickeln, die dann alle Zeichen der Bösartigkeit in sich vereint.

Wie bei jedem Wachstumsprozeß wird das weitere Schicksal des carcinomatösen Oberflächenepithels wesentlich von *Milieufaktoren* mitbestimmt, die sich im einzelnen hemmend oder begünstigend auswirken können. Unter geeigneten Bedingungen kann dieser Prozeß auch *rückläufig* erfolgen, nämlich dann, wenn bei kleinerer Zellzahl die Absterbegeschwindigkeit der Krebszellen deren Vermehrungsgeschwindigkeit überwiegt. Theoretisch — und wohl auch in der klinischen Praxis — ist eine Rückbildung eines malignen Epithelverbandes also dann möglich, wenn die zum autonomen Wachstum erforderliche Mindestzellzahl noch zu klein ist, oder durch äußere Faktoren z. B. eine ausgiebige Probeentnahme eingeengt wird. Insoweit wären die Gewebsveränderungen also „reversibel". Demgegenüber ist aber zu betonen, daß die einzelnen Krebszellen zwar absterben, sich aber niemals in normale Zellen zurückverwandeln können. Das folgt aus der *Irreversibilität des Cancerisierungseffektes*. Andererseits wissen wir, daß das Frühstadium eines malignen Prozesses über Jahre hinaus bestehen bleiben kann, solange sich Zellvermehrung und Zelltod die Waage halten und wachstumsfördernde Reize fehlen. Erst wenn der Präcancer eine überschwellige Zahl von Krebszellen besitzt, geht er in die Phase des autonom wachsenden Cancers über, der jedoch in seinen entscheidenden Eigenschaften — wie gezeigt wurde — mit der präinvasiven Phase des malignen Prozesses übereinstimmt. *Wenn deshalb heute zwar noch gewisse Meinungsverschiedenheiten über die diagnostischen und praktischen Gesichtspunkte bei den als intraepitheliale Carcinome bezeichneten Gewebsveränderungen bestehen, so kann doch vom Standpunkt des Biologen und Klinikers darüber kein Zweifel mehr sein, daß es sich dabei um das Frühstadium eines echten malignen Prozesses handelt, das gemeinsam mit dem invasiven Carcinom als Spätform nunmehr unter einheitlichen Gesichtspunkten betrachtet werden kann.*

## Literatur.

BACK, R.: Dermat. Z. **42**, 267 (1952).

BAUER, K. H.: Das Krebsproblem. Berlin-Göttingen-Heidelberg: Springer-Verlag 1949.

BLOCH, B.: Ref. Zbl. Hautkrkh. **21**, 42 (1927); Schweiz. med. Wschr. **1924**, 857.

BOWEN, J. T.: J. cutan. Dis. **30**, 241 (1912); **33**, 787 (1915).

BROCK, N., H. DRUCKREY u. H. HAMPERL: Z. Krebsforsch. **50**, 431 (1940).

BUTENANDT, A.: Dtsch. med. Rdsch. **1949**, 717; Verh. dtsch. Ges. inn. Med. 1949.

CARTER, B., K. CUYLER, W. L. THOMAS and R. ALTER: Amer. J. Obstetr. **64**, 833 (1952).

CUYLER, W. K. u. Mitarb.: Amer. J. Obstetr. **62**, 2, 262 (1951).

DAVIS, J.: J. Amer. Med. Assoc. **104**, 279 (1935).

DARUP, E., J. H. NAPP u. P. SIEGEL: Med. Klin. **1953**, 1691.

DIETEL, H., u. H. FOCKEN: Vortrag auf dem Deutschen Gynäkologenkongreß in München 1952, Inaug.-Diss. Hamburg 1952.

Druckrey, H.: Neue med. Welt **1950**, 1613, 1652, 1688; Arzneimittelforsch. **1**, 383 (1951).

Foraker, A. G.: Arch. of Path. **53**, 250 (1952).

v. Franqué, O.: Anatomie, Histogenese und anatomische Diagnostik der Uteruscarcinome. Handbuch Veit-Stoeckel, Bd. VI, 1 (1930).

Friedrich-Freksa, H.: Biol. Zbl. **60**, 498 (1940).

Glatthaar, E.: Studien über die Morphogenese des Plattenepithelcarcinoms der Portio vaginalis uteri. Basel: S. Karger 1950.

Grütz, O.: Dermat. Wschr. **1924**, 1193, 1227; Z. Krebsforsch. **21**, 6 (1924); Ref. Zbl. Hautkrkh. **20**, 420 (1926); **20**, 410 (1926).

Gutmann, C.: Dermat. Wschr. **1925**, 641, 676.

Hamperl, H.: Wien. klin. Wschr. **1941**, 780.

— Dtsch. med. Wschr. **1941**, 890; Virchows Arch. **305**, 432 (1939).

Held, E.: Schweiz. med. Wschr. **1943**, 181.

Hertig, A. T., and P. A. Younge: Amer. J. Obstetr. **64**, 807 (1952).

Herzberg, K.: Persönliche Mitteilung.

Hinselmann, H.: Schweiz. med. Wschr. **1943**, 186.

Huber, H.: Z. Geburtsh. **129**, 139 (1948); **131**, 1 (1949).

Jones, H. W., G. A. Galvin and R. W. te Linde: Internat. Abstr. Surg. **92**, 521 (1951).

Kimmig, J.: Vortrag auf dem Fortbildungskurs des Landesverbandes für Krebsbekämpfung in Hamburg am 16. 10. 1952.

Kalk, H.: Handbuch der inneren Medizin **3**, 601 (1938).

McKelvey, I. L.: Amer. J. Obstetr. **64**, 816 (1952).

Konjetzny, C. E.: Der Magenkrebs, Stuttgart 1938; Arch. klin. Chir. **204**, 4 (1943).

Kottmeier, H. L.: Amer. J. Obstetr. **61**A, 138 (1951).

Lax, H.: Arch. Geschwulstforsch. **1**, 229 (1949); Z. Geburtsh. **138**, 105 (1953).

Limburg, H.: Die Frühdiagnose des Uteruscarcinoms. 2. Aufl. Stuttgart: Georg Thieme 1952.

— J. H. Napp u. E. Darup: Geburtsh. u. Frauenheilk. **8**, 723 (1952).

— u. G. Schubert: Dtsch. med. J. **3**, 237 (1952).

— u. G. Uhlmann: Naturwiss. **39**, 214 (1952); Z. Krebsforsch. **58**, 478 (1952).

Meyer, R.: Handbuch der speziellen pathologischen Anatomie und Histologie. Herausgegeben von Henke-Lubarsch, Bd. 7/1, 1. Berlin: Julius Springer 1930.

— Surg. etc. **73**, 14, 129 (1941).

Müller, J. H.: Schweiz. med. Wschr. **1943**, 1086.

Pronai, K.: Arch. Gynäk. **89**, 596 (1909).

Rössle, R.: Entzündungen der Leber. In Henke-Lubarsch V/1, 243, 1930.

Scipiades, E., u. K. S. Stevenson: Arch. Gynäk. **167**, 416 (1938).

Schauenstein, W.: Arch. Gynäk. **85**, 576 (1908).

Schottländer, J., u. F. Kermauner: Zur Kenntnis des Uteruscarcinoms. Berlin: S. Karger 1912.

Schubert, G.: Geburtsh. u. Frauenheilk. **12**, 385 (1952); Strahlenther. **88**, 308 (1952); **90**, 59 (1953); Dtsch. med. Wschr. **78**, 1005 (1953).

Sequeira, I. H.: Brit. J. Dermat. **33** (1921).

Skapier, J., E. Day and G. R. Durfee: Cancer (New York) **5**, 315 (1952).

Treite, P.: Die Frühdiagnose des Plattenepithelcarcinoms am Collum uteri. Stuttgart: Enke 1944.

Weiner, J., L. Burke and M. A. Goldberger: Amer. J. Obstetr. **61**, 418 (1951).

Wespi, H. J.: Entstehung und Früherfassung des Portiocarcinoms. Basel: Benno Schwabe 1946.

Younge, P. A., A. T. Hertig and D. Armstrong: Amer. J. Obstetr. **58**, 867 (1949).

Zinser, H. K.: Cytodiagnostik in der Gynäkologie. Jena: Gustav Fischer 1951.

# Die Abgrenzung gut- und bösartiger Geschwülste.

Von

W. Büngeler (Kiel).

Nach einer allgemeingültigen Definition handelt es sich bei den echten Geschwülsten um autonome, in sich abgeschlossene Gewebswucherungen mit dauerndem Wachstum, welche sich dem normalen und regenerativen Bauplan des Organismus nicht einordnen. Diese Begriffsbestimmung basiert noch ganz auf den Gedankengängen der Virchowschen Cellularpathologie, welche „Sitz und Ursache" (im Sinne Morgagnis) der Krankheit einschließlich der Geschwülste in einer primären Zellentartung sieht. Grundsätzliche Unterschiede zwischen gut- und bösartigen Geschwülsten gibt es nach dieser Definition nicht, es sind lediglich Varianten desselben Prozesses, bei dem es gewissermaßen eine kontinuierliche Stufenleiter vom gut- zum bösartigen gibt („Stufen der Malignität", Rössle). In korrelations-pathologischer Betrachtung wird dargelegt, daß die sog. gutartigen Geschwülste nicht mehr der in dieser Definition geforderten Eigengesetzlichkeit entsprechen; es handelt sich vielmehr um neural und humoral gesteuerte bzw. ausgelöste Gewebswucherungen, welche oft funktionell leistungsfähige Einrichtungen im Sinne einer Anpassung an Mehrbelastung darstellen („Anpassungshyperplasien", s. hyperplasiogene Gewächse). Diese Vorstellung wird an einer Reihe von Beispielen (Epithelkörperchenadenome, Glomusgeschwülste, Nebennierenadenome usw.) dargelegt. Im Gegensatz zu diesen gesteuerten geschwulstähnlichen Hyperplasien stehen die echten eigengesetzlich wachsenden Geschwülste, die durch eine weitgehende Abartung der einzelnen Zellen charakterisiert sind, wobei es zunächst gleichgültig ist, ob wir in diesem Vorgang eine Mutation im Sinne K. H. Bauers, eine plasmatische Mutation oder eine Kataplasie im Sinne v. Hansemanns sehen. Wichtig erscheint in diesem Zusammenhang nur, daß sie im Gegensatz zu den geschwulstartigen Hyperplasien nur cellular-pathologisch erklärbar sind. Das Wesen der Malignität liegt in einer fundamentalen Änderung der Metastruktur der Zelle, für die es sichere morphologische Kriterien mit pathognomonischer Bedeutung bisher nicht gibt. Weder der Zellstoffwechsel, noch die vielfältigen Kern- und Protoplasmaveränderungen, noch Zahl und Form der Mitosen oder Polyploidie sind für die Malignität pathognomonisch; diese ist vielmehr ein biologischer Begriff, der sich in der örtlichen Gewebszerstörung und vor allem aber in der Metastasenbildung als Ausdruck höchster Eigengesetzlichkeit äußert. Mit dem Fehlen pathognomonischer morphologischer Veränderungen ist die Schwierigkeit der Krebsdiagnostik an der einzelnen Zelle und damit auch der nur relative Wert der Cytodiagnostik begründet. Wenn somit zwischen den gutartigen Gewebshyperplasien und den bösartigen Geschwülsten ein grundsätzlicher Unterschied gemacht wird und damit die sog. fließenden Übergänge

4*

nicht anerkannt werden, so ergibt sich die Frage, welche Beziehungen überhaupt zwischen gut- und bösartigen Gewächsen bestehen. „Übergänge" bestehen insofern, als es nach dem Zellbild schwierig sein kann, das Gut- vom Bösartigen mit Sicherheit zu unterscheiden. Diese Schwierigkeit besteht aber ebenso bei der Abgrenzung von Geschwülsten gegenüber gewissen Granulomen, wobei insbesondere auf die Lymphogranulomatose und andere Reticulosen einschließlich der Leukosen hingewiesen wird. Die Tatsache, daß die morphologische Abgrenzung schwierig und manchmal unmöglich sein kann, darf aber nicht dazu verleiten, fließende Übergänge zu konstruieren. Dies wird an dem Beispiel der Carcinoide und Basaliome, der Darmpolypen, der glandulär-cystischen und polypösen Uterusschleimhauthyperplasie, der Cervixpolypen, der seborrhoischen Hautwarzen und anderer Gewebswucherungen gezeigt, welche im histologischen Bilde oft viele Anzeichen der Malignität aufweisen können, die aber trotzdem nicht als Beweis eines fließenden Überganges zum Krebs gedeutet werden dürfen, was nicht aus dem mikroskopischen Bild, sondern allein aus dem biologischen Verhalten geschlossen werden kann. Auf neuere grundsätzlich wichtige Untersuchungen von Feyrter über die Darmpolyposis wird dabei hingewiesen. Die Krebsbildung ist nach Feyrter gewissermaßen ein „Drama in einem Akt", wobei von Anfang an das destruierende und infiltrative Wachstum mit der entsprechenden Neigung zur Metastasenbildung das Bild beherrschen; die maligne Entartung sog. gutartiger Geschwülste stellt die Ausnahme dar. Das gilt für die Polyposis intestini ebenso wie für die Adenome der Brustdrüse oder die Myome des Uterus. Wenn wir davon ausgehen, daß die Krebsbildung in vielen Fällen durch cancerogene Substanzen ausgelöst wird, so erfolgt sie in normalem wie in regenerierendem oder in hyperplastischem Gewebe. Wenn in den letzteren Fällen eine häufigere maligne Entartung vorkommt, so ist sie nicht im Sinne eines „fließenden Übergangs" zu erklären; cancerogene Substanzen sind vielfach Mitosegifte, und da wir sowohl bei der Regeneration wie bei den Hyperplasien starke Zellvermehrung finden, so ist damit die örtlich stärkere Wirksamkeit eines cancerogenen Einflusses und die Neuentstehung eines Krebses ohne weiteres erklärt. Darin liegt letzten Endes auch die Bedeutung der Regeneration als eines Realisationsfaktors für die Geschwulstbildung (Fischer-Wasels und Büngeler). Schließlich wird noch der Begriff der „Präcancerosen" als eines Übergangszustandes zu den bösartigen Geschwülsten behandelt. Unter Präcancerose sollte nur eine Gewebsveränderung verstanden werden, die unabhängig von ihrem mikroskopischen Bild erfahrungsgemäß in einem hohen Prozentsatz zur echten Geschwulstbildung führt (z. B. Bowensche Dermatose). Auch für diese Präcancerosen gibt es keine sicheren histologischen Kriterien, die sich etwa auf die Veränderungen einzelner Zellen beziehen, wie das an den Papillomen der Harnblase (Kloos) gezeigt werden konnte. Von Präcancerosen wird sicher viel zu oft gesprochen, das gilt insbesondere für die fibröse Mastopathie, die Gastritis, die Schleimhautleukoplakien und andere Veränderungen, deren „präcanceröser" Charakter vorwiegend aus dem Zellbild und nicht aus der statistisch gesicherten Erfahrung geschlossen wird. Wir können es aber einer Zelle nicht ansehen, was aus ihr wird, und wenn z. B. behauptet wurde, daß 50% aller Männer jenseits des 6. Dezenniums Träger eines Prostatacarcinoms seien, so scheint mir diese Angabe lediglich zu beweisen, daß die Grenzen der histologischen Deutungsmöglichkeit

etwas weit gezogen wurden. Hier wären statistische Erfassungen aufschluß-
reicher, die nach unserem eigenen Material lediglich den Schluß erlaubt haben,
daß z. B. eine engere genetische Beziehung zwischen der Mastopathie und dem
Mammacarcinom ebensowenig beweisbar ist wie zwischen einer glandulären
Uterusschleimhauthyperplasie und dem Korpuscarcinom. Vor der Überwertung
histologischer Bilder muß vor allem von seiten des Fachpathologen, der die
Grenzen seiner Methodik am besten kennt, eindringlich gewarnt werden.

### Literatur.

BÜNGELER, W.: Z. Krebsforsch. 58, 72 (1951).

E. BOYLAND (London): Diskussionsbemerkungen.

### Possibilities of the Endogenous Origin of Carcinogens.

Although cancer has existed for some millions of years the fact that the disease might
be caused by external agents was perhaps first realised in the eighteenth century. Sir PERCIVAL
POTT (1775) described the scrotal cancer of chimney sweeps and suggested that the soot with
which the boys were contaminated was the cause of their cancer.

Most of our knowledge of carcinogenic agents is derived fundamentally from observations
such as this, in social medicine or industrial medicine. Whether the greater part of cancer in
man is due to external causes is impossible to judge and increasing knowledge of carcinogens
might indicate that certain metabolites or other body constituents are carcinogenic. The
apparent spontaneous cancer incidence might be due entirely to the presence of substances
of this kind produced in the body. On the other hand the change of normal cells to malignant
cells may be a process, the frequency of which is merely increased by the presence of carcinogenic agents, or by deficiency of specific essential substances. When we know whether any
cancer occurs without some stimulus of chemical, physical, virus or other nature we shall be
at the heart of the problem of carcinogenesis. In the meanwhile examination of the environ-
ment for carcinogenic agents which can be avoided should lead to some reduction in the
incidence of the disease.

The evidence that the occurrence of cancer in man was increased by contact with coal
tar or soot was followed by the demonstration of the carcinogenic action of coal tar and soot
in animals. On the other hand the carcinogenic action of arsenic in man was recognised by
HUTCHINSON in 1887; but no one has been able to demonstrate the carcinogenic action of
arsenicals in laboratory animals. Within recent years convincing evidence of the association
of smoking with cancer of the lung has been presented but no carcinogenic agent has as yet
been isolated from tobacco or tobacco smoke. These difficulties may be due to several factors
being required for cancer to develop, some of which are not yet recognised.

**Types of Carcinogens.** A large number of carcinogenic compounds and agents are already known and new ones are continually being discovered. Apart from the cancer viruses,
carcinogens have been found among

1) physical agents; (ionising radiations, plastic surfaces such as implanted cellophane and
local cold),

2) inorganic compounds; (compounds of arsenic, beryllium, zinc, selenium and chromium),

3) aliphatic compounds; (nitrogen and sulphur mustards, urethane, diepoxides, poly-
ethyleneimines, certain glycoldiesters and acylethylenimines),

4) polycyclic hydrocarbons; (benzanthracenes, benzphenanthrenes and benzfluorenes),

5) aromatic amines; (methylaminoazobenzenes, aminostilbenes, aminodiphenyl, aminofluorene, triphenylmethane dyes, trypan blue and phenetidyl urea),

6) heterocyclic compounds; (benzacridines, benzcarbazoles and dibenzthiophene),

7) hormones; (oestrogens, pituitary hormones, corticosteroids).

Such a heterogeneous list of substances suggests that cancer may be produced through
a number of different mechanisms. We cannot claim to understand the mechanism of action
of any one carcinogen, but a number of hypotheses have been advanced (c. f. BOYLAND, 1952).

**Progress of Investigations.** The stages in the investigation of carcinogenesis might be
enumerated as follows:

1) Clinical observations.
2) Experimental tests.
3) Isolation of a pure carcinogenic substance.
4) Testing of such substances and related compounds for activity.
5) Theoretical relation of molecular structure to activity.
6) The mechanism of action.

These stages are well illustrated in the investigation of carcinogenic hydrocarbons. After the recognition of the probable carcinogenic nature of coal tar, soot and a number of oil products, many pathologists tried to produce cancer with coal tar before the Japanese workers produced cancer, first on the ears of rabbits, and later on the skin of mice, by the application of coal tar. These observations provided a method of assaying the carcinogenic activity of fractions of tar, oil and pure substances. Using such tests, the pure carcinogenic hydrocarbon 3:4-benzpyrene was isolated from coal tar. Before the isolation of this compound, however, the related hydrocarbon 1:2:5:6-dibenzanthracene, which had been previously synthesised by CLAR, was shown to be carcinogenic by Sir ERNEST KENNAWAY (1930). This led to the synthesis of a large number of related hydrocarbons specifically for tests for carcinogenic activity. Information was collected on the relation of structure to carcinogenic action which revealed remarkable specificity which was at first difficult to understand.

We now recognise that the active carcinogenic hydrocarbons contain a K-region which is generally an activated phenanthrene double bond. Such a group which confers carcinogenic activity on molecules has been called a "carcinogenophore" by H. DRUCKREY (1950) and by the author (1950). This term has been abbreviated to "carcinophore" by French chemists (DAUDEL and BUU-HOI, 1950). The part which the carcinophore plays in the mechanism of carcinogenesis is unknown but it probably takes part in a reaction with some tissue constituent.

**Dose — Response Relationship.** The process of cancer induction may involve a single change which is either a mutation or a process analogous to a mutation in cells. Presumably changes from normal to malignant cells occur in a very small proportion of those cases in which carcinogenic molecules come in contact with susceptible cells. The probability of the cancer occurring will depend upon the frequency of "collisions" between carcinogen and cells. This means that the incidence of cancer will depend upon the actual dose of carcinogen and be independent of the size of the animal. A given dose of benzpyrene, say 1 mg., may therefore be just as likely to induce cancer in man as in a mouse, assuming that the other factors concerned were the same.

In the case of some carcinogens there may be a minimal effective concentration (i. e. a safe dose below which the substance does not induce cancer), but the data on the quantitative aspect of carcinogenesis by hydrocarbons do not suggest that there are safe concentrations of carcinogens. The concentration of carcinogen is of course only one of many factors controlling the process. An elephant must receive a much bigger dose of cosmic rays and radiation from body potassium than does a mouse, yet mice seem to develop cancer more frequently than elephants. If these radiations are carcinogenic stimuli, one must assume that other factors, such as susceptibility or the presence of virus, are more important.

In the induction of cancer by chemicals the response is probably dependent on the dose *per se* rather than on the dose per unit weight of organism. In this respect the effect is probably analogous to infection by living organisms; infection of animals of widely differing body size can probably be effected by the same number of bacteria (theoretically a single organism).

This concept is not applicable to all carcinogenic agents — thus the doses of urethane required to induce lung adenomata in mice and of dimethylaminoazobenzene to induce hepatomas in rats are quite large. Some carcinogens probably act by inhibition of cell metabolism and for such an effect with a readily diffusible substance relatively large amounts may be necessary. Although these considerations are hypothetical they indicate that, in the calculation of the dose of carcinogen required to produce cancer in man from experiments in mice, it is unwise to assume that the doses would be proportional to the body weight. (On this basis comparing a 30 g. mouse with a 60 kg. man, the human dose would be 2,000 times the dose for a mouse.) This is especially the case with materials such as hydrocarbons which may be localised in the lung or of azo dyes which may be concentrated in some particular tissue.

**Natural or Endogenous Carcinogens.** With the wide range of known carcinogenic agents it is possible to consider which of such agents might be produced in the body by normal or abnormal metabolic processes. Some such hypothetical substances and hormones which are known to be carcinogens are considered below. In the case of the hormones, such as the growth hormone, the effect may be due to the hormone itself changing metabolism so that an effective concentration of a simple chemical carcinogen is produced.

1) *Hydrocarbons Derived from Steroids.* The discovery of the first carcinogenic hydrocarbons which were phenanthrene derivatives was made shortly before it was realised that the steroids and sex hormones were phenanthrene derivatives. Following the appreciation of this relationship, the potent carcinogen methylcholanthrene was prepared from cholic acid. Because of this similarity of structure, the idea that carcinogenic hydrocarbons might be produced in tissues has been frequently considered and investigated (c. f. COOK, HASLEWOOD, HEWETT, HIEGER, KENNAWAY and MAYNEORD, 1937) but no carcinogenic hydrocarbon has ever been isolated from mammalian tissues or excreta. Such a hydrocarbon might however be present in too low a concentration to permit isolation or detection. If the enzymes responsible for the biochemical processes involved in the conversion of a steroid to a carcinogenic hydrocarbon were present in normal organs then one might expect such hydrocarbons to be formed regularly and in that case cancer would be more frequent than it is.

2) *Ethyleneimine Compounds.* A number of carcinogenic ethyleneimine derivatives

$$R-N\underset{CH_2}{\overset{CH_2}{\diagdown|}}$$ are known. Some of these are bifunctional like the cross linking agent *tris*

ethyleneimino melamine but others like the acyl ethyleneimines $R-CON\underset{CH_2}{\overset{CH_2}{\diagdown|}}$, which were introduced as textile water proofing agents, are monofunctional and have been shown to be carcinogenic (HENDRY, HOMER, ROSE and WALPOLE, 1951). Substances of this type might arise in living cells although they have not as yet been found. Ethyleneimine compounds are readily produced by treatment of α-aminoalcohol esters with alkali and by a similar reaction sphingosine phosphate (I) (which occurs in tissues as the choline ester) could give an unsaturated hydroxyethyleneimine (II).

$$CH_3(CH_2)_{12}-CH = CH-CHOH - CHNH_2-CH_2-OPO_3R \rightarrow$$
$$I$$

$$CH_3(CH_2)_{12}-CH = CH-CHOH-CH-NH\overset{CH_2}{\underset{}{\diagup\diagdown}}$$
$$II$$

This compound would be expected to be carcinogenic by analogy with other ethyleneimines.

3) *Epoxides.* Following the suggestion of GOLDACRE, LOVELESS and ROSS (1949) that the bifunctional nitrogen mustard compounds are effective in producing chromosome damage, mutations and other effects by virtue of their ability to „cross-link" cell constituents, a number of known cross-linking agents were tested for biological activity. Among these the diepoxides such as butadiene diepoxide ($CH_2-CH-CHCH_2$ with two epoxide O bridges) were found active.

No simple diepoxides have been found in animal tissue but the pigment violaxanthine or zeaxanthine diepoxide occurs in many flowers such as *Viola tricolor* (KUHN and WINTERSTEIN, 1931), fruits and possibly in human liver (WILLSTAEDT and LINDQVIST, 1936). Some natural monoepoxides of carotinoids such as antheraxanthine which is found in *Lillium tigrum* are known. These examples show that epoxides occur in tissues and recently DAVIDOW and RADOMSKI (1953) showed that a chlorindene (III) was oxidised in rats to the corresponding epoxide (IV)

$$\text{III} \qquad \xrightarrow{[O]} \qquad \text{IV}$$

These observations make it appear probable that epoxides might be formed in tissues by the oxidation of unsaturated substances such as linoleic or linolenic acids.

4) *Amino Phenols.* Next to the polycyclic hydrocarbons the aromatic amines form the largest known group of carcinogenic compounds. The group includes derivatives of aminoazobenzene, of aminostilbene, of aminodiphenyl (including aminofluorene and aminodibenzthiophene) and $\beta$-naphthylamine. Two aromatic amines kynurenine (V) and anthranilic acid (VI)

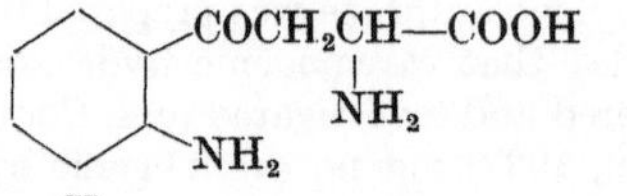

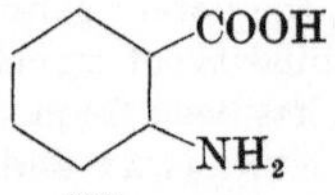

occur in most living organisms as intermediates in tryptophane metabolism.

Consideration of the relationship between carcinogenic action on the one hand, and structure and metabolism on the other, suggested that the *o*-aminophenolic metabolites might be the ultimate active agents of aromatic amines. Three *o*-aminophenols 2-amino-1-naphthol (VII) (HUEPER, 1938), 1-amino-2-naphthol (VIII) (BONSER, CLAYSON and JULL, 1953) and 3:3'-dihydroxybenzidine (IX) (BAKER, 1925) have been shown to be carcinogenic in animals.

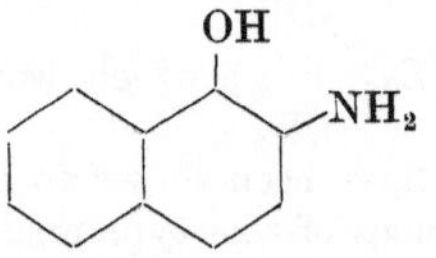

The tryptophane metabolites are also oxidised to *o*-aminophenols 3-hydroxykynurenine (X) and 3-hydroxyanthranilic acid (XI) in animal tissues.

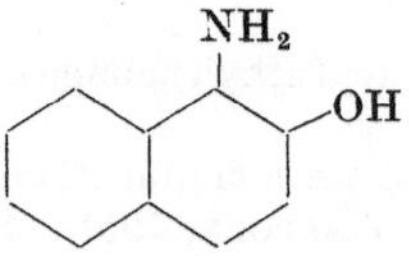

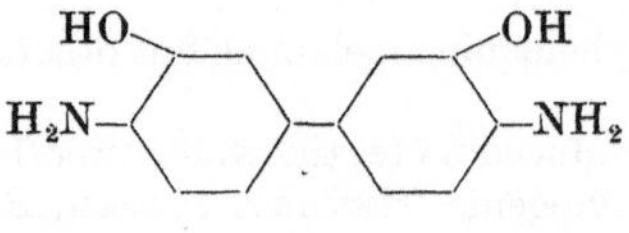

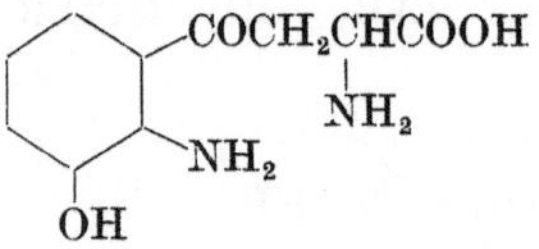

In pyridoxine deficiency increased amounts of derivatives of these hydroxy amines are excreted owing to decreased utilisation and the possibility of their carcinogenic action is being investigated.

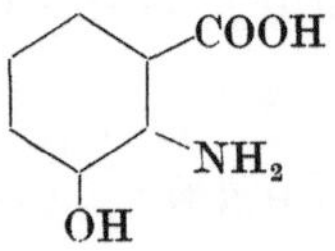

5) *Hormones.* Carcinogenic action has been demonstrated with steroid hormones and with pituitary hormones. LACASSAGNE (1933) showed that young male mice injected with oestrone developed mammary cancer and in the last twenty years many workers have shown the same effect in mice and rats with a number of different oestrogens. Oestrogens also induce tumors of the pituitary gland and uterus, and recently KIRKMAN and BACON (1952) and HORNING (1953) have shown that stilboestrol induces kidney tumours in hamsters.

Tumours have also been induced in mice with desoxycorticosterone acetate [MIRAND, REINHARDT and GOLZ (1953)]. The pituitary growth hormone injected into rats produces tumours of lung, lymphatic tissue, adrenals and reproductive organs (MOON, SIMPSON, LI and EVANS, 1950). On the other hand injection of the growth hormone into mice caused no increase in tumour incidence (MOON et al., 1952), but MÜHLBOCK (1953) has shown that implantation of whole pituitary glands into mice causes an increase in the incidence of mammary cancer.

These various experiments with hormones show that the presence of excess of oestrogenic or certain pituitary hormones can induce cancer. Cancer might therefore arise from an imbalance of hormones or over production of hormone from the pituitary, ovary or adrenal.

6) *Factor Associated with Blood Group A.* AIRD, BENTALL and FRASER ROBERTS (1953) have found a significant correlation between the incidence of cancer of the stomach and of

Blood Group A in the population of Great Britain. Examining 3,632 cases they found the following distribution of blood groups.

*Table 1.*

| | Blood Groups % | | | |
|---|---|---|---|---|
| | 0 | A | B | AB |
| Patients without gastric cancer. . | 48,6 | 39,8 | 8,3 | 3,2 |
| Patients with gastric cancer. . . | 44,5 | 44,8 | 7,8 | 2,9 |

This association of blood group A and cancer of the stomach cannot be the sole cause of the geographical distribution of stomach cancer in Great Britain. Thus the mortality from cancer of the stomach from 1921 to 1930 was twice as high in parts of North Wales as in England and Wales as a whole, but the incidence of blood group A is lower in North Wales than in most parts of Great Britain.

The association between the incidence of stomach cancer and the blood group A might be due to —

1) The blood group A substance, a high molecular weight polysaccharide, which is secreted into the stomach, being itself carcinogenic. or 2) Some unknown carcinogen being secreted with the blood group substance owing to specific chemical affinity. or 3) Some inherited metabolic, secretory or other process, the inheritance of which is linked with blood group A. This would result in an endogenous carcinogen being produced or secreted into the stomach in greater amounts than in persons with other blood groups. or 4) Susceptibility to stomach cancer being inherited with blood group A. Such an effect might be due to increased susceptibility to external or endogenous carcinogens, or an increase in the „spontaneous" incidence of the change.

The correlation between incidence of stomach cancer and incidence of blood groups suggests that an endogenous carcinogen may be involved. This correlation taken in consideration with the low incidence of blood group A in North Wales makes the high incidence of stomach cancer in Wales more striking, but is does not explain whether this is due to environmental causes or to inherited factors independent of the blood group A.

*Possible Control of Endogenous Carcinogens.* The amounts of hypothetical carcinogens present depend upon the amounts of the precursors and the rates of different metabolic processes. For example the concentration of oestrogens in the body must depend on the concentration of precursors, the rate of formation and the rate of destruction. The destruction or inactivation proceeds mainly in the liver and the maintenance of liver function reduce the concentration of oestrogens and so the danger of cancer from endogenous oestrogens. The possible effect of tryptophane metabolites might be considered as a hypothetical case. The amounts of kynurenine and hydroxy kynurenine derivatives present in tissues and excreted in urine must be dependent on the tryptophane intake, which is dependent on the dietary protein, and on the enzymes concerned in tryptophane metabolism. These enzymes are in turn dependent on diet, as in pyridoxin deficiency there is increased excretion of kynurenine and hydroxy kynurenine (DALGLEISH, 1952) while with riboflavin deficiency anthranilic acid is excreted (CHARCONNET-HARDING, DALGLEISH and NEUBERGER, 1953). Thus the concentration of hypothetical endogenous carcinogens of this type could be controlled by diet.

Although there is still much to be done in the study of external carcinogenic agents with the aim of reducing the incidence of cancer in man, the investigation of possible endogenous carcinogenic agents should also be pursued.

AIRD, I., H. H. BENTALL and J. A. FRASER ROBERTS: Brit. Med. J. **1953**, 799.

BÁKER, K.: Acta un. contra int. cancer **7**, 46 (1952).

BONSER, G. M., D. B. CLAYSON and J. W. JULL: Personal Communication 1953.

BOYLAND, E.: J. Chim. phys. **47**, 942 (1950).

BOYLAND, E.: Cancer Res. **12**, 77 (1952).

CHARCONNET-HARDING, F., C. E. DALGLIESH and A. NEUBERGER: Biochemic. J. **53**, **513** (1953).

COOK, J. W., G. A. D. HASLEWOOD, C. L. HEWETT, I. HIEGER, E. L. KENNAWAY and W. V. MAYNEORD: Amer. J. Cancer **24**, 219 (1937).

DALGLIESH, C. E.: Biochemic. J. **52**, 3 (1952).
DAUDEL, P., R. DAUDEL and N. P. BUU-HOI: Acta un. int. contra cancer **7**, 91 (1951).
DAVIDOW, B., and J. L. RADOMSKI: J. Pharmacol. a. Exper. Ther. **107**, 259 (1953).
DRUCKREY, H.: Z. Krebsforsch. **57**, 70 (1950).
GOLDACRE, R. G., A. LOVELESS and W. C. J. ROSS: Nature (London) **163**, 667 (1949).
HORNING, E.: Personal Communication 1953.
HUEPER, W.: Arch. of Path. **25**, 856 (1938).
HUTCHINSON, J.: Brit. Med. J. **2**, 1280 (1887).
KENNAWAY, E. L.: Biochemic. J. **24**, 497 (1930).
KIRKMAN, H., and R. L. BACON: J. Nat. Cancer Inst. **13**, 745, 757 (1952).
KUHN, R., and A. WINTERSTEIN: Ber. dtsch. Ges. chem. **64**, 326 (1931).
LACASSAGNE, A.: C. r. Acad. Sci. (Paris) **195**, 630 (1932).
MIRAND, E. A., M. C. REINHARD and H. L. GOLZ: Proc. Soc. Exper. Biol. a Med. **83**, 14 (1953).
MOON, H. D., M. E. SIMPSON, C. H. LI and H. M. EVANS: Cancer Res. **10**, 297, 364, 549 (1950);
    **12**, 448 (1952).
MUHLBOCH, O.: Personal Communication 1953.
POTT, P.: Chirurgical Observations, London 1775.
WILSTAEDT, H., and T. LINDQVIST: Z. physiol. Chem. **240**, 10 (1936).

EICHLER (Heidelberg):

Das $c \cdot t$-Produkt und die Gruppe der $c \cdot t$-Substanzen der Pharmakologie wurden bei den Kampfstoffen eingeführt. Nun hat sich diese Definition $c \cdot t$ oder Integral $c \cdot dt$ als nur begrenzt wirksam erwiesen, und zwar deswegen, weil es tatsächlich Kampfstoffkonzentrationen gibt, die noch keine Wirkung, keine tödliche Wirkung auf eine Zelle haben. Hier handelt es sich um tatsächlich rein quantitative Veränderungen, aber ich glaube doch, daß bei der Krebszelle selbst oder beim Carcinomprozeß qualitative Veränderungen herbeigeführt werden, und nur dann gilt es, daß sich die Wirkungen eindeutig addieren, d. h. daß tatsächlich nie eine Entgiftung zustande kommt; ist das überhaupt möglich? Wenn es sich um 100 Treffer handelt, sind es 100 Stufen, die irreversibel sind. Jede dieser einzelnen Stufen bedeutet im Grunde genommen, daß eine irreversible Reaktion stattfindet, also im Prinzip eigentlich eine Mutation, die Zelle, die dann entstanden ist, die ist nicht mehr eine normale Zelle, sie hat sich qualitativ verändert, wenn wir sie auch weder histologisch, noch biochemisch, noch sonst irgendwie als verändert nachweisen konnten, außer wenn man später, wie etwa LACASSAGNE, irgendeine Verbrennung oder Crotonöl draufgibt, zeigt sich, daß die Zellen, die histologisch unverändert sind, letzten Endes doch eine Veränderung erlitten haben.

Vielleicht wäre es doch möglich, auch hier eine Entgiftung festzustellen. Nun, es gibt ja Konzentrationen, die gewissermaßen in der Länge der Lebensdauer der Tiere untergehen. Es wäre aber vielleicht möglich, durch einen Kunstgriff, durch eine Art Auffüllversuch nachzuweisen, ob auch kleine, ganz kleine Konzentrationen doch einen Effekt haben.

HENDRY (Manchester):

Herr Professor DRUCKREY hat unsere Arbeiten mit polyfunktionellen Derivaten der Methylolamid-, Epoxyd- und Äthylenimin-Reihen erwähnt, hat solche Substanzen aber in erster Linie als Cancerogene behandelt. Wir haben sie als Cytostatika beschrieben, die wachstumshemmend und deswegen auch krebshemmend wirken. Da ihre Wirkung auf Zellen der der Bestrahlung in vieler Hinsicht sehr ähnlich ist, hätte man mit Recht vermuten können, daß sie auch cancerogen sein würden. Deswegen haben wir die aktivsten auf krebshemmende Wirkung geprüft, haben aber nur in einem Falle, nämlich mit Vinylcyclohexyl-dioxyd technischer Herkunft, cancerogene Wirkung einwandfrei feststellen können. Auch hier sind weitere Versuche mit völlig reinem Material negativ verlaufen. Demnach sind, unserer Erfahrung nach, solche polyfunktionelle Verbindungen, trotz ihrer starken cytostatischen und krebshemmenden Wirkung, nicht cancerogen. Die Sache ist aber anders, wenn wir monofunktionelle Derivate dieser drei Typen in derselben Weise prüfen. Diese erweisen sich als stark cancerogen, obgleich sie fast keine cytostatische oder wachstumshemmendeWirkung haben. Es ist also gelungen, diese Effekte zu trennen, und ein Grundmolekül entweder krebserzeugend oder krebshemmend zu machen, beruhend darauf, daß man dieselbe prosthetische Gruppe entweder einmal oder mehrere Male einführt. Wenn diese Resultate von

Interesse sind, wird mein Kollege Dr. WALPOLE seine Tierversuche bei günstiger Gelegenheit morgen genauer beschreiben.

Ich möchte nur noch eines hier erwähnen. Unser Kollege Dr. PRYCE hat die Wirkung von diesen poly- und monofunktionellen Substanzen auf Suspensionen von pigmenterzeugenden Bakterien (C. Prodigiosum und C. Violacium) untersucht. Mit beiden Substanzgruppen bekommt er stabile farblose Mutanten (Kernmutationen) bei Konzentrationen, die nur etwa eine Zelle in $10^7$—$10^9$ überleben lassen. Es gibt eine Unmenge Substanzen, die solch einen Effekt auslösen, z. B. Phenol, Formaldehyd usw. Aber nur im Falle der monofunktionellen Verbindungen bekommt er bei niedrigeren Konzentrationen eine Reihe von Varianten, deren Wachstums- und Pigmenterzeugungsfähigkeiten beeinträchtigt worden sind. Obgleich dieser Effekt leicht reversibel ist, scheint es uns, daß ein vielmals wiederholter Prozeß dieser Art, der wahrscheinlich auf Enzymstörungen im Cytoplasma beruht, für die Krebsentstehung im Tierkörper maßgebender ist als spontan induzierte Kernmutationen. Diese Ansicht stimmt auch mit den Überlegungen des Herrn Professor DRUCKREY überein.

MÜLLER (Wien):

Bezüglich der von Herrn Prof. DRUCKREY erwähnten Wuchsstoffe, die vielleicht von den Krebszellen selbst gebildet oder von anderen Produktionsstätten oder von außen an die Krebszellen in humoralem Wege herangeführt werden, halte ich die zweite Möglichkeit für weniger wahrscheinlich, weil dann ihre Konzentration und Beständigkeit so groß sein müßte, daß man sie doch hätte einmal auffinden können. Wahrscheinlicher würden also die Wuchsstoffe als von den Krebszellen erzeugte kurzlebige Zwischenprodukte in kleinen Bereichen auftreten. Über die Beschaffenheit der Wuchsstoffe scheinen Vorstellungen naheliegend, die mit der bekannten Sparsamkeit der Natur mit ihren Mitteln im Einklang stehen. Es wäre nach meiner Meinung möglich, daß es sich bei den Wuchsstoffen des Krebses um gewisse Veränderungsprodukte aus der wichtigen Gruppe der Steroide handelt.

LETTRÉ (Heidelberg):

Im Hinblick auf die Buttergelbwirkung wird nach der Beeinflußbarkeit durch Vitamine gefragt. Zu dem Problem der Transplantation von Impftumoren durch einzelne Zellen sind in den letzten Jahren sehr wesentliche neue Resultate erzielt worden: einmal durch das YOSHIDA-Sarkom, das sich in 55 von 100 Fällen mit einer einzelnen Zelle transplantieren läßt. Weiterhin hat HAUSCHKA in Philadelphia gezeigt, daß auch andere Impftumoren mit einer einzelnen Zelle übertragbar sind, wenn man als Empfänger 2—3 Tage alte Tiere verwendet. Auf Grund dieser experimentellen Ergebnisse kann man der Zahl der Tumorzellen für das Wesen der Malignität nicht mehr die Bedeutung zumessen, die ihr von DRUCKREY in seiner Theorie gegeben wird.

DRUCKREY (Freiburg i. Br):

Zunächst darf ich Herrn EICHLER antworten: Die sog. $ct$-Wirkung wurde zuerst bei Kampfstoffen beobachtet. Sie gilt indessen hier nur bei relativ großen Werten von $c$ und entsprechend kleinen Werten von $t$. Bei $t > 24$ Std. z. B. trifft sie nicht mehr zu. In diesem Falle ist die Wirkung also, wenn auch nur langsam, so doch grundsätzlich reversibel oder reparabel. Damit ist die früher diskutierte Form des $ct$-Prinzips an die Voraussetzung geknüpft, daß der betrachtete Zeitraum klein ist gegenüber der zur Reparation benötigten Zeit. Außerdem war damals zunächst nur das $ct$-$Produkt$ gemeint, um die aufgenommene Gesamtdosis bei diesen in der Atmungsluft enthaltenen Pharmaka zu bestimmen, d. h. die Summation des *Giftes*. Demgegenüber ist die cancerogene Wirkung auch in einem Zeitraum irreversibel, der die ganze Lebenszeit umfaßt. Ferner handelt es sich dabei nicht um eine Summation des Giftes, sondern um eine solche der *Wirkung*. Wir haben sie deshalb als „Summationswirkung" bezeichnet. Das ist etwas grundsätzlich anderes, wie das $ct$-Produkt bei den Kampfstoffen.

Die Hemmung der cancerogenen Wirkung z. B. des Buttergelbs durch hohe Dosen Riboflavin beruht nach gesicherter experimenteller Erfahrung nicht darauf, daß die Wirkung reversibel wird, sondern auf einer Entgiftung der Substanz. Diese erfolgt nach unseren theoretischen Untersuchungen (DRUCKREY und KÜPFMÜLLER: Dosis und Wirkung, 1949) praktisch proportional, macht also einen etwa konstanten Bruchteil der jeweils vorhandenen

Giftkonzentration aus. Die Verhältnisse bei der Entgiftung oder Ausscheidung liegen daher so, als ob eine entsprechend kleinere Dosis des Giftes gegeben wurde. Demgemäß wird die Latenzzeit bis zum Auftreten von Krebs größer. Die Irreversibilität der Wirkung wird dadurch prinzipiell nicht verändert, vielmehr bleiben die Gesetzmäßigkeiten der Wirkung qualitativ gleich.

Die Cancerisierung einer Zelle ist nach unseren Ergebnissen nicht die Folge eines „Eintreffer"-Ereignisses, sondern setzt die Summation einer Vielzahl von „Treffern" voraus. Sie kann daher nicht sprunghaft erfolgen, sondern in Stufen. Die Verteilung der „Trefferzahlen" und damit der Cancerisierungsstufen auf die Zellen im Wirkungsbereich wird deshalb eine statistische sein müssen, so daß kein „Alles oder Nichts"-Effekt nach Art einer Mutation anzunehmen ist. Das Vorliegen einer Summationswirkung läßt daher die Anwendung des Mutationsbegriffes auf den Vorgang der krebsigen Entartung einer Zelle sinnlos erscheinen, wenigstens solange die Mutation als das sprunghafte Auftreten einer bleibenden Veränderung definiert wird.

Es hieß dann weiter, daß wir uns im Hinblick auf solche irreversiblen Summationswirkungen im Leben von allem zurückhalten müßten, was das Leben lebenswert macht. Soweit damit das Inhalieren von Zigarettenrauch gemeint ist, kann ich nur beipflichten, wir werden damit etwas vorsichtiger sein müssen. Ich glaube aber nicht, daß alles Erstrebenswerte gefährlich ist. Vielmehr wird die Kenntnis der Gefahren die Möglichkeit geben, sie zu vermeiden.

Nun die Frage nach der Bedeutung der Lebenserwartung für die Krebsentstehung. Nach den Ergebnissen unserer „Stop-Versuche" ist die Wahrscheinlichkeit dafür, daß die Manifestation des Krebses noch in den Lebensbereich hineinfällt, um so größer, je länger die Lebenserwartung des Individuums im Zeitpunkt der Exposition noch ist. Nachdem es uns gelungen ist, die maximale Lebensdauer unserer Ratten zu verlängern, haben wir auch bei kleinen Dosen Buttergelb nach langen Latenzzeiten noch Geschwülste beobachtet, die früher einfach nicht mehr erlebt wurden. Hier deckt sich die experimentelle Erfahrung völlig mit der der Klinik.

Herr EICHLER machte dann den wichtigen Vorschlag, nach einer Vorbehandlung mit Buttergelb die Größe der noch erforderlichen „Auffülldosis" zu bestimmen. Das war eigentlich unser Ziel, als wir 1948 unsere „Stop-Versuche" begannen. Wir haben indessen als vorsichtige Experimentatoren zunächst nur vorbehandelt und dann abgewartet, wie sich die Tiere ohne Weiterbehandlung verhalten. Sie bekamen trotzdem später Krebs, und zwar noch nach einem Zeitabstand von mehr als 2 Jahren. Damit war die völlige Irreversibilität der cancerogenen Wirkung wohl endgültig bewiesen. Ferner folgte daraus, daß die cancerogene Wirkung weiter zunimmt, obwohl das Agens gar nicht mehr da ist. Sie füllt sich also von selbst auf. Damit war es unmöglich, eine „Auffülldosis" zu bestimmen.

Herr HENDRY wies darauf hin, daß die cytotoxische Wirksamkeit von Giften nicht unbedingt mit der cancerogenen verknüpft sein muß. Auch nach unserer Erfahrung ist es so, daß zwar alle Cancerogene cytotoxisch wirken, daß aber sehr viele Zellgifte sicher nicht cancerogen sind. Bei den „radiomimetischen" Giften finden wir indessen auffallend viele Cancerogene, so daß hier schon ein Zusammenhang bestehen kann. Wenn aber bei einem „radiomimetischen" Gift in kurzdauernden Handversuchen keine cancerogene Wirkung gefunden wurde, so kann man das wohl noch nicht als gesicherten Befund ansehen. Wenn schon der Nachweis einer cancerogenen Wirkung oft recht schwierig ist, so ist der negative Beweis für das Fehlen cancerogener Eigenschaften nur sehr schwer zu führen.

Besonders hat mich interessiert, daß die von Herrn HENDRY aufgestellte „Klasse I" von Substanzen, die cytotoxisch wirken, ohne cancerogen zu sein, gerade bifunktionelle und polyfunktionelle Substanzen enthält. In Untersuchungen an Seeigeleiern haben wir ebenfalls eine starke Zellteilungs-hemmende Wirksamkeit von bifunktionellen Substanzen festgestellt, und zwar besonders dann, wenn die funktionellen Gruppen in para-Stellung standen.

Herrn MÜLLER darf ich antworten, daß die Bildung von Wuchsstoffen in Krebszellen zuerst durch A. FISCHER und A. CARREL nachgewiesen wurde. Wir haben nach Implantation von Kollodium-Säckchen, die mit Krebsgewebe gefüllt waren, in die Bauchhöhle von Ratten gesehen, daß sich um die Säckchen ein lebhaft proliferierendes Granulationsgewebe bildete. Waren die Säckchen dagegen nur mit Kochsalzlösung oder homologem Serum gefüllt, trat die Wirkung nicht ein. Hier liegen noch viele Probleme, die mehr Arbeit erfordern, als sie im Augenblick an Urteil erlauben.

Dann darf ich zu der Bemerkung von Herrn LETTRÉ Stellung nehmen, daß die cancerogene Wirkung des Buttergelbs an Ratten durch Lactoflavin gehemmt wird. Das trifft erstens nur bei sehr hohen Tagesdosen von über 100 $\gamma$/Ratte zu. Kleinere Dosen von 20 oder 30 $\gamma$, das ist das Doppelte bis Dreifache des sog. Tagesbedarfs, haben noch keine erkennbare Wirkung. Zweitens kann als gesichert gelten, daß die einmal eingetretenen Effekte des Giftes an den Zellen durch Riboflavin nicht mehr beeinflußt werden können. Es beschleunigt lediglich die Entgiftung des Buttergelbs. Nach MILLER ist das Riboflavin die prosthetische Gruppe eines Enzyms, das die Azobrücke im 4-Dimethylaminoazobenzol spaltet. Die Irreversibilität der cancerogenen Wirkung des Buttergelbs wird also durch den Hemmungseffekt des Riboflavins nicht berührt, Riboflavin setzt nur die Menge des zur Wirkung kommenden Buttergelbs herab, nicht aber seine Wirksamkeit. Daß die Spaltung der Azobrücke den Wert einer Entgiftung hat, haben wir in mehreren Versuchsanordnungen nachgewiesen. Das dem 4-Dimethylamino-azobenzol analog konfigurierte 4-Dimethylaminostilben, das praktisch nicht spaltbar ist, ist mehr als 10fach wirksamer als Buttergelb, während die beiden homologen 4-Dimethyl-aminoazomethinbenzole, die sehr schnell gespalten werden, kaum noch einen cancerogenen Effekt zeigen. Auch die Spaltprodukte des Buttergelbs sind nicht mehr cancerogen.

Die zweite Frage betraf die Beschleunigung der Wirkung durch Gaben von Biotin. Die zwangloseste Erklärung ist wohl die, daß Biotin als Wuchsstoff auf bereits erzeugte Krebs-zellen wirkt. Damit reicht eine kleinere „Mindestzahl" von Krebszellen aus, um das autonome Wachstum einer Geschwulst zu ermöglichen, als bei Fehlen des Wuchsstoffs notwendig sein würde.

Ein wichtiger Punkt, den Herr LETTRÉ in die Diskussion gebracht hat, ist die Frage der Übertragung von Geschwülsten mit einer einzigen Zelle. Das scheint tatsächlich sowohl in der Gewebskultur als auch am lebenden Tier möglich zu sein, stets aber nur dann, wenn Wuchsstoffe genügender Wirksamkeit vorhanden sind. In der Gewebekultur ist das der Embryonalextrakt. Ohne diesen Zusatz gelingt die Übertragung nur mit einer Vielzahl von Zellen. Ferner hat z. B. HAUSCHKA gezeigt, daß die Transplantation mit einer oder wenigen Geschwulstzellen nur an 2—3 Tage alten Tieren wirklich gelingt, die also stark wachsen. Auch durch Wachstumshormon (S. H.) kann man das Anwachsen geringer Zellzahlen fördern, bzw. umgekehrt durch Exstirpation der Hypophyse das Geschwulstwachstum entscheidend hemmen. Beim YOSHIDA-Sarkom, von dem die Übertragbarkeit mit einer Zelle besonders behauptet wurde, sind wir froh, wenn uns die Transplantation wenigstens mit Millionen von Zellen gelingt. Wie groß die zur Verimpfung benötigte Zellzahl im Einzelfalle ist, hängt nicht nur von der Art der Geschwulst und der Impftechnik ab, sondern besonders vom Alter und der genetischen Konstitution der zu beimpfenden Tiere. Prinzipiell aber ist in allen Fällen die positive Ausbeute an Geschwülsten, also die *Wirkung* eine Funktion der *Dosis*, d. h. der verimpften Anzahl von Zellen. Im Wahrscheinlichkeitsnetz fanden wir eine lineare Beziehung.

BÜCHNER (Freiburg i. Br.):

Herr DRUCKREY hat eine These entwickelt, der wir nur zustimmen können, er hat betont, die Spezifität der Wirkung liegt nicht am Agens, sondern am Reaktor, also am menschlichen Organismus beim Spontancarcinom, am tierischen Organismus beim experimentellen Carci-nom. Es taucht natürlich hier gleich eine entscheidende Frage auf: Gibt es nicht einen irre-versiblen Ablauf am Reaktor, am Organismus, bei dem ein Agens von außen gar nicht mehr nötig ist? Kann nicht im Organismus ein irreversibler Vorgang in den Geweben im Laufe von Jahrzehnten sich vollziehen, so daß diese Gewebe schließlich beim malignen Tumor ankommen, ohne daß noch äußere Faktoren von entscheidender Bedeutung eingreifen? Viele Pathologen sind dieser Meinung, ich bin auch dieser Meinung, daß das Alterscarcinom zu einem Teil so zu erklären ist. Das heißt, wir verlegen noch mehr, wie es auch Herr DRUCKREY heute angedeutet hat, auf das endogen sich wandelnde System des Organismus den Akzent. Damit kommen wir zu einer zweiten Phänomengruppe. Es ist ja sogleich, nachdem VIRCHOW seine Reiztheorie entwickelt hatte, COHNHEIM aufgetreten und hat gesagt: es gibt Geschwülste, die endogen angelegt sind, die dadurch zustande kommen, daß bei der Entwicklung bestimmte Zellgruppen ausgegliedert werden, nicht in die Differenzierung eingehen und daß früher oder später ein maligner Tumor daraus wird. Diese Zellgruppen nachzuweisen, ist natürlich sehr schwierig. Wir sind in dieses Phänomen hineingestoßen von einer ganz anderen Seite her, wir haben in den letzten Jahren experimentiert über Störungen der tierischen Entwicklung

im Sauerstoffmangel, in den letzten 3 Jahren vor allem am Hühnchenkeim. In den letzten
Versuchen ist es uns gelungen, fast alle fundamentalen Mißbildungen, die wir am Menschen
kennen, beim Hühnchen dadurch zu reproduzieren, daß die Keime in einer bestimmten Ent-
wicklungsphase 3 oder 5 Std. einem Sauerstoffmangel von 3—5% ausgesetzt wurden. Nur
in dieser kurzen Phase wurde der Sauerstoffmangel durchlaufen, vorher und nachher war die
Atmosphäre normal. Rübsaamen ist nun bei der Untersuchung solcher mißbildeten Keime
auf die Tatsache gestoßen, daß am Zentralnervensystem gar nicht selten Verlagerungen von
Medulloblasten in den Zentralkanal des Rückenmarks stattfinden oder außerhalb des Rückenmarks. Herr Mushett ist in neueren Untersuchungen, die noch im Gange sind, diesem
Phänomen systematisch nachgegangen. Er hat Keime untersucht, die den Sauerstoffmangel
ohne äußerlich auffallende Mißbildungen durchlaufen hatten und bei denen auch in der Serie
an anderen Stellen keine Veränderungen gefunden wurden, dagegen herdweise im Rücken-
mark. Ich darf das in einem Projektionsbild zeigen. Hier sehen Sie zunächst bei einem Keim,
bei dem die Extremitäten äußerlich mißbildet waren, eine Verlagerung von medullarem
Gewebe in den Zentralkanal des Rückenmarks. Hier ist die äußere Mißbildung ja sofort ein
Signal für die gesamte Störung der Entwicklung. Bei dem nächsten Keim, bei dem auch in
der Serie sonst keine Störung bestand, haben Sie genau das gleiche: Medullarepithel wächst
pfropfartig in den Zentralkanal vor. Beim letzten Keim, der sonst völlig normal war, sehen
wir am Gehirn eine Gruppe von Medulloblasten nach außen gelagert. Die Befunde erscheinen
mir deshalb bemerkenswert, weil sie Verlagerungen von Medullarepithel durch Entwicklungs-
störungen im Sauerstoffmangel beweisen, weil sie Ähnlichkeit mit dem Bilde der menschlichen Syringomyelie haben und weil bei dieser Krankheit die relative Häufigkeit von Gliomen
des Rückenmarks und des Gehirns bekannt ist (Staemmler). Wir werden selbstverständlich
diese Phänomene weiter verfolgen. Nun möchte ich auf ein drittes Phänomen aufmerksam
machen: Wir kennen heute eine Reihe von Tumoren, bei denen nicht die Zugabe eines Faktors
zum malignen Tumor führt, sondern der Mangel eines wichtigen Faktors. Ich meine hier
zunächst Untersuchungen von Copland und Salmon, die eine Cholinmangel-Lebercirrhose
erzeugt haben, und bei zahlreichen Tieren zusätzlich ein Carcinom der Leber, ein Mangel-
carcinom könnte man sagen. Ich erinnere ferner an die Untersuchungen von Roulet u. a.
über das Lebercarcinom bei afrikanischen Negern durch chronischen Eiweißmangel. Hier
ordnen sich Experimente ein, die im April von Goldblatt und seinem Mitarbeiter im Journal
of Experimental Medicine veröffentlicht wurden. Sie haben vom Rattenherzen Fibroblasten-
kulturen gezüchtet. Sie haben dann die Kultur rezidivierend an mehreren Tagen täglich
zweimal einem viertelstündigen oder halbstündigen radikalen Sauerstoffmangel in Stickstoff-
atmosphäre ausgesetzt. Es zeigte sich, daß in einem Stamm nach einem Jahr, in dem anderen
nach anderthalb Jahren bösartige Wucherungen in der Kultur auftraten, Sarkomwuche-
rungen, die in der Transplantation als Spindelzellencarcinome wuchsen.

H. Marquardt (Freiburg i. Br.):

Ich darf zur Alternative exogen induzierte oder endogene Tumoren auf eine Parallele
in der Mutationsforschung hinweisen. Cancerisierung der Zelle und Mutation in der Zelle
haben gemeinsam, daß sie bleibende Änderungen an submikroskopischen Strukturen voraus-
setzen, welche die Fähigkeit zur Selbstreproduktion haben. Aus diesem Grund darf der
Biologe zu dieser Alternative Stellung nehmen: Je mehr mit experimentell ausgelösten
Mutationen gearbeitet wurde, desto mehr sind spontane, sozusagen „endogene" Mutationen
gefunden worden. Über das spontane-endogene Mutationsgeschehen lagert sich also bei Einwirkung von geeigneten Agentien das exogene. Ein prinzipieller Unterschied zwischen beiden
Mutationsarten besteht nicht. Vor allem von botanischer Seite sind nun körpereigene Substanzen mit mutagener Wirkung gefunden worden. Es ist daher wahrscheinlich, daß sie
— entstanden durch Besonderheiten des Stoffwechselgeschehens — die Höhe der spontanen
Mutationsrate bestimmen. Es ist aber damit auch möglich, daß ein mutagenes Agens — eine
exogene Noxe — gar nicht selbst mutationauslösend ist, sondern erst in der Zelle eine Stoffwechselsituation schafft, durch die jetzt „endogene" mutagene Produkte entstehen. Übertragen auf die Cancerisierung heißt das aber, daß — solange wir den Ort des Angriffs endogener
*und* exogener Faktoren nicht genau kennen — dieselbe Verschränkung bestehen kann wie
bei der Mutationsauslösung. Es wird daher unter diesem Aspekt sehr schwer sein, im einzelnen
Fall die Grenzlinie zwischen endogen oder exogen entstandenem Tumor zu ziehen.

DIETRICH (Stuttgart):

In der Auffassung, daß die cellulären Veränderungen durch cancerogene Stoffe das Krebsgeschehen wohl einleiten, aber zum Agens auch ein Reagenz gehöre, hat sich DRUCKREY dem in der allgemeinen Geschwulstpathologie bisher schon betonten Zusammenwirken ursächlicher Faktoren angeschlossen: der Bildung einer Anlage (Determination), celluläre Umstimmung, Kataplasie oder Mutation, eine Auslösung (Realisation) und eine allgcmeine Geschwulstbereitschaft (Geschwulstkonstitution) durch Begünstigung des Wachstums oder Verlust der Widerstände (RIBBERT, FISCHER-WASELS, ASKANAZY). Vom Standpunkt einer Zusammenhangs- oder Korrelationspathologie, wie ich sie vertrete, ist gerade in diesem Verhalten einer anfänglich cellulären und geweblichen Störung zum Gesamtorganismus das Wesen der Krebskrankheit zu erblicken. Die Malignität liegt nicht allein in der Zelle, sondern in der Durchbrechung der örtlichen und allgemeinen Regulation, wobei zu prüfen ist, ob eine allgemeine Korrelationsstörung dem örtlichen Geschehen vorausgeht oder erst im Gefolge der Geschwulst auftritt. Diese Frage steht wohl im Mittelpunkt einer Diskussion, die aber nicht mit dogmatischer Voreingenommenheit, sondern unter Beachtung aller Verhältnisse im Einzelfall geführt werden sollte.

Die Diagnose einer „malignen Zelle" verleitet leicht zu dem Trugschluß, daß schon das morphologische Bild das Wesen des ganzen Geschehens ausdrückt. Cytodiagnostik und Gewebsdiagnostik geben aber kein absolutes Kriterium von Gutartigkeit oder Bösartigkeit, sondern müssen sich auf Erfahrung stützen oder auf den erkennbaren Nachweis eines invasiven Wachstums und sich der Grenzen der Sicherheit in jedem Körpergebiet und bei jeder Geschwulstform bewußt sein. Für das Thema unseres Symposions folgt aber zugleich daraus, daß eine Behandlung des Krebses wohl an dem befallenen Gewebsbezirk, dem Tumor oder den atypischen Zellen angreifen kann, aber ebenfalls die Möglichkeit im Auge behalten muß, auch von den Korrelationen des Körpers auf die Geschwulst einzuwirken, wenn auch hierfür noch wenig positive Möglichkeiten vorliegen.

DOMAGK (Elberfeld):

Zu dem Vortrag von Herrn Kollegen DRUCKREY möchte ich mir eine ganz kurze Bemerkung gestatten. Herr DRUCKREY hat uns eine große Zahl sehr schöner experimenteller Befunde vorgelegt und wir können ihm gar nicht dankbar genug dafür sein. Aber ich möchte gewisse Bedenken äußern gegen die allzu scharfe mathematische Formulierung. Herr DRUCKREY, ich erinnere mich, daß wir vor einigen Jahren von Ihnen mathematisch bewiesen bekamen, daß 1000 mg notwendig sind, um diesen Azofarbstoffkrebs in der Leber zu machen. Und dann wurde von anderen Autoren, von HECHT und weiteren gezeigt, daß man auch mit 750 mg, mit 500 mg, und schließlich sogar mit 200 mg auch einen solchen Tumor erzeugen konnte. Und heute haben Sie uns sehr schön mit Ihren Stop-Versuchen und ebenso genau exakt mathematisch das Umgekehrte bewiesen, was sie uns vor einigen Jahren mathematisch bewiesen haben. Ich glaube, das ist überhaupt etwas, woran unsere ganze deutsche Krebsforschung krankt, daß wir zu wenig exakte experimentelle Befunde erheben und sie auch nicht erst dann mitteilen, wenn sie mehrfach reproduziert werden konnten. Solange solche Ergebnisse nicht von dem Autor selbst bzw. von anderen mehrfach reproduziert werden konnten, sollte man meines Erachtens mit solchen mathematischen Formulierungen sehr vorsichtig sein. Vielleicht können Sie mich anders überzeugen, ich möchte nur meine Bedenken in dieser Richtung einmal zum Ausdruck gebracht haben.

Zu dem Vortrag von Herrn SCHUBERT möchte ich sagen, daß es vielleicht eine Methode gibt, die zweckmäßig sein könnte, um zu entscheiden, ob die Ansichten, die er geäußert hat, wirklich zu Recht bestehen. Das wäre die Nachprüfung seiner Beobachtungen durch amerikanische Autoren, die zu dem Ergebnis kamen, daß man heterolog auch menschliche Tumoren in einem ganz großen Prozentsatz unter bestimmten Bedingungen — z. B. Cortisongaben — auf Versuchstiere übertragen kann.

LETTERER (Tübingen):

Meine Damen und Herren, was ich zu sagen habe, teile ich in zwei Teile: Zunächst zu Herrn DRUCKREY: Ich möchte mich nicht so kritisch zu den mathematischen Deduktionen äußern, wie das Herr DOMAGK getan hat. Vielmehr glaube ich, daß wir Herrn DRUCKREY dankbar sein dürfen, daß er uns als Mathematiker und Biologe einmal gezeigt hat, daß man biologische Probleme auch mathematisch deuten und manches auch erklären kann. Auf der anderen Seite aber müssen wir als Biologen uns natürlich darüber klar sein, daß die mathematische Methode nicht die einzige ist, und daß man sie nicht generalisieren kann, sondern daß es noch eine Reihe von anderen Faktoren gibt, insbesondere das Individuum als solches, welches sich der mathematischen Deduktion nicht ohne weiteres beugt. Herr DRUCKREY hat uns die Mutationen an den Duplikanten erläutert, und ich glaube, hier kommen wir an ein biologisches Problem heran, das an anderen Stellen auch vorhanden ist. Nach meiner Vorstellung ist z. B. die Antikörperbildung nichts anderes. Wenn die Antikörperbildung abgesunken ist, so daß freie Antikörper im Serum nicht mehr nachweisbar sind, kann man mit unspezifischen Methoden diese Antikörperbildung wieder hervorrufen. Es ist nach den heutigen Vorstellungen kaum anders denkbar, als daß dafür Duplikanten in den Zellen vorhanden sind. Herr DRUCKREY hat ferner in sehr eindrucksvollen Experimenten gezeigt, daß eine bestimmte Zellzahl notwendig ist, um einen Krebs im Transplantat angehen zu lassen. Ich glaube, es ist kein Gegenbeweis zu diesen Anschauungen, wenn man unter bestimmten Umständen aus einer einzigen Zelle in der Krebskultur einen unter Umständen noch transplantablen Krebs erzeugen kann. Für den Gesamtorganismus gilt es aber wohl als ziemlich sicher, daß eben eine große Zahl von Zellen nötig ist, um ein Transplantat angehen zu lassen. Wenn wir das auf ortische Bereiche übertragen, dann haben wir Gleiches im Blastem. Schon in der Keimesentwicklung wird heute von der Entwicklungsmechanik gezeigt, daß es sich um große Gruppen von Wirkungsfeldern handelt, die wachsen und die sich gegenseitig beeinflussen. Von diesem Gesichtspunkt aus muß man wohl das ganze Krebswachstum ebenfalls betrachten und sich vorstellen, daß solche Blasteme zugrunde gehen durch die Gegenwirkung anderer Gewebe nicht etwa im Sinne einer, ich möchte sagen, naturphilosophisch gefärbten Abwehrreaktion, sondern einfach durch die Gesetzlichkeiten des Wachstums überhaupt. Bei der Regeneration ist es genau so, die Biologie lehrt uns heute, daß die Regeneration von gewissen Zellen und Geweben nicht von einer Zelle ausgeht, sondern daß sich zunächst einmal Blasteme bilden und aus diesen Blastemen dann die Regeneration hervorgeht. Was wir viel zu wenig als Vergleich heute noch heranziehen, ist die Entwicklungsphysiologie auch für Probleme des bösartigen Wachstums. Wenn ich da einen kleinen Sprung machen darf zu dem, was Herr SCHUBERT gesagt hat, so hat er eine „kleine Teufelei" gezeigt. Solche kleine Teufeleien finden Sie in jedem sich entwickelnden Keim. Dort gibt es nämlich auch bösartiges Wachstum insofern, als ein Gewebe ein anderes verdrängen und auflösen kann, um sich an seine Stelle zu setzen. Herr DRUCKREY sprach auch von Präcancerosen, von Präcancer usw., jedenfalls also von einem Begriff „Prä" und Krebs. Er betrachtet dieses präcanceröse Wachstum vom Gesichtspunkt der Determinanten aus. Das heißt also einmal technisch gesprochen, vom Gesichtspunkt des Elektronenmikroskopikers, wenn ich annehme, sie könnten die Determinanten mit dem Elektronenmikroskop sehen. Wenn wir von Präcancerosen sprechen im Sinne von Herrn SCHUBERT, dann sprechen wir als Mikroskopiker, daß ist aber ein ganz großer Unterschied. Und ich möchte sehr stark warnen, heute diese Begriffe in der einen Arbeitsrichtung und in der anderen Arbeitsrichtung gleichmäßig zu verwenden. Wenn wir einmal so weit gekommen sind, daß wir als Histologen mit dem Elektronenmikroskop an einer Routinearbeit sitzen, dann können wir das uns vielleicht gestatten, aber heute noch nicht, denn es führt zu weitgehenden und sehr verderblichen Irrtümern. Vom Gesichtspunkt DRUCKREYs aus kann man sagen, die Determinanten sind geändert und sie haben einen Zustand angenommen, der sie als präcancerös ansprechen lassen könnte. Das ist aber etwas anderes, als wenn der Mikroskopiker am Epithel der Portio von einer Präcancerose spricht. Ein Letztes noch zu Herrn DRUCKREY: Sie haben mich zitiert mit den Arbeiten über das Wachstum, über Volumenwachstum und das Teilungswachstum. Ich darf das ein bißchen ergänzen und in einer gewissen Weise korrigieren. Es ist nicht so, daß die meisten Organe zellkonstant sind, sondern es gibt gewisse zellkonstante Organe, dazu gehört in allererster Linie das Herz beim Menschen, dazu gehört vielleicht beim Menschen das Gehirn nach meiner Ansicht, bei den anderen Organen ist es aber sehr fraglich. Bei der Maus gilt Zellkonstanz für die Leber noch, für die Ratte gilt sie schon nicht mehr nach unseren Untersuchungen. Die Zellkonstanz ist für die Maus nur deshalb vorhanden, weil der ausgetragene Fetus die Gesamtzahl seiner Zellen schon mitbringt, die er später als ausgewachsenes Tier braucht. Bei der Ratte ist das unmöglich, sie wird in einer Größe geboren, die vielleicht das Doppelte eines Mäusesäuglings bedeutet. In diese Leber geht nur die Zellzahl hinein, die etwa für eine Ratte mit 50—80 g genügend wäre. Von da ab muß die Leber neue Zellen bilden.

Nun noch ein paar Worte zu Herrn Kollegen SCHUBERT: Herr DIETRICH hat ja schon das Wesentliche gesagt, und ich kann das nur sehr unterstreichen. Ich muß mich mit Herrn DIETRICH in diesem Falle verbinden und sagen, ich kann an einer Zelle nicht sagen, ob sie bösartig ist oder nicht, auch zehn Zellen nebeneinander von der gleichen Art kann ich das nicht ansehen. Was Sie uns hier gezeigt haben, würden wir, ich glaube meine Fachkollegen sind alle mit mir einig, niemals als ein Carcinom ansehen. Auch nicht als eine Präcancerose. Denn ein Epithel kann unter Umständen, wenn es entzündlich gereizt wird, d. h., wenn unter dem Epithel eine Entzündung abläuft, eben diese Formen annehmen und wir wehren uns, ich muß sagen, aus theoretischen wie aus ärztlichen Gründen dagegen, daß hier von einem Präcancer gesprochen wird. Die Konsequenz ist, daß der Gynäkologe operiert, wenn er *glaubt*, daß eine vorliegende Veränderung ein Krebs wird. Bisher operierte man, wenn man weiß, daß ein Krebs vorliegt. Ob das ärztlich zu vertreten ist, habe ich nicht zu beurteilen. Ich erinnere an den humoristischen Ausspruch von EYMER, der neulich in München wieder zitiert wurde, wo es heißt, man kann einem Hund, der bellt, nicht ansehen, ob er auch beißt. Auf die Frage, wie oft aus einer solchen Präcancerose ein Carcinom entsteht, brauche ich mich nicht einzulassen. Man kann es eben nicht sagen, und ich glaube auch die Gynäkologen mit ihrer Beurteilung der Dinge können das nicht. Wir sind hier in einem Dilemma, welches nach unseren heutigen Kenntnissen noch keineswegs in dieser geradlinig ausgerichteten Weise behandelt werden kann, wie das Herr LIMBURG und wie das Herr SCHUBERT tut. Das ist unsere Ansicht zu diesem Problem.

HERZOG (Gießen):

Ich möchte als Pathologe noch darauf hinweisen, daß im allgemeinen die Entstehung einer Geschwulst aus dem jeweiligen geweblichen Keimlager heraus zustande kommt und daß auch beim Wachstum der Geschwulst sich Geschwulstkeimlager, d. h. indifferentzellige Geschwulstwucherungen erhalten, die z. T. und mehr oder weniger in Wachstumskomplexe mit differenzierten Geschwulstgeweben übergehen. Das möchte ich zu dem Vortrag von Herrn DRUCKREY sagen, der gesagt hat, daß bald nur einzelne Zellen notwendig sind, bald viele Zellen, um weiter das Geschwulstwachstum angehen zu lassen. Das möchte ich auch sagen zu dem Vortrag von Herrn SCHUBERT, der gesagt hat, daß aus dem oberflächlichen Krebs unter Umständen ein Krebs wird, der in die Tiefe eindringt; es sind die Keimlager, vor allem die geschwulstmäßig umgewandelten Keimlager, die da in die Tiefe eindringen. Ich möchte hinzufügen, daß man dieses Problem besonders gut verfolgen kann bei dem Studium der Knochengeschwülste; sowohl die gutartigen wie die bösartigen entstehen aus den Keimlagern heraus und lassen auch beim Wachstum Geschwulstkeimlager ersehen, wie ich das eben ausgeführt habe (näheres s. GG. HERZOG, Handbuch der speziellen pathologischen Anatomie und Histologie, Band IX, T. 5). Freilich ist zwischen bösartiger Geschwulst und bösartiger Geschwulst hinsichtlich der Differenzierungsfähigkeit ein Unterschied; bald ist die Geschwulst — wenn ich das jetzt so ausdrücken darf — mehr verwildert, bald weniger und es kann sein, daß bei einer stärker verwilderten Geschwulst auch die übrigen Zellen, die also nicht den eigentlichen Geschwulstkeimlagern angehören, noch weiter übertragbar sind. Aber ich betone nochmals, das ist im allgemeinen so, man müßte im speziellen noch manches dazu ausführen.

WALPOLE (Manchester):

In a series of papers published in 1951 in the British Journal of Pharmacology and Chemotherapy we assembled the results of biological tests upon numerous compounds containing methylolamide, epoxide and ethyleneimine residues. It was shown that a great many polyfunctional derivatives of this kind, i. e., compounds containing in the molecule two or more of any one of these functional groups, inhibit general body growth in animals and, in sublethal doses, markedly inhibit the growth of the WALKER tumour (carcinoma 256) in the rat. Such active compounds produce in proliferating tissues an inhibition of mitosis and characteristic effects upon the chromosomes of dividing cells — chromosome fragmentation and bridge formation — such as are seen also with nitrogen and sulphur „mustards" and with X-rays. Derivatives of the ethyleneimine series are in general much more active than the corresponding

methylolamides or epoxides and have the added advantages of being water soluble and active
by mouth, and it is with ethyleneimine derivatives that most of our subsequent work in this
field has been concerned. With certain notable exceptions monofunctional derivatives of
all three series, given in sub-lethal doses, neither inhibit tumour growth nor produce the
associated chromosome changes, although with higher doses some growth inhibition and some
chromosome fragmentation may be observed.

The clinical use of one polyfunctional ethyleneimine derivative, namely, triethylenemel-
amine, in the palliative treatment of HODGKIN's disease, chronic leukaemias and lymphosarcoma is already well known. During the past three years we have submitted for clinical
trial other derivatives of this series, in which two or more ethyleneimine residues are linked
together by conjunctive groups of diverse chemical structure. The trials are in progress at
the Christie Hospital in Manchester under the supervision of Dr. EDITH PATERSON. The
compounds in question have been selected from among those which have been shown to be
most active in inhibiting the growth of the WALKER tumour. The effects which they produce
in experimental animals are quantitatively almost identical. We hoped however that clinical
trial against a variety of human tumours might reveal one or other of these compounds to
have some special advantage in the treatment of one or other forms of malignant disease.
We have drawn attention to the fact that the cytotoxic effects of agents of this type are not
limited to malignant tissues but extend to normal proliferating tissues throughout the body.
This imposes a severe limitation upon their therapeutic usefulness, for sooner or later a point
is reached at which damage to the blood forming tissues precludes their continued administration at therapeutically effective levels. Nevertheless the action of all compounds of this
and related types is not directed quite indiscriminately towards all proliferating tissues. The
most striking evidence for this is furnished by the substance myleran (1:4-dimethanesul-
phonyloxybutane), recently introduced by HADDOW and his coworkers for the treatment of
chronic myeloid leukaemia. By the administration of a suitable dose of this compound to
normal animals it is possible to eliminate polymorph leukocytes from the peripheral blood
without producing a marked fall of the lymphocytic count. We have found that the ethyleneimine
derivative 1:3-diethyleneiminosulphonylpropane has a similar, though somewhat less striking,
selectivity of action and with it remissions have been obtained in myeloid leukaemia. The
duration of action of this drug is much shorter than that of myleran. There is no evidence that
malignant cells of the myeloid series are intrinsically any more sensitive than their normal
counterparts to the action of either of these compounds. Nevertheless such examples of
limited selectivity of action sustain one's hope that compounds with a selective action upon
malignant cells per se may ultimately be found.

As my colleague Dr. HENDRY has told you we have no clear evidence for carcinogenic
activity with tumour inhibitory, polyfunctional compounds of the methylolamide, epoxide or
ethyleneimine series. HADDOW has obtained tumours in various species with analogous
nitrogen mustard derivatives but until full details of this work are available it is not possible
to assess the level of their activity. We have already published brief reference to our finding
that stearoyl-, myristoyl- and caproyl-ethyleneimine have carcinogenic properties. Further
details of the results with these and other monofunctional ethyleneimine derivatives may now
be given.

In initial tests the compounds were dissolved in arachis oil and given to stock rats by
subcutaneous injection twice weekly for variable periods of time. We have examined in this
way a series of acylethyleneimines of the general formula $R \cdot CO \cdot N \underset{CH_2}{\overset{CH_2}{<}} $ and several mis-
cellaneous derivatives. It was found that arachis oil in total doses of 5 ml. or more per 100 g.
rat may give rise to sarcoma at the site of injection. In such control groups the proportion
of animals affected has never exceeded 40% and no tumour has appeared in less than about
400 days  On the other hand a majority of the acylethyleneimines examined produce tumours
of this kind in a high proportion of animals and in a much shorter period of time. The results
are summarised in the accompanying table.

The last compound listed in this table is $\beta$-propiolactone, which, although not a derivative
of ethyleneimine, resembles the latter in chemical reactivity. On these grounds it was predicted
that the compound would be carcinogenic and in fact a high yield of local sarcomata was
obtained with it in rats. SMITH and Srb have reported that it has mutagenic properties.

Table 1. *Incidence of Local Sarcomata in Rats Given Monofunctional Ethyleneimine Derivatives Subcutaneously in Arachis Oil.*

| Substance | Maximum total dose mg/100g | Maximum total volume ml/100 g | Number of rats treated | Number of rats with tumours | Time of appearance of tumours in days |
|---|---|---|---|---|---|
| Type $R \cdot CO \cdot N\!\!<\!\!^{CH_2}_{CH_2}$ | | | | | |
| $R = CH_3(CH_2)_7CH = CH(CH_2)_7$— | 170 | 1.7 | 6 ♂ | 6 | 138, (3), 147, 154 (2) |
| | | | 6 ♀ | 5 | 154 (3), 166, 178 |
| $CH_3(CH_2)_{16}$— (crude) | 100 | 5.0 | 5 ♂ | 4 | 111, 158 (2), 448 |
| | | | 5 ♀ | 4 | 130 (4) |
| (pure) | 110 | 2.75 | 6 ♂ | 5 | 385, 410 (2), 427, 509 |
| | | | 6 ♀ | 2 | 254, 293 |
| $CH_3(CH_2)_{12}$— | 330 | 6.7 | 6 ♂ | 5 | 150, 153 (2), 168, 201 |
| | | | 6 ♀ | 3 | 168 (2), 229 |
| $CH_3(CH_2)_{10}$— | 100 | 2.5 | 6 ♂ | 1 | 522 |
| | | | 6 ♀ | 0 | |
| $CH_3(CH_2)_7$— | 80 | 8.0 | 6 ♂ | 5 | 157, 191, 203, 213, 238 |
| | | | 6 ♀ | 6 | 121, 203 (2), 255 (2), 296 |
| $CH_3(CH_2)_4$— | 50 | 8.3 | 6 ♂ | 6 | 196, 229 (2), 239, 257, 314 |
| | | | 6 ♀ | 6 | 196, 210, 259 (2), 277, 243 |
| $(C_2H_5)_2CH$— | 43 | 4.3 | 6 ♂ | 6 | 169, 198, 261, 275, 301 (2) |
| | | | 6 ♀ | 3 | 198, 210, 220 |
| $CH_3(CH_2)_2$— | 22 | 4.4 | 6 ♂ | 6 | 191 (2), 211, 231, 262, 344 |
| | | | 6 ♀ | 5 | 177, 245, 262, 314, 333 |
| $CH_3$— | 15 | 3.0 | 6 ♂ | 4 | 196 (2), 206, 393 |
| | 7.5 | 1.5 | 6 ♀ | 6 | 247, 260, 275, 288 (2), 482 |
| Miscellaneous | | | | | |
| $HN\!\!<\!\!^{CH_2}_{CH_2}$ | 2 | 2 | 6 ♂ | 5 | 355 (2), 367, 426, 511 |
| | | | 6 ♀ | 1 | 426 |
| (2-phenyl-chloro-imidazoline ethyleneimine) | 96 | 6.4 | 6 ♂ | 6 | 154 (6) |
| | | | 6 ♀ | 5 | 111, 134, 154 (3) |
| $CH_3(CH_2)_6SO_2N\!\!<\!\!^{CH_2}_{CH_2}$ | 150 | 1.2 | 6 ♂ | 0 | |
| | | | 6 ♀ | 0 | |
| $CH_3(CH_2)_4SO_2N\!\!<\!\!^{CH_2}_{CH_2}$ | 90 | 0.9 | 6 ♂ | 0 | |
| | | | 6 ♀ | 0 | |
| $CH_3(CH_2)_2SO_2N\!\!<\!\!^{CH_2}_{CH_2}$ | 125 | 1.0 | 6 ♂ | 0 | |
| | | | 6 ♀ | 0 | |
| $^{CH_2-CH_2}_{\;\;O\;-\;CO}$ | 46 | 2.3 | 6 ♂ | 5 | 192 (2), 266 (2), 386 |
| | | | 6 ♀ | 4 | 192, 249, 285, 321 |

Essentially similar results are obtained when nonanoyl-, caproyl- and ethylbutyryl-ethyleneimine dissolved in the polyethylene glycol, "Carbowax 300", and butyryl- and acetyl-ethyleneimine in water, are given subcutaneously to rats. Carbowax alone has given no local sarcomata. Hence we may conclude that the action of these ethyleneimine derivatives is essentially independent of the vehicle and that they are true carcinogens in this species.

Sarcomata have also been produced at the injection site in mice with a selection of the compounds found active in rats. For example, ten out of sixteen female mice of an inbred strain developed sarcomata in 150—300 days when given a total of 10 mg. per mouse of ethylbutyrylethyleneimine, dissolved in 3.8 ml. of arachis oil, over a period of 137 days.

The sarcomata obtained in rats were not readily transplantable into other mature rats. This is attributed to the fact that the animals used were from a random mated colony and were not uniform in genotype. Autotransplantation, however, was invariably successful and tumours implanted into very young rats very often grew. The mice used were of highly strains and the tumours obtained in this species were in all cases readily transplantable into other mature mice of the same strain.

None of the actively carcinogenic monofunctional ethyleneimines markedly inhibits the growth of the WALKER tumour or produces more than minimal chromosome effects of the type associated with the action of the corresponding tumour inhibitory, polyfunctional ethyleneimine derivatives.


DANNEEL (Bonn):

Wenn ich Herrn SCHUBERT richtig verstanden habe, ist er der Meinung, daß ein Oberflächencarcinom immer dann in die Unterlage einwuchert, wenn es eine bestimmte Größe erreicht hat. Dies gilt aber sicher nicht allgemein. Beim Benzpyrenkrebs der Maus z. B. entstehen auch oft reine Epidermistumoren; sie können bald hier, bald dort die Cutis infiltrieren, können aber auch auf die Epidermis beschränkt bleiben und sogar zurückgebildet werden. In der Regel kann man einem histologischen Präparat schon frühzeitig ansehen, welche Stellen für einen Durchbruch des Tumors prädisponiert sind, weil hier die Epidermis und vor allem das Bindegewebe deutliche histologische Veränderungen zeigt. Die Reaktion des Bindegewebes ist also sicher mitbestimmend dafür, ob eine Einwucherung erfolgen kann oder nicht. Das ist auch nicht weiter verwunderlich, denn ob sich eine erbliche Veränderung, und um eine solche handelt es sich ja bei der Zellentartung, zu manifestieren vermag, hängt stets von der Umwelt ab, in vorliegendem Falle von dem Zustand der reagierenden Gewebe.


A. MAYER (Tübingen):

Im Hinblick auf die Bemerkung von Herrn DRUCKREY über Lungenkrebs erregende Wirkung des Zigarettenrauchens möchte ich auch hier, wie ich es vor einigen Wochen auf der Krebsforschertagung in München tat, die Frage aufwerfen, ob wir nicht als Ärzte unsere Sorge der Regierung vortragen und das Volk aufklären und fragen sollen: ob es lieber nicht raucht und gesund bleibt, oder raucht und an Lungenkrebs stirbt. Ich fand in München kein Echo und vermute, daß die Kongreßteilnehmer selber Raucher waren.

Auch sonst werden wir schwer Zustimmung finden. Der Finanzminister braucht die Tabaksteuer. Indes, ist es nicht eine unzweckmäßige und unsittliche Steuer, die zwar Geld einbringt, aber Gesundheit und Leben der Steuerzahler fordert. Auch die Wirtschaft wird kaum mitmachen. Die Industrie ist ein soziologisch wichtiger Faktor, denn sie schafft Arbeitsplätze und vermittelt Lohnarbeit. Daher führt sie eher einen Krieg gegen die Bedürfnislosigkeit und ist geradezu auf die Erfindung neuer Bedürfnisse — auch im Interesse der Allgemeinheit — angewiesen.

Dem Volk das Rauchen abzugewöhnen wird sehr schwer sein. Indes, vor dem Weltkrieg 1914—1918 gab es wenigstens bei uns in Deutschland die „rauchende Frau" so gut wie nicht. Diese ist erst aus den rauchenden Trümmern des im Krieg zusammengebrochenen Vaterlandes emporgestiegen. Ich sehe das Kapitel rauchende Frau um so ernster an, als Herr DRUCKREY uns berichtete, daß nach Einspritzung einer trächtigen Ratte mit Urethan bei den Nachkommen Krebs auftrat. Da ja auch das Nicotin auf die Leibesfrucht übergeht, muß sich die gravide oder stillende Frau klar sein, daß sie unter Umständen mit ihrem Rauchlaster ihrem eigenen Kind einen Krebs bringt.

Leider ist das Rauchen eine weit verbreitete und tief eingewurzelte Mode geworden. Die Allmacht der Mode ist bekanntlich nicht zu überwinden; ihr unterwirft man sich, auch wenn sie eine tödliche Modekrankheit wird. Trotzdem sollen wir als Ärzte dieser Volksseuche gegenüber nicht einfach die Waffen strecken, da wir ja als Sehende doppelt verantwortlich sind und eines Tages schwere Vorwürfe zu gewärtigen haben.

HUBER (Kiel):

Im Rahmen einer ursächlichen Betrachtung des Carcinomproblems verdient unseres Erachtens die primär-multiple Geschwulstbildung besondere Beachtung. Wir haben diese Frage anhand des Materials der Kieler Klinik überprüft und bei 4589 Genitalcarcinomen der Jahre 1922—1952 insgesamt 220 Mehrfachcarcinome (= 4,6%) vorgefunden.

Tabelle 1. *Die intragenitale und extragenitale Tumormultiplizität bei 4589 Genitalcarcinomen der Univ.-Frauenklinik Kiel 1922—1952.*

|  |  |
|---|---|
| I. Genitalcarcinom und extragenitales Carcinom | 75 Fälle |
| II. Die Tumormultiplizität innerhalb der Genitalorgane | 145 Fälle |
| a) Symmetrische Multiplizität | 80 Fälle |
| b) Asymmetrische Multiplizität | 65 Fälle |

| Gesamtzahl der Genitalcarcinome 4589 Fälle | Gesamtzahl der primären Multiplizität 220 Fälle = 4,6% |
|---|---|

In Gruppe I (Tab. 1) sind 75 Fälle enthalten, bei denen ein Genitalcarcinom mit einem extragenitalen Carcinom kombiniert war; Gruppe II umfaßt 145 Fälle intragenitaler Tumormultiplizität, von denen 80 Fälle auf die doppelseitige Erkrankung paariger Organe entfallen (symmetrische Multiplizität), während bei 65 Fällen andere intragenitale Geschwulstkombinationen vorlagen (asymmetrische Multiplizität).

Aus der Tab. 2 ist der Prozentsatz primärer intragenitaler Tumormultiplizität bei den einzelnen Genitalcarcinomen zu ersehen. Dabei fällt auf, daß die Carcinome des Korpus, der Ovarien und der Tuben mit 10,3% bzw. 29,5% bzw. 36,6% relativ häufig, die Carcinome des Collum, der Vagina und Vulva hingegen nur selten davon betroffen sind (0,4% bzw. 1,5% bzw. 1,6%).

Die Lokalisation bzw. Verteilung mehrfacher Genitalcarcinome zeigt somit eine eindeutige Bevorzugung der relativ seltenen Genitalcarcinome, während u. a. die Carcinome des Collum uteri, die fast 75% aller Genitalcarcinome ausmachen, wider Erwarten selten mit multipler Geschwulstbildung einhergehen.

Tabelle 2. *Die primäre Multiplizität genitaler Carcinome. 1922—1952 = 4589 Genitalcarcinome.*

|  | Fälle | Primäre Multiplizität % |
|---|---|---|
| Korpuscarcinom | 506 | 52 = 10,3 |
| Ovarialcarcinom | 432 | 127 = 29,5 |
| Tubencarcinom | 30 | 11 = 36,6 |
| Collumcarcinom | 3306 | 11 = 0,4 |
| Vaginalcarcinom | 195 | 3 = 1,5 |
| Vulvacarcinom | 120 | 2 = 1,6 |

Die Anhäufung von Mehrfachcarcinomen im Bereich des Corpus uteri, der Ovarien und der Tuben liegt — wie wir zeigen konnten — zahlenmäßig über der statistischen Erwartung. Aus diesem Grunde wurde diese Tumormultiplizität als Folge einer multizentrischen Reaktion gewertet und die davon betroffenen Genitalcarcinome als „*Systemcarcinome*" besonders herausgestellt. Ihnen stehen die Carcinome der Vulva, der Vagina und der vom Sinus urogenitalis abstammenden Carcinome der Portio als „lokale Reizkrebse" gegenüber.

Die gleiche Sonderstellung, die den „Systemcarcinomen" des weiblichen Genitale im Rahmen der intragenitalen Multiplizität zuerkannt werden muß, kommt offenbar unter den extragenitalen Carcinomen dem Mammacarcinom zu.

Aus der Tab. 3 ist die Lokalisation der insgesamt 75 extragenitalen Carcinome, die mit einem Genitalcarcinom kombiniert waren, zu ersehen. In der Spalte „Sonstige" sind 5 Fälle von Bronchialcarcinomen, 2 Parotismischtumoren, 1 Struma maligna und jeweils 1 Fall von Carcinom der Blase, des Pankreaskopfes und des Ösophagus enthalten. In der Zusammenstellung fällt auf, daß die Carcinome der Mamma mit insgesamt 30 Fällen die Carcinome des Magens, die mit 13 Fällen vertreten sind, um über das Doppelte übertreffen und sogar häufiger sind, als die Carcinome des Magens und des Darmes zusammen. Die Mammacarcinome sind somit in der Multiplizität mit einem Genitalcarcinom in einem Prozentsatz beteiligt, der höher liegt, als die normale Verteilung der extragenitalen Carcinome erwarten läßt. Darüber hinaus

ergibt sich aus dem zeitlichen Auftreten der verschiedenen Carcinome, daß die Mamma-
carcinome besonders häufig vor der Entwicklung eines Genitalcarcinoms auftreten, während
sie als nachfolgende Carcinome selten sind.

Tabelle 3. *Die primäre Multiplizität extragenitaler Carcinome beim Genitalcarcinom.*

| Genitalcarcinome | | Extragenitale Carcinome | | | | | |
|---|---|---|---|---|---|---|---|
| | | Insgesamt % | Magen | Darm und Gallenwege | Mamma | Haut | Sonstige |
| Collumcarcinom | 3306 | 37 = 1,1 | 4 | 9 | 15 | 1 | 8 |
| Korpuscarcinom | 506 | 16 = 3,1 | 3 | 4 | 6 | 3 | 0 |
| Ovarialcarcinom | 432 | 14 = 3,2 | 5 | 0 | 7 | 1 | 1 |
| Vaginalcarcinom | 195 | 1 = 0,5 | 1 | 0 | 1 | 0 | 0 |
| Vulvacarcinom | 120 | 7 = 5,8 | 1 | 1 | 1 | 2 | 2 |
| Tubencarcinom | 30 | 0 = 0,0 | 0 | 0 | 0 | 0 | 0 |
| Insgesamt: 4589 | | 75 = 1,6 | 13 | 14 | 30 | 7 | 11 |

*Diese Besonderheiten weisen darauf hin, daß für die Entstehung des Genital- und des Mamma-
carcinoms ursächlich gleichsinnige Faktoren mitbeteiligt sind und daß die Carcinome der Mamma
funktionell den Systemcarcinomen des weiblichen Genitale nahestehen.*

Auf den folgenden beiden Tabellen habe ich die typische Lokalisation der Systemcarcinome
und einige charakteristische Merkmale, die von uns in Einzelarbeiten ausführlich besprochen
sind, zusammenfassend dargestellt.

„Systemzugehörig" (Tab. 4) sind alle Carcinome, die im Bereich der von den Müllerschen
Gängen sich ableitenden Genitalabschnitte lokalisiert sind, h. h. die Carcinome der Cervix,
des Korpus und der Tuben, ebenso die von persistierenden Resten der Wolffschen Gänge
sich ableitenden, relativ seltenen Carcinome des Gartnerschen Ganges.

Tabelle 4. *Die Lokalisation der „Systemcarcinome" des weiblichen Genitale.*

1. Derivate der Müllerschen Gänge: Cervix, Korpus, Tuben.
2. Derivate der Wolffschen Gänge: persistierende Reste des Gartnerschen Ganges.
3. Andere Derivate des Cölomepithels: Serosaepithel + Oberflächenepithel des Ovars.
   Rete ovarii.
4. Brustdrüse.

Von anderen Cölomepithelderivaten, die als „systemzugehörig" zu betrachten sind,
nenne ich das Rete ovarii, das Oberflächenepithel des Ovarium und das Serosaepithel, zumindest in gewissen Abschnitten. Schließlich haben wir zur Diskussion gestellt, daß wahrscheinlich auch die Carcinome der Mamma funktionell den Systemcarcinomen des weiblichen
Genitale nahestehen.

Tabelle 5. *Charakteristische Merkmale des Systemcarcinoms am weiblichen Genitale.*

1. Gehäufte primäre Multiplizität maligner Genitaltumoren.
2. Kombination mit gutartigen Proliferationen.
3. Histologisch: „Verjüngungserscheinungen" (u. a. Tube, Cervix).
4. Cytologisch: oestrogene Funktion (Vagina).

Für die Systemcarcinome charakteristisch sind neben der gehäuften primären Tumormultiplizität die häufigen und vielgestaltigen Kombinationen gutartiger und bösartiger
„Systemproliferationen", die als multizentrische Reaktion gedeutet wurden. Weiterhin
haben wir eine Reihe histologisch und cytologisch faßbarer Veränderungen als typisch beschrieben und als Folge hormonaler Stimulation bewertet; u. a. konnten wir bei malignen
systemzugehörigen Tumoren alter Frauen aus dem Vaginalabstrich nach Papanicolaou fast
regelmäßig die Zeichen einer oestrogenen Funktion erkennen.

Als mögliche Quelle der bei Systemcarcinomen alter Frauen histologisch und cytologisch
nachweisbaren hormonalen Stimulation kommen in erster Linie *Granulosazelltumoren* in Frage,
deren inkretorische Funktion bekannt und allgemein anerkannt ist; weiterhin die von Löffler

und PRIESEL im Jahre 1932 erstmalig beschriebenen, meist gutartigen *Thekazelltumoren*, deren bevorzugtes Auftreten im höheren Lebensalter geradezu charakteristisch ist. Als dritte Zellformation, deren Histogenese und hormonale Funktion seit Jahren diskutiert wird, sind die *im Hilus ovarii gelegenen epitheloiden Zellen* zu erwähnen, die von BERGER erstmalig beschrieben wurden und mit denen sich WINIWARTER, KOHN, H. O. NEUMANN, RÖSSLE und WALLART, ROBERT MEYER u. a. beschäftigt haben.

In der Tab. 6 bringe ich die in den Ovarien nachweisbaren anatomischen Veränderungen, unter gleichzeitiger Angabe des Lebensalters, wobei ich mich auf die Ovarialbefunde bei alten Frauen beschränke.

Tabelle 6. *Ovarialbefunde bei malignen Genitaltumoren alter Frauen mit Angabe des Lebensalters.*

| | Zahl der Fälle | Korpus-carcinom | Collum-carcinom | Uterus-sarkom | Mamma-carcinom |
|---|---|---|---|---|---|
| Granulosazelltumoren. . . . . . . . | 8 | 61, 63, 64, 69, 70 | 50 | — | 56, 63 |
| Thekazelltumoren *gutartig* . . . . . | 8 | 53, 54, 59, 61, 65, 71 | 56 | 68 | — |
| Thekazelltumoren *bösartig* . . . . . | 1 | 62 | — | — | — |
| Funktionstumoren besonderer Bauart | 2 | 53 | — | — | 53 |
| Fibroma ovarii . . . . . . . . . | 7 | 51, 54, 54, 58, 59, 61 | 69 | — | — |
| Hiluszellwucherungen . . . . . . | 11 | 53, 54, 55, 56, 56, 57, 62, 62, 63, 67, 68 | — | — | — |
| Insgesamt | 37 | 30 | 3 | 1 | 3 |

Der Tabelle ist zu entnehmen, daß von 8 Granulosazelltumoren 5 mit einem Korpuscarcinom, 1 mit einem Collumcarcinom und 2 mit einem Carcinom der Mamma kombiniert waren; von 8 Thekazelltumoren 6 mit einem Carcinom des Corpus uteri und jeweils 1 Fall mit einem Collumcarcinom bzw. Uterussarkom. In einem weiteren Fall war ein maligner Thekazelltumor mit einem Korpuscarcinom vergesellschaftet. In 2 weiteren Fällen waren die fast faustgroßen Ovarialtumoren etwas uncharakteristisch und wurden der Gruppe der Funktionstumoren besonderer Bauart zugerechnet. In 7 Fällen von Ovarialfibromen verschiedenster Größe, die meist mit Korpuscarcinomen kombiniert waren, war die thekacelluläre Abstammung nicht mehr eindeutig zu führen; doch wurden diese Tumoren miterfaßt, da auch gewöhnliche Fibrome gelegentlich hormonal aktiv sind bzw. die hormonalaktive Form des typischen Thekazelltumors im Laufe der Zeit in eine inaktive lipoidfreie Form übergehen kann.

Schließlich waren in 11 Fällen die typischen *Hiluszellwucherungen* nachweisbar.

Durch diese Befunde ist anhand eines großen Materials gezeigt, daß die Ovarien alter Frauen mit einem „Systemcarcinom" häufig hormonal-aktive Zellformationen verschiedenster Art aufweisen, die wahrscheinlich mit der malignen Geschwulstbildung im Uterus — direkt oder indirekt — in ursächlichem Zusammenhang stehen.

HEILMEYER (Freiburg i. Br.):

Es wird neuerdings gerade von theoretischer Seite die Grenze der Wissenschaft da gezogen, wo die Mathematik aufhört, — da soll auch die Wissenschaft aufhören. Ich bin ein großer Freund der Mathematik und es war immer mein Lieblingsfach. Aber diese Definition der Wissenschaft kann ich nicht gelten lassen. Wissenschaft ist ein geistiger Integrationsvorgang, welcher aus einer Kenntnis von Gegebenheiten sichere Vorhersagen gestattet. Wenn ein Morphologe in das Mikroskop sieht und daraus sagen kann, der Patient wird noch drei Monate leben (+ oder — 1 Monat), so ist das ebenfalls höchste Wissenschaft, — das ist wohl keine Frage.

Selbstverständlich steht es genau so mit den klinischen Wissenschaften. Wenn ich aus dem Beklopfen eines Kniesehnenreflexes ebenfalls eine Vorhersage über Lebensdauer, Krankheitsverlauf u. a. machen kann, so ist das selbstverständlich Wissenschaft. Ich glaube aber, Herr DRUCKREY ist darin mit mir hoffentlich einer Meinung.

Nun eine Frage zu den Transplantationsversuchen. Da scheint mir doch eine Sache übersehen zu sein, denn es ist doch offensichtlich ein Unterschied, ob eine körpereigene Zelle anfängt im Körper zu wachsen, oder ob ich von außen her von einem anderen Individuum Zellen in einen Organismus hineinbringe. Denn da stimmt etwas nicht ganz überein. Wir wissen das ja auch von den menschlichen Transplantationsversuchen. Man weiß heute, daß man z. B. Transplantationen sehr viel besser durchführen kann, wenn die gesamte Blutformel, nämlich die sämtlichen serologischen Blutfaktoren, übereinstimmen. Dann kann man sogar Nieren mit Erfolg transplantieren. Das sind Dinge, die zweifellos einen großen Unterschied ausmachen. Wenn wir Zellen von außen hereinbringen, dann werden wir häufig erleben, daß eine große Zahl von Zellen nicht angehen, einfach aus diesen Gründen nicht, weil das im Wesen der Krebszellen liegt oder im spezifischen Verhalten des Reaktors.

Drittens hat mich als Kliniker interessiert und erfreut, daß man auch von theoretischer Seite aus sieht, daß ein *stufenweises* Entwickeln des Krebsvorganges stattfindet, im Gegensatz zu der alten Anschauung, daß eine einmalige Mutation nun gleich eine fertige Krebszelle macht. Für die neue Ansicht haben wir ja doch auch klinisch viele Analogien, natürlich nicht in dem Bereich, den wir nicht übersehen. Aber wir sehen, wenn einmal ein Cancerisierungsvorgang da ist, daß er stufenweise immer weiter schreitet, z. B. im Sinne einer immer größeren Entdifferenzierung. Ich möchte hierzu auch an einem Beispiel aus meiner eigenen Wissenschaft, der Hämatologie, etwas sagen. Wir beobachteten in letzter Zeit seltene Fälle von Leukosen von 10000 bis 18000 Leukocyten im Blut, dazu eine kleine Vergrößerung der Milz. Bei diesen Leukocyten sehen wir einzelne Fehldeterminierungen, d. h. unter den Leukocyten, die da sind, sind z. B. zuviel Mastzellen, die gar nichts zu tun haben, die nicht durch irgendeinen Funktionsreiz hervorgerufen sind, sondern die von sich aus immer zuviel da sind. Daran erkennen wir Hämatologen frühzeitig, daß es sich um einen neoblastischen Vorgang handelt. Wenn wir diese Fälle weiter verfolgen — das kann oft über 10 Jahre so gehen —, so finden wir allmählich eine Zunahme der Zellen und eine weitere Fehldeterminierung. Gegen das Ende sehen wir dann, daß immer unreifere Zellen kommen und schließlich treten völlig unreife Zellformen auf, die sehr viel fermentative Eigenschaften der ursprünglichen Zellen nicht mehr haben. Also ein stufenweises Fortschreiten zu einer immer größeren Entdifferenzierung und zu einem immer wilderen Wachstum. Ich glaube, hier ist doch etwas im Bereiche des Sichtbaren, das vielleicht einem Vorgang im Bereich des Unsichtbaren entsprechen könnte.

LANDSCHÜTZ (Bonn):

Herr Prof. BÜCHNER hatte die Arbeiten von GOLDBLATT und CAMERON angeführt, die durch Sauerstoffentzug Gewebekulturen (Herzfibroblasten) nach einer gewissen Zeit, und zwar nach einer sehr langen Zeit cancerisieren können. Diese Versuche konnte ich jetzt weiter fortführen und es war möglich, die Kulturen 6—8 Wochen fortzuzüchten, sie nahmen dann die dreifache Ausgangsgröße an; wenn man diese Kulturen auf das Huhn zurückpflanzte, dann erhielt man Sarkome. Das ist eine Parallele zu den Versuchen von GOLDBLATT und SALOMON (1946), und diese Versuche zeigen, daß man durch ein Defizit im Nährmedium in der Gewebskultur einen Tumor erzeugen kann.

A. MAYER (Tübingen):

Aus den hoch wissenschaftlichen Ausführungen von Herrn DRUCKREY möchte ich vom Standpunkt des Klinikers zunächst die Frage der posttraumatischen Krebsentstehung kurz herausgreifen, die uns ja auch als Begutachter immer wieder beschäftigt. Sie wurde im Laufe der Zeit verschieden beantwortet. Heute glauben viele an diese Möglichkeit und darunter auch der in Krebsfragen ja so erfahrene Forscher K. H. BAUER, Heidelberg.

Für die Möglichkeit einer Krebsentstehung durch äußere Einflüsse sprechen auch die Mitteilungen von ROFFO in Buenos Aires, wonach die südamerikanische Sonne besonders bei den klimaungewohnten Ausländern Hautcarcinome erzeugt.

Wenn man eine posttraumatische Krebsentstehung annimmt, dann ist die Frage, wodurch das Trauma zum Krebs führt; wird der Reaktor mobilisiert? Werden die Abwehrkräfte geschwächt? Worin bestehen die Abwehrkräfte? Sind sie in der Annahme, daß der Krebs eine Allgemeinkrankheit ist und nicht eine Organkrankheit etwa ans Blut gebunden? Kann ein drohender Krebs im Blut erkannt werden? Auf alle diese, zum Teil brennenden Fragen, haben wir vorerst leider keine oder keine ausreichende Antwort.

Was sodann die Ausführungen meines Spezialkollegen Herrn SCHUBERT angeht, so haben wir uns natürlich seit langer Zeit auch mit Kolposkopie immer wieder befaßt; aber ich bilde mir ein, auch schon vorher kein Portiocarcinom übersehen zu haben. Indes, wir müssen uns doch zur eigenen Urteilsbildung auch mit der Frage des „Epithelcarcinoms" und mit der „Zelldiagnose" beschäftigen. Ich kann mir denken, daß die Fachpathologen die Diagnose aus einer einzelnen Zelle weitgehend ablehnen und ich bin nicht überrascht, daß sie bei einigen der als Carcinom vorgeführten Bilder das Carcinom nicht anerkennen. Damit ist die Gefahr der neuen Methode schon angedeutet. Sie besteht darin, daß wir fälschlicherweise ein Collumcarcinom annehmen, an eine Krebszunahme glauben und unter Umständen durch Bestrahlung oder Operation eine junge Frau zu Unrecht verstümmeln. Zurückhaltung ist also mehr als angebracht. Die Unsicherheit der neuen diagnostischen Methoden hat der Präsident der Deutschen Gesellschaft für Gynäkologie, Prof. EYMER, auf dem Münchener Gynäkologenkongreß ausgedrückt mit den Worten: „Man sieht dem Hund halt nicht an, ob er nur bellt oder auch beißt." Aber solange wir ihm das nicht ansehen, müssen wir ihn sorgfältig beobachten, denn wenn wir erst merken, daß wir gebissen sind, dann ist es zu spät.

DRUCKREY (Freiburg i. Br.): **Schlußwort.**

Verzeihen Sie bitte, wenn das Schlußwort etwas länger ausfällt. Ich glaube aber, das Problem, mit dem wir uns beschäftigen, ist so ernst und unsere Verantwortung daher so groß, daß wir über die Fragen nicht leicht hinweggehen können. Außerdem sind die in der Diskussion gestellten Fragen, für die ich herzlich danke, zu wichtig, so daß es schon sachlich unrecht wäre, wenn ich nur eine von ihnen flüchtig beantworten würde.

Herr BÜCHNER hat an meine Ausführungen über die Bedeutung der „Reaktoren" und ihrer Labilität für die cancerogene Wirkung angeknüpft und die Frage gestellt, ob es irreversible Abläufe an solchen „Reaktoren" gibt, die auch *spontan* stattfinden und z. B. zu Krebs führen können, so daß im Alter auch ohne vorherige Einwirkung von exogenen „kausalen" Faktoren Krebs entsteht.

Ich habe in meinem Vortrag versucht, einen Hinweis auf diese Möglichkeit zu geben. Die Zellbestandteile, an denen die cancerogene Wirkung angreift — mögen sie geartet sein, wie sie wollen —, sind sicher *makromolekular*. Aus der makromolekularen Chemie wissen wir, daß die makromolekulare Eigenschaft an sich eine entsprechende *Labilität* bedingt, die z. B. im spontanen „Altern" solcher Substanzen zum Ausdruck kommt. Die „Labilität" besagt aber noch nicht, daß die betrachtete Veränderung in dem Sinne „spontan" ist, daß sie ohne jede Energiezufuhr erfolgt. Vielmehr reicht die unter normalen Milieubedingungen wirkende z. B. thermische Energie schon aus, um den Prozeß zu unterhalten, und zwar mit einer Wahrscheinlichkeit (Geschwindigkeit), die von der Größe der ständigen Energiezufuhr abhängt. Da wir uns nicht nur im molekularen, sondern im makromolekularen Bereich befinden, sind die rechnungsmäßig erforderlichen Energien so klein, daß die biologisch normal aktuellen Energiewerte durchaus genügen können, zumal ihre Verteilung ja eine statistische ist, es also einzelne Loci hoher Energiedichte gibt. Meine Aussage, daß es einen „spontanen" Krebs im strengen Sinne nicht gibt, meint, daß die Energie Null nicht zum Krebs führen kann. „Spontan" heißt demnach, daß die kontinuierlich einwirkende Energie bereits ausreichen kann, um das Ereignis zu realisieren, wenn auch mit sehr geringer Wahrscheinlichkeit. Unter zusätzlicher Einwirkung nimmt dann die Wahrscheinlichkeit entsprechend zu. Das würde der allgemeinen pharmakologischen Erfahrung entsprechen, daß wir durch Gifte nur solche Effekte auslösen können, die im Reaktionsbereich der Zelle liegen, also grundsätzlich auch „spontan" möglich sind. Voraussetzung dafür ist die Labilität der betreffenden Zellbestandteile. Wenn wir es einmal weiter fassen wollen, ist die wenn auch noch so geringe, doch aber prinzipiell gegebene Labilität von Zellduplikanten letztlich die Ursache dafür, daß sich überhaupt neue Arten entwickeln konnten. Damit befinden wir uns aber nicht mehr im Bereich experimenteller Erfahrung, sondern im Bereich von Problemen von allerdings fundamentaler Bedeutung. Auf diese Weise ließe sich wohl auch nur der Alterskrebs erklären, und ein Teil seiner Zunahme mit der Verlängerung der Lebenserwartung. Dabei darf nicht vergessen werden, daß die Zunahme des Krebses bei *Kindern* im gleichen Zeitraum nach amerikanischen Statistiken etwa 5mal mehr zugenommen hat, als der Krebs in der Gesamtstatistik. Der kindliche Krebs läßt sich aber auf die oben entwickelte Weise nicht ohne weiteres erklären.

Deswegen erscheinen die schönen Versuche von BÜCHNER besonders interessant, durch Sauerstoffmangel während der Embryonalentwicklung Mißbildungen und vor allem *Verlagerungen* von Zellpaketen zu erzeugen. Hier wäre aber die Frage, ob mit der Verlagerung gleichzeitig auch eine Entartung der Zellen erfolgt oder wenigstens prospektiv determiniert wird.

Mit dem Sauerstoffmangel ist das Problem aufgeworfen, ob der Krebs die Folge eines *Mangels* sein kann. Besonders erwähnt wurde der Cholinmangel, durch den experimentell Krebs erzeugt werden konnte. Dazu darf ich als Pharmakologe sagen: die derzeitigen Methoden meines Faches erlauben es nur sehr schwer, im Einzelfalle zu unterscheiden, ob eine betrachtete Wirkung letztlich die Folge des Mangels an einem Faktor oder des gleichzeitigen Überschusses seines Antagonisten ist. So ist es auch hier die Frage, ob der Sauerstoffmangel diese Prozesse direkt auslöst oder ob z. B. erst die Produkte der pathologischen Stoffwechselabläufe indirekt zum Effekt führen. Die Annahme, daß der bei Bantu-Negern häufig vorkommende primäre Leberkrebs durch Cholinmangel bedingt sei, ist noch nicht zwingend. BOYLAND und SCHOENTHAL in London haben in der Komposite *Senecio Jacobaea* Alkaloide gefunden, die in chemisch reiner Form am Tier Leberkrebs erzeugen. Die Droge wird von Bantu-Negern als Gewürz und Arzneimittel viel benutzt.

Bei den interessanten Versuchen von GOTTLERT, von denen BÜCHNER Bilder gezeigt hat und in denen durch Sauerstoffmangel tumorartige Bildungen erzeugt wurden, erlaubt die morphologische Betrachtung wohl noch kein endgültiges Urteil darüber, wo das Gutartige aufhört und etwa das Bösartige anfängt. Deshalb wurde der Transplantations-Versuch gemacht. Ich glaube, daß gerade dieser als Kriterium brauchbar ist. Die Möglichkeiten jeder Methode sind begrenzt. Deshalb ist jede Einseitigkeit gefährlich. Es liegt ja im Wesen der Forschung, daß sie etwas Lebendiges ist und sich daher in steter Entwicklung befindet. So können wir auch nur hoffen, daß unsere Resultate recht bald durch bessere und genauere überholt sein werden.

Herr DIETRICH hat betont, man dürfe nicht nur die celluläre Wirkung allein betrachten, die bei den Untersuchungen mit cancerogenen Agentien bisher sehr im Vordergrund gestanden habe, sondern müsse auch die endogenen Faktoren berücksichtigen. Das ist sicher ebenso wichtig wie leider auch schwierig. Der Experimentator muß im Beginn einer Forschungsarbeit notwendig zunächst abstrahieren, um die grundlegenden Gesetzmäßigkeiten zu erkennen. Erst dann ist eine Synthese möglich. Ich habe mich in meinem Vortrag bemüht, gerade die Mitwirkung endogener Faktoren bei der Krebsentstehung schärfer zu präzisieren. Sie ist indessen sicher keine Besonderheit, die etwa nur für den Vorgang der Krebsentstehung gilt, sondern hat eine allgemeine Bedeutung für jedes Krankheitsgeschehen und für jede pharmakologische Wirkung. Deshalb hatten wir versucht, den Gesamtvorgang der Krebsentstehung in seine Teilprozesse zu zerlegen, um dann die verschiedenen krebsbegünstigenden und krebshemmenden Faktoren einem dieser Teilprozesse möglichst klar zuordnen zu können. Die individuelle Empfindlichkeit gegen Gifte z. B. ist zweifellos erblich und ein charakteristisches Merkmal der Arten, doch aber auch variabel und damit von den Milieubedingungen abhängig. Auch das ist allgemein gültig. Bei der Entstehung von Krebs spielen viele Faktoren eine Rolle, besonders in einem so komplizierten System wie dem menschlichen Organismus. Ich habe einige davon in meinem Vortrag näher zu behandeln versucht, wie z. B. das Agens und seine Dosis, die Labilität der Reaktoren in der Zelle, den Zeitfaktor, die Bedeutung der Anzahl von erzeugten Krebszellen, von Wuchsstoffen und Gegenkräften, wobei die Antigen-Antikörper-Wirkungen besonders wichtig sind. Es ist die Aufgabe der Forschung, alle diese Faktoren möglichst zu präzisieren, sie einem bestimmten Teilprozeß bei der Wirkung zuzuordnen und vor allem zu unterscheiden, was wirklich kausal, was konditional und was nur modifizierend wirkt, was nur quantitativ die Wirksamkeit beeinflußt und was letztlich im kausalen Sinne als spezifisch anzusehen ist. Das in jedem Einzelfalle zu erkennen wird sehr schwierig sein. Wenn es aber gelingt, die Einzelvorgänge sauber abzugrenzen, werden auch klare Zuordnungen möglich sein.

Die Bemerkung, daß letztlich das Verhältnis der Krebszellen zum Organismus entscheidend ist, ist damit wohl beantwortet. Meine Schlußfolgerung, daß nicht das bloße Vorhandensein von Krebszellen darüber entscheidet, ob Krebs entsteht oder nicht, sondern daß die Anzahl der erzeugten Krebszellen also die „Dosis" wichtig ist, trifft dasselbe. Je kleiner sie ist, um so mehr liegt die maßgebliche Rolle bei den endogenen Faktoren, je größer sie dagegen ist, um so mehr tritt die Bedeutung der endogenen Faktoren zurück und das eigentliche kausale Geschehen in den Vordergrund, nämlich die „Wirkung". Auch das ist ein allgemeines pharmakologisches Prinzip. Zum Beispiel beim Alkohol in kleiner Dosis hängt die Wirkung weitgehend vom Temperament des Individuums und seiner augenblicklichen Situation ab. Bei großen Dosen tritt dagegen die individuelle Komponente mehr und mehr zurück und das Wirkungsbild wird uniform narkotisch.

Dann die Frage der Malignität. Hier stimme ich durchaus Herrn LETTERER bei, wenn er sagt, daß wir zunächst definieren und uns klar werden müssen, ob wir uns mit unserer Definition auf der gleichen Ebene befinden. Wenn ich als Kriterium für den echten Krebs angab, daß die Malignität eine Eigenschaft der Zelle selbst ist und die Krebszelle als das „ens malignitatis" betrachte, so ist das die *celluläre* Ebene. Wird dagegen das invasive Wachstum als Kriterium angenommen, so handelt es sich um das Verhalten des *Gewebes*. Die Situation ist für die verschiedenen fachlichen Betrachtungsweisen naturgemäß verschieden. Der Naturwissenschaftler kann den Krebs nur als naturwissenschaftliches Problem betrachten, ohne Rücksicht darauf, welche Bedeutung er für den Menschen hat. Sie kann nur die Intensität der Bemühungen bestimmen. Für den Kliniker steht dagegen das Schicksalhafte des Krebses für den Patienten im Vordergrund. Der Pathologe muß ebenfalls von diesem Standpunkt ausgehen und zugleich Mittler sein zwischen klinischer und experimenteller Arbeit. Während so in der experimentellen Krebsforschung die Krebs*zelle* als „ens malignitatis" betrachtet wird, kann der Morphologe die Malignität nur aus dem Bild des *Gewebes* diagnostizieren, nicht aber von einer einzelnen Zelle. Die Konsequenz daraus ist wohl die, daß die Veränderungen, die die normale Zelle in eine Krebszelle übergeführt haben, sich im — derzeit — submikroskopischen Bereich abspielen. So wird es immer wieder notwendig sein, sich über die uns und unseren Methoden gesetzten Grenzen klar zu sein, um sie zu erweitern und uns verständigen zu können. Das setzt aber scharfe Begriffsbestimmungen voraus.

Der Experimentator ist gegenüber dem Kliniker in der beneidenswerten Lage, bei der Krebserzeugung nicht nur das Agens, seine Dosis und Wirkungsweise genau zu kennen, sondern auch das benutzte Tiermaterial und seine Reaktionsweise. So kann er nach Gabe eines cancerogenen Agens in bestimmter Dosierung voraussagen, mit welcher Wahrscheinlichkeit, zu welchem Zeitpunkt und in welchem Organ die Tiere Krebs bekommen werden. Kurz nach Abschluß der Einwirkung des cancerogenen Agens würde ein solches Tier auch bei der genauesten klinischen, biochemischen oder histologischen Untersuchung „normal" erscheinen, jedenfalls wäre kein Befund zu erheben, der etwa nach den strengen Kriterien, die die Pathologen heute gegeben haben, die Diagnose „Krebs" rechtfertigen würde. Trotzdem wissen wir, daß dies Tier später an einer ganz bestimmten Krebsart erkranken und sterben wird. Die negative Diagnose „kein Krebs" ist also doch recht problematisch.

Herr DOMAGK hielt es für zweifelhaft, ob die von mir gegebene Präzisierung der cancerogenen Wirkung des Buttergelbs wirklich gültig ist. Selbstverständlich ist es immer Aufgabe des Theoretikers, seine Ergebnisse so scharf wie möglich, sogar mathematisch zu präzisieren. Nur auf diese Weise kommen wir zu klaren Problemstellungen für die weitere Arbeit und nur so können wir die gewonnenen Schlußfolgerungen der Kritik zugänglich machen. In diesem Sinne war es auch heute morgen meine Absicht, die Diskussionen sogar durch stellenweise überspitzte Formulierungen anzuregen. Wenn aber die Frage gestellt wird, ob die früher mitgeteilten Befunde, nach denen beim Buttergelb unter *Dauerbehandlung* an Ratten zur Krebserzeugung eine bestimmte Gesamtdosis erforderlich ist, noch gültig sind, so kann ich das nur bejahen, wie ich es auch in meinem Vortrag getan habe. Wir haben die Versuche mehrfach reproduziert und am gleichen Rattenstamm Gesamtdosen bestimmt, die um weniger als 10% gegen die früheren Befunde differierten. Damals war die mittlere wirksame Dosis rund 1000 mg/Ratte und in Reproduktionsversuchen an unserem Stamm BD I und BD III rund 950 mg, bei weißen WISTAR-Ratten dagegen 1450 mg. Die Gesamtdosis ist also auffallend konstant, bei verschiedenen Rattenstämmen aber naturgemäß verschieden groß. Wenn also ein Untersucher die cancerogene Wirkung des Buttergelbs bei einer bestimmten Diät an einem Rattenstamm prüft und dann die Versuche mit einer anderen Diät an einem *anderen* Rattenstamm wiederholt, so kann er natürlich verschiedene Ergebnisse erhalten, die aber in diesem Falle nicht durch die verschiedene Diät verursacht sind, sondern durch die Verschiedenheit der Rattenstämme. Die Konstanz der zur Krebserzeugung benötigten Gesamtdosis Buttergelb gilt ferner nur für den Fall der Dauerbehandlung, wenn das Gift so lange appliziert wird, bis Krebs auftritt. Hier beherrscht also der Vorgang der ständigen Erzeugung von Krebszellen das Bild, den ich in meinem Vortrag als „ersten Vorgang" bezeichnet habe. Wird dagegen eine andere Versuchsanordnung gewählt, wie z. B. in den geschilderten „Stop-Versuchen", in denen die Behandlung bei einer kleineren Dosis abgebrochen wird, so bekommen die Tiere ebenfalls später Leberkrebs. Das haben wir in Übereinstimmung mit GLINOS und BÜCHNER bereits 1951 mitgeteilt. Dabei liegen aber ganz andere Verhältnisse insofern vor, als nun der „zweite Vorgang", der vom weiteren Vorhandensein des Giftes unabhängig ist, zunehmend bestimmend in den Vordergrund tritt. In diesem Falle ist die Wirkung nicht mehr allein eine Funktion der Menge des Giftes, sondern des Produktes aus Menge und Zeit. Die Verhältnisse entsprechen also etwa dem „$it$-Gesetz" in der Physik wie z. B. beim Werfen eines Balles. Auch hier sind zwei Vorgänge enthalten, nämlich die Beschleunigung des Balles durch die werfende Hand und zweitens der dann erfolgende freie Flug. Wird der Ball von der Hand bis nahe an das Ziel getragen, so steht allein der „erste Vorgang" im Vordergrund. Die auf den Ball übertragene Energie wird in erg gemessen und hat die Dimension $g \cdot cm^2/sec^2$. Wird dagegen der ganze Wurf betrachtet, so hat die Wirkungsmenge die Dimension $erg \cdot sec$. Hier fühlte ich mich verpflichtet, den Unterschied zwischen den Dauerbehandlungsversuchen und den „Stop-Versuchen" zu erklären. — Die Anwendung der Mathematik und der mathematischen Symbolik auf biologische Probleme ist nicht nur möglich, sondern erstrebenswert, denn sie ist ja prinzipiell nichts anderes als eine besondere, und zwar reine Form der logischen Behandlung von Problemen. Wenn wir ein schwieriges biologisches Problem oder die Ergebnisse biologischer Experimente in eine mathematisch darstellbare Form bringen können, dann empfinden wir etwa das gleiche, wie ein Chemiker, der eine lange gesuchte Substanz endlich in schönen Kristallen vor sich hat. Das sind wohl Stunden, in denen eine Flasche Sekt reif wird.

Herr LETTERER machte den ebenso interessanten wie wichtigen Hinweis, daß das „Duplikanten"-Problem auch bei der Antikörperbildung zu diskutieren ist, vor allem die passive Duplikation. Ich scheue mich indessen vor einer Ausdehnung auf dieses Gebiet, das ich nicht beherrsche. Ich habe darüber nie gearbeitet. Was nun die Labilität der Duplikanten und ihre Bedeutung für den Krebs anlangt, so denke ich an das, was Sie von der „Teufelei" sagten, die uns Herr SCHUBERT so nett am Ende seines Vortrages dargestellt hat: Man kann den Eindruck haben, daß hinter dieser Teufelei doch letzten Endes ein gestaltendes Prinzip liegt.

Die Bemerkung von Herrn HERZOG betraf die Mindestzahl, also die „Dosis" von Krebszellen, die notwendig ist, damit es zum autonomen Wachstum einer Geschwulst kommt. Ihre Größe muß naturgemäß nicht nur bei den einzelnen Geschwulstarten, sondern auch bei den einzelnen Individuen verschieden und auch variabel sein.

Herrn DANNEEL darf ich antworten: nach der experimentellen Erfahrung kann die Malignität eines Tumors mit der Zeit stufenartig zunehmen. Dafür spricht prinzipiell auch das Ergebnis, daß die krebsige Entartung von Zellen ein „Vieltreffer"-Ereignis ist. Darüber hinaus spricht unsere Erfahrung dafür, daß die Fähigkeit zum invasiven Wachstum, zur Metastasierung oder Transplantabilität nicht automatisch mit der Cancerisierung verknüpft, sondern die Folge spezieller Veränderungen an Duplikanten ist, die erst im weiteren Verlauf der Entwicklung einer Geschwulst eintreten. So sieht man oft, daß eine Geschwulst, die anfangs nicht transplantabel war, es später „spontan" oder vor allem nach Einwirkung cancerogener Agentien werden kann. Der Krebs ist eben nicht die Folge eines „Alles oder Nichts"-Effektes, sondern hat seine Entwicklungsgeschichte. Damit befinden wir uns indessen ausschließlich auf der cellulären Ebene. Die Erweiterung auf die Ebene: Gewebe, Organ oder gar Organismus erscheint schwer möglich, solange hier klare Grundlagen fehlen.

Herr MAYER hat aus seiner großen klinischen Erfahrung das Thema Trauma und Krebs angeschnitten. Ich habe den Eindruck, daß der krebsbegünstigende Einfluß, den manche Traumen haben können, dem „zweiten Vorgang" zuzuordnen ist, also dem Wachstum der Geschwulst aus erzeugten Krebszellen. Eine eigentliche cancerogene Wirkung haben Traumen dagegen wohl nicht. Der Mechanismus der krebsbegünstigenden Wirkung scheint vornehmlich darin zu bestehen, daß durch das Trauma lokal Wuchsstoffe aus dem geschädigten Gewebe frei werden und die Zirkulation am Ort des Traumas gestört ist, wodurch nach der gegebenen

„Wachstumsgleichung" des Krebses die Entwicklung einer Geschwulst gefördert wird. Demgemäß kann ein Trauma nur dann zum Krebs führen, wenn am Einwirkungsort bereits vorgebildete Krebszellen vorhanden waren. Dafür spricht auch die klinische Erfahrung, daß der Zeitabstand zwischen Trauma und Geschwulstbildung meist relativ kurz ist. Bei einer echten cancerogenen Wirkung wären viel längere Latenzzeiten zu erwarten. Die oft gestellte Forderung, daß zwischen dem Trauma und der Geschwulstbildung „Brückensymptome" liegen müssen, besteht aber nicht zu Recht.

Das Sonnenlicht kann nicht ohne weiteres als cancerogen angesehen werden, weil diese Wirkung nur dem kurzwelligen Ultraviolett zukommt unterhalb 320 $\mu\mu$. Damit haben wir aber nur auf hoher See zu rechnen, wo der Mensch physiologisch nicht hingehört, und in den Tropen, wo die einheimische Bevölkerung durch Pigmentierung der Haut genügend geschützt wird. — Der Hinweis auf die ursächliche Bedeutung des Inhalierens von Zigarettenrauch für den Bronchialkrebs ist wohl sehr ernst zu nehmen. Herr STUTZ hat Belege dafür aus der Statistik unserer Klinik gebracht. Die Zahl der Todesfälle durch den Bronchialkrebs ist so gewaltig angewachsen, daß das in allen Ländern ernste Sorge ausgelöst hat. Er ist heute in manchen Ländern schon an die erste Stelle in der Krebs-Statistik gerückt. Da kürzlich in Deutschland die Herabsetzung der Tabaksteuer beschlossen und dabei die Hoffnung ausgedrückt wurde, daß der Tabakkonsum dadurch zunehmen möge, habe ich dem Bundes-Innenministerium gegenüber meine Sorge ausgedrückt und angefragt, ob den Herren Abgeordneten der Verdacht eines Zusammenhangs zwischen Rauchen und Bronchialkrebs nicht bekannt gewesen wäre. Zu meiner Überraschung erhielt ich die Antwort, das sei durchaus bekannt gewesen. Gewiß reichen die bisherigen experimentellen Erfahrungen und klinischen Beobachtungen noch nicht aus, um den Kausalzusammenhang zu beweisen, um so notwendiger ist aber die Klarstellung dieses Problems, denn die Zahl der Todesopfer, die der Bronchialkrebs jährlich im Bundesgebiet fordert, beträgt viele Tausende. Es ist daher ein besonders ernstes medizinisches Problem. Da wir vom Beispiel des Urethans aus Tierversuchen wissen, daß es nach Einwirkung auf Schwangere an den nicht behandelten Nachkommen Lungenkrebs erzeugen kann, möchte ich einer schwangeren Frau dringend abraten, zu rauchen, bis wir wissen, daß es gefahrlos ist. Ich weiß, daß es müßig ist, einem Raucher das Rauchen abgewöhnen zu wollen. Wir müssen aber der Zigarettenindustrie den Rat geben, die Zigaretten so herzustellen, daß sie gefahrlos sind. Die derzeit verwendeten Filter scheinen keinen nennenswerten Schutz zu bieten. Unsere Versuche auf diesem Gebiet sind indessen noch nicht abgeschlossen und lassen deshalb kein endgültiges Urteil zu.

Zu der von Herrn HUBER gestellten Frage über die multizentrische Entstehung von Krebs kann ich folgende experimentellen Erfahrungen erwähnen. Nach Verfütterung von Buttergelb in hoher Dosis oder nach lokaler Anwendung eines Cancerogens beobachteten wir in der Regel eine solitäre Geschwulst. In den „Stop-Versuchen" mit Buttergelb in kleiner Dosis traten dagegen nicht nur in der Leber multilokuläre Geschwülste auf, sondern gleichzeitig auch andersartige extrahepatische Tumoren. Das entspricht der resorptiven Wirkung dieses Farbstoffes. Nach der experimentellen Erfahrung ist bei unilokularen Geschwülsten in erster Linie mit einem lokal wirkenden cancerogenen Agens zu rechnen.

Herr HEILMEYER hat so launig über die Mathematik gesprochen. Im allgemeinen sind wir bei biologischen Problemen noch weit von der Möglichkeit einer mathematischen Behandlung entfernt. Wir müssen sie aber anstreben, denn sie ist prinzipiell nichts anderes als eine Form der Logik, und zwar die reine. Alle anderen Denkformen sind mit erheblichen und schwer kontrollierbaren Irrtumsmöglichkeiten belastet, so daß wir uns auf ihre Resultate kaum verlassen können. Erlauben Sie mir ein kleines Beispiel zu geben. Das Resultat eines Denkaktes folge aus 10 einzelnen Denkschritten. Für die Richtigkeit des Ergebnisses jedes Schrittes sei die hohe Wahrscheinlichkeit von 90% angenommen. Dann ist sie nach dem zweiten Schritt nur noch 0,9 · 0,9, also 0,81 oder 81%, nach dem dritten noch 73% und schließlich nach dem zehnten Schritt noch gerade 35%. Das ist ein peinliches Resultat einer nüchternen Rechnung. Bei der mathematischen Behandlung ist die Richtigkeit des Resultates dagegen prinzipiell unabhängig davon, über wieviel Stufen die Rechnung gegangen ist. Ich kann demnach überall da, wo das Resultat eines Denkaktes aus mehreren hintereinandergeschalteten Denkschritten gewonnen wird, nur dann mit seiner Richtigkeit rechnen, wenn jeder Denkschritt mit dem folgenden streng logisch verknüpft ist. Das gilt aber nur in der Mathematik. Deshalb halte ich sie gerade auf dem schwierigen Gebiet der Biologie für so nützlich, zumal sie zu klaren Definitionen zwingt. Außerdem ist sie jeder Kritik und Kontrolle zugänglich, was für medizinische Formulierungen nicht immer gilt.

Herr HEILMEYER wies weiter darauf hin, daß bei der Beurteilung der Mindestzahl von Krebszellen, die für ein Geschwulstwachstum erforderlich ist, zwischen Impfgeschwülsten und im Körper selbst entstandenen Krebszellen unterschieden werden muß. Dafür sprechen auch unsere Erfahrungen, denn bei Impfgeschwülsten kamen wir zu Zahlen um 10000 und beim Buttergelb-Krebs auf etwa 1000 Zellen. Schlußfolgerungen lassen sich daraus aber nicht ziehen, weil die Verhältnisse individuell zu verschieden sind. Beim Menschen haben wir doch vielleicht sogar mit Millionenzahlen zu rechnen. Dabei ist ferner zu berücksichtigen, daß die Transplantierbarkeit von Krebszellen eine Eigenschaft sui generis ist, die mit der krebsigen Eigenschaft nicht unbedingt verbunden sein muß und sich auch im Laufe der Zeit wandeln kann. Darauf habe ich ja oben hingewiesen.

Besonderes Interesse verdienen wohl die Ausführungen von HEILMEYER über die Entwicklung leukämischer Krankheitsbilder. Der Hämatologe ist ja in der glücklichen Lage, daß er beliebig oft Proben entnehmen und damit die „Kinetik" einer Leukämie verfolgen kann. Dabei kam vor allem zum Ausdruck, daß der Hämatologe bestimmten morphologischen Bildern durchaus schon definierte Wahrscheinlichkeiten pathologischer oder maligner Eigenschaften zuordnen kann, *bevor* eine sichere Leukämie diagnostiziert werden kann. Die Entwicklung solcher „Wahrscheinlichkeits-Diagnosen" erscheint auch mir eine ebenso lohnende wie notwendige Aufgabe zu sein. Nur sie kann zu wirklichen Frühdiagnosen führen, die wir erhoffen.

SCHUBERT (Hamburg):                          **Schlußwort.**

Bei einer Diskussion über Wesen und Bedeutung bestimmter morphologischer Kriterien des Krebses steht der Kliniker von vornherein vor einer ungleich schwierigeren Aufgabe als etwa der experimentierende Biologe, weil auf ihm die ganze Last der Verantwortung für sein ärztliches Handeln ruht. Das gilt in besonders hohem Maße für die morphologischen Befunde, die den Frühstadien eines malignen Prozesses zugrunde liegen. Angesichts der hierbei bestehenden Meinungsverschiedenheiten habe ich jedoch versucht, einen Weg zu finden, der für den Pathologen und für den Kliniker gangbar erscheint.

In den Vordergrund meiner theoretischen Überlegungen habe ich daher die Auffassung gestellt, daß es sich dabei weniger um ein *histologisches* Problem — sozusagen als Momentbild eines malignen Prozesses — handele, als vielmehr um ein Problem des Geschwulst*wachstums* als Folge einer Wesensänderung der Zellen, mit dem sich der Kliniker auseinander zu setzen hat. Notwendigerweise muß dieser Wachstumsprozeß seinen Ausgang von einer gewissen Anzahl von Geschwulstzellen nehmen und dann ein Anfangs- oder Frühstadium durchlaufen. Es ist sicherlich im Einzelfall von untergeordneter Bedeutung, wie groß die Zahl maligner Zellen ist, an deren Vorhandensein das Stadium des beginnenden infiltrierenden Wachstums gebunden ist. Wir kennen Oberflächencarcinome der Portio mit starker flächenhafter Ausbreitung z. B. auf das Scheidengewölbe, die mehrere Quadratzentimeter umfassen und aus vielen Millionen Zellen bestehen, ohne daß es über einen längeren Zeitraum zum invasiven Wachstum kommt. Andererseits lassen sich an winzigen Gewebsbezirken von wenigen Kubikmillimeter Volumen, die nur aus etwa 100000 Zellen bestehen, bereits Zeichen des destruierenden Wachstums nachweisen. Das bedeutet aber — um damit die Anfrage Prof. DANNEELs zu beantworten — daß das Wachstum der Krebszellen zur Geschwulst nicht ausschließlich von der vorhandenen Zellzahl abhängt, sondern wesentlich vom „Milieu" im weitesten Sinne mitbestimmt wird. Dazu gehören nicht nur die lokalen Reaktionen des Gewebes, sondern auch zahlreiche andere im einzelnen schwer faßbare Faktoren, die im Gesamtorganismus begründet liegen.

Dem Hinweis Prof. BÜCHNERs, daß ergänzende Untersuchungen über die *aerobe* Glykolyse eine größere Bedeutung für die Beurteilung der Benignität oder Malignität besitzen würden als die von uns vorgenommenen Bestimmungen der *anaeroben* Glykolyse, ist im Prinzip durchaus zuzustimmen. Allerdings sieht WARBURG auch das Verhalten der aeroben Glykolyse nicht als beweiskräftiges Kriterium für Carcinomgewebe an. Es besteht jedoch offensichtlich eine feste Beziehung zwischen den Oxydations- und Spaltungsvorgängen im Gewebe oder — wie WARBURG sich ausdrückt — eine „zahlenmäßige Bindung zwischen der *Größe* der Atmung und der *Wirkung* der Atmung". Während also die aerobe Glykolyse für sich allein keine größere Beweisfähigkeit für die Beurteilung gutartig oder bösartig besitzt als die Glykolyse unter anaeroben Bedingungen, ist dafür das *Verhältnis* von aerober Glykolyse und Atmung von entscheidendem Wert. Um dieses Verhältnis bestimmen zu können, sind jedoch erhebliche Gewebsmengen notwendig, etwa das dreifache der von uns benutzten Gewebsproben. Im Rahmen unserer Fragestellung standen uns indes gewöhnlich nur relativ kleine Gewebsbezirke für die verschiedenen histologischen und biochemischen Untersuchungen zur Verfügung, so daß wir uns die eine oder andere Untersuchungsmethode beschränken mußten. Wenn sich meine Mitarbeiter LIMBURG und UHLMANN für Untersuchungen unter anaeroben Bedingungen entschieden haben, so deshalb, weil dabei jeweils die höchsten Einzelwerte und die besten Differenzierungsmöglichkeiten zu erwarten waren. Tatsächlich wurden eindeutige Unterschiede in der Höhe der anaeroben Glykolyse zwischen benignen und malignen Geweben, die dem gleichen Mutterepithel entstammten, festgestellt. Dabei fanden sich für die gleichen morphologischen Bilder erstaunlich ähnliche Quotienten. Besonders auffällig war jedoch die Übereinstimmung der Werte bei den oberflächlichen und den infiltrierend wachsenden Carcinomen, die in ihrem morphologischen Aufbau einander ähnelten. Nur vereinzelt wurde eine — allerdings flüchtige — hohe anaerobe Glykolyse auch bei morphologisch als gutartig angesprochenen Geweben nachgewiesen. Die gewonnenen Ergebnisse sprechen durchaus für die Existenz maligner Gewebsstrukturen *ohne* infiltrierendes Wachstum; selbstverständlich können sie aber nicht als absolut beweisend angesehen werden, wie das so oft bei biologischen Untersuchungen der Fall ist.

Der schlüssige Beweis für die morphologische Identität von präinvasivem und invasivem Carcinomgewebe könnte nur durch heterologe Transplantationen erbracht werden, doch stieß diese Beweisführung bisher auf technische Schwierigkeiten. Wir sind daher Prof. DOMAGK für seinen Hinweis dankbar, daß Cortison-Injektionen nach den neuesten amerikanischen Erfahrungen das Angehen heterologer Transplantate erleichtern.

Der zweifellos berechtigte Einwand Prof. DIETRICHs und Prof. LETTERERs, daß man aus Einzelzellen keinen Krebs diagnostizieren könne, ist nicht neu. Es gibt ja auch tatsächlich kein einziges cytologisches Merkmal, dessen Vorhandensein bei einigen wenigen Zellen eine Verallgemeinerung im Sinne einer sicheren Diagnose zuließe. Deshalb hüten wir uns davor, eine Diagnose anhand von cytologischen Testen, wie dem Scheidenabstrichverfahren, zu stellen, sondern diagnostizieren nach wie vor ausschließlich aus größeren Zellkomplexen in histologischen Schnittpräparaten. Mit aller Entschiedenheit sind wir immer wieder dafür eingetreten, daß das Scheidenabstrichverfahren nach PAPANICOLAOU lediglich einen *Suchtest* zur Erleichterung des Nachweises maligner Prozesse darstellt. Als Kliniker halte ich daher auch die Begriffsbildung: Cytodiagnostik des Uteruscarcinoms, für völlig verfehlt, wenn sich auch dieser Ausdruck vor allem im ausländischen Schrifttum eingebürgert hat. Wollte man die Krebsdiagnose allein nach dem Ergebnis des Vaginal-Smears zulassen, so ergäben sich daraus in therapeutischer Hinsicht Konsequenzen, die ins Uferlose führen müßten. Es mehren sich ja neuerdings die Fälle, in denen einige krebsverdächtige Zellen durch den Scheidenabstrich festgestellt werden, ohne daß die klinische Diagnose Carcinom durch die übrigen Untersuchungsmethoden verifiziert werden kann. Aber selbst bei wiederholt positiven Abstrichen halten wir uns *nicht* für berechtigt, dieses Ergebnis irgendwelchen therapeutischen Maßnahmen zugrunde zu legen. Selbstverständlich wird man immer in Erwägung ziehen müssen, ob nicht doch ein kleines verstecktes Carcinom den positiven Vaginal-Smear veranlaßt. Man wird daher gut daran tun, den Befund so lange laufend zu kontrollieren, bis auch die histologische Untersuchung eine klare therapeutische Entscheidung zuläßt. Ich möchte erwähnen, daß zur Zeit mehr als 100 Patientinnen unter derartiger Kontrolle meiner Poliklinik stehen. Unter allen Umständen müssen wir zu vermeiden suchen, die Diagnose der Malignität zu Unrecht zu stellen und dadurch den Wert unserer diagnostischen Methoden zu belasten.

Allerdings wird jeder Kenner der Materie bestätigen können, daß es im Einzelfall mitunter schwierig, ja sogar unmöglich sein kann, eine exakte histologische Definition der vorliegenden Gewebsatypien zu geben. Auch bei diesen *zweifelhaften* Fällen wird man sich zunächst auf kurzfristige Kontrollen des Befundes durch Kolposkopie und Vaginalabstriche, gegebenenfalls auch durch wiederholte gezielte Probeexzisionen, durch Ausschabung der Cervix beschränken können, bis die Diagnose Carcinomgewebe histologisch einwandfrei gesichert ist.

Alle diese Einschränkungen der klinischen Diagnostik ändern aber nichts an der Tatsache, daß es möglich ist, die Diagnose der Malignität in ein frühzeitiges Stadium in dem von uns definierten Sinne zurück zu verlegen. Diese Feststellung gründet sich auf unsere eigenen Erfahrungen und diejenigen zahlreicher anderer Autoren in aller Welt; sie ist also — das sei nochmals betont — das Ergebnis *der ärztlichen Erfahrung in der Praxis.* Wenn demgegenüber von einzelnen Pathologen bestritten wird, daß die in Betracht kommenden epithelialen Atypien eine Malignitätsdiagnose zulassen, weil dem atypischen Epithelgewebe ein wesentliches Kennzeichen des Carcinoms, nämlich das invasive Wachstum in das Bindegewebe, fehle, sollten sie sich zunächst daran zu erinnern versuchen, daß alle ihre Kenntnisse über die Bedeutung eines histologischen Bildes ausschließlich der *klinischen* Erfahrung entstammen.

Es ist vor allem meinem Mitarbeiter LIMBURG zu verdanken, daß unsere Ergebnisse im Laufe vieler Jahre an einem besonders reichhaltigen histologischen Material und unter ständigem Vergleich mit den klinischen Befunden gewonnen werden konnten. Deshalb konnte ich darauf verzichten, Einzelfälle mitzuteilen, doch beobachteten wir allein während des letzten $^1/_2$ Jahres 3 Krankheitsfälle, deren Verlauf uns erschütterte. Auf meine Anweisung hin wurden 2 Oberflächencarcinome der Portio — davon eines während einer Schwangerschaft — unter Beobachtung gehalten. In beiden Fällen entwickelten sich innerhalb weniger Monate an der gleichen Stelle invasive Carcinome. Bei einer dritten Patientin mit einem fortgeschrittenen Collumcarcinom konnte aus einem früheren Operationspräparat, das auswärts histologisch beurteilt wurde, auf eine frühere präinvasive Veränderung des Oberflächenepithels geschlossen werden. Wir haben also die Möglichkeit, unsere histologischen Diagnosen durch den klinischen Verlauf überprüfen zu können; das ist sicherlich ein Vorteil, den wir vor den Pathologen voraus haben. Wollen wir aber tatsächlich die Diagnose eines Oberflächencarcinoms nur für solche Veränderungen gelten lassen, aus denen sich später ein Collumcarcinom entwickelt? Wollen wir unsere Diagnose sozusagen retrospektiv stellen? Das wäre eine solide, aber sehr schmale Basis, auf der wir unsere Therapie aufbauen.

Noch mehr besagen unsere Operationspräparate der als Oberflächencarcinom behandelten Fälle, bei denen 5mal ein infiltrierend wachsendes Carcinom an anderer Stelle nachgewiesen wurde. Wer wollte bestreiten, daß die von uns primär diagnostizierten Gewebsveränderungen ebenso ein Zeichen der Malignität darstellen, wie die infiltrierenden Carcinome im exstirpierten Uterus? Schließlich sei nochmals eindringlich auf die bereits mitgeteilten Ergebnisse anderer Autoren insbesondere von KOTTMEIER hingewiesen, der bei längerer Beobachtung von Oberflächencarcinomen in einem erschreckend hohen Prozentsatz schließlich weit fortgeschrittene Carcinome, auch solche mit letalem Ausgang feststellte.

Alle diese Beobachtungen sollten zu denken geben; deshalb begrüße ich es außerordentlich, wenn so erfahrene Kliniker wie Prof. MARTIUS, Prof. EYMER und Prof. MAYER darauf hinweisen, daß man an diesen Tatsachen nicht einfach vorbeigehen kann. Allerdings gebührt mir nicht die Ehre, als Vertreter „einer neuen Richtung in der Gynäkologie" — wie es mein Fachkollege MAYER formuliert hat — angesehen zu werden. Die Grundgedanken unserer Arbeiten gehen ja auf einen Mann zurück, von dem STOECKEL sagt: „Nicht jede Klinik hat das Glück, einen ROBERT MEYER zu haben." Bereits vor 26 Jahren hat sich ROBERT MEYER auf einer Sitzung der Berliner Gesellschaft für Geburtshilfe und Gynäkologie [Z. Geburtsh. u. Gynäk. **91**, 464 (1927)] mit den gleichen Gegenargumenten auseinandergesetzt, die auch heute wieder von der klassischen Pathologie vorgebracht werden. Auf dieser Sitzung fielen seine scharfen und inhaltsschweren Worte: „Wenn man zur Krebsdiagnose die Zerstörung der Gewebe als unerläßlich hält, dann soll man die Finger davon lassen. Der Praktiker kann nicht darauf warten, und noch weniger der Kranke." Im übrigen hat sich die Gynäkologie auf dem Internationalen und IV. Amerikanischen Kongreß für Geburtshilfe und Gynäkologie in New York (1950) über die Bedenken der Pathologen einfach hinweggesetzt und den klinischen Verhältnissen bereits dadurch Rechnung getragen, daß eine neue internationale Gruppeneinteilung der Collumcarcinome vorgenommen wurde. Dabei wurde die Sondergruppe der präinvasiven Carcinome als sog. Gruppe 0 den bisherigen Gruppen I—IV vorangestellt.

Als ROBERT MEYER seine bekannte Forderung aufstellte: „Man muß lernen, die Krebsdiagnose früher zu stellen", so geschah das zu einer Zeit, als Frühformen maligner Prozesse nur zufallsmäßig entdeckt wurden. Die Vergangenheit hat bewiesen, daß die Pathologie der Klinik nicht weiterhelfen konnte. Erst seitdem die Klinik über die modernen Untersuchungsmethoden zur Frühdiagnose verfügt, wurden die Ergebnisse besser, doch muten selbst die 30 Frühcarcinome, die jährlich im Höchstfalle an einer großen Klinik entdeckt werden können, recht bescheiden an. Aber vielleicht liegt die entscheidende Bedeutung unserer Maßnahmen zur Frühdiagnose der weiblichen Genitalcarcinome nicht einmal darin, diese präinvasiven malignen Prozesse zu erfassen, als vielmehr in der Möglichkeit, einerseits sicher gutartige Erkrankungen auszuschließen und dadurch unsere Patientinnen vor unnötigen Eingriffen zu bewahren, andererseits jedoch auch eine diagnostische Leistungssteigerung bei den invasiven, aber behandlungs*günstigen* Carcinomformen (Gruppe I) des weiblichen Genitale zu erzielen, wie an unserem Krankenmaterial bewiesen wurde.

Es kann kein Zweifel daran sein, daß die diagnostischen Möglichkeiten zur Früherkennung maligner Prozesse dem Kliniker ein hohes Maß an Verantwortung auferlegen, die ihm kein Pathologe abnimmt, und auch nicht abnehmen kann. Im Blickfeld des Pathologen liegen ausschließlich morphologisch beschreibbare Veränderungen, die immer nur ein Teilsymptom der „biologischen Malignität" zu erfassen vermögen. Zum Begriff der Malignität gehört aber auch die klinisch prognostische Beurteilung quoad vitam des Patienten. Konsequenterweise muß man dem Kliniker die Überzeugung von der Richtigkeit seiner Erkenntnisse zubilligen, eben weil sie durch seine Beobachtungen am lebenden Organismus gewonnen wurden. Aus dieser Überzeugung aber wird das Bewußtsein der Verantwortung geboren, wobei es dann gleichgültig ist, ob das weitere ärztliche Handeln nun als Prophylaxe oder Therapie bezeichnet wird.

# B. Die biochemischen Grundlagen.

## Biochemie der normalen und der malignen Zelle.

Von

G. SIEBERT (Mainz).

Mit 2 Textabbildungen.

## Einleitung.

Bei der Abgrenzung normaler von malignen Zellen werden bekanntlich regulär wachsende Gewebe wie z. B. fetale oder regenerierende Organe mit zu den normalen Geweben gerechnet, denn sie ordnen sich in ihrem ganzen Verhalten dem Gesamtorganismus unter. Wir werden im Laufe der folgenden Ausführungen sehen, daß wachsende Gewebe viele biochemischen Eigentümlichkeiten aufweisen, die sie von der ruhenden Zelle unterscheiden. Ob das Wachstum geregelt oder ungeregelt erfolgt, also eine normale oder eine maligne Zelle vorliegt, ist dagegen nicht ohne weiteres aus chemischen Veränderungen zu erkennen; meist sind solche Unterschiede lediglich quantitativer Art. Eine biochemische Deutung der Malignität als solche ist auf Grund der für Wachstumsprozesse vorliegenden Analysen und Stoffwechseldaten daher noch nicht möglich.

Die Hauptakzente der biochemischen Krebsforschung liegen heute wohl bei der Untersuchung der Wirkung cancerogener Agentien und bei der weiteren Aufklärung der mit Wachstumsprozessen einhergehenden Veränderungen. Wachstum ist Neubildung von Substanz, bzw. ein Überwiegen des Stoffaufbaues über den Stoffabbau (nicht umgekehrt ein Zurücktreten von Abbauvorgängen bei gleichbleibender Neubildungsrate). Wir werden daher praktisch alle intermediären Stoffwechselprozesse in unsere Betrachtungen mit einbeziehen müssen, soweit sie im Hinblick auf das Wachstum untersucht worden sind. Fetale Organe und die regenerierende Rattenleber eignen sich am besten zum Studium des normalen Wachstums.

Interessanterweise gibt es Fernwirkungen solcher in einem Körper ablaufenden Wachstumsprozesse auf Organe, die nicht selbst am Wachstum beteiligt sind. Als Beispiel seien in Tab. 1 Veränderungen des Nucleinsäuregehaltes angeführt, die durch Trächtigkeit, Leberregeneration oder Geschwulstwachstum ausgelöst werden [CERECEDO und Mitarbeiter (*1—3*)]. Normales und malignes Wachstum verhalten sich also in dieser Hinsicht gleich. Ähnliche Ergebnisse erhält man z. B. auch durch Verfolgung des $P^{32}$-Einbaues in die Nucleinsäuren bei gleichzeitigem Vorhandensein einer Schwangerschaft oder in Tumorgegenwart (*4, 5*); das Ausmaß des $P^{32}$-Einbaues in die Desoxyribonucleinsäuren steigt erheblich an. Wesentliche Unterschiede zwischen regulärem und malignem Wachstum haben sich bisher bei Untersuchungen des Wirtsorganismus nicht finden lassen; die Aussagekraft dieser Befunde ist also ebensowenig tumorspezifisch, wie auch bis heute noch kein biochemischer Krebstest entdeckt worden ist, der nicht auch bei zahlreichen anderen Krankheiten und bei Schwangerschaft mehr oder weniger positiv ausfällt. Wegen ihrer Unspezifität soll auf solche Krebsteste hier daher auch nicht näher eingegangen werden (s. a. S. 95 f.).

Tabelle 1. *Veränderungen des Desoxyribonucleinsäure (DNS)- und des Ribonucleinsäure (RNS)-Gehaltes in Organen durch Wachstumsprozesse (Werte in mg/g Trockengewicht).*

| | | Leber | | Lunge | | Niere | | Milz | |
|---|---|---|---|---|---|---|---|---|---|
| | | RNS | DNS | RNS | DNS | RNS | DNS | RNS | DNS |
| Maus, trächtiges | 12. Embryonaltag | 26,4 | 11,2 | 10,5 | 15,9 | keine Verän-derung | 20,1 | keine Veränderung | |
| Muttertier (1) | 20. Embryonaltag | 36,4 | 22,9 | 11,8 | 22,9 | | 31,3 | | |
| Maus mit Lympho- | Tumoralter 8. Tag | | 10,0 | 19,0 | 34,0 | 26,0 | 22,0 | | 122 |
| sarkom (2) | 17. Tag | | 23,5 | 31,0 | 43,0 | 31,0 | 34,0 | | 123 |
| | 21. Tag | | 14,0 | 21,0 | 27,0 | 25,0 | 23,0 | | 95 |
| Ratte bei Leber- | Kontrolle | 29,5 | 10,2 | 15,2 | 35,2 | 18,9 | 19,1 | 25,8 | 80,1 |
| regeneration (3) | 4. Tag nach Op. | 34,0 | 10,3 | 16,6 | 36,2 | 20,0 | 20,1 | 29,6 | 85,0 |
| | 8. Tag nach Op. | 30,8 | 8,9 | 17,0 | 34,3 | 20,2 | 18,3 | 29,7 | 81,4 |
| | 14. Tag nach Op. | 28,4 | 8,8 | 17,5 | 35,5 | 19,8 | 17,3 | 24,2 | 77,1 |

Die nachfolgenden Ausführungen werden sich in zwei Abschnitte gliedern:

1. Zusammensetzung der Zelle (Analytisches);
2. Stoffwechsel und Fermente der Zelle (Dynamisches).

## Zusammensetzung der Zelle.

**Bezugsbasis.** Grundlage für die richtige Auswertung erhaltener Analysen ist die Wahl einer vernünftigen Bezugsbasis. Seit altersher gebräuchlich sind z. B. Frischgewicht, Trockengewicht, Stickstoffgehalt, fettfreie Trockensubstanz usw. Diese Größen unterliegen aber im Gewebe und in der einzelnen Zelle erheblichen Schwankungen und erlauben daher letzten Endes keine verläßliche Berechnung. Das Krebsproblem ist zweifellos ein ganz überwiegend celluläres Problem, worunter wir verstehen wollen, daß die biochemisch faßbaren Veränderungen aus Abwandlungen einer oder einiger weniger Zellen unabhängig von hormonalen und nervösen Faktoren hervorgehen. Eine eingehendere Diskussion dieser Frage soll hier nicht erfolgen, da dieses Gebiet im kommenden Jahre ausführlich von der Gesellschaft Deutscher Naturforscher und Ärzte behandelt werden wird. Sieht man die maligne Geschwulst aber als ein von der einzelnen Zelle ausgehendes Phänomen an, so muß man Versuchsdaten auch auf die einzelne Zelle beziehen, d. h. eine Bezugsbasis wählen, die auf einer konstanten Eigenschaft der Zelle beruht.

In neuerer Zeit hat sich zeigen lassen, daß der Desoxyribonucleinsäuregehalt des einzelnen Zellkerns bzw. der Zelle eine solche Konstante ist; berechnet man Analysendaten dementsprechend auf den Desoxyribonucleinsäuregehalt, so erhält man ein verläßliches Maß für Veränderungen, die sich auf der Ebene der Zelle abspielen. In Tab. 2 sind einige Daten für den Desoxyribonucleinsäuregehalt je Zelle bzw. je Zellkern zusammengestellt [nach (6), dort auch weitere Angaben].

6*

Bemerkenswerterweise sind die Werte in den der Fortpflanzung dienenden, haploiden Zellen nur halb so groß; andererseits läßt sich aus einer Überschreitung dieser Zahlen das Ausmaß einer eventuellen Tetraploidie, Octaploidie usw. in dem untersuchten Organ erkennen.

Tabelle 2. *Desoxyribonucleinsäuregehalt je Zellkern (für die einzelnen Tierarten charakteristischer Mittelwert aus verschiedenen Organen in $\gamma \cdot 10^{-6}$).*

| Mensch | 6,0 | Kaninchen | 5,3 |
|---|---|---|---|
| Pferd | 5,8 | Meerschweinchen | 5,9 |
| Rind | 6,4 | Maus | 5,0 |
| Schwein | 5,1 | Ente | 2,2 |
| Hammel | 5,7 | Karpfen | 3,0 |
| Hund | 5,3 | | |

Ein Beispiel für die Berechnungsart auf der Grundlage des Desoxyribonucleinsäuregehaltes ist in der Abb. 1 angeführt (7); die Aktivität der beiden Enzyme Ribonuclease und Desoxyribonuclease unterliegt in der regenerierenden Rattenleber sehr erheblichen Schwankungen, wenn man Gewebsextrakte mit gleichem Stickstoffgehalt untersucht; die Unterschiede zeigen ein ganz anderes Bild bei Umrechnung auf die einzelne Zelle. Es gehen also Zellzahl des Gewebes und N-Gehalt der einzelnen Zelle keineswegs parallel. Tumorzellen pflegen bekanntlich häufig sehr viel kleiner zu sein als die entsprechenden normalen Zellen.

Eine weitere, in der neueren Zeit erarbeitete Berechnungsmethode bedient sich der Mitochondrienzahl der einzelnen Zelle; diese ist unter Standardbedingungen ebenfalls einigermaßen konstant; sie ermöglicht Berechnungen, die eine eventuell eingetretene Veränderung innerhalb des einzelnen Mitochondrions zu erkennen gestattet. Beispiele für Mitochondrienzahlen sind in der Tab. 3 enthalten (8).

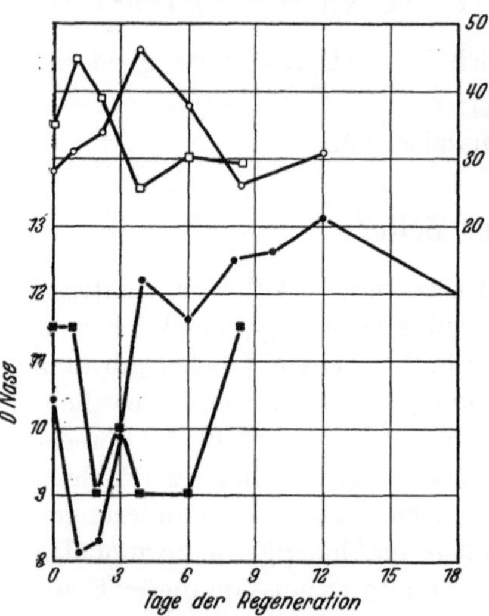


Abb. 1. Ribonuclease und Desoxyribonuclease in der regenerierenden Rattenleber. Willkürliche Einheiten [nach (7)].

o——o Ribonuclease je 0,4 mg Extrakt-N,
□——□ Ribonuclease je Zelle,
•——• Desoxyribonuclease je 1,2 mg Extrakt-N,
■——■ Desoxyribonuclease je Zelle.

Bisher sind nur sehr wenige Untersuchungen veröffentlicht worden, deren Ergebnisse auf die einzelne Zelle bezogen sind; alle früheren Analysendaten dürften aber mehr oder weniger revisionsbedürftig sein und sollten nur noch unter ausdrücklichem Vorbehalt, wenn überhaupt, zur Beurteilung des Krebsproblems herangezogen werden. Die eben geschilderte Möglichkeit einer exakten Berechnung von Versuchsdaten dürfte einer der wesentlichsten, in den letzten Jahren erarbeiteten Fortschritte sein, der ganz neue Aspekte bietet.

In diesem Referat soll daher auch nicht weiter auf die zahllosen älteren Arbeiten eingegangen werden, die sich mit Veränderungen der Konzentration bestimmter Stoffe in maligne entartetem Gewebe befassen. Im Grunde ist bei allen diesen Untersuchungen nichts gefunden worden, was als typisch für den Krebs angesehen werden könnte. Eine eingehende Kritik und Würdigung solcher Arbeiten s. z. B. (*9, 10*).

In qualitativer Hinsicht gibt es allerdings eine Reihe neuerer Befunde, die Besonderheiten des Krebsgewebes gegenüber normalem Gewebe erkennen lassen.

Tabelle 3. *Mitochondrien in der Rattenleber unter verschiedenen experimentellen Bedingungen.*

| | Zahl der Zell-kerne/g Frisch-gewicht · $10^{-6}$ | Zahl der Mitochondrien | | mg N · $10^{-12}$ je Mitochondrion |
| | | je g Frisch-gewicht · $10^{-10}$ | je Zelle | |
|---|---|---|---|---|
| Normale Rattenleber . . . . | 130 | 33 | 2550 | 22,4 |
| Regenerierende Leber | | | | |
| am 2. Tag . . . . . . . . . | 130 | 25,9 | 1990 | 25,1 |
| am 4. Tag . . . . . . . . . | 142 | 25,0 | 1760 | 22,2 |
| am 8. Tag . . . . . . . . . | 134 | 25,3 | 1890 | 26,7 |
| am 12. Tag . . . . . . . . . | 111 | 26,7 | 2380 | 24,8 |
| Buttergelbfütterung | | | | |
| nach 30 Tagen . . . . . . . | 153 | 33,2 | 1687 | 21,9 |
| nach 90 Tagen . . . . . . . | 145 | 23,8 | 1637 | 27,8 |
| Acetylaminofluorenfütterung | | | | |
| nach 45 Tagen . . . . . . . | 155 | 25,3 | 1632 | 23,5 |
| Lebertumor durch Buttergelb-fütterung . . . . . . . . . | 88 | 12,3 | 1391 | 30,8 |

Solche Untersuchungen setzen selbstverständlich eine sehr genaue, histologische Kontrolle des untersuchten Gewebsmaterials voraus; die Kriterien, die hierbei anzuwenden sind, hat CHALKLEY (*11*) in übersichtlicher Weise zusammengestellt.

**Nucleinsäuren.** Der Aufbau von Nucleinsäuren aus den einzelnen Basen gehorcht nach den heutigen Kenntnissen keinerlei statistischen Regeln; sog. Tetranucleotide gibt es nicht. Indessen zeigen sich Abweichungen in der Basenzusammensetzung von Ribonucleinsäuren bei malignen Geweben, wie Tab. 4 lehrt (*12*). Unterlagen über die Gründe solcher Veränderungen fehlen noch ganz. Gleichartige Untersuchungen an Desoxyribonucleinsäuren haben bisher keine Unterschiede auf-finden lassen. Daß der Desoxyribonucleinsäuregehalt von Tumoren häufig sehr

Tabelle 4. *Basengehalt der Ribonucleinsäuren aus Leber und Lebermetastase eines Coloncarcinoms beim Menschen (relative Mengen; Adenylsäure gleich 10 gesetzt).*

| | Adenylsäure | Guanylsäure | Cytidylsäure | Uridylsäure | Purin: Pyrimidin |
|---|---|---|---|---|---|
| Leber . . . . . . | 10 | 32,9 | 28,8 | 8,3 | 1,1 |
| Metastase . . . . | 10 | 41,4 | 43,2 | 7,2 | 1,0 |

viel höher gefunden wird als der der Ausgangsgewebe (oft um den Faktor 3), ist durch die höhere Zellzahl bedingt.

**Eiweiß.** Auch bei den Proteinen des Tumorgewebes finden sich Veränderungen. Das als Ganzes analysierte Gewebseiweiß stellt ein Gemisch von vermutlich vielen Hunderten, wenn nicht mehr, differenten Proteinen dar. Bausteinanalysen an solchem Material können kein eindeutiges Bild liefern, vielmehr benötigt man dazu definierte Eiweißfraktionen. Untersuchungen an Zellkernproteinen haben ergeben, daß Stickstoffgehalt, sowie die Menge an Arginin, Lysin, Cystin,

Asparaginsäure und Tryptophan Abweichungen zeigen, wenn das Gewebe maligne entartet (*13, 14*). An Buttergelbtumoren finden sich starke Verschiebungen der Eiweißfraktionen, wenn lösliches Cytoplasma nach Abtrennung aller partikulären Elemente der Elektrophorese unterworfen wird (*15*). Abb. 2 zeigt solche Befunde. Auffällig ist vor allem die starke Verminderung der Komponente „h" im Tumor, die sich durch ihre Fähigkeit zur spezifischen Bindung des Azofarbstoffes Buttergelb auszeichnet [zur Diskussion s. (*16*)]. Sie durchläuft bei Buttergelbfütterung im präneoplastischen Stadium ein Maximum, um dann im manifesten Tumor weitgehend zu verschwinden (*17*). Über die physiologische Rolle dieser Eiweißfraktion ist indessen noch nichts bekannt, was ebenfalls für die Fraktionen „A" und „N" zutrifft, die sehr starke Vermehrung im Tumor zeigen. In Tab. 5 sind Befunde zusammengefaßt, die gleichfalls diese Veränderungen zeigen, weiterhin aber auch die Verhältnisse bei der regenerierenden Rattenleber darlegen; Buttergelbzufuhr,

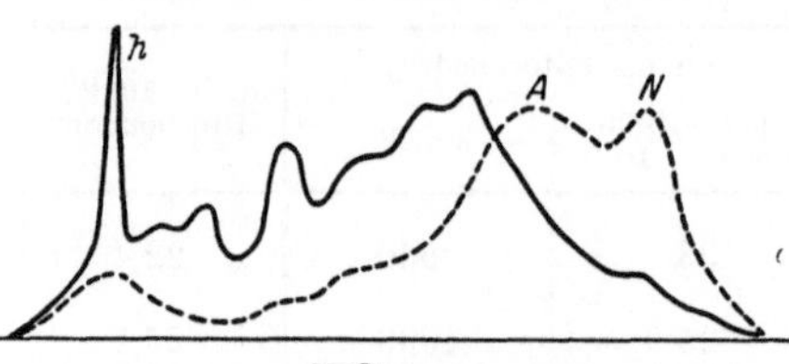

Abb. 2. Elektrophorese von löslichem Lebercytoplasma [nach (15)]. Normale Leber 2,7% Eiweiß, Lebertumor 3,1% Eiweiß, pH 8,6, $\mu$ 0,1, 6,0—6,1 V/cm, 180 min.

——— normale Leber,
- - - - - Lebertumor nach Buttergelb.

Regeneration sowie manifester Tumor bewirken bei den aus Mitochondrien extrahierbaren Proteinen z. T. die gleichen, z. T. unterschiedliche Veränderungen gegenüber der normalen Leber. Diese Befunde entziehen sich zur Zeit noch jeder Deutung; jedenfalls sind tiefgreifende Veränderungen der Eiweißzusammensetzung mit normalen und pathologischen Wachstumsprozessen verknüpft, deren weitere Aufklärung zweifellos sehr große Bedeutung hat.

Tabelle 5. *Lösliche Proteine aus Rattenleber-Zellfraktionen unter verschiedenen Bedingungen (prozentualer Flächeninhalt der Komponenten bei der Elektrophorese; die Bezifferung der einzelnen Fraktionen entspricht den im Homogenat differenzierbaren Fraktionen).*

| Gewebsfraktion | Eiweiß-fraktion | normal | Buttergelbzufuhr | | Tumor nach Buttergelb | regenerierende Leber | |
|---|---|---|---|---|---|---|---|
| | | | 30 Tage | 90 Tage | | 2. Tag | 3. Tag |
| Zellkerne .. | 1 | 32 | 26 | 25 | 28 | 37 | 35 |
| | 3 | 35 | 35 | 38 | 40 | 29 | 31 |
| | 4 | 33 | 39 | 37 | 32 | 34 | 34 |
| Mitochondrien | 1 | 38 | 25 | 16 | 16 | 26 | 24 |
| | 2 | 25 | 21 | 17 | 19 | 33 | 27 |
| | 3 | 15 | 17 | 35 | 24 | 19 | 16 |
| | 4 | 12 | 18 | 16 | 19 | 13 | 15 |
| | 5 | 10 | 19 | 16 | 22 | 9 | 18 |
| Mikrosomen | 1 | 31 | 32 | 30 | 33 | 27 | 19 |
| und | 3 | 16 | 18 | 14 | 21 | 27 | 23 |
| Cytoplasma | 4 | 17 | 19 | 18 | 18 | 22 | 17 |
| | 5 | 16 | 13 | 19 | 20 | 12 | 16 |
| | 6 | 20 | 18 | 19 | 8 | 12 | 24 |

D-Glutaminsäure. Auf die Frage der D-Glutaminsäure soll hier nicht näher eingegangen werden; die Köglschen Befunde sind von keinem der Nachuntersucher in vollem Umfange bestätigt worden (*10*).

Katalasehemmstoff. Vermutlich von Polypeptidcharakter ist eine Substanz aus Tumorgewebe, welche die Katalaseaktivität in vivo und in vitro erheblich zu senken vermag (*19—22*). Diese Ergebnisse führen zum Verständnis der schon seit fast 40 Jahren bekannten, stark erniedrigten Katalaseaktivität in der Leber von Tumorträgern (*23*) und Tumoren selbst (*24*). Das wasserlösliche Material, das auch eine starke, für Nucleotide charakteristische Absorptionsbande hat (*22*), senkt nach Injektion die Katalaseaktivität der Leber um über 50% und hebt die normale Beeinflußbarkeit der Katalaseaktivität durch Steroidhormone auf (*20*); Leberhomogenat zerstört in vitro diesen Hemmstoff im Verlauf weniger Stunden; mit kristallisierter Katalase bildet sich eine praktisch inaktive Verbindung von verändertem Absorptionsspektrum, so daß ein Angriff am Porphyrinsystem zu vermuten ist (*22*); in der Tat werden auch Cytochromoxydase, Peroxydase und ferner Phenoloxydase in vitro gehemmt. Die im Tumorgewebe verminderte Katalasewirksamkeit beruht also nicht auf einer Abnahme der Enzymkonzentration [aus irgendeiner Ursache heraus, z. B. infolge relativen Proteinmangels (*25*)], sondern auf verringerter Enzymaktivität infolge Inhibitorgegenwart. Meines Wissens ist dies das erste Beispiel für einen tumorspezifischen Stoff, der eine definierte Stoffwechselleistung der Zelle modifiziert; man wird diesen Gesichtspunkt bei der Deutung der zahlreichen Aktivitätsveränderungen von Fermenten in malignen Geweben künftig stärker berücksichtigen müssen (s. u.) und darf jedenfalls nicht einfach aus verringerter Aktivität auf verringerte Konzentration schließen.

**Lipoide.** Eine charakteristische Veränderung der Lipoide bei der Krebsentstehung ist von CARRUTHERS und SUNTZEFF (*26*) bei dem Hautcarcinom und beim Rhabdomyosarkom beschrieben worden; die Befunde sind in der Tab. 6 zusammengestellt; sie zeigen, daß anscheinend krebsspezifische Veränderungen in der Lipoidzusammensetzung vorkommen können. Da es sich um eine acetonlösliche, reduzierbare und im UV absorbierende Substanz handelt, liegt der Verdacht auf eine stärker ungesättigte Verbindung, die aber kein Phosphatid sein kann, nahe; nähere Angaben über die chemische Konstitution fehlen noch. Ungesättigte Lipoidsubstanzen sind häufig in Tumoren vermehrt (*10*).

Tabelle 6. *Hautlipoide bei Krebsentstehung.*

| | normal | hyperplastisch | carcinomatös |
|---|---|---|---|
| Halbwellenpotential in Volt . . . . . . . . . | —1,71 | —1,73 | —1,49 |
| Ultraviolettabsorption, Maximum in m$\mu$ . . . . | 278 | | 260 |
| $\dfrac{\text{Extinktionskoeffizient}}{\text{Diffusionsstrom}}$ . . . . . . . . . | 1 | | 3 |

$\beta$**-Aminoisobuttersäure.** Nach neueren Untersuchungen findet sich im Harn des tumorkranken Lebewesens $\beta$-Aminoisobuttersäure als Abbauprodukt von Thymin bzw. Methylcytosin (Pyrimidinbestandteile der Desoxyribonucleinsäure), während der Harn nicht krebskranker Menschen und Tiere diese Aminosäure nicht in merklicher Menge enthält. Bei Ratten erhält man lediglich eine Ausscheidung dieser $\beta$-Aminosäure, wenn das Futter größere Mengen Thymin oder Desoxyribonucleinsäure enthält (*27*), so daß die Vermutung naheliegt, daß die $\beta$-Aminoisobuttersäure-Ausscheidung auf verstärkten Desoxyribonucleinsäureabbau zurückgeht. Nur noch Dihydrothymin vermag von zahlreichen untersuchten natürlichen und synthetischen Pyrimidin-Derivaten die

$\beta$-Aminoisobuttersäureausscheidung zu veranlassen (*28*). Unten wird gezeigt, wie man sich die Entstehung dieser Aminosäure aus Thymin vorzustellen vermag; Tab. 7 enthält einige Daten über die Ausscheidung nach Thyminverfütterung an Ratten. Wieweit diesen Untersuchungen eine generelle Bedeutung für die Krebsdiagnose zukommt, ist noch nicht schlüssig zu übersehen. Die letzten Mitteilungen stellen die Spezifität dieser Befunde für die Krebsdiagnose wieder stärker in Frage.

Thymin    $\beta$-Aminoisobuttersäure

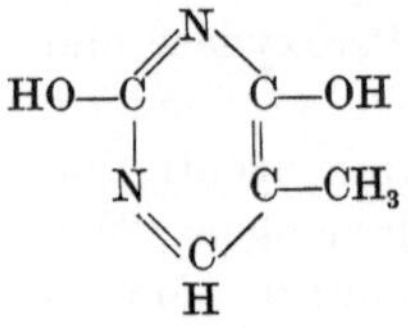

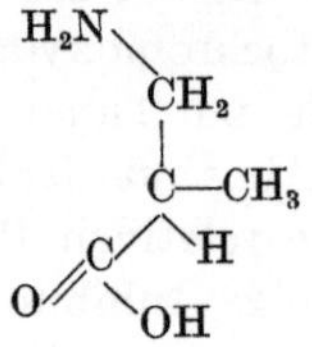

Tabelle 7.

*Ausscheidung von $\beta$-Aminoisobuttersäure im Rattenurin nach Thyminzufuhr im Futter.*

| Futterart | $\mu$ Mole/20 cm³ Urin |
|---|---|
| Stammfutter . . . . . . . | 0 |
| 40% Desoxyribonucleinsäure . | 20—120 |
| 8% Thymin . . . . . . . | 3—5 |
| 10% Desoxyribonucleinsäure . | 3—6 |

## Stoffwechsel und Fermente.

**Fermentaktivitäten.** Fermente sind die Werkzeuge des Stoffwechsels. Sie sind aber nicht nur seine Akteure, sondern unterliegen gleichzeitig selbst dem Stoffwechsel, sind also auch seine Objekte; der Umsatz der Fermentproteine vollzieht sich nach den Gesetzen des Eiweißstoffwechsels [näheres hierüber s. (*29*)]. Eine Besprechung der Fermentaktivitäten in malignen Zellen setzt die Kenntnis der wesentlichsten Faktoren voraus, welche diese beeinflussen können:

1. Verminderte Proteinneubildung bzw. erhöhter Proteinabbau.

2. Zunahme oder Verminderung gewebseigener, eventuell tumorspezifischer Hemmstoffe.

3. Veränderungen des Coenzymbestandes;

    a) verminderte Vitaminzufuhr,

    b) gestörte Vitaminverwertung (z. B. Phosphorylierung),

    c) erhöhter Coenzymabbau.

4. Veränderungen des Aktivator- und Cofaktorbestandes (z. B. Ionenmilieu).

5. Veränderungen des Substratangebotes.

Für die Deutung gefundener Abweichungen ist daher die Kenntnis des jeweils wirksamen Factor limitans notwendig; so bewirkt z. B. eine verschlechterte Durchblutung ein Minderangebot an Sauerstoff (als Substrat des Cytochromsystems) und muß damit die Atmung beeinträchtigen, ohne daß notwendigerweise die zuständigen Atmungsenzyme verändert sein müssen. Ein anderes Beispiel ist der Bestand an anorganischem Phosphat und Phosphatacceptoren; Atmungsgröße und Ausmaß der oxydativen Phosphorylierung sind gegenseitig miteinander gekoppelt, so daß man durch Variation von Phosphatdonatoren und phosphatverbrauchenden Systemen wiederum die Atmungsgröße zu beeinflussen vermag; umgekehrt ist natürlich die oxydative Phosphorylierung von der Atmungsgröße abhängig. Schließlich sei auf das eingangs erörterte Problem hingewiesen, die Fermentaktivität auf die einzelne Zelle zu beziehen. Diese Angaben sollen genügen, um zu illustrieren, wie schwierig im allgemeinen die Bewertung von experimentellen Befunden zu sein pflegt.

Die nachfolgende Beschreibung der Enzymaktivitäten in malignen Geweben lehnt sich im wesentlichen an eine neuere Zusammenfassung von GREENSTEIN (*30*) an. In Tab. 8 sind Veränderungen im Hepatom gegenüber normalem Lebergewebe

Tabelle 8. *Enzymaktivitäten in Hepatomen. (Normale Leber = 100%.)*

| Ferment | Rattenhepatom | | Mäusehepatom, transplantiert |
|---|---|---|---|
| | primär | transplantiert | |
| Saure Phosphatase | 100 | 200 | 183 |
| Acylpyruvase | 6 | | 30 |
| Adenosintriphosphatase | 92 | | 77 |
| aerobe Glykolyse | 400 | | |
| alkalische Phosphatase | 6800 | 13500 | 0,25—2500 |
| Aminosäureamidasen | 103—400 | | 75—133 |
| Amylase | | 100 | 100 |
| anaerobe Glykolyse | 826 | | |
| Arginase | 14 | 10 | 16 |
| Asparaginase II | 36 | | 33 |
| Benzoylargininamid-Amidase | 112 | 175 | 106 |
| Kohlensäureanhydratase | 50 | | |
| Katalase | 1 | 1 | 4, 11 |
| Cholinoxydase | | 0 | |
| Cystindesulfhydrase | 0 | 0 | 0, 50 |
| DPN-Cytochrom c-Reductase | | | 180 |
| Cytochromoxydase | 31 | 31 | 40 |
| D-Aminosäureoxydase | | 12 | |
| Dehydropeptidase I | 0—630 | | 0—800 |
| Dehydropeptidase II | 50 | 5 | 0 |
| Desoxyribonuclease | | 78 | 143 |
| Desoxyribonucleodesaminase | 100 | 950 | 610 |
| $\beta$, $\delta$-Diketo-C-Acylase | 37 | | 32 |
| Esterase | | | 42 |
| Fettsäureoxydase | 4 | | 14 |
| Glutaminase I | 600 | | 375 |
| Glutaminase II | 58 | | 79 |
| $\beta$-Glycerophosphatase | | | 70 |
| Glyoxalase | 10 | | |
| Histidase | 5 | | |
| Isocitricodehydrogenase | | | 53 |
| Milchsäuredehydrogenase | | | 156 |
| Äpfelsäuredehydrogenase | 14 | | |
| N-Acylase | 88 | | |
| Peptidasen | 60—227 | | 45—480 |
| D-Peptidase | 30 | | |
| Proteinase | | 200 | |
| Pyrophosphatase | | | 41 |
| Ribonuclease | | 100 | |
| Ribonucleodesaminase | 100 | 300 | |
| Succinoxydase | 29 | 27 | 24 |
| Transaminase | 33 | | |
| Lactonase (Triessigsäure) | 18 | | 105 |
| Harnstoffsynthese | 10 | 0 | |
| Uricase | | 5 | |
| Xanthindehydrogenase | | 50 | 26—100 |

zusammengestellt, wobei dieses gleich 100% gesetzt ist; wieweit diese Angaben für Veränderungen auf der Basis der einzelnen Zelle eine Bedeutung haben, muß dahingestellt bleiben. Wie die Tabelle weiter erkennen läßt, beziehen sich die Daten nur auf 3 wohldefinierte Experimentaltumoren; dadurch erhält man zwar bessere Einblicke in die grundsätzliche Enzymausstattung von Tumoren, als wenn Spontantumoren des Menschen oder der Versuchstiere untersucht werden; bei diesen wird man im Einzelfall jedoch mit nicht ganz unbeträchtlichen Abweichungen rechnen müssen. Die Daten der Tab. 8 sind daher nur als verhältnismäßig charakteristisches Beispiel zu werten.

Alle diese Zahlen liegen innerhalb der Grenzen, die von den jeweils aktivsten und den am wenigsten aktiven Organen eines Organismus gebildet werden; Tumoren bieten also keine Extreme dar, vielmehr liegen die Werte verhältnismäßig eng beieinander; durch diese „Nivellierung" gehen typische Besonderheiten der Ausgangsgewebe bei der malignen Entartung mehr oder weniger verloren, mit anderen Worten, ein relativ einheitliches Bild der Fermentausstattung kennzeichnet alle Tumoren: $+ \rightarrow$ Tumor $\leftarrow -$. Einzelheiten und Abweichungen besonderer Art sollen im folgenden kurz besprochen werden.

**Pasteur-Effekt.** Ein spezielles Interesse haben von jeher die Abweichungen im Energiestoffwechsel maligne entarteter Gewebe gefunden. Bekanntlich tritt die Atmung stark hinter der aeroben Glykolyse zurück, so daß anscheinend die sog. Pasteur-Reaktion unterbunden ist, unter der man ja das Verschwinden der Glykolyse in Sauerstoffgegenwart versteht. Nun müssen in normalen Geweben besondere Bedingungen wie z. B. Krankheiten oder enorme Leistungsanforderungen vorliegen, um in ihnen den Sauerstoffpartialdruck so weit zu senken, daß in vivo in einem für den Organismus bedeutsamen Ausmaß Energie durch die anaerobe Glykolyse beigesteuert wird (der Muskel macht hier eine Ausnahme). Messungen der anaeroben Glykolyse besagen also über die in vivo herrschenden normalen Stoffwechselverhältnisse eines Organs nicht allzu viel; sie stellen mehr eine potentielle als eine reale Größe dar. Damit fragt sich naturgemäß, welche Rolle der Pasteur-Reaktion zukommt, und ob sie überhaupt unter Normalbedingungen von größerem Belang ist.

Von den verschiedenen Deutungsmöglichkeiten für die Pasteur-Reaktion hat diejenige am meisten für sich [s. a. (*31*)], die die Konzentration an anorganischem Phosphat innerhalb der Zelle zugrundelegt. Wie bereits kurz erwähnt, kommt es bei Mangel an organischem Phosphat zu einer Beeinträchtigung der Atmung; ein Phosphatmangel kann zwei Ursachen haben: Entweder ist überhaupt zu wenig Phosphat vorhanden, oder das mittels Oxydationsenergie in organische Bindung überführte Phosphat (überwiegend als ATP) wird nicht hinreichend verbraucht, sondern häuft sich an und die Zelle verarmt dadurch an anorganischem Phosphat. Man kann daher durch Stimulierung des ATP-Zerfalles im allgemeinen eine Atmungssteigerung bewirken, wenn der Phosphathaushalt der limitierende Faktor war; in der normalen Zelle wird bei intakter Atmung stets nur außerordentlich wenig $PO_4$ vorhanden sein, weil die Zelle bestrebt ist, dieses in möglichst großem Umfange zum ATP-Aufbau heranzuziehen. Eine solche niedrige Phosphatkonzentration in der Zelle, die in der Größenordnung von $10^{-4}$ m liegt, ermöglicht aber keine Glykolyse von merklichem Ausmaß; für sie wird eine mindestens 10 mal höhere $PO_4$-Menge benötigt.

Der Pasteur-Effekt würde nach dieser Deutung besagen, daß die bei intakter Atmung sehr niedrige Phosphatkonzentration in der Zelle keine Glykolyse zuläßt; ein Fehlen der Pasteur-Reaktion dagegen würde bedeuten, daß in der Zelle trotz vonstatten gehender Atmung eine höhere Phosphatkonzentration vorliegt. In

der Tat stehen die bisher vorhandenen experimentellen Unterlagen hinsichtlich
des Tumors mit dieser Deutung nicht in Widerspruch. Insbesondere von MEYER-
HOF und WILSON (*32*) ist auf die Bedeutung der Adenosintriphosphatase für den
Glykolyseablauf hingewiesen worden; sie fanden im Rattensarkomgewebe ein
8faches Überwiegen der Aktivität der Adenosintriphosphatase über die der
Hexokinase, während ein 2facher Überschuß das optimale Verhältnis darstellt.
Zur intracellulären Verteilung der ATPase in normalen und malignen Geweben
s. Tab. 11 (s. S. 94). Störungen des Phosphathaushaltes sind z. B. auch von POTTER
und LYLE (*33*) beschrieben worden.

**Atmung und Glykolyse.** Die Tab. 9 enthält einige Daten über die Größe von
Atmung und Glykolyse in normalen und malignen Geweben [nach (*30*)]. Spalte 4
gibt den sog. MEYERHOFschen Oxydationsquotienten an, der ein Maß für die
PASTEUR-Reaktion darstellt; Spalte 5 ist der Überschuß (oder Unterschuß bei
negativen Zahlen) der Glykolyse über die Atmung. Die für die Retina gemessenen
Werte sind ein bekanntes Beispiel, daß auch in normalen, erwachsenen Geweben
eine hohe aerobe Glykolyse gefunden werden kann. Einige Autoren sehen in dem
abweichenden Stoffwechselverhalten der Netzhaut allerdings lediglich ein Zeichen
der bei der Präparation des außerordentlich empfindlichen Gewebes eingetretenen
Schädigung. Für embryonale Gewebe sind die Verhältnisse von O'CONNOR (*35*)
näher untersucht worden. Das Mittelhirn des Hühnerembryos weist eine sehr
starke aerobe Glykolyse auf, die eine Zeit lang der jeweiligen Zahl der Mitosen
parallel geht. Erythrocyten des Hühnerembryos dagegen zeigen keine aerobe
Glykolyse, vielmehr vollzieht sich bei ihnen der Kohlenhydratumsatz nur über
die Atmung. Verallgemeinerungen sind also hier ebenso wie in vielen anderen
Fällen zur Zeit noch nicht möglich.

Tabelle 9. *Stoffwechselgrößen normaler und maligner Gewebe.*

| Gewebe | $Q_{O_2}$ | $Q_M^{O_2}$ | $Q_M^{N_2}$ | $\dfrac{3\left(Q_M^{N_2} - Q_M^{O_2}\right)}{Q_{O_2}}$ | $Q_M^{N_2} - 2\,Q_{O_2}$ |
|---|---|---|---|---|---|
| Rattenniere . . . . . . . . . | 21 | 0 | 3 | 0,4 | —39 |
| Rattenschilddrüse . . . . . | 13 | 0 | 2 | 0,4 | —24 |
| Rattenleber . . . . . . . . | 12 | 0,6 | 3 | 0,6 | —21 |
| Rattendarmschleimhaut . . . | 12 | 1,6 | 4 | 1,0 | —20 |
| Rattenmilz . . . . . . . . | 12 | 2 | 8 | 1,5 | —16 |
| Rattenhoden . . . . . . . . | 12 | 0 | 8 | 2,0 | —16 |
| Rattenthymus . . . . . . . | 6 | 0,6 | 8 | 3,6 | —4 |
| Rattenhirnrinde. . . . . . . | 11 | 2,5 | 19 | 4,5 | —3 |
| Kaninchenpankreas . . . . . | 5 | 0 | 3 | 2,0 | —7 |
| Kaninchenspeicheldrüse . . . | 4 | 0 | 3 | 2,2 | —5 |
| Mensch, Lymphknoten . . . | 4 | 2 | 5 | 2,2 | —3 |
| Rattenembryo . . . . . . . | 13 | 6 | 23 | 3,9 | —3 |
| Rattennetzhaut . . . . . . | 31 | 45 | 88 | 4,2 | 26 |
| Rattenplacenta . . . . . . . | 7 | 10 | 14 | 1,7 | 0 |
| JENSEN-Sarkom . . . . . . | 9 | 17—18 | 32—34 | 4,7—5,6 | 14—16 |
| FLEXNER-JOBLING-Carcinom . | 7—8 | 20—25 | 29—31 | 2,6—4,3 | 13—17 |
| Spontantumor, Maus . . . . | 11—14 | 8—9 | 16—25 | 2,0—3,6 | —3 bis —6 |
| Blasenkrebs, Mensch . . . . | 10 | 24 | 36 | 3,6 | 16 |
| Sarkome . . . . . . . . . . | 5—15 | 12—24 | 28—36 | 3,2—6,0 | —2 bis 20 |
| Kehlkopfkrebs, Mensch . . . | 8 | 15 | 19 | 1,5 | 3 |
| Mäusemelanom . . . . . . . | 9 | 6 | 16 | 3,3 | —2 |
| Ascitestumorzellen[1] . . . . . | 7,7 | 23 | 36 | 5 | 20 |

[1] Werte nach (*34*).

In vielen erwachsenen Geweben ist der Ablauf der Zellteilung, wenn sie erst einmal eingeleitet ist, nicht durch Hemmung des Kohlenhydratstoffwechsels mehr zu beeinflussen (*36*); für die untersuchten embryonalen Hühnergewebe gilt dies nicht (*35*): Sowohl Hemmung der aeroben Glykolyse im Mittelhirn als auch Hemmung der Atmung in Erythrocyten sind mit einem Stillstand der Mitose verbunden. Einstweilen liegen aber noch nicht genügend Beobachtungen vor, um zu entscheiden, ob diese unterschiedliche Abhängigkeit der Mitose vom Kohlenhydratumsatz von allgemeiner Bedeutung ist, und wie sich maligne Gewebe verhalten.

**Cytochrom-System.** Die · eingangs erwähnte Stoffwechseleigentümlichkeit maligner Gewebe, das Überwiegen der aeroben Glykolyse über die Atmung, wird nicht nur durch einen Anstieg der Glykolyserate bedingt, sondern zugleich auch durch eine Abnahme der Atmung, die auf einem ganz anderen Mechanismus beruht. In Tab. 10 sind zunächst Angaben über den Gehalt an Cytochromoxydase, Cytochrom c und das Verhältnis dieser beiden zueinander zusammengestellt (*37*).

Die in Tab. 9 genannten $Q_{O_2}$-Werte lassen keine allzu großen Unterschiede zwischen normalen und malignen Geweben erkennen; aus den Daten der Tab. 10 ergibt sich, daß Cytochromoxydase mäßig, Cytochrom c dagegen stark erniedrigt sind, wenn die Gewebe krebsig entarten. Eine trotzdem annähernd gleichgroße Atmung besagt daher, daß normale Gewebe nur einen Bruchteil der Kapazität des Cytochromsystems für die Atmung einzusetzen brauchen, während Krebsgewebe voll ausgelastet sind, d. h. keinerlei Reserve haben. Ein Vergleich der Spalten 1 und 3 der Tab. 10 gibt dafür die Meßunterlagen, während in der Spalte 4 die prozentuale Steigerung berechnet ist, die auf Cytochrom c-Zusatz eintritt. Das sehr hohe Ausmaß der Steigerung bei Tumoren zeigt den Cytochromdefekt sehr deutlich und weist ferner auf den nicht allzu sehr erniedrigten Cytochromoxydasebestand hin (andernfalls könnte keine große Erhöhung beobachtet werden).

Der Schluß von GREENSTEIN ist naheliegend, daß Gewebe mit einem nur geringen Cytochrom c-Unterschuß (niedrige Werte in Spalte 4 der Tab. 10) relativ selten primäre Tumoren aufweisen (Werte zwischen 100 und 400%); Gewebe mit einer Reaktion zwischen 600 und 1200% neigen häufig zur Tumorbildung, auch finden sich in dieser Klasse bereits eine Reihe gutartiger Tumoren sowie einige maligne Gewächse; Gewebe mit einer Reaktion zwischen 1500 und 6000%, d. h. mit einem sehr niedrigen Cytochrom c-Gehalt, bestehen ausschließlich aus malignen Zellen.

Dies sind die experimentellen Unterlagen für den viel besprochenen Cytochromdefekt, die Atmungsstörung der Tumorzelle. Ähnliche Berichte wie das oben gegebene Beispiel finden sich häufig in der Literatur. Vermutlich beruht der Cytochromdefekt auf einer verminderten Bildung der Porphyrine, ohne daß über deren Ursache nähere Aussagen möglich sind; denkbar ist, daß eine Aufklärung dieses Mechanismus das Wesen der Malignität sehr viel schärfer erkennen lassen würde. Cytochrom c ist der Factor limitans bei der verminderten Atmung der Tumoren. Man hat daher versucht, durch Zufuhr von Cytochrom c diesen Defekt zu vermindern; mit Hilfe von radioaktivem Cytochrom c läßt sich jedoch zeigen, daß injiziertes Material vom Organismus als körperfremd behandelt wird, d. h. nicht in die Zelle aufgenommen, sondern abgebaut und ausgeschieden wird.

Es kann daher nicht zur Funktion gelangen (*38, 39*). Für die gelegentlich berichtete positive Wirkung einer Cytochrom c-Behandlung gibt es also keine theoretische Grundlage.

Tabelle 10. *Cytochromoxydase und Cytochrom c*
*in normalen und neoplastischen Geweben des Menschen.*

Cytochromoxydase als mm³ $O_2$/Std./mg Frischgewicht in Gegenwart von p-Phenylendiamin und Cytochrom c im Überschuß (1 · 10⁻⁴ m); Cytochrom c als mg/100 g Frischgewebe; *3. Spalte*: Cytochromoxydase als mm³ $O_2$/Std./mg Frischgewicht mit p-Phenylendiamin ohne Cytochrom c; *4. Spalte*: Zunahme der Atmung nach Zugabe von Cytochrom c im Überschuß in Prozenten (berechnet).

| Gewebe | Cytochrom-oxydase | Cytochrom c | Cytochrom-oxydase | Zugabe von Cytochrom c % |
|---|---|---|---|---|
| Herzmuskel | 8,2 | 10,2 | 4,0 | 100 |
| Skeletmuskel | 2,4 | 2,4 | 0,7 | 175 |
| Zwerchfell | 2,9 | 2,8 | 0,9 | 333 |
| Leber | 2,8 | 2,3 | 0,8 | 400 |
| Niere | 3,6 | 2,4 | 1,0 | 375 |
| Gehirn | 3,9 | 2,3 | 0,9 | 400 |
| Schilddrüse | 0,6 | 1,0 | 0,1 | 750 |
| Milz | 0,4 | 0,8 | + | 1000 |
| Pankreas | 0,5 | 0,8 | 0,1 | 1000 |
| Nebenniere | 0,7 | 0,8 | — | 1000 |
| Darmschleimhaut | 0,5 | 0,9 | 0,1 | 857 |
| Magen | 0,5 | 0,9 | 0,1 | 857 |
| Uterus | 0,4 | 0,7 | + | 1200 |
| Harnblase | 0,4 | 0,7 | + | 1200 |
| Prostata | 0,2 | 0,8 | + | 1000 |
| Lunge | 0,4 | 0,7 | + | 1200 |
| Schilddrüsenadenom | 0,38—1,42 | 0,9—1,6 | + bis 0,22 | 600—1000 |
| Dermatofibrosarkom | 0,68 | 0,6 | + | 1500 |
| Prostata, hypertroph | 0,40—0,42 | 0,9—1,4 | + | 644—1000 |
| Prostatacarcinom | 0,32 | 0,8 | + | 1200 |
| Granulosazelltumor | 0,9 | 1,3 | 0,12 | 750 |
| Uterusfibromyom | 0,34—0,48 | 0,7—0,8 | + | 1200—1500 |
| Riesenzelltumor | 0,54—0,68 | 1,3—1,6 | 0,12 | 600—750 |
| Chondrosarkom | 0,68 | 1,0 | 0,12 | 1000 |
| Parotismischtumor | 0,70 | 1,4 | 0,12 | 750 |
| Synoviom | 0,54 | 0,8 | + | 1200 |
| Spindelzellsarkom | 0,48 | 0,7 | + | 1500 |
| Bindegewebstumor | 0,42 | 0,6 | + | 1500 |
| Melanom | 0,30—0,35 | 0,7—0,8 | | 1200—1500 |
| Desmoidtumor | 0,56 | 0,9 | + | 1000 |
| Epidermoidcarcinom | 0,34—0,44 | 0,3—0,4 | + | 2000—3000 |
| Meningeom | 0,32—0,34 | 0,3—0,4 | + | 2000—3000 |
| Bronchuscarcinom | 0,42 | 0,3 | + | 3000 |
| Lymphosarkom | 0,22 | 0,3 | + | 3000 |
| Magenadenocarcinom | 0,28—0,38 | 0,4—0,6 | + | 2000—3000 |
| Colonadenocarcinom | 0,38—0,50 | 0,4—0,5 | + | 2000—3000 |
| Rectumadenocarcinom | 0,36—0,50 | 0,4—0,7 | + | 1500—3000 |
| Mammacarcinom | 0,24—0,48 | 0,2—0,4 | + | 3000—6000 |

+ Meßresultat innerhalb der Fehlergrenze.

Neben diesen Gesichtspunkten ist aber bei Versuchen zur Substitutionstherapie weiterhin zu berücksichtigen, daß nur bei passend gelegenem Redoxpotential überhaupt ein Effekt möglich ist; Cytochrom c hat im physiologischen pH-Bereich ein Redoxpotential von + 0,254 V (*40*); Pyocyanin dagegen hat bei

$p_H$ 7,0 den Wert — 0,034 V (*41*). Dieses Beispiel mag erläutern, daß ein Pyocyanin-effekt bei Cytochrommangel nicht gut erwartet werden kann.

**Intracelluläre Verteilung von Oxydationsenzymen.** Der eben beschriebene Cytochromdefekt geht einher mit einer Aktivitätsabnahme einer Reihe anderer Oxydationsfermente im Tumor, z. B. der Succinoxydase (s. a. Tab. 8). Mitochondrien sind in der Zelle der Sitz aller dieser Oxydationsfermente (*6*). Es interessiert daher die Frage, ob die Verminderung der Mitochondrienzahl die Ursache dieser Fermentabnahme ist, oder ob sie über diejenige der Mitochondrienzahl hinausgeht. Tab. 11 bringt hierzu einige ausgewählte Unterlagen (*42*). Im Homogenat nehmen Succinoxydase um 82, Cytochromoxydase um 78 und Isocitricodehydrogenase um 65% ab; die entsprechenden Zahlen für die Abnahme in den Mitochondrien sind 82, 82 und 37%. Nach Tab. 3 nimmt die Mitochondrienzahl bei Hepatom-entstehung je Gramm Gewebe um 63, je Zelle um 45% ab; die verminderte Mitochondrienzahl reicht also zur Erklärung der Abnahme an Oxydationsfermen-ten keineswegs aus. Die eigentliche Ursache ist noch unbekannt. In vielen Unter-suchungen ist gefunden worden, daß Tumormitochondrien labiler sind als solche aus normalen Zellen; an sich handelt es sich bei ihnen schon in vitro um außer-ordentlich empfindliche Gebilde, die sehr leicht geschädigt werden können (*6*); vielleicht sind bei Tumormitochondrien Störungen des Coenzymhaushaltes für die größere Labilität verantwortlich. Die Pyruvatoxydation z. B. bedarf in Tumor-mitochondrien des DPN-Zusatzes, während normale Mitochondrien danach keine Stimulierung zeigen (*43*). Grundlegende qualitative Unterschiede, daß etwa die Stoffwechselwege in Tumormitochondrien andere seien, haben sich auch in solchen Versuchen bisher nicht zeigen lassen.

Tabelle 11. *Fermente der biologischen Oxydation
in Zellfraktionen von Mäuseleber und Mäusehepatom.*

Succinoxydase und Cytochromoxydase in mm³ $O_2$/Std./100 mg Frischgewicht; Adenosin-triphosphatase als $\gamma$ P/15 min/100 mg Frischgewicht; DPN-Cytochrom c-Reductase als $\mu$Mole Cytochrom c reduziert/min/100 mg Frischgewicht; Isocitricodehydrogenase als $\mu$Mole TPN reduziert/min/100 mg Frischgewicht.

| | Succinoxydase | Cytochrom-oxydase | Adenosintri-phosphatase | DPN-Cytochrom c-Reductase | Isocitricodehydr-ogenase |
|---|---|---|---|---|---|
| **Leber** | | | | | |
| Homogenat... | 4250 | 6860 | 1575 | 6,95 | 2,74 |
| Zellkerne ... | 842 | 1360 | 495 | 0,63 | 0,081 |
| Mitochondrien . | 2400 | 5390 | 790 | 1,97 | 0,32 |
| Mikrosomen .. | 184 | 292 | 240 | 4,12 | 0,024 |
| Cytoplasma .. | | 0 | 80 | 0,24 | 2,17 |
| **Hepatom** | | | | | |
| Homogenat... | 755 | 1520 | 857 | 8,80 | 0,95 |
| Zellkerne ... | 128 | 195 | 342 | 1,30 | 0,061 |
| Mitochondrien . | 445 | 964 | 118 | 2,40 | 0,20 |
| Mikrosomen .. | 58 | 247 | 318 | 4,57 | 0,019 |
| Cytoplasma .. | | 0 | 125 | 0,69 | 0,69 |

Einige Beispiele für die quantitativen Abweichungen des Energiestoffwechsels, die die vorangehenden Ausführungen erläutern sollen, sind etwa die Abnahme des Gehaltes an Pantothensäure und Coenzym A in Tumorzellfraktionen um 80—90%; so enthält das durch Buttergelb erzeugte Hepatom nur noch 7,2—16,8 Lipmann-Einheiten Coenzym A und 0—1,9 $\gamma$ Pantothensäure je Gramm Frischgewebe (*44*).

Auch fehlt in Tumoren die Zunahme des Citronensäuregehaltes vollkommen, die man in gesunden Organen nach Injektion von 5 mg/kg Fluoracetat infolge Blokkierung des Citronensäurecyclus findet (*45*); auch hinsichtlich der Citratbildung ist also im Tumorgewebe keine Leistungsreserve vorhanden.

Wenn man Gewebsschnitte anaerob in Gegenwart von $P^{32}$ und Glucose inkubiert, so ist in normalen Geweben die Aufnahme in Nucleinsäuren und Phosphoproteide um 50—70% gegenüber einem Versuch unter aeroben Bedingungen vermindert. Dies zeigt die überragende Rolle der Atmungsprozesse für die Phosphatveresterung. Tumorgewebe dagegen vermögen infolge ihrer hohen Glykolyse noch soviel Energie bereitzustellen, daß nur eine etwa 15%ige Hemmung des $P^{32}$-Einbaues resultiert (*46*). Es besteht also kein Grund zu der Annahme, daß mit dem Cytochromdefekt ein Energiedefizit notwendig einhergehen muß; die energetischen Bedürfnisse des stark wachsenden Tumorgewebes sind offenbar stets noch einigermaßen gedeckt. Dies drückt sich auch in der häufig erhöhten Einbaurate von markierten Aminosäuren in die Tumorproteine aus (*47*). Zum Beispiel wird $S^{35}$-Methionin in vivo vom Tumorgewebe etwa 4mal schneller aufgenommen als vom Muttergewebe (*48*). Auch in vitro läßt sich an Ascitestumorzellen zeigen, daß sie dem Medium zugesetzte Aminosäuren sehr viel stärker zu „konzentrieren" vermögen, also in das Zellinnere aufnehmen, als irgendwelche normalen Säugetierzellen; der Konzentrationsunterschied zwischen Zellinnerem und Ascitesflüssigkeit beträgt etwa das 15fache (*49*).

**Fermente und Tumordiagnostik.** Schwieriger ist es hingegen, das Stoffwechselverhalten der Tumorzelle, z. B. gegenüber markierten Substanzen, zur exakten Tumordiagnose heranzuziehen. $P^{32}$ wird häufig von Tumorgeweben stärker aufgenommen als vom gesunden Gewebe, z. B. im Hirn (*50*); MAURER und Mitarbeiter haben jedoch klar gezeigt, daß verschiedene Faktoren die $P^{32}$-Speicherung bei einem in so vielfältiger Bindung vorkommenden Element wie Phosphor sehr stark beeinflussen können (*51*). Auch mit $J^{131}$ sind die Ergebnisse nicht immer leicht zu deuten; im allgemeinen wird von der Schilddrüse von Tumortieren weniger Jodid aufgenommen als von den Schilddrüsen gesunder Tiere (*52, 53*); im Tumorgewebe findet sich relativ viel Jodid, in der Milz meist mehr bei Vorhandensein einer Geschwulst. Eindeutiger sind Ergebnisse mit Dijodtyrosin (*53*), das reichlich in den Tumor, dagegen bei großem Tumorgewicht weniger, bei kleinem Tumorgewicht vermehrt in die Schilddrüse aufgenommen wird. Für Spezialfälle wie etwa Schilddrüsentumoren gelten solche Überlegungen selbstverständlich nicht.

Vielfach ist auch versucht worden, Änderungen des Enzymgehaltes im Serum zu diagnostischen Zwecken heranzuziehen. Aldolase zeigt sich bei Tieren erst dann im Serum vermehrt, wenn das Tumorgewicht etwa 5% des Körpergewichtes erreicht hat (*54*); in diesem Stadium dürften die meisten Geschwülste schon inoperabel sein. Tumorspezifisch ist dieser Aldolaseanstieg nicht, da er nicht konstant gefunden wird, aber z. B. auch bei Muskeldystrophie, Gelbsucht oder Gicht auftreten kann (*55*).

Offenbar weitgehend unspezifisch ist die Abnahme der Esterase- und Lipaseaktivität des Serums (*30*). Knochenerkrankungen der verschiedensten Art erhöhen die Aktivität der alkalischen Phosphatase im Serum; Knochenmetastasen tun dies nur dann, wenn sie osteoplastisch wachsen (*30*). Dagegen steigt in gänzlich spezifischer Weise die saure Phosphatase des Serums, sobald ein Prostatacarcinom in den Knochen metastasiert (*56—59*). Das Verhalten dieses Enzyms ist diagnostisch wie prognostisch gleich wertvoll. Die Frage der Abwehrfermente wird heute recht skeptisch beurteilt (*29*); es ist zumindest sehr zweifelhaft, ob auf diesem Wege eine verläßliche Tumordiagnose möglich ist.

## Literatur.


1. Reddy, D. V. N., and L. R. Cerecedo: J. biol. Chem. **192**, 57 (1951).
2. Cerecedo, L. R., M. E. Lombardo, D. V. N. Reddy and J. J. Travers: Proc. Soc. exp. Biol. Med. **80**, 648 (1952).
3. Lombardo, M. E., L. R. Cerecedo and D. V. N. Reddy: J. biol. Chem. **202**, 97 (1953).
4. Kelly, L. S., A. H. Payne, M. R. White and H. B. Jones: Cancer Res. **11**, 694 (1951).
5. Payne, A. H., L. S. Kelly and M. R. White: Cancer Res. **12**, 65 (1952).
6. Lang, K., u. G. Siebert: Die chemischen Leistungen der morphologischen Zellelemente. Flaschenträger-Lehnartz, Physiologische Chemie 2, 1 (im Druck).
7. Daoust, R., G. de Lamirande and A. Cantero: Canad. J. med. Sci. **30**, 180 (1952).
8. Allard, C., G. de Lamirande and A. Cantero: Cancer Res. **12**, 580 (1952). — Canad. J. med. Sci. **30**, 543 (1952); **31**, 103 (1953).
9. Hinsberg, K.: Das Geschwulstproblem in Chemie und Physiologie. Dresden und Leipzig 1942.
10. Dittmar, C.: Untersuchung von Tumoren. Hoppe-Seyler/Thierfelder, 10. Aufl., 5, 683.
11. Chalkley, H. W.: J. nat. Cancer Inst. **4**, 47 (1943).
12. Chargaff, E., B. Magasanik, E. Vischer, C. Green, R. Doniger and D. Elson: J. biol. Chem. **186**, 51 (1950).
13. Zbarskij, I. B., u. K. A. Perevoščikova: Biochimija, Moskau **16**, 112 (1951). — Zbarskij, I. B., u. S. S. Debov: Biochimija, Moskau **16**, 390 (1951).
14. Hamer, D.: Brit. J. Cancer **5**, 130 (1951). — Schweigert, B. S., B. T. Guthneck, J. M. Price, J. A. Miller and E. C. Miller: Proc. Soc. exp. Biol. Med. **72**, 495 (1949).
15. Sorof, S., P. P. Cohen, E. C. Miller and J. A. Miller: Cancer Res. **11**, 383 (1951). — Sorof, S., and P. P. Cohen: Cancer Res. **11**, 376 (1951).
16. Siebert, G., K. Lang u. H. Wolf: Biochem. Z. **322**, 446 (1952).
17. Miller, E. C., and J. A. Miller: Cancer Res. **7**, 468 (1947). — Miller, E. C., J. A. Miller, R. W. Sapp and G. M. Weber: Cancer Res. **9**, 336 (1949).
18. Lamirande, G. de, C. Allard and A. Cantero: Cancer, N. Y. **6**, 179 (1953).
19. Nakahara, W., and F. Fukuoka: Jap. med. J. **1**, 271 (1948). — Gann, Tokyo **40**, 45 (1949); **41**, 47 (1950).
20. Adams, D. H.: Brit. J. Cancer **5**, 115, 409 (1951).
21. Meister, A.: Texas Rep. Biol. Med. 8, 509 (1950). — Greenfield, R. E., and A. Meister: Cancer Res. **10**, 222 (1950). J. nat. Cancer Inst. **11**, 979 (1951).
22. Hargreaves, A. B., and H. F. Deutsch: Cancer Res. **12**, 720 (1952).
23. Brahn, B.: S.-B. preuß. Akad. Wiss. **1916**, 478.
24. Greenstein, J. P., W. V. Jenrette, G. B. Mider and H. B. Andervont: J. nat. Cancer Inst. **2**, 193 (1941). — Greenstein, J. P.: J. nat. Cancer Inst. **3**, 491 (1943). — Greenstein, J. P., and F. M. Leuthardt: J. nat. Cancer Inst. **6**, 197, 203, 211 (1946).
25. Weil-Malherbe, H., and R. Schade: Biochem. J. **43**, 118 (1948).
26. Carruthers, S., and V. Suntzeff: Cancer Res. **10**, 339 (1950). Science, N. Y. **114**, 103 (1951).
27. Fink, K., R. B. Henderson and R. M. Fink: Proc. Soc. exp. Biol. Med. **78**, 135 (1951).
28. Fink, K., R. B. Henderson and R. M. Fink: J. biol. Chem. **197**, 441 (1952).
29. Lang, K.: 4. Mosbacher Colloquium. April 1953 S. 1.
30. Greenstein, J. P., and A. Meister: Tumor Enzymology. Sumner-Myrbäck 2/2, 1131 (1952).
31. Lang, K.: Der intermediäre Stoffwechsel. Berlin-Göttingen-Heidelberg 1952. — Dickens, F.: Anaerobic Glycolysis, Respiration, and the Pasteur Effect. Sumner-Myrbäck 2/1, 624.
32. Meyerhof, O., and J. R. Wilson: Arch. Biochem. **21**, 1, 22 (1949). — Meyerhof, O.: Canad. J. med. Sci. **29**, 63 (1951).

33. POTTER, V. R., and G. G. LYLE: Cancer Res. **11**, 355 (1951).
34. TIEDEMANN, H.: Z. ges. exp. Med. **119**, 272 (1952).
35. O'CONNOR, R. J.: Brit. J. exp. Path. **31**, 449 (1950); **33**, 462 (1952).
36. BULLOUGH, W. S.: Biol. Rev. **27**, 133 (1952).
37. GREENSTEIN, J. P., J. WERNE, A. B. ESCHENBRENNER and F. M. LEUTHARDT: J. nat. Cancer Inst. **5**, 55 (1944).
38. BEINERT, H., and K. R. REISSMANN: J. biol. Chem. **181**, 367 (1949).
39. PAUL, K.-G.: Cytochromes. Sumner-Myrbäck 2/1, 357.
40. RODKEY, L., and E. G. BALL: J. biol. Chem. **182**, 17 (1950).
41. WREDE, F., u. H. STRACK: Z. physiol. Chem. **140**, 11; **142**, 103 (1924).
42. SCHNEIDER, W. C., G. H. HOGEBOOM and H. E. ROSS: J. nat. Cancer Inst. **10**, 977 (1950). — SCHNEIDER, W. C., and G. H. HOGEBOOM: J. nat. Cancer Inst. **10**, 969 (1950). — HOGEBOOM, G. H., and W. C. SCHNEIDER: J. nat. Cancer Inst. **10**, 983 (1950).
43. WENNER, C. E., M. A. SPIRTES and S. WEINHOUSE: Proc. Soc. exp. Biol. Med. **78**, 416 (1951).
44. HIGGINS, H., J. A. MILLER, J. M. PRICE and F. M. STRONG: Proc. Soc. exp. Biol. Med. **75**, 462 (1951).
45. POTTER, V. R., and H. BUSCH: Cancer Res. **10**, 353 (1950).
46. MANN, W., and J. GRUSCHOW: Proc. Soc. exp. Biol. Med. **71**, 658 (1949).
47. ZAMECNIK, P. C., I. D. FRANTZ jr., R. B. LOFTFIELD and M. L. STEPHENSON: J. biol. Chem. **175**, 299 (1948).
48. KREMEN, A. J., S. W. HUNTER, G. E. MOORE and C. R. HITCHCOCK: Cancer Res. **9**, 174 (1949).
49. CHRISTENSEN, H. N., and T. R. RIGGS: J. biol. Chem. **194**, 57 (1952). — CHRISTENSEN, H. N., and M. E. HENDERSON: Cancer Res. **12**, 229 (1952). — CHRISTENSEN, H. N., T. R. RIGGS, H. FISCHER and I. M. PALATINE: J. biol. Chem. **198**, 1 (1952).
50. STAPLETON, J. E., W. MCKISSOCK and H. E. A. FARRAN: Brit. J. Radiol. **25**, 69 (1952).
51. MAURER, W., A. NIKLAS, H. BASTEN u. H. PUCHTLER: Z. Krebsforsch. **57**, 423, 481, 491 (1951).
52. STEVENS, C. D., P. H. STEWART, P. M. QUINLIN and M. A. MEINKEN: Cancer Res. **9**, 488 (1949). — STEVENS, C. D., M. A. MEINKEN, P. M. QUINLIN and P. H. STEWART: Cancer Res. **10**, 155 (1950).
53. SCOTT, K. G., and R. S. STONE: Cancer, N. Y. **4**, 345 (1951).
54. WARBURG, O., u. W. CHRISTIAN: Biochem. Z. **314**, 399 (1943).
55. SIBLEY, J. A., and A. L. LEHNINGER: J. nat. Cancer Inst. **9**, 303 (1949).
56. GUTMAN, A. B., and E. B. GUTMAN: J. clin. Invest. **17**, 473 (1938).
57. BARRINGER, B. S., and H. Q. WOODARD: Trans. amer. Ass. gen. urol. Surg. **31**, 363 (1938).
58. SULLIVAN, J. R., E. B. GUTMAN and A. B. GUTMAN: J. Urol. **48**, 426 (1942).
59. HERGER, C. C., and H. R. SAUER: Cancer Res. **2**, 398 (1942).

# Biochemische Eigenschaften
## der intakten Zellen und der Zellkerne in normalen und leukämischen Leukocyten.

Von

E. E. POLLI (Mailand).

Mit 9 Textabbildungen.

Im Jahre 1875 beobachtete HEIDENHAIN (*1*), daß während der Drüsentätigkeit im Zellkern morphologische Veränderungen auftraten, die wohl natürlich mit den verschiedenen biochemischen Vorgängen in Zusammenhang standen. Zwanzig Jahre später versuchte MIESCHER (*2*) durch Isolierung der Kerne, den Zellaufbau auf chemisch-analytische Weise zu studieren und kam so zur Identifizierung der Nucleinsäuren und einiger basischen Proteine.

Praktisch entstand aus diesen beiden Beobachtungen die Cellularphysiologie, zu der in den letzten 25 Jahren zahlreiche Verfasser Beiträge leisteten und auf Grund derer wir imstande sind, den morphologischen Begriffen von Kernkörperchen, Chromosomen, Mitochondrien, Mikrosomen und Golgi-Apparat bereits bestimmte biochemische Funktionen zuzuschreiben.

Unter den vom morphologischen Gesichtspunkt aus betrachteten Zellbestandteilen scheint die Struktur des Kernes die am meisten untersuchte zu sein, weil im Kern das Genoma enthalten ist und sich also darin die genotypische Kontrolle des Wachstums und der Fortpflanzung der Zellen entwickeln muß. Da die Gene in den Chromosomen enthalten sind, ist es leicht verständlich, daß das Studium der Chromosomenstruktur als ein grundlegendes Problem der Biologie betrachtet wird. In dieser Hinsicht wandten die Botaniker und Zoologen zwei Prüfungsmethoden an (die Technik der Zerquetschung und jene der Isolierung der Chromosome), mit denen zahlreiche Resultate erzielt wurden, so daß heute die Theorie der Chromosome alle anderen übertroffen hat. Tatsächlich kann man in den Zellen aller botanischen und zoologischen Arten das Vorhandensein von Chromosomen annehmen, die als einzelne Einheiten auch während des Ruhestadiums des Kernes auftreten und eine spiralförmige Struktur aufweisen.

In kürzlich erschienenen Arbeiten (*3, 4, 5, 6,*) konnten wir diese typischen Eigenheiten in Kernen von Blutkörperchen verschiedener Arten niederer Wirbeltiere und in Kernen von normalen und pathologischen menschlichen Blutzellen bestätigen.

Die chromosomische Kontinuität ist nicht nur vom genetischen, sondern auch vom metabolischen Standpunkt aus von Bedeutung. Dies konnte in den letzten Jahren weitgehend bewiesen werden und so ist es heute nicht mehr denkbar, den Kern als einen nur zur Fortpflanzung dienenden Nucleoproteinsack aufzufassen: er muß hingegen als ein Element von grundlegender Bedeutung für den Metabolismus der Zelle selbst betrachtet werden.

Als wir im Jahre 1945 in Zusammenarbeit mit den Instituten für Genetik und für Zoologie und vergleichende Anatomie in Zusammenhang mit diesen nunmehr festgesetzten Erkenntnissen allgemeinen Charakters, unsere Prüfungsarbeiten über normale und pathologische menschliche Blutzellen einleiteten, wurde unsere Aufmerksamkeit hauptsächlich auf den Zustand normaler und pathologischer Kerne gelenkt. Bezüglich der weißen Blutkörperchen setzten wir uns vor allem die Aufgabe zu bestimmen, ob zwischen normalen weißen Blutzellen und leukämischen Elementen morphologisch-strukturelle Unterschiede bestünden. Die Beobachtungen von WALDSTEIN, der im Jahre 1883 (*7, 8, 9*) in leukämischen Zellen mitotische Anomalien feststellte, unterstützten uns in unserem Vorhaben.

Mit Hilfe dieser neuesten Forschungsmethoden (Zerquetschungstechnik und Isolierung der Chromosome) konnten wir hervorheben, daß sowohl bei Leukämien des interphasischen

Zellkerns als auch bei jenen des sich in mitotischer Tätigkeit befindlichen Kernes, zahlreiche Anomalien des Chromosoms vorhanden sind. Mit der Absicht, diese Anomalien biochemisch zu erklären, unternahmen wir ein chemisch-analytisches Studium dieser Zellbestandteile. Aus den heutigen Erkenntnissen scheint man schließen zu können, daß die biologische Spezifität einer Zellart oder einiger Bestandteile derselben und die möglichen Abweichungen dieser Spezifität, eher einer besonderen Spezifität strukturellen Charakters des Systems selbst entsprechen, als einem Unterschied quantitativer Ordnung des jeweiligen biochemischen Systems. Auch um diesem Gedankengang zu folgen, mußten vor allem analytische Untersuchungen der einzelnen chemischen Komponenten des Kerns gemacht werden, um gegebenenfalls die konstanten und veränderlichen Faktoren in normalen Zuständen bestimmen zu können; daraufhin mußten dieselben Komponenten in pathologischen Zuständen studiert werden.

Chemisch untersuchten wir die Nucleinsäuren, die Proteine (wovon wir die aminosauren Bestandteile studierten), die Lipoide, die Vitamine und einige Enzymwirkungen.

Gleichzeitig studierten wir auch die intakten Zellen, da natürlich im Cytoplasma morphologische Elemente von höchster metabolischer Bedeutung enthalten sind. Wir werden hier als Beispiel nur erwähnen, daß die Mitochondrien die Enzyme des cyclophorasischen Systems enthalten, daß sich die Ribonucleoproteine in den Mikrosomen bilden, und daß die Biogenese der Zellproteine vorerst im Zellkern, aber in einer zweiten Phase im Cytoplasma ihren Sitz zu haben scheint.

### *Isolierung von Leukocyten und Zellkernen (Material und Methode).*

Nach Abgrenzung der Bezirke, in denen unsere biochemischen Untersuchungen durchgeführt werden sollten, trachteten wir vor allem danach, eine genügende Menge isolierter Leukocyten in reinem Zustand zu erhalten. Die normalen weißen Blutkörperchen erhielten wir aus dem Blut von Gruppen von 30—60 Blutspendern, das wir der Freundlichkeit Herrn Dr. Paulis des „Istituto Sieroterapico Milanese" zu verdanken haben, während wir für die leukämischen weißen Blutkörperchen kleine Exsanguino-Transfusionen von 700—800 cm³ an Patienten unserer Klinik durchführten.

Es gibt zahlreiche Methoden, um die Leukocyten im peripheren Blute zu isolieren, und alle stützen sich auf die Beschleunigung der Senkungsgeschwindigkeit der Erythrocyten. Wenn die Erythrocyten sedimentiert sind, erhält man, durch Zentrifugierung der oberen Schicht, die Plättchen und weißen Blutkörperchen. Die Plättchen können dann leicht durch Ansaugen von den weißen Blutkörperchen getrennt werden, da sie über dem Niederschlag eine oberflächliche weißliche Schicht bilden, die sehr leicht zu entfernen ist.

Die Beschleunigung der Blutsenkungsgeschwindigkeit erzielten wir durch die Zugabe von einem Teil einer 2%igen Lösung von Gummi arabicum (in 3,8%iger Natriumcitratlösung unter Zugabe von einigen Tropfen Octylalkohol) zu 4 Teilen Vollblut. Das Gummi arabicum bietet anderen auf die Erythrocytensenkungsgeschwindigkeit beschleunigend wirkenden Mitteln gegenüber einige Vorteile (4). Es übt tatsächlich auch eine direkte Wirkung auf die Erythrocytenwand aus; außerdem nimmt die Senkungsgeschwindigkeit mit der Verminderung der Temperatur innerhalb gewisser Grenzen zu. Diese zweite Eigenschaft ist besonders vorteilhaft, weil dadurch ermöglicht wird, die Zellen zwischen 0—4° rasch zu isolieren.

Nach zwei Auswaschungen in einer Lösung von 0,14 M NaCl erhält man reine Leukocyten. Einige unserer Untersuchungen wurden an frischem Material durchgeführt, andere an nachträglich lyophilisierten, in einer Temperatur von — 20° C aufbewahrten Zellen.

Die Technik, frische isolierte Kerne zu erhalten, ist die von Mirsky und Mitarbeitern vorgeschlagene, wozu wir einen kleinen, aus Molybdän-Stahl hergestellten, mit Kühlraum versehenen Mixer verwendeten (10). Diese Methode besteht im wesentlichen im Zerreißen der cytoplasmatischen Membranen und in der darauffolgenden Entfernung der cytoplasmatischen Granuli durch Differentialzentrifugierung. Um eine raschere Isolierung der Kerne zu erzielen, wurde folgende Technik angewandt:

Die Suspension der isolierten Leukocyten in 0,14 M NaCl wird mit einer Lösung von 0,05 M Citronensäure in einem Verhältnis von 10:1 in einen "Waring Blender' gegossen. Das Material wird während 3 min mit einer Frequenz von 12000 Drehungen/min zerrieben. Der Niederschlag wird wiederum in NaCl-Citronensäure suspendiert und neuerdings 3 min lang in den Blender gestellt.

7*

Nach einer neuen Zentrifugierung wird der Niederschlag wieder in einer konzentrierten, etwa 80%igen Saccharose-Lösung suspendiert und nach Homogenisierung wird das spezifische Gewicht der Suspension von 1285—1290 ausgeglichen. Daraufhin wird das Material bei 10000 Drehungen/min während 30 min wiederum zentrifugiert. Die von cytoplasmatischen Fragmenten befreiten Zellkerne sind zur Prüfung bereit (Abb. 1).

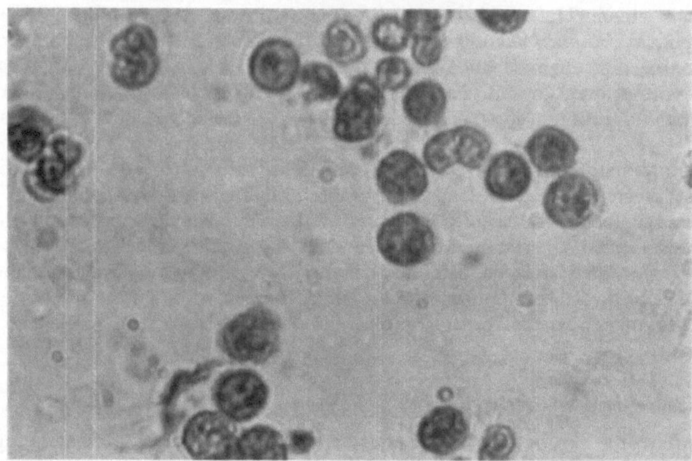

Abb. 1. Aus normalen Leukocyten extrahierte Kerne; nach der MIRSKY-Methode.

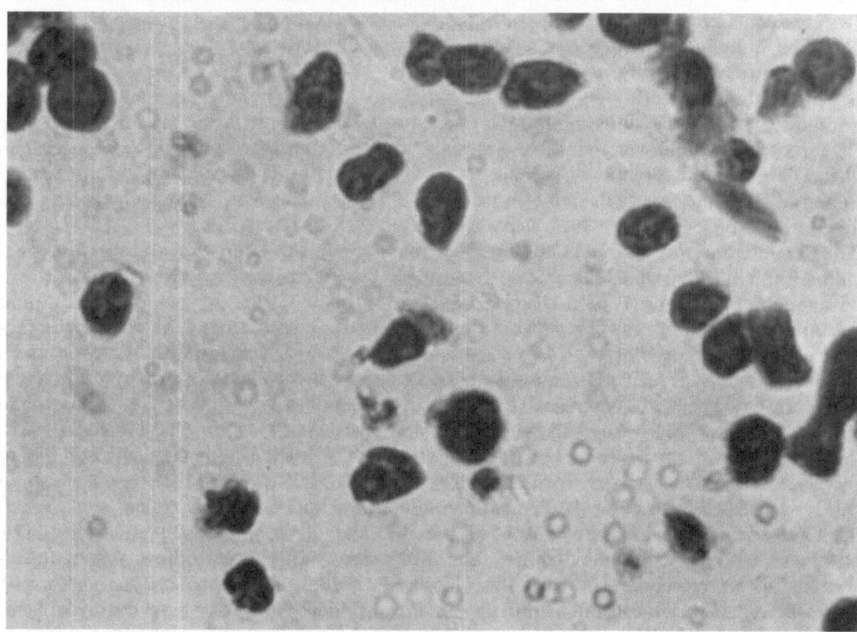

Abb. 2. Aus Lymphocyten lymphatischer Leukämie extrahierte Kerne; nach der BEHRENS-Methode.

Als es sich darum handelte, die Vitamine und Enzyme im isolierten Kern zu untersuchen, vermieden wir jene Methoden, die wäßrige Lösungsmittel empfehlen, da von einigen Verff. (12) bewiesen werden konnte, daß mit diesen Methoden ein Protein-Verlust von 15—55% auftritt. Deshalb blieb nur die BEHRENS-Methode (11) oder eine ihrer zahlreichen Abänderungen übrig. Wir verwendeten die von ALLFREY und Mitarbeitern empfohlene Methode (12), die grundsätzlich aus den folgenden Punkten besteht:

1. Lyophilisierung der intakten Zellen bei — 26° C.

2. Zerreißen der cytoplasmatischen Membranen bei 0—4° C in einer Kugelmühle mit Petroläther. Die von uns verwendete Kugelmühle ist von geringem Fassungsvermögen (50 cm³) und erlaubt nur mit kleinen Mengen Material zu arbeiten (5 g)

3. Sechzehn Zentrifugierungen mit unterschiedlicher Zeitdauer, die zwischen 20 und 80 min schwankte und einer Geschwindigkeit von 2000—5000 Drehungen/min in gekühlter Zentrifuge mit einer Mischung von Tetrachlorkohlenstoff-Cyclohexan von unterschiedlichem spezifischem Gewicht. Durch diese Zentrifugierungen werden die reinen Kerne von den ganzen Zellen, von den mit cytoplasmatischen Fragmenten behafteten Kernen und von den isolierten cytoplasmatischen Fragmenten getrennt. Die Technik ist langwierig und von geringem Ertrag, da man aus 10 g lyophilisierten Zellen nur 200 mg Zellkerne erhält (Abb. 2).

Alle diese Methoden müssen bei einer Temperatur von 0—4° C durchgeführt werden.

### *Nucleinsäuren.*

Aus den Arbeiten zahlreicher Verff. über die biochemischen Eigenheiten der Zellnucleinsäuren können folgende Schlußfolgerungen gezogen werden:

#### 1. Ribonucleinsäuren.

In den Zellen scheinen verschiedene Arten von Ribonucleinsäuren zu bestehen. Die cytoplasmatischen Ribonucleinsäuren sind gewöhnlich in ultrazentrifugierbaren Granuli (Mikrosome) enthalten, da sie an Proteine gebunden sind (13). Neuere Untersuchungen mit markierten Aminosäuren (16, 17, 18) bestätigen die Annahme von CASPERSSON (14) und BRACHET (15), die durch cytochemische Versuche bewiesen, daß diese Säuren in der Synthese der cytoplasmatischen Proteine eine wichtige Rolle spielen. Die Bedeutung der nuclearen RNS wurde von verschiedenen Verff. hervorgehoben.

DAVIDSON und Mitarbeiter (19) konnten feststellen, daß die molaren Verhältnisse der stickstoffhaltigen Basen der nuclearen RNS entschieden von denjenigen der cytoplasmatischen RNS abweichen. Andere Verff. (20, 21, 22, 23, 24) haben durch Verwendung von radioaktivem P bewiesen, daß sein Einverleibungsspiegel bei der nuclearen RNS viel höher ist als bei der cytoplasmatischen.

Diese Ergebnisse riefen weitere Hypothesen hervor, worunter wir jene von MARSHAK (25) und von MUNRO und Mitarbeitern (26) erwähnen. Ersterer ist der Meinung, daß der Zellkern eine besondere RNS enthält, die als ein Vorläufer der DNS und der cytoplasmatischen RNS zu betrachten ist; MUNRO und Mitarbeiter sehen eine Beziehung zwischen dem RNS- und dem Kohlenhydrat-Stoffwechsel.

#### 2. Desoxynucleinsäuren.

Hinsichtlich der DNS wurden die folgenden Ergebnisse erzielt:

a) Der Inhalt an DNS ist konstant für die Zellen jeder Tierart und nach einigen Verff. (27, 28) steht er im engen quantitativen Zusammenhang mit der Chromosomenzahl.

b) In pathologischem Zustande scheint die Konstanz der DNS keine bemerkenswerten Veränderungen zu erfahren (29, 30, 31, 32).

c) Die Annahme, daß das Tetranucleotid periodisch in die Konstitution des Makromoleküls der DNS eindringt, wird durch die Untersuchungen von GULLAND und CHARGAFF (33) ernstlich in Zweifel gestellt. Diesen Prüfungen zufolge können sich die in ihren elementaren Komponenten untereinander gleichen DNS-Makromoleküle durch zahlreiche Veränderungen unterscheiden.

Auf Abschnitt a) bezugnehmend, muß erwähnt werden, daß nach einigen Verff. (34, 35) während der Reifeperiode Veränderungen im DNS-Gehalt auftreten können. b) Diese Frage scheint mit dem gegenwärtigen Stand unserer Kenntnisse nicht gelöst zu sein. Zahlreiche Verff. sind der Ansicht, daß weitere Untersuchungen notwendig sind, bei denen man die spektrophotometrische Technik streng quantitativ anwendet, die auf der Reaktion von Feulgen basiert (36, 37, 38, 39).

In Zusammenarbeit mit Herrn Dr. RATTI bestimmten wir die Nucleinsäuren in Leukocyten nach der SCHMIDTschen und TANNHAUSERschen Methode (40). Es wurden normale und pathologische Leukocyten untersucht. Tab. 1 beweist, daß unsere Ergebnisse vollständig mit denjenigen vorhergehender Verff. übereinstimmen (*41, 42*). Der Gehalt an DNS erfährt keine bedeutenden Veränderungen in den beobachteten normalen und pathologischen Zellen. Diese Veränderungen treten hingegen im Gehalt an RNS auf. Auf Grund der allgemeinen

Tabelle 1. *Nucleinsäurephosphorwerte in $\mu g \times 10^{-7}$ pro Zelle.*

| Versuchsobjekt | P der DNS | | | P der RNS | | | $\dfrac{RNS}{DNS}$ | Untersucher |
|---|---|---|---|---|---|---|---|---|
| | $n$ | $\overline{x}$ | $\sigma$ | $n$ | $\overline{x}$ | $\sigma$ | | |
| Normal | 12 | 6,9 | 0,60 | 12 | 7 | | 1,01 | Metais u. Mitarb. (1950—1952) |
| | 11 | 7,0 | 2,33 | 7 | 2,4 | 0,74 | 0,35 | Davidson u. Mitarb. (1951) |
| | 5 | 7,0 | 0,74 | 5 | 2,0 | 0,53 | 0,30 | Polli u. Mitarb. (1953) |
| Myeloische Leukämie | 7 | 6,8 | | 7 | 10 | | 1,4 | Metais u. Mitarb. (1950—1952) Davidson u. Mitarb. (1951) |
| | 18 | 6,9 | 1,94 | 18 | 3,8 | 1,77 | 0,54 | (Lymph. u. myel. Leukämie) |
| | 7 | 6,8 | 0,64 | 7 | 2,9 | 0,67 | 0,44 | Polli u. Mitarb. (1953) · |
| Lymphatische Leukämie | 6 | 6,6 | | 6 | 5,1 | | 0,77 | Metais u. Mitarb. (1950—1952) |
| | 5 | 6,8 | 0,39 | 5 | 2,2 | 0,49 | 0,32 | Polli u. Mitarb. (1953) |
| Empyem | 4 | 6,3 | 0,87 | 4 | 1,9 | 0,47 | 0,30 | Polli u. Mitarb. (1953) |

Erkenntnisse erachtete man es als angebracht, den RNS-Gehalt in normalen und pathologischen Zellkernen zu untersuchen, die wir nach der abgeänderten Behrens-Methode isolierten. In der Tab. 2 sind die Werte pro Zellkern vermerkt. Wir erhielten diese Angaben aus dem lyophilisierten Material, entweder indem wir auf die Beständigkeit der DNS pro Zelle Bezug nahmen oder die einzelnen spezifischen Gewichte der Zellkerne berücksichtigen. Hinsichtlich der normalen Zellen sind die erhaltenen RNS-Werte auf kernkörperchenlose Zellkerne zu beziehen. Dies war natürlich beim Studium der leukämischen Zellen nicht möglich. Unsere Angaben haben keinen absoluten Wert, weil möglicherweise zwei experimentelle Fehler unterlaufen sein können. Es scheint tatsächlich, daß bei der von uns befolgten Methode die Möglichkeit besteht, daß P von Verunreinigungen als P der RNS

*Tabelle 2.*

| Versuchsobjekt | RNS-Phosphorwerte in $\mu g \cdot 10^{-7}$ pro Zelle | |
|---|---|---|
| | Cytoplasma | Kern |
| Normal. . . . . . . . | 1,75 | 0,25 |
| Lymphatische Leukämie | 1,80 | 0,40 |
| Myeloische Leukämie. . | 2,35 | 0,55 |

berechnet wird (etwa 25% des gesamten P). Außerdem muß auch die Möglichkeit in Betracht gezogen werden, daß in unseren lyophilisierten Kernen eventuell noch cytoplasmatische Fragmente enthalten sind.

Trotz dieser Vorbehalte ist es offensichtlich, daß die Werte der leukämischen Zellen entschieden von den normalen Werten abweichen.

Das Studium der DNS wurde noch tiefgehender weitergeführt, mit der Absicht, irgendwelche Unterschiede zwischen normaler und leukämischer DNS ausfindig zu machen. Diese Prüfungen befaßten sich sowohl mit einigen Nucleoproteinen als auch mit der Struktur der DNS.

Von den Nucleoproteinen haben wir in Zusammenarbeit mit Herrn Dr. Fasoli den aus isolierten normalen und pathologischen Chromosomen extrahierten Nucleohiston mit der von A. Mirsky empfohlenen Methode untersucht.

Es wurden an normalen und leukämischen Nucleohistonen Prüfungen durchgeführt, um die Charakteristiken ihrer Löslichkeit zu studieren. Zu diesem Zwecke haben wir die Resorptionskurven am Beckmannschen Spektrophotometer vor und nach der Zugabe des Niederschlagsagenten K-Phosphat zu $p_H$ 6,5 [welches nach Buttler und Montgomery (*43*) zubereitet wurde, indem man nach dem Niederschlag das klare, durch S. S. 595 Filterpapier erhaltene Filtrat verwendete] festgelegt (Abb. 3a—g).

Das Nucleohiston gibt eine Ultraviolettresorptionskurve, die mit derjenigen der DNS-Lösungen in jeder Beziehung vergleichbar ist, sie erscheint nur bei 2800 Å, wegen der

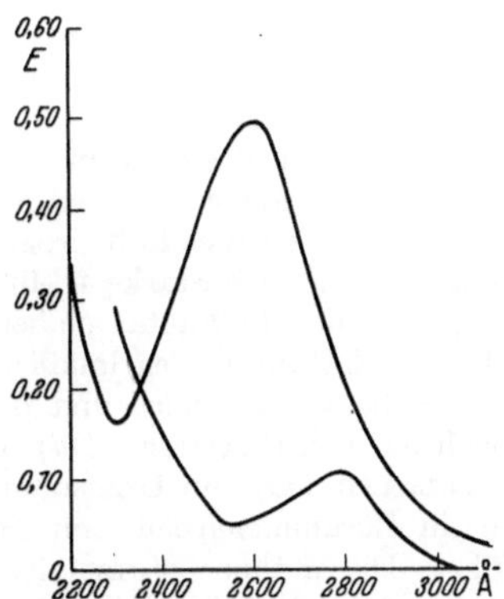

Abb. 3a. Ultraviolettresorption einer 0,02 °/₀₀ igen DNS-Lösung und einer 0,2 °/₀₀ igen Eiweißlösung [nach B. THÖRELL Acta med. scand. Suppl. *200* (1947)].

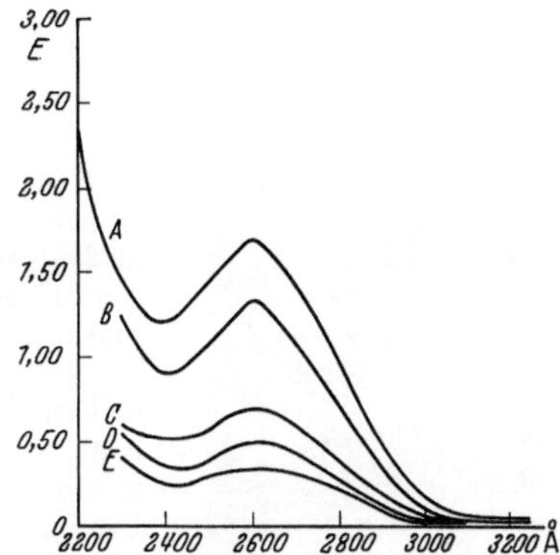

Abb. 3b. Ultraviolettresorption des aus isolierten Leukocytchromosomen stammenden Nucleohiston (*A* und *D* normale, *B*, *C*, *E* leukämische), der sich in verschiedenen Konzentrationen befindet, innerhalb einer 1-Molarlösung von NaCl.

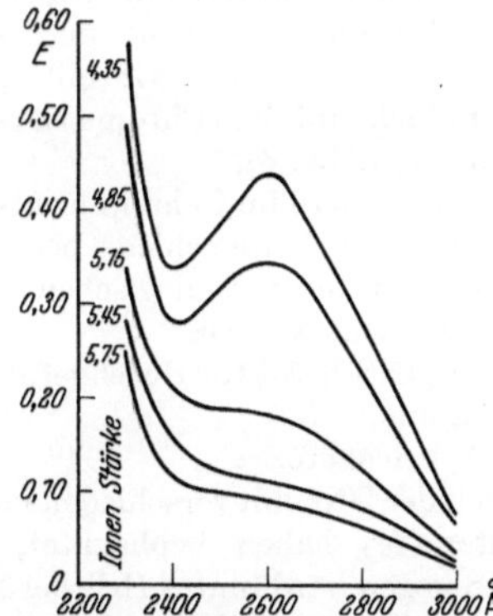

Abb. 3c. Ultraviolettresorption des aus isolierten normalen Leukocytchromosomen stammenden Nucleohiston, der sich in verschiedenen Konzentrationen befindet, nach Präzipitation mit Kaliumphosphat in progressiver Konzentration bei pH 6,5.

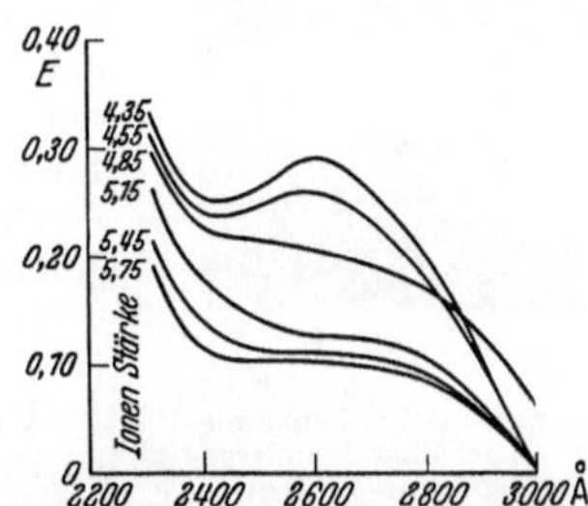

Abb. 3d. Ultraviolettresorption des aus isolierten leukämischen Leukocytchromosomen stammenden Nucleohiston, der sich in verschiedenen Konzentrationen befindet, nach Präzipitation mit Kaliumphosphat in progressiver Konzentration bei pH 6,5.

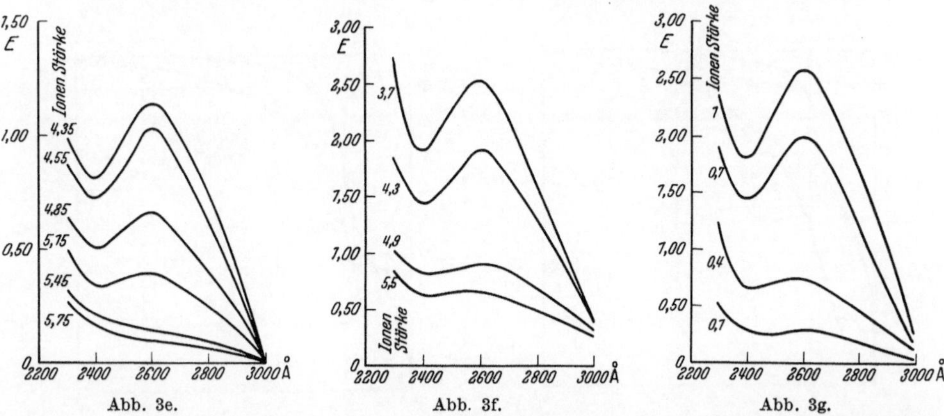

Abb. 3e.      Abb. 3f.      Abb. 3g.

Abb. 3e. Ultraviolettresorption des aus isolierten leukämischen Leukocytchromosomen stammenden Nucleohiston, der sich in verschiedenen Konzentrationen befindet, nach Präzipitation mit Kaliumphosphat in progressiver Konzentration bei pH 6,5.— Abb. 3f. Ultraviolettresorption des aus isolierten leukämischen Leukocytchromosomen stammenden Nucleohiston, der sich in verschiedenen Konzentrationen befindet, nach Präzipitation mit Kaliumphosphat in progressiver Konzentration bei pH 6,5. — Abb. 3g. Lösbarkeit desselben Musters von Abb. 6 in verdünnten NaCl-Lösungen.

Anwesenheit der Eiweißkomponente, etwas erweitert. Die Abb. 3 beweist, daß in diesen experimentellen Zuständen keinerlei Unterschied zwischen dem aus normalen Leukocyten und dem aus leukämischen Leukocyten extrahierten TNH beobachtet werden konnte.

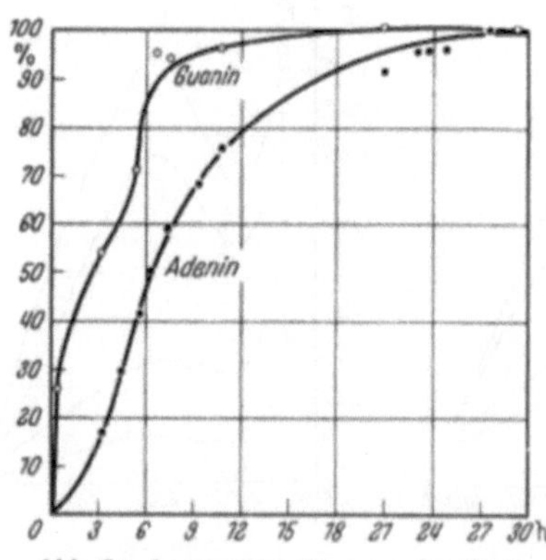

Es ist bekannt, daß das TNH in destilliertem Wasser und in verdünnten Salzlösungen, die eine Ionen-Stärke zwischen 1 und 3,4 haben, unlöslich ist, es fällt progressiv in 2—3 M Phosphatlösungen aus (Ionen-Stärke 4—6).

In diesen Verhältnissen ist das Präzipitat einheitlich und das Verhalten der Ultraviolettkurven regelmäßig.

Weitere Prüfungen über die aus normalen und pathologischen Zellkernen, nach der von Chargaff (44) abgeänderten Methode von Gulland (45), im Urzustand extrahierte DNS wurden in Zusammenarbeit mit Herrn Dr. Semenza durchgeführt. Die Methode stützt sich auf die Extraktion der Nucleoproteine in 10% NaCl bei einer Temperatur von 4° C und auf die darauffolgende Trennung des Proteinanteiles nach den Angaben von Sevag (46).

Aus den hydrolysierten DNS haben wir chromatographisch die Purine und Pyrimidine isoliert und nach Elution quantitativ bestimmt, nachdem wir mit ultraviolettem, abgeschwächtem Licht auf dem Chromatogramm die Flecken identifizierten (47) (Abb. 4).

Aus der Abb. 5 ist zu ersehen, daß im Gehalt purinischer und pyrimidinischer Basen keine Unterschiede bestehen, wenn verschiedene aus normalen und pathologischen Zellen stammende DNS-Arten untersucht werden.

Die zur Erforschung der DNS-Struktur durchgeführten Untersuchungen bestanden aus:

1. Untersuchung der Apurinsäure,

2. Prüfung der Zähigkeit der DNS mit verschiedenem $p_H$.

Abb. 4. $1 =$ weiß; $2, 3, 4 = 150 \mu g$ DNS. Hydrolisat aus myeloischer Leukämie. Photographie eines übereinandergestellten Chromatogramms mit ultraviolettem Licht mit einer CGE—$G_8T_5$-Lampe, Corning-Filter 9863:3 mm.

Tamm und Mitarbeiter (48) haben beobachtet, daß bei Dialysierung der DNS gegen verdünntes HCl bei 37° C die Purine innerhalb 24—26 Std. fortschreitend und beinahe vollständig in Freiheit gesetzt werden, während die Pyrimidine, das P und die Desoxyribose, welche die ursprüngliche DNS bildeten, nicht gespalten erscheinen. Der Restbestand wird mit Apurinsäure (APS) bezeichnet. Deshalb ist es möglich, einige Angaben über die Struktur der DNS

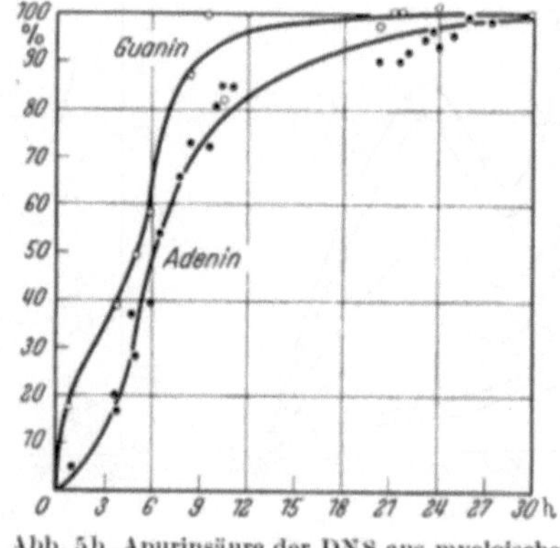

Abb. 5a. Apurinsäure der normalen DNS.

Abb. 5b. Apurinsäure der DNS aus myeloischer Leukämie.

zu erhalten, wenn man das In-Freiheit-setzen des Adenins und des Guanins verfolgt und das Absorptionsspektrum der APS studiert (Abb. 5a—c und 6).

Die von uns in diesen beiden Richtungen durchgeführten Untersuchungen erwiesen keine bemerkenswerten Unterschiede zwischen normalen und pathologischen DNS (Tab. 3 und 4).

Die Prüfung der Stabilität der DNS bei verschiedenen $p_H$ wurde durch die Beobachtung der Zähigkeitsveränderungen der DNS nach Zugabe von H- und OH-Ionen

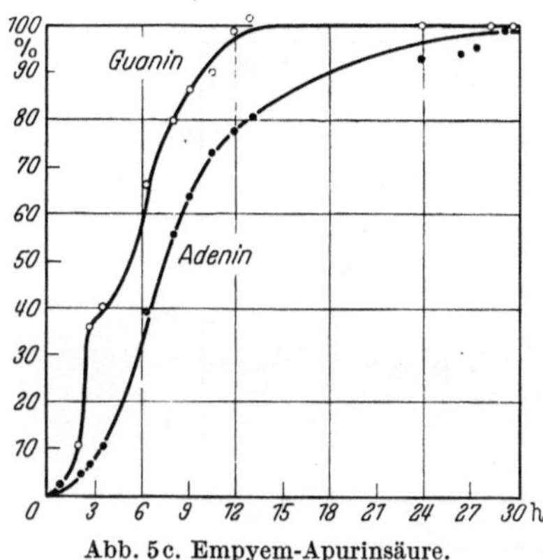


Abb. 5c. Empyem-Apurinsäure.

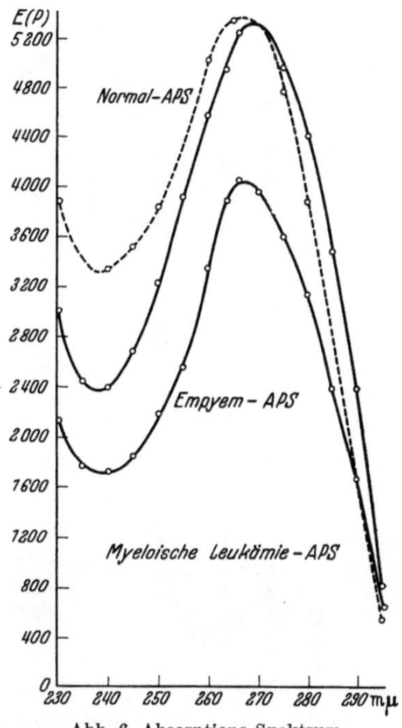


Abb. 6. Absorptions-Spektrum.

Tabelle 3. *Verhältnisse der einzelnen DNS-Basen verschiedener Herkunft (2 Muster).*

| | | | |
|---|---|---|---|
| Normal | Pu/Py | 1,1 | 1,10 |
| | Ad/Gu | 1,35 | 1,30 |
| | Thy/Cyt | 1,40 | 1,10 |
| | Ad/Thy | 1,10 | 1,10 |
| Myeloische | Pu/Py | 1,2 | 1,14 |
| Leukämie | Ad/Gu | 1,3 | 1,28 |
| | Thy/Cyt | 1,0 | 1,5 |
| | Ad/Thy | 1,4 | 1,05 |
| Myeloische Leukämie | Pu/Py | 1,2 | |
| mit | Ad/Gu | 1,2 | |
| Röntgen-Strahlen | Thy/Cyt | 1,0 | |
| behandelt | Ad/Thy | 1,3 | |
| Lungenabscesse | Pu/Py | 1,2 | 1,05 |
| | Ad/Gu | 1,4 | 1,3 |
| | Thy/Cyt | 1,2 | 1,1 |
| | Ad/Thy | 1,25 | 1,15 |
| Empyem | Pu/Py | 1,15 | 1,1 |
| | Ad/Gu | 1,3 | 1,3 |
| | Thy/Cyt | 1,05 | 1,0 |
| | Ad/Thy | 1,2 | 1,2 |

Tabelle 4. *Zusammensetzung zweier Muster von DNS, welche aus normalen Leukocyten extrahiert wurden. Die Werte sind in Molen von Basen pro-P Molen, die im Hydrolysat enthalten sind, ausgedrückt.*

| | | | |
|---|---|---|---|
| Adenin . . . . . . . | Pu/Py | 0,29 | 0,295 |
| Guanin . . . . . . . | Ad/Gu | 0,21 | 0,215 |
| Thymin . . . . . . . | Thy/Cyt | 0,27 | 0,250 |
| Cytosin . . . . . . . | Ad/Thy | 0,19 | 0,220 |
| | Total | 0,96 | 0,98 |

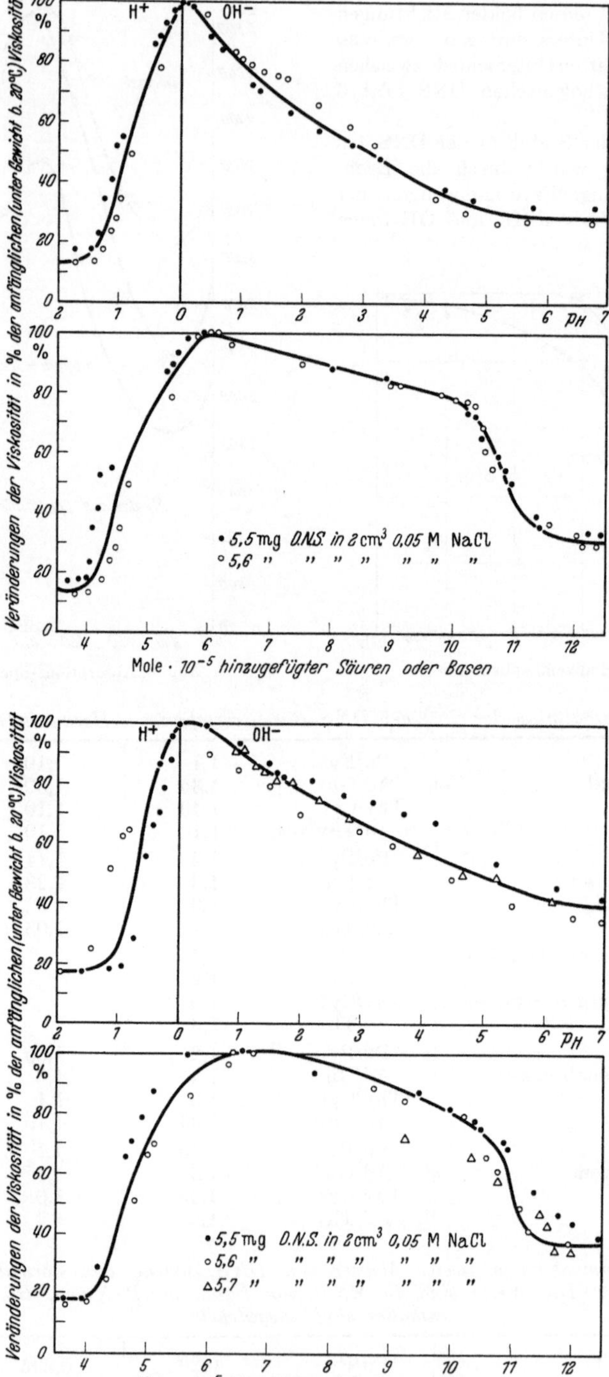


Abb. 7a. Stabilität der DNS den Säuren und Alkalien gegenüber (normale Leukocyten). ● 5,5 mg DNS in 2 cm³ 0,05 M NaCl, ○ 5,6 mg DNS in 2 cm³ 0,05 M NaCl.

Abb. 7b. Stabilität der DNS den Säuren und Alkalien gegenüber. ● 5,5 mg DNS in 2 cm³ 0,05 M NaCl, ○ 5,6 mg DNS in 2 cm³ 0,05 M NaCl, △ 5,7 mg DNS in 2 cm³ 0,05 M NaCl.

durchgeführt. Während im sauren Teil keine Veränderungen festgestellt werden konnten, war
hingegen ein deutlicher Unterschied des Verhaltens nach Zugabe von OH-Ionen zu bemerken.
Abb. 7a u. b beweist in der Tat, daß eine größere Mol-Zahl OH-Ionen notwendig ist, um bei
DNS myeloischer Leukämien eine identische Zähigkeitsveränderung hervorzurufen.

### *Proteine.*

Über die Natur der cytoplasmatischen Proteine wissen wir recht wenig; weitgehender
sind die Kenntnisse über die Nucleoproteine; zahlreich und noch nicht vollständig gelöst sind
die Probleme über die Biogenese der Zellproteine.

Im Cytoplasma bestehen, neben einem globulären, in verdünnten Salzlösungen löslichen
Protein, auch faserige Proteine, die von RANZI et al. (*49*), BRACHET und JEENER (*50*) eingehend
studiert wurden und die z. T. den Proteinen der Struktur I und II von BANGA SZENT-
GYÖRGYI (*51*) entsprechen.

In den Zellkernen sind hingegen gewöhnlich vier Proteinarten zu unterscheiden. In den
mit NaCl I M aus dem Zellkern extrahierbaren Nucleoproteinen sind ein Histon und ein säure-
lösliches Protein vorhanden. Die im Kern zurückbleibenden Proteine (nach Extraktion der
Nucleoproteine) bestehen aus einem alkalilöslichen und einem unlöslichen Protein.

Zahlreicher sind die Probleme bezüglich der Protein-Biogenese. Im Jahre 1941 stellte
CASPERSSON die Annahme auf, der Kern sei der wichtigste Mittelpunkt der Protein-Synthese,
in dem Sinne, daß das Euchromatin die Synthese der komplexeren Nucleoproteine regelt,
während das Heterochromatin die Synthese der Histone kontrollieren würde. Diese würden
sich im Kernkörperchen anhäufen, würden sich dann durch die Zellmembran im Cytoplasma
verbreiten, wo sie, eine Synthese von Ribonucleoproteinen hervorrufend, das Substrat für
den Aufbau cytoplasmatischer Proteine bilden.

Weitere Prüfungen mit Isotopen änderten diese Annahme z. T. ab, indem sie zum Schlusse
führten, daß der Kern die Synthese oder die Vermehrung der Mikrosomen kontrolliert, die
als die eigentlichen Faktoren der Protein-Synthesen betrachtet werden sollten (*17, 18, 52*).
Die Tragweite dieser Kontrolle des Zellkernes in der Nucleoprotein-Synthese ist je nach den
Verff. verschieden (*22, 23, 25, 26*).

Bezüglich der Untersuchung der Zellproteine haben wir uns mit denjenigen Elementen
befaßt, aus denen die Zellproteine gebildet sind.

Wir haben deshalb drei grundlegende Ziele zu erreichen:

a) Qualitative Analyse der Aminosäuren, welche die Zellproteine in verschiedenen Arten
oder in derselben Art, aber in verschiedenen, normalen und pathologischen Zuständen bilden;

b) Quantitative Analyse der obenerwähnten Aminosäuren;

c) Prüfung der mit Aminosäuren aufgebauten Komplexe auf einem höheren Niveau
molekularer Organisation über die Synthese der Proteine.

Gegenwärtig können wir nur über die qualitative Analyse Angaben machen.

Zur qualitativen Analyse der Aminosäuren wurden die in den Zellkernen, in den isolierten
Chromosomen und in den Nucleohistonen verschiedener Tierarten enthaltenen Aminosäuren
untersucht. Daraufhin wurden die Aminosäuren der normalen und pathologischen Leukocyten
im Menschen und im Pferd in Betracht gezogen.

Vorerst untersuchten wir verschiedene Arten, weil durch ähnliche Prüfungen anderer
Verff. (vgl. allgemeiner Teil) ein unterschiedlicher qualitativer Gehalt der die Gewebsproteine
verschiedener Tierarten bildenden Aminosäuren hervorgehoben wurde.

Es war deshalb wichtig festzustellen, ob diese Unterschiede den angewandten Methoden
zuzuschreiben waren oder aber mit einer besonderen Orientierung der phylogenetischen
Differenzierung der Gewebsproteine selbst im Zusammenhang standen. Diese Untersuchungen wurden in Zusammenarbeit mit Herrn Dr. BESTETTI durchgeführt. Über die von
uns erzielten Ergebnisse haben wir schon ausführlich am 3. Europäischen Kongreß für Hämatologie berichtet.

An zweiter Stelle mußte festgestellt werden, ob in normalen und pathologischen Zuständen
in derselben Gewebsart Unterschiede bestanden. Nach Isolierung der Zellkerne, der Chromo-
some und des Nucleohistons normaler und leukämischer weißer Zellen nach vorausgehender
Hydrolisierung mit HCl, stellten wir bidimensionale Chromatogramme in ansteigender
Verteilung her und verwendeten dafür verschiedene Lösungsmittelsysteme (Butanol,
Phenol, Phenol-Collidin, Lutidin, Propanol, Ferrol). In letzter Zeit zogen wir das System

Wasser-Propanol-Phenol vor, weil sich damit begrenztere Flecken ergeben, die zu einem quantitativen Bild zweckmäßiger sind (Abb. 8).

In allen normalen und pathologischen (Tab. 2) Fraktionen, die wir unter verschiedenen Hydrolyse-Zuständen prüften, wurden die folgenden Aminosäuren nachgewiesen: Cystein, Asparaginsäure, Glutaminsäure, Serin, Glykokoll, Threonin, Alanin, Thyroxin, Histidin, Lysin, Arginin, Prolin, Valin, Phenylalanin, Leucin und zwei weitere Flecken von oxydiertem Methionin (Abb. 9 a u. b).

Nach Anwendung alkalischer Hydrolyse wurde in allen Mustern Tryptophan festgestellt.

Aus der Gesamtheit dieser Untersuchungen können wir schließen, daß im Aminosäurengehalt der geprüften Zellkerne und ihrer verschiedenen Fraktionen und im Gehalt normaler und leukämischer weißer Blutkörperchen, keine qualitativen Unterschiede bestehen.

Im Vergleich zu den Resultaten anderer Verff. konnten wir in unseren Prüfungsergebnissen die gegenwärtig größte Zahl konstitutiver Aminosäuren sammeln. Es ist jedoch anzunehmen, daß in den Nucleoproteinen noch andere Aminosäuren enthalten sind, die von uns aus verschiedenen Gründen nicht isoliert wurden (Zerstörung derselben in der Hydrolyse, geringe Menge).

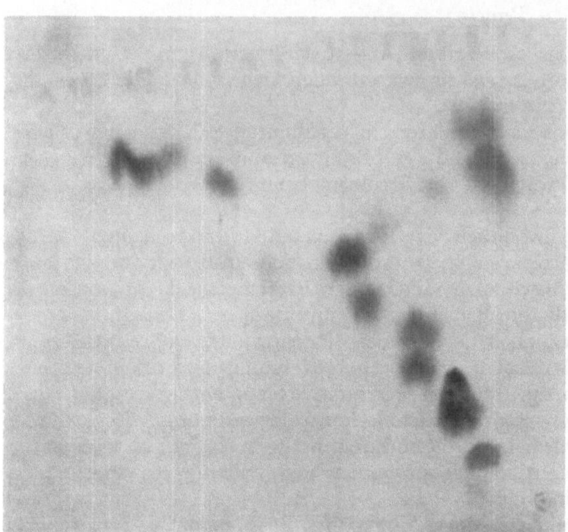

Abb. 8. Chromatogramm von Aminosäuren, die aus hydrolysierten Proteinen stammen. Isolierte Kerne normaler Leukocyten.

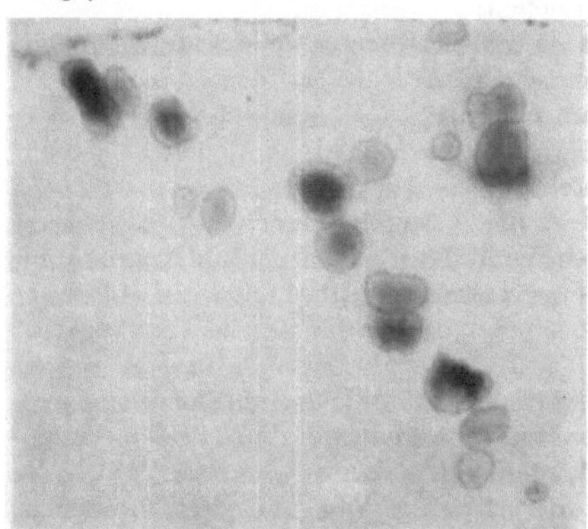

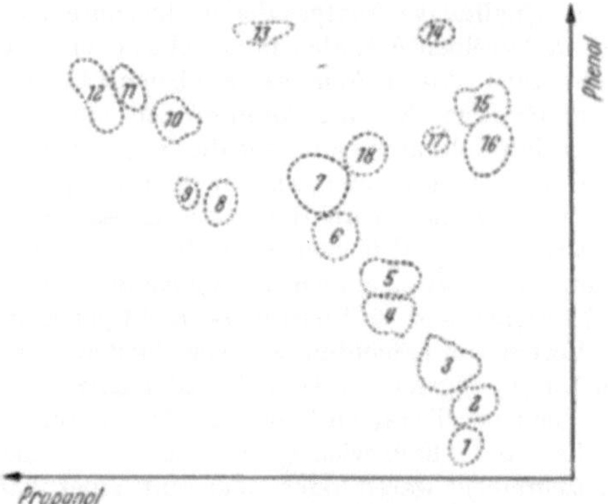



Abb. 9a u. b. Chromatogramm von Aminosäuren, die aus hydrolysierten Proteinen stammen. Isolierte Kerne leukämischer Leukocyten. *1* Cystein, *2* Asparaginsäure, *3* Glutaminsäure, *4* Serin, *5* Glykokoll, *6* Threonin, *7* Alanin, *8* Thyroxin, *9* Methionin (oxydiert), *10* Valin, *11* Phenylalanin, *12* Leucin, *13* Prolin, *14* nicht ident., *15* Histidin, *16* Lysin, *17* Arginin, *18* Methionin (oxydiert).

### Lipoide.

Qualitative Angaben über die Lipoide der intakten Leukocyten werden von denjenigen Verff. (*54, 55, 56, 57, 58, 59, 60*) übermittelt, welche in ihrer Technik Sudan-schwarz, Bakersches saures Hämatin und andere Färbemittel anwandten. Durch diese Methoden konnte festgestellt werden, daß von den Blutzellen die neutrophilen und eosinophilen Zellen (vom

Myeloblasten ausgehend), der größte Teil der Monocyten, die Körnchen enthaltenden Hämohistioblasten und ein kleiner Teil reticulo-histocytärer Zellen, mit einer großen Zahl lipoid-cytoplasmatischer Granulationen versehen sind, die den Mitochondrien und Mikrosomen entsprechen. Diese Resultate zeigen den hohen funktionellen Wert dieser Zellelemente und beweisen, daß die Lipoide in den aktivsten Punkten der Zelle besonders reichlich sind. Dies wird übrigens auch von den Erfahrungen jener Verff. bestätigt, die eine Anhäufung von Phospholipoiden in Zellen mit rascher Regeneration beobachteten (61).

Diese cytochemischen Untersuchungen stimmen jedoch nicht genau mit denjenigen chemischen Charakters überein (62). Aus diesen letzteren geht hervor, daß der totale Lipoidgehalt der Lymphocyten lymphatischer Leukämie nicht von demjenigen normaler Leukocyten und von Leukocyten myeloischer Leukämie abweicht (Tab. 5).

*Tabelle 5.* Aus: E. POLLI und G. RATTI — Biochem. Z. **323**, 546 (1953).

| Versuchsobjekt | Gesamt-fette mg-%FS | Gesamt-fettsäuren mg-%FS | Neutral-fette mg-%FS | Gesamt-cholesterin mg-%FS | Cholesterin-ester mg-%FS | Freies Cholesterin mg-%FS | Lipoid-phosphor mg-%FS |
|---|---|---|---|---|---|---|---|
| **Mensch** | | | | | | | |
| Myeloische Leukämie ... | 1978 | 1170 | 204 | 329 | 57 | 272 | 1403 |
| Lymphatische Leukämie .. | 1002 | 625 | 236 | 200 | 35 | 165 | 591 |
| Normal ........ | 1447 | 830 | 209 | 320 | 82 | 238 | 869 |
| **Kaninchen** | | | | | | | |
| Exsudat ......... | 1860 | 961 | 522 | 388 | 84 | 304 | 864 |
| Exsudat ......... | 1764 | 1140 | | 234 | 9 | 225 | 950 |

Es ist nicht leicht, die Unterschiede zwischen chemischen und histochemischen Angaben festzustellen; man muß jedoch beachten, daß die cytochemischen Methoden die Lipoide in jenen Zellkomponenten hervorheben, die eine äußerst einfache morphologische Struktur besitzen, während andere, wahrscheinlich Lipoide (Kernmembrane, Chromosome) enthaltende Strukturen am Elektronenmikroskop eine sehr komplexe Struktur aufwiesen.

Auf Grund dieser Beobachtungen haben wir, in Zusammenarbeit mit Dr. RATTI (63), Untersuchungen über isolierte Zellen und Kerne durchgeführt, die in folgendem Material geprüft wurden: Normale Leukocyten von Pferden, normale menschliche Leukocyten, Lymphocyten chronischer lymphatischer Leukämie, Leukocyten chronischer myeloischer Leukämie.

*Tabelle 6.* Aus: E. POLLI und G. RATTI — Biochem. Z. **323**, 546 (1953).

| Versuchsobjekt | Gesamt-fettsäuren G % TS | | | Jodzahl | | | Gesamt-cholesterin G % TS | | | Cholesterin-ester G % TS | | | Lipoidphosphor G % TS | | |
|---|---|---|---|---|---|---|---|---|---|---|---|---|---|---|---|
| | $n$ | $\overline{x}$ | $\sigma$ | $n$ | $\overline{x}$ | $\sigma$ | $n$ | $\overline{x}$ | $\sigma$ | $n$ | $\overline{x}$ | $\sigma$ | $n$ | $\overline{x}$ | $\sigma$ |
| **Intakte Leukocyten** | | | | | | | | | | | | | | | |
| **Mensch** | | | | | | | | | | | | | | | |
| Normal . | 13 | 5,79 | 1,35 | 10 | 98,3 | 16,3 | 10 | 1,65 | 0,32 | 5 | 0,70 | 0,13 | 8 | 0,259 | 0,04 |
| Lymphat. Leukämie | 7 | 5,46 | 0,262 | 7 | 109 | 9,75 | 7 | 0,98 | 0,09 | 7 | 0,43 | 0,07 | 6 | 0,271 | 0,02 |
| Myeloische Leukämie | 5 | 5,86 | 0,434 | 3 | 97,3 | | 5 | 1,30 | 0,124 | 6 | 0,31 | 0,10 | 5 | 0,291 | 0,09 |
| **Pferd** | | | | | | | | | | | | | | | |
| Normal . | 3 | 7,60 | | 3 | 144,6 | | | | | | | | | | |
| **Kerne** | | | | | | | | | | | | | | | |
| **Mensch** | | | | | | | | | | | | | | | |
| Normal . | 8 | 5,70 | 0,790 | 6 | 104,5 | 20,4 | 11 | 1,39 | 0,29 | 5 | 0,32 | 0,162 | 8 | 0,309 | 0,05 |
| Lymphat. Leukämie | 7 | 2,63 | 0,55 | 5 | 92,1 | 11,8 | 10 | 0,32 | 0,189 | 5 | <0,09 | | 13 | 0,103 | 0,045 |
| Myeloische Leukämie | 7 | 3,41 | 0,475 | 6 | 87,3 | 11,1 | 8 | 0,99 | 0,23 | 6 | 0,285 | 0,075 | 10 | 0,164 | 0,041 |
| **Pferd** | | | | | | | | | | | | | | | |
| Normal . | 9 | 6,30 | 0,340 | 13 | 99,7 | 11,6 | 13 | 1,47 | 0,32 | 7 | 0,285 | 0,095 | 13 | 0,200 | 0,039 |

In den isolierten Zellen und in den erhaltenen Kernen wurden die totalen Fettsäuren, die Jodzahl, totales und verestertes Cholesterin und der Lipoid-Phosphor bestimmt. Aus der Tabelle sind die erhaltenen Werte ersichtlich (Tab. 6).

Die erste daraus entstehende Folgerung bezieht sich auf die Lokalisierung der Zell-Lipoide. Sie sind sowohl im Cytoplasma als auch im Kern vorhanden. Man kann vermuten, an welcher Stelle sich die Lipoide der Zellen befinden, aber es fehlen Erfahrungen über die isolierten Chromosomen und Nucleolen. Auf Grund besonderer cytochemischer Untersuchungen sollte man annehmen, daß sie hauptsächlich auf der Kernmembran und in den Nucleolen zu finden sind.

Obwohl die erhaltenen Angaben in den beiden geprüften Arten ähnlich sind, besteht ein großer Unterschied zwischen normalen und leukämischen Kernen.

### Enzyme und Vitamine.

Im Jahre 1913 bewies Warburg (*64*), daß sich die Fähigkeit eines Homogenats, molekularen Sauerstoff aufzunehmen, fast ausschließlich im nicht filtrierbaren Teil eines Gewebsbreies befindet.

Nachdem das Problem der cytobiochemischen Lokalisierung der Enzyme aufgeworfen wurde (*65*), hat das Studium derselben, in Beziehung auf zwei für das Zelleben wichtige Faktoren, eine ganz besondere Bedeutung erfahren. Diese Faktoren stellen die unterschiedlichen Eigenheiten der Zellart und das Verhältnis der Zellen zu der äußeren Umgebung dar.

Von den beiden Faktoren wurde von den Verff., die sich mit diesen Erfahrungen beschäftigen, nur der erstere bezüglich der Differenzierungen der Zellen in Betracht gezogen. So wurde bestätigt, daß sich die Zellen verschiedener Gewebe durch ihren enzymatischen Gehalt voneinander unterscheiden. Wenn also vom biochemischen Gesichtspunkt aus die chromosomische Kontinuität durch die DNS-Konstanz der Kerne gesichert zu sein schien, hätte die Zellveränderlichkeit nach den Angaben enzymatischer Veränderlichkeit ausgedrückt werden können.

Kürzlich wurden Untersuchungen über die Lokalisierung der cytoplasmatischen Enzyme in isolierten Zellbestandteilen durchgeführt. Auf diese Weise schienen die Mitochondrien mit einem gewissen enzymatischen System verbunden zu sein, während die Mikrosome mit den dem Nucleoprotein-Stoffwechsel zugeteilten Enzymen in Beziehung stehen.

Das Studium der enzymatischen Wirksamkeit wurde dann von einigen Verff. (*66, 67, 68, 69*) auf die Kerne übertragen, um auch in den Kernen eine eventuelle enzymatische Veränderlichkeit des Gewebes feststellen zu können und um schließlich zu bestimmen, ob Enzyme bestünden, die auf den Kernstoffwechsel wirken.

In bezug auf die Kernenzyme können abschließend drei wichtige Beobachtungen hervorgehoben werden:

1. Die Kerne der verschiedenen Gewebe unterscheiden sich voneinander durch ihren enzymatischen Gehalt.

2. Die mit dem Stoffwechsel der in den Kernen enthaltenen Substanzen verbundenen Enzyme sind in hohen Konzentrationen im Zellkern enthalten.

3. Die enzymatische Wirksamkeit der Kerne wechselt mit der Änderung der physiologischen Zustände.

Diese drei Erkenntnisse gaben zu wichtigen Fragen Anlaß, als man beabsichtigte, Studien über den Gehalt der Enzyme intakter Leukocyten und isolierter Kerne einzuleiten.

Das grundlegende Problem, das bei diesen Erfahrungen auftreten konnte, bestand in der Feststellung einer eventuellen Veränderlichkeit des Vitamingehaltes und der enzymatischen Wirksamkeit in bezug auf das Eintreten bestimmter pathologischer Zustände.

In Verbindung mit dem Problem der Krebsforschung wurde das Studium der sich in pathologischem Zustand befindenden Enzyme bereits vorgenommen; aber die angewandten Methoden geben noch zu Widersprüchen Anlaß.

In Zusammenarbeit mit Herrn Dr. Bianchessi bestimmten wir, unter Verwendung der klassischen fluorometrischen Methoden (*70*), den Gehalt an Thiamin, Riboflavin und der Verbindungen, die die Roggensche Reaktion geben (Trigonellin-enthaltende Substanzen) in Mustern von 1 g lyophilisierter Substanz. Mittels des DNS-Gehaltes der Gewebe, oder durch das bekannte spezifische Gewicht jeder Zellenart, gelangt man zum Gehalt an Zellen in einem Gramm.

Die Tabellen geben die Werte pro Zelle und pro Zellkern im normalen Subjekt, in der lymphatischen und myeloischen Leukämie an (Tab. 7).

Tabelle 7. *Intracelluläre Verteilung der Vitamine.*

| Vitamine | | Leukocyten | | |
|---|---|---|---|---|
| | | Normal | Lymph. Leuk. | Myel. Leuk. |
| Vitamin $B_1$ . . . . . . . . . . . . . . . | C | 0,61 | 0,11 | 0,74 |
| $\mu g \times 10^{-9}$ . . . . . . . . . . . . . . . | K | 0,16 | 0,15 | 0,69 |
| Vitamin $B_2$ . . . . . . . . . . . . . | C | 0,49 | 0,51 | 1,19 |
| $\mu g \times 10^{-9}$ . . . . . . . . . . . . . . . | K | 0,48 | 0,10 | 0,18 |
| Pyridin-Coenzyme (die als Substanzen betrachtet werden, welche ROGGENsche Reaktion hervorrufen) . . . . . . . . | C | 1,86 | 0,16 | 0,04 |
| $\mu g \times 10^{-9}$ . . . . . . . . . . . . . . | K | 0,44 | 0,48 | 0,30 |

Die erste wichtige Errungenschaft besteht in der Feststellung einer ziemlich beträchtlichen, in den Kernen enthaltenen Menge Coenzyme. In diesem Zusammenhang heben wir das Verhalten des Riboflavin hervor, das in den normalen Kernen nicht vorhanden ist, während es in den Lymphocyten und leukämischen Myelocyten auftritt.

Hinsichtlich der Bestimmung der enzymatischen Wirksamkeit geben wir vorläufig eine erste Gruppe von Angaben bekannt, die wir in Zusammenarbeit mit Herrn Dr. DI MAJORCA erzielten. Es fehlen jedoch darin jene Enzyme, die mit Sicherheit ihren Sitz in den Zellkernen haben (Nucleosidphosphorylase, Adenosin-Desaminase und Guanase).

Aus mehreren Gründen sahen wir uns dazu veranlaßt dies zu tun: nicht zuletzt auch um unsere chemischen Ergebnisse mit den in der Hämatologie weit gebräuchlicheren cytochemischen Daten vergleichen zu können.

Wir untersuchten die Phosphatasen (alkalische, saure ATP-ase, Adenosin-3- und Adenosin-5-Phosphatase), die Urikasen und die Amylasen (Tab. 8 und 9).

Tabelle 8. *Intracelluläre Verteilung der Phosphatase.*

| Enzymatische Tätigkeit | | Leukocyten | | |
|---|---|---|---|---|
| | | Normal | Lymph. Leuk. | Myel. Leuk. |
| *Alkalische Phosphatase* | | | | |
| $\mu g \times 10^{-9}$ Phenolph. pro Zelle | C | 157,1 | 19 | 36,1 |
| Wirkung = 1 Std. 37,5° C | K | 32,9 | 14 | 0,9 |
| *Saure Phosphatase* | | | | |
| mg $\times 10^{-9}$ Phenolph. pro Zelle | C | 0,75 | 1,95 | 6,1 |
| Wirkung = 1 Std. 37,5° C | K | 2,25 | 1,2 | 2,9 |
| *ATP-ase* | | | | |
| $\mu g \times 10^{-9}$ P. pro Zelle | C | 24 | 11 | 35,5 |
| Wirkung = 1 Std. 37,5° C | K | 0 | 18,4 | 4 |
| *AD 5 P-ase* | | | | |
| $\mu g \times 10^{-9}$ P. pro Zelle | C | 11,6 | 16,8 | 0 |
| Wirkung = 1 Std. 37,5° C | K | 0 | 0 | 0 |
| *AD 3 P-ase* | | | | |
| $\mu g \times 10^{-9}$ P. pro Zelle | C | 0,9 | 13 | 0,4 |
| Wirkung = 1 Std. 37,5° C | K | 0 | 0 | 0 |

Für die alkalische und saure Phosphatase wandten wir die Methode von HUGGINS und TALALAY (*71*) an, für die ATP-ase jene von DU BOIS und POTTER (*72*), für die Adenosin-3- und Adenosin-5-Phosphatase jene von HEPPEL und ILMOE (*73*), für die Urikase jene von STERNY et al. (*69*) und für die Amylase jene von MEYER (*74*).

Vor allem möchten wir das Überallvorkommen dreier Phosphatasen hervorheben. Die saure Phosphatase übt auf die normalen weißen Blutzellen eine starke Wirkung aus, und zwar — im Gegensatz zu den von HAIGHT und ROSSITER beobachteten Befunden — mehr im Zellkern als im Cytoplasma, während sie bei Leukämien ein umgekehrtes Verhalten aufweisen. Die heterogenen Elemente der Zellen bei myeloischer Leukämie verhindern weitere Beobachtungen.

Tabelle 9. *Intracelluläre Verteilung der Urikase und Amylase.*

| Enzymatische Tätigkeit | | Leukocyten | | |
|---|---|---|---|---|
| | | Normal | Lymph. Leuk. | Myel. Leuk. |
| *Urikase*<br> E/292 $\mu$m $\times$ 10$^9$ Zellen<br> Wirkung = 1 Std. 37,5° C | C<br>K | 1,090<br>0,140 | 0,080<br>0,060 | 0,520<br>0,050 |
| *Amylase*<br> mg $\times$ 10$^{-9}$ Maltose pro Zelle<br> Wirkung = $^1/_2$ Std. 37,5° C | C<br>K | 3,58<br>0 | 0,14<br>0 | 1,4<br>0 |

Es ist jedoch sicher, daß hinsichtlich der intracellulären Verteilung der Enzyme die Untersuchungen über die Wirksamkeit der sauren und alkalischen Phosphatasen Befunde aufweisen, die sich von den cytochemischen Angaben ziemlich unterscheiden.

Kürzlich wurde über die cytochemischen Methoden diskutiert, wobei die Möglichkeit einer Verbreitung der Phosphate vom Cytoplasma aus zum Nucleus hin in Betracht gezogen wurde.

Bezüglich der alkalischen Phosphatase kann gesagt werden, daß die Wirksamkeit dieses Enzyms hauptsächlich cytoplasmatisch ist und bei leukämischen Zellen stark vermindert erscheint.

Die ATP-ase besitzt eine starke Wirksamkeit im Kern des leukämischen Lymphocyts, während sie im normalen Zellkern vollständig ausbleibt.

Interessant ist auch das Verhalten der intakten normalen und pathologischen Zelle. Der Gehalt an aktiver ATP ase ist niedrig in den normalen und hoch in pathologischen Zellen, während die alkalische Phosphatase hoch in den normalen und niedrig in den pathologischen Zellen ist.

Es ist schwierig, die Befunde der Adenosin-3- und Adenosin-5-Phosphatase auszulegen, da diese Enzyme in den Zellkernen fehlen sollen.

In bezug auf die Urikase und Amylase wird es genügen, darauf hinzudeuten, daß die Wirksamkeit dieser Enzyme im ersten Fall vorwiegend, im zweiten Fall ausschließlich cytoplasmatisch ist.

Diese Gruppe von Befunden kann vorläufig nur den Weg zu neuen Forschungen weisen; man kann jedoch jetzt schon zwei Betrachtungen machen:

1. Die Notwendigkeit, cytochemische Angaben immer mit biochemischen Methoden nachzuprüfen.

2. Die Feststellung einer entschiedenen Veränderlichkeit der enzymatischen Wirksamkeit der leukämischen Zellen im Vergleich zu den normalen Zellen.

Im Laufe dieser Ausführungen habe ich versucht, Ihnen die Richtlinien und die Prüfungsresultate klarzulegen, die in der Medizinischen Universitätsklinik in Mailand in der Abteilung für Leukämie befolgt und erzielt wurden.

Wie ich bereits oben erwähnte, sind diese biochemischen Untersuchungen durch unsere vorausgegangenen Studien über die Zellkerne der Leukocyten gerechtfertigt, mit denen wir glauben bewiesen zu haben, daß sich die leukämischen Zellen von den normalen weißen Blutzellen wegen verschiedener Anomalien im Verhalten der Chromosome unterscheiden.

Es war für mich eine große Ehre, an diesem Symposion, an welchem bedeutende deutsche Cytologen und Biochemiker anwesend sind, über die von uns erzielten Resultate berichten zu können.

Es ist möglich, daß viele von Ihnen die von mir ausgeführten Ansichten nicht teilen, und zwar besonders hinsichtlich der Art unserer Prüfungen und einiger der von uns angewandten Methoden. Ich hoffe, daß meine Ausführungen eine Diskussion sowohl über die erzielten Ergebnisse als auch über die Richtlinien für zukünftige Prüfungen hervorrufen werden; denn auf diese Weise wird mein Vortrag seinen eigentlichen Zweck erreicht haben.

## Literatur.


1. HEIDENHAIN, R.: Arch. ges. Physiol. **10**, 557 (1875).
2. MIESCHER, F.: Die histochemischen und physiologischen Arbeiten. Leipzig: F. C. W. Vogel 1897.
3. POLLI, E. E.: Chromosoma **4**, 621 (1952).
4. POLLI, E. E.: Experientia **7**, 138 (1951); Biochim. et Biophys. Acta **10**, 215 (1953).
5. POLLI, E. E.: Arch. Sci. Med. **82**, 425 (1946); Ann. Biol. Umana Norm. e Pat. **1**, IV (1947.)
6. POLLI, E. E.: Exp. Cell. Res. **1**, 460 (1950).
7. WALDSTEIN, L.: Virchows Arch. **91**, 12 (1883).
8. ARNOLD, J.: Virchows Arch. **140**, 411 (1895).
9. MULLER, F. E.: Virchows Arch. **246**, 49 (1923).
10. MIRSKY, A. E., and H. RIS: J. Gen. Physiol. **31**, 1 (1947).
11. BEHRENS, M.: Z. physiol. Chem. **209**, 59 (1932).
12. ALLFREY, V. H., H. STERN, A. E. MIRSKY and H. SAETREN: J. Gen. Physiol. **36**, 529 (1952).
13. BRACHET, J., et R. JEENER: Enzymologia **11**, 196 (1944).
14. CASPERSSON, T.: Naturwissenschaften **28**, 33 (1941).
15. BRACHET, J.: Arch. Biol. Paris **53**, 207 (1942).
16. BORSOOK, H., C. L. DEASY, A. J. HAAGEN-SMIT, G. KEIGHLEY and P. H. LOWY: Fed. Proc. **9**, 154 (1950).
17. HULTIN, T.: Exp. Cell. Res. **1**, 376 (1950).
18. KELLER, E. B.: Fed. Proc. **10**, 206 (1951).
19. DAVIDSON, J. N.: Les nucléoprotéines et la croissance des tissus. C. r. 2^me. Cong. Int. de Biochimie. Paris. Suppl. 1—2, 35 (1953).
20. MARSHAK, A., and F. CALVERT: J. Cell. Comp. Physiol. **34**, 451 (1949).
21. JEENER, R.: Nature **163**, 837 (1949).
22. BARNUM, C. P., and R. A. HUSEBY: Arch. of Biochem. **29**, 7 (1950).
23. JEENER, R., and SZAFARZ: Arch. of Biochem. **26**, 54 (1950).
24. HAMMARSTEN, E.: Isotopes in Biochemistry. Ciba Foundation Conference. London, Churchill 1951.
25. MARSHAK, A.: J. Cell. Comp. Physiol. **32**, 381 (1948).
26. MUNRO, H. N., D. J. NAISMITH and T. W. WIKRAMANAYAKE: Biochem. J. **51**, proc. VII (1952).
27. POLLISTER, A. W., H. SWIFT and M. ALFERT: J. Cell. Comp. Physiol. **38**, Suppl. 101 (1951).
28. PASTEELS, J., et L. LISON: C. r. Acad. Sci. **230**, 780 (1950).
29. MARK, D. D., and H. RIS: Proc. Roy. Soc. Exp. Biol. a Med. **71**, 729 (1949).
30. GOLDBERG, L., E. KLEIN and G. KLEIN: Exp. Cell. Res. **1**, 543 (1950).
31. LEUCHTENBERGER, C., G. KLEIN and E. KLEIN: Cancer Res. **12**, 480 (1952).
32. SOROF, J., and PH. P. COHEN: J. Biol. Chem. **190**, 303 (1951).
33. CHARGHAFF, E.: 2^me Congr. Int. de Biochimie Symposium sur le métabolisme microbienne pag. 41, 1952, Paris Soc. d'Ed. Sup.
34. LISON, L., et J. PASTEELS: Arch. Biol. Paris **62**, 1 (1951).
35. MARINONE, G., e F. FULLE: Boll. Soc. It. Biol. Sper. **28**, 1109, 1112, 1114 (1952).
36. BRACHET, J.: Structural Aspects of cell physiology. Cambridge: At the Univ. Press, pag. 173 (1952).
37. GLICK, D., A. ENGSTROM and B. G. MALMSTROM: Science **114**, 253 (1951).
38. COMMONER, B.: Science **110**, 31 (1949).
39. HUGHES, M. A.: The mitotic cycle. New York Ac. Press Publ. 1952, p. 13.
40. SCHMIDT, G., and S. J. THANNAUSER: J. Biol. Chem. **161**, 83 (1945).
41. DAVIDSON, J. N., I. LESLIE and J. C. WHITE: Lancet **34**, 1287 (1951).
42. MANDEL, P., et P. METAIS: La Sem. des Hôp. **28**, 129 (1952).
43. BUTLER, A. M., and H. MONTGOMERY: J. Biol. Chem. **99**, 173 (1932).
44. CHARGHAFF, E., R. LIPSHITZ, CH. GREEN and M. E. HODES: J. Biol. Chem. **192**, 223 (1951).
45. GULLAND, J. M., D. O. JORDAN and C. J. THRELFALL: J. Chem. Soc. **1947**, 1129.
46. SEVAG, M. G.: Biochem. Z. **273**, 419 (1934).
47. BLOCK, R. J., R. LE STRANGE and G. ZWEIG: Paper chromatography. Ac. Press. Inc. Publ. New York 1952.

48. Tamm, Ch., M. E. Hodes and E. Charghaff: J. Biol. Chem. **195**, 49 (1952).
49. Ranzi, S.: Boll. Soc. It. Biol. Sper. **28**, 487 (1952).
50. Brachet, J., et R. Jeener: Biochim. et Biophys. Acta 1, 13 (1947).
51. Banga, I., et A. Szent-Gyorgyi: Enzymologia **9**, 111 (1940).
52. Siekevitz, P., and P. C. Zamecnik: Fed. Proc. **10**, 246 (1951).
53. Polli, E. E., and A. Bestetti: Experientia 8, 345 (1952).
54. Sehrt, E.: Münch. med. Wschr. 4, 139 (1927).
55. McManus, J. F. A.: Nature **154**, 173 (1953).
56. Wislocki, G. B., and E. W. Dempsey: Anat. Rec. **96**, 249 (1946).
57. Sheenan, H. L., and G. W. Storey: J. Path. Bact. **59**, 336 (1947).
58. Baillif, R. N., and G. Kimbrough: J. Lab. Clin. Med. **32**, 155 (1947).
59. Cain, A. J.: Biol. Rev. Cambridge Phil. Soc. **25**, 73 (1950).
60. Storti, E., et S. Perugini: Acta haematologica **5**, 321 (1951).
61. Nils, O. Berg: Acta Path. et Microbiol. Scand. Suppl. **90**, 1 (1951).
62. Boyd, E. M.: Arch. of Path. **21**, 739 (1936).
63. Polli, E., u. G. Ratti: Biochem. Z. **323**, 546 (1953).
64. Warburg, O.: Arch. ges. Physiol. (Pflügers) **154**, 599 (1913).
65. Claude, A.: J. Exper. Med. **84**, 51 (1946).
66. Dounce, A. L.: The Enzymes Ed. Acad. Press Inc. New York 1, 151 (1950).
67. Lang, K., G. Siebert u. F. Fischer: Biochem. Z. **324**, 1 (1953).
68. Schneider, W. C., and G. H. Hogeboom: Cancer Res. **11**, 1 (1951).
69. Stern, H., V. Allfrey, A. E. Mirsky and H. Saetren: J. Gen. Physiol. **35**, 559 (1952).
70. Methods of Vitamins Assays, by the Ass. of Vit. Chem. Int. Publ. Inc. New York 1951.
71. Huggins, C., and P. Talalay: J. Biol. Chem. **159**, 399 (1945).
72. Du Bois, K. P., and V. R. Potter: J. Biol. Chem. **150**, 185 (1943).
73. Heppel, L. A., and R. J. Hilmoe: J. Biol. Chem. **188**, 665 (1951).
74. Meyer, K. H., E. H. Fisher u. P. Bernfeld: Helvet. Chim. Acta **30**, 64 (1947).

## Diskussionsbemerkungen.

Hinsberg (Düsseldorf):

Herrn Polli können wir für die sorgfältigen Untersuchungen über die Biochemie der Leukocyten sehr dankbar sein, insbesondere, was den Vitamin- und Fermentgehalt betrifft. Die Veränderungen bei der Leukämie sind ähnlich wie beim Carcinom. Den ausführlichen Angaben von Herrn Siebert möchte ich nur hinzufügen, daß man der Untersuchung der Phosphatasen bei metastasierenden Tumoren mehr Beachtung schenken sollte, da, um mit den Worten von Herrn Druckrey zu sprechen, mit sehr großer Wahrscheinlichkeit eine Metastasierung erkannt werden kann. Für die Untersuchung der Lipoide ist es wohl nötig, die differenzierte UV-Absorption zu Rate zu ziehen, um die ungesättigten Fettsäuren auch mit 3 und 4 Doppelverbindungen nebeneinander bestimmen zu können. Derartige Versuche hat z. B. Zirm in Graz ausgeführt. Die Aldolase wird im zellfreien Mäuseascitestumor in sehr großer Konzentration angetroffen und die isolierten Tumorzellen scheinen in die Suspensionsflüssigkeit dauernd Aldolase zu sezernieren. Es könnte dies eine allgemeine Eigenschaft von Organtumoren sein, die bis jetzt nicht bekannt war. Die Aldolase des Serums eignet sich besonders, um Parenchymschädigungen der Leber nachzuweisen. Bei anderen Leberschädigungen ist die Aldolase nicht erhöht.

Druckrey (Freiburg i. Br.):

Man findet in der Literatur immer wieder die Angabe, daß Tumoren eine geringe Atmung hätten. Das ist falsch. Manche normale Gewebe haben ein $Q_{O_2}$ von etwa 4, wie z. B. die Speicheldrüse. Bei Tumoren finden wir dagegen Werte von 8—15. Tumoren haben also eine besonders kräftige Atmung. Es besteht aber ein grundsätzlicher Unterschied. Bei normalen Geweben läßt sich die Atmung durch physiologische oder pathologische Reize auf das Doppelte bis Dreifache steigern, bei Tumoren dagegen, wenn überhaupt, nur in ganz geringem Maße. Die Atmung von Tumoren ist also im Gegensatz zu der von normalen Geweben stets maximal, während bei den normalen Geweben nur ein Bruchteil des potentiellen Atmungsvermögens aktualisiert ist. Tumoren atmen wie Gewebe im „Fieber". Das Problem ist also eigentlich umgekehrt zu betrachten, es ist die Frage, wie es kommt, daß Tumoren so stark atmen und normale Gewebe nur wenig, obwohl sie wesentlich stärker atmen könnten? Hier ist wohl in der biochemischen Literatur eine gewisse Korrektur notwendig.

Die *anaerobe Glykolyse* normaler Gewebe läßt sich mit der von Tumoren nicht vergleichen. Tumoren sind fakultativ anaerob, normale Gewebe dagegen oft viel ausgesprochener obligat aerob, als das angenommen wird. Werden Leberschnitte anaerob untersucht, so ist die Glykolyse anfangs sehr stark, bis 25, um dann steil auf die Literaturwerte von etwa 3 abzusinken. Werden die Leberschnitte nun wieder unter Sauerstoff gebracht, so ist der Stoffwechsel praktisch Null, das Gewebe ist tot. Die anaerobe Glykolyse ist hier also keine Stoffwechselqualität eines lebenden Gewebes mehr. Werden dagegen Tumorschnitte nach vorübergehender Anaerobiose wieder unter Sauerstoff gebracht, so atmen sie sofort wieder kräftig. Andererseits können normale Gewebe, wie z. B. Leberschnitte eine starke *aerobe* Glykolyse zeigen, z. B. bei erhöhter Temperatur. Danach wäre die anaerobe Glykolyse für Tumoren charakteristischer, als die aerobe. Die besonders bemerkenswerte Eigenschaft des Tumorgewebes ist also die, daß mit der Cancerisierung die obligate Aerobiose verlorengeht und das Gewebe fakultativ anaerobiotisch wird.

LETTRÉ (Heidelberg):

B. CHANCE in Philadelphia hat gezeigt, daß der Cytochromdefekt der Tumorzelle bei manchen Tumoren nicht das Cytochrom c, sondern das Cytochrom b betrifft. Für die Charakterisierung der Tumorzelle erscheint nicht die verminderte Atmung charakteristisch, sondern das Verhältnis von aufgenommenem Sauerstoff zu umgesetzten Kohlenhydraten, also die relative Störung der Atmung.

HEILMEYER (Freiburg i. Br.):

Erstens an die Herren eine Frage: Es sind wesentliche Befundunterschiede in chemischer Hinsicht gefunden worden zwischen normalen Zellen und zwischen Tumorzellen oder zwischen normalen Zellen und zwischen Leukämiezellen. Ich hätte gern gewußt: worauf beziehen sich diese Unterschiede? Wenn wir ruhendes Gewebe mit einem schnell wachsenden Gewebe vergleichen, dann werden wir doch selbstverständlich auch biochemische Unterschiede finden, im Fermentgehalt, Vitamingehalt, im Cytochromgehalt u. a. Jedenfalls wird das Wachstum doch schon einen gewissen Unterschied bewirken. Wenn wir also Vergleiche anstreben zwischen normalem Gewebe und Tumorgewebe, müssen wir zunächst einmal Vergleiche anstreben zwischen schnell wachsendem Normalgewebe und zwischen schnell wachsendem Tumorgewebe. Außerdem möchte ich noch bemerken, daß in dem Augenblick, wo entzündliche Veränderungen auftreten, selbstverständlich auch die biochemische Struktur der Zelle sich verändern wird. Auch das müßte man erst eindringlich prüfen, bevor man einen Schluß zieht. Ebenso muß auf degenerative Vorgänge geachtet werden, sonst bekommen wir natürlich nie eine Klarheit. Aber das ist klar, daß man das nicht alles auf einmal kann, und daß wir hier offensichtlich noch vor großen histochemischen und biochemischen Aufgaben stehen.

Zu dem Vortrag von Herrn SIEBERT: Seit einem $^3/_4$ Jahr bemühen wir uns, die einzelnen Eiweißfraktionen von Blutzellen papierelektrophoretisch, und sogar noch mit neueren Verfahren, zu trennen, so bei normalen Leukocyten und bei Leukämiezellen. Wir haben anfangs großartige Unterschiede gefunden, und ein Herr von mir, der das macht, war ganz begeistert, daß man papierelektrophoretisch wundervoll die Leukämie abtrennen kann von einer normalen Leukocytose. Wir haben glücklicherweise das nicht veröffentlicht. Als wir die Sache weitermachten, da zeigte sich, daß die Schwankungen im Normalbereich außerordentlich große sein können, je mehr man Erfahrungen auf diesem Gebiet sammelt, um so vorsichtiger wird man in der Schlußziehung, so daß wir bis heute, nach $^3/_4$ Jahren, diese Dinge noch nicht veröffentlicht haben und vielleicht auch in den nächsten Jahren nicht veröffentlichen werden. Das zur Kritik dieser Methode.

Ganz zum Schluß, nur zur Ehrenrettung der Kliniker, möchte ich sagen (weil die Biochemiker uns offenbar darin etwas zu gering einschätzen), daß die Phosphatasebestimmung seit 7 Jahren in der Klinik als Routinemethode läuft (ich glaube, in jeder Klinik ist das so), zur Überwachung der Therapie des Prostatacarcinoms sowie zur Diagnose usw. Also da sind wir doch up to date. Darüber wird wohl Herr Dr. RAABE morgen in seinem Vortrag auch kurz einiges noch zu sagen haben.

8*

SIEBERT (Mainz):                    **Schlußwort.**

Ich weiß nicht, in welchem Umfange Phosphatasebestimmungen zur Tumordiagnostik in der Klinik gemacht werden; Herrn Prof. HINSBERGs Hinweis ist sicher wichtig. Zu Herrn Prof. DRUCKREY: Wie im Vortrag erwähnt, bestehen keine wesentlichen Unterschiede bei den $Q_{O_2}$-Werten für Tumoren und für normale Gewebe, dagegen aber bei den Relationen Atmungsgröße zu Atmungskapazität. Warum normalerweise nur 10—20% der Atmungskapazität ausgelastet sind, liegt wohl daran, daß dieses lebensnotwendige System mit einem hohen Sicherheitskoeffizienten arbeitet. Atmung und Kreislauf sind unter Normalbedingungen die begrenzenden Faktoren für die Sauerstoffaufnahme des Gewebes. Ferner dürften in vivo Diffusion und Substratkonzentration in der Zelle (die enorm niedrig liegen kann, bei $10^{-3}$—$10^{-4}$molar) hereinspielen, welche beide bei Messungen am Homogenat bedeutungslos sind. $Q_{O_2}$-Werte für Homogenate haben also etwas vom Charakter potentieller Größen an sich. Für die anaerobe Glykolyse gilt dies noch viel mehr. Abgesehen vom Muskel dürften in vivo Bedingungen für das Zustandekommen der anaeroben Glykolyse kaum einmal gegeben sein. Zu Herrn Dr. SCHUBERT: Meines Erachtens ist es nicht gut, Eiweißfraktionen aus Organen „Albumin" zu nennen; besser verwendet man auch hier eine Ziffer. Ob es zulässig ist, aus den von Ihnen gezeigten Papierelektrophoresestreifen so viele Fraktionen herauszulesen, möchte ich ebenfalls noch einmal zu bedenken geben. Zu Herrn Prof. HEILMEYER: Ihre Frage nach der Tumorspezifität ist zugleich das Programm, das sich aus meinen Darlegungen ergibt. Ich habe versucht, zu zeigen wie schwierig es sein kann, überhaupt erst einmal Normalwerte zu gewinnen, die allgemeine Gültigkeit beanspruchen können. Erst dann kann man ja an Fragen der Pathologie herangehen. Da liegt sicher ein dankbares, sehr reiches Feld.

Zum Vortrag von Herrn Prof. POLLI: Der Leukocytenzellkern stellt ebenso wie der Spermatozoenkern meines Erachtens einen Spezialfall dar, denn es handelt sich um Zellen mit eng begrenzter Funktion und Lebensdauer. Befunde an Zellkernen parenchymatöser Organe eignen sich wohl eher für verallgemeinernde Beschreibungen. Ich darf Ihnen aus Untersuchungen, die von meinem Lehrer, Prof. LANG, und mir in den letzten Jahren gemacht wurden, kurz einige Angaben über den Fermentgehalt im Zellkern zeigen (M = Untersuchungen von LANG und SIEBERT):

Fermente im Säugetierzellkern.

| | |
|---|---|
| Adenosintriphosphatase M | Katalase |
| Aldolase | Kathepsine M |
| Alkoholdehydrogenase | Kohlensäureanhydratase |
| Amylase M | Lactonase |
| Arginase M | Lipase M |
| Cholinesterase | Milchsäuredehydrogenase M |
| Desoxyribonuclease M | 5-Nucleotidase |
| DPN-Nucleosidase | Peptidasen M |
| Enolase | Phosphorylase M |
| Esterasen M | Phosphatasen M |
| $\beta$-Glucuronidase | Purindesaminasen M |
| Glutaminsäuredehydrogenase M | Rhodanase M |
| Glutathionase M | Ribonuclease |
| $\alpha$-Glycerophosphatdehydrogenase | Transaminase M |
| Hyaluronidase M | Triosephosphatdehydrogenase M |
| Trypsin M | |

Zumindestens teilweise ist wohl das Vorkommen von Fermenten im Zellkern darauf zu beziehen, daß sie dort ihre Bildungsstätte haben. So wie Zellkerne reichlich $P^{32}$ in die verschiedensten Verbindungen einbauen (SIEBERT und Mitarbeiter), nehmen sie wohl auch sonst intensiv am Zellstoffwechsel teil; vermutlich ist die Steuerung der Fermentbildung einer der Wege, auf denen der sich nicht teilende Zellkern die in ihm liegenden Erbelemente auf das tätige, lebende Cytoplasma wirken läßt. Ich glaube, diese Angaben sind eine teilweise Antwort auf Probleme, die von Prof. POLLI angeschnitten wurden.

# C. Die Wirkung cytostatischer Substanzen.

## Die Schädigung von Zelle und Zellkern und ihre Bedeutung für einige Probleme der Tumorforschung*.

Von

Hans Marquardt (Freiburg i. Br.).

Mit 7 Textabbildungen.

## I. Einleitung.

Die Analyse jedes Geschehens an einem vielzelligen Organismus gelangt früher oder später an einen Punkt, wo die letzte gestaltliche Einheit des Lebendigen, die Zelle, in das Blickfeld treten muß. Dies ist auch im Rahmen der Bemühungen um die Aufklärung der Grundvorgänge sowohl bei der krebsigen Entartung wie bei der therapeutischen Wirkung auf Krebsgewebe eingetreten. Beide Arten der Vorgänge fallen unter die Rubrik der Schädigung von Zellen. Im einen Fall handelt es sich um eine Schädigung, welche aus dem normalen Zustand der Zelle hinüberführt in einen neuen, als „krebsige Entartung" summarisch bezeichneten; im anderen Fall wird eine Schädigung derart gesetzt, daß möglichst ohne Beeinträchtigung normaler Zellen die Krebszellen selektiv abgetötet werden.

Das Entscheidende einer lebenden Zelle ist die Entsprechung vielfältiger funktioneller Leistungen mit vielfältiger Gliederung der Struktur im mikroskopischen und makromolekularen Bereich. Jede Analyse einer Schädigung der Zelle wird daher morphologische Methoden nicht entbehren können. Durch ihre Bedeutung ist es dazu gekommen, daß gegenüber dem Cytoplasma der viel stärker durchgestaltete Zellkern besondere Berücksichtigung gefunden hat und vielleicht über Gebühr in den Vordergrund getreten ist.

Mit dem Problem der Schädigung der Zelle haben sich drei Arbeitsrichtungen beschäftigt: Die *allgemeine Cytologie* benutzt gesetzte Schädigungen dazu, aus ihrer Besonderheit Rückschlüsse zu ziehen auf das komplexe Geschehen in der Zelle in Ruhe und Teilung. Auf diese Weise wird ohne jede Intention in irgendeine spezielle Richtung die Grundlage der Morphologie und Physiologie der Zellen experimentell erarbeitet.

Die *Cytogenetik* verbleibt noch im Bereiche der allgemeinen Biologie, richtet aber ihr Interesse zunächst auf den Zellkern. Nur dieses Zellorganell schädigende

---

* Der Vortrag wurde zur Erzielung besserer Verständlichkeit an einzelnen Stellen etwas ausführlicher abgefaßt; zum Zwecke größerer Übersichtlichkeit bei dem nunmehrigen Umfang sind einige Umstellungen vorgenommen worden.

Agentien sind von Bedeutung; sie dienen dazu, den Zusammenhang von Chromosomenort und Gen aufzuklären, und damit Einblick zu gewinnen in den Vorgang der Mutationsauslösung und letztlich in die Natur des Gens. Erst neuerdings, seit auch in der Mikroorganismen-Genetik Erscheinungen der plasmatischen Vererbung Aufmerksamkeit erregt haben, werden auch plasmatische Strukturen unter dem Verdacht bedeutungsvoll, Träger der Erbsubstanzen im Cytoplasma, der Plasma-Einheiten (cytoplasmic factors) zu sein.

Die dritte Arbeitsrichtung kann schon fast als Zweckforschung bezeichnet werden. Auf den ersten Blick mochte es scheinen, zur Therapie des Krebses genügten Agentien mit toxischer Wirkung auf die Zelle. So entstand die *Mitosegiftforschung*, weil mit dem Mikroskop an einer Zelle in Teilung mehr an Schädigung gesehen werden kann, als an einer Zelle in Funktion, d. h. an einer Zelle, welche sich nicht teilt. Damit bestand die Möglichkeit, die große Zahl chemischer Substanzen aufzugliedern je nach der Intensität ihrer Schädigung auf den Ablauf der Zell- und Kernteilung.

Bei dem Umfang experimenteller Untersuchungen auf den drei genannten Arbeitsrichtungen haben sich in jedem Gebiet bestimmte Standardmethoden ausgebildet. Die mit ihrer Hilfe gewonnenen Ergebnisse wurden nur noch mit denjenigen der betreffenden Arbeitsrichtung konfrontiert, so daß anstelle eines geschlossenen Bildes der Schädigung von Zellen drei verschiedene Bilder entstanden, die mehr oder minder beziehungslos untereinander blieben.

Für die Bewältigung unseres Themas können daher zwei Wege eingeschlagen werden: Entweder wir entwerfen ein möglichst geschlossenes Bild der Ergebnisse *einer* der genannten Arbeitsrichtungen. Wenn wir konsequent sind, können wir es sogar so gestalten, daß jeder Ausblick auf die Befunde und die Schlußfolgerungen der beiden anderen Arbeitsrichtungen unterbleibt. Oder aber wir versuchen, die Ergebnisse aller Arbeitsrichtungen so zusammen zu sehen, daß das Ganze der Erfahrungen über die Schädigung von Zellen und vor allem von Zellkernen deutlich wird. Diesen zweiten Weg zu gehen haben wir uns vorgenommen; da wir selbst nicht unbeteiligt an den Arbeiten über die Schädigung des Zellkerns sind und sie vorwiegend unter dem Aspekt der Cytogenetik betrieben haben, sind wir einseitig vorbelastet für diese Untersuchung. Wir können daher nur hoffen, und nicht sicher versprechen, daß wir die gestellte Aufgabe auch wirklich bewältigen.

## II. Die Typen der Zellschädigung.

Jedes physikalische oder chemische Agens, welches in die Zelle eindringt, trifft zunächst auf das Cytoplasma und gelangt erst dann an den Zellkern. Da die Zelle aber gestaltlich und funktionell ein Ganzes darstellt, wird die Reaktion der Zelle auf das schädigende Agens sowohl vom Cytoplasma wie vom Zellkern gegeben werden. Es ist daher eine der schwierigsten Aufgaben, bei einer speziellen Schädigung etwa an den Chromosomen des Zellkerns zu entscheiden, ob sie durch direkten Angriff des Agens am Orte der Schädigung eintrat oder indirekt durch eine Reaktion des betreffenden Chromosomenortes infolge veränderter Verhältnisse im Cytoplasma ausgelöst wurde.

Ohne Rücksicht auf diese Frage ist es daher notwendig, in die Vielfältigkeit der Reaktion von Zellen auf schädigende Agentien eine Ordnung zu bringen.

Auf Grund von Lebendbeobachtungen der Wirkung bestimmter organischer Verbindungen auf die Staubfadenhaarzellen der Pflanze *Tradescantia* hat WADA (1952) vier Typen von Zellschädigung unterschieden, welche sich in unserem Zusammenhang besonders zweckmäßig erweisen.

Der erste Typ ist der in kürzester Zeit eintretende Zelltod, wie wir ihn etwa bei der *Zellfixierung* erhalten. Das Agens ist seiner Natur nach und bei der verwendeten Konzentration in der Lage, eine momentane Denaturierung in der Zelle und damit eine Sistierung aller physiologischen Vorgänge zu bewirken. Durch diesen schnellen Verlauf der Schädigung, die in Sekunden oder vielleicht in Minuten zum Tode führt, wird dieser Prozeß meist gar nicht als „Zellschädigung" bezeichnet, sondern eher als Fixierung. Sie ist gut gelungen, wenn der Vitalzustand möglichst schnell in den koagulierten Zustand übergeführt wurde, und dabei keine tiefergreifenden, strukturellen Veränderungen an den verschiedenen Zellbestandteilen auftreten konnten. Sie wird als „schlecht" bezeichnet, wenn meist infolge langsamer Abtötung dieses oder jenes Organell eine andere als nach dem Vitalzustand erwartete Struktur aufweist. Aber selbst derartige Vorgänge, die zu schlechten Fixierungen führen, werden im allgemeinen nicht als Zellschädigung bezeichnet.

Es ergibt sich somit aus den Besonderheiten dieses Schädigungstyps, daß zur Anwendung des geläufigen Begriffes einer Zellschädigung ein ausgedehnterer Zeitraum notwendig ist, welcher zwischen Beginn der Einwirkung des Agens und der Feststellung seiner Wirkung liegt. Die Bedeutung der Dimension der Zeit bei den Feststellungen über einen Zusammenhang von Dosis und Wirkung (DRUCKREY und KÜPFMÜLLER, 1949) wird somit an dieser Stelle besonders deutlich.

Den zweiten Typ einer Zellschädigung stellt die „*Nekrobiose*" dar. Unabhängig vom besonderen Zustand der betroffenen Zelle handelt es sich hierbei um schwere Veränderungen, welche nach Stunden, spätestens nach Tagen, sicher zum Tode führen. Sie bestehen entweder in Versuchen der Zelle, den erlittenen Schaden durch Intensivierung irgendeiner funktionellen Leistung zu kompensieren oder — bei stärkeren Graden der Schädigung — in lokal begrenzten Koagulationen, Verflüssigungen und ähnlichen prämortalen Ereignissen.

Wesentlich ist bei diesem Typ zunächst die Tatsache, daß die zum Tode führenden Prozesse weniger von der Natur des Agens, als von der Art und Weise bestimmt werden, wie die betreffende Zellart zu reagieren pflegt. Hier werden häufig sehr eintönige Bilder erhalten.

Für die beiden bisher genannten Typen genügte es, von „der Zelle" zu sprechen, denn sie betreffen alle denkbaren Zustände, in welchen die im einzelnen so verschiedenartigen Zellen sich befinden können. So spielte bis jetzt der oft übersehene Unterschied zwischen Zellen im Teilungsformwechsel und solchen im Funktionswechsel noch keine Rolle. — Entscheidend ist nun, daß an dieser Stelle vor Behandlung der beiden folgenden Schädigungstypen eine Einschränkung gemacht werden muß: sie gelten allein für die Zelle im Teilungsformwechsel; eine Zelle die sich nicht teilt und rein funktionelle Aufgaben erfüllt, kann unter diese Typen zunächst nicht eingereiht werden. Da sich sowohl die Cytogenetik wie die Mitosegift-Forschung einseitig auf Zellen im Teilungsformwechsel spezialisiert haben, ist dieser grundsätzlich bedeutsame Unterschied beider Zellzustände in der Regel übersehen worden.

Der dritte Typ wird charakterisiert durch eine *Blockierung des Übergangs von der Interphase zur Mitose.* Hier sind die Schädigungen also bereits so gering, daß mit morphologischen Methoden am Cytoplasma und auch an der Struktur des Interphase-Kernes keine allzu tiefgreifende Veränderung bis jetzt festgestellt worden ist. Aber im physiologischen Bereich ist doch soviel erreicht, daß der Übergang zur Mitose, d. h. zur Kernteilung nicht mehr geleistet werden kann.

Die Feststellung dieses Schädigungstyps geschieht im allgemeinen durch die Bestimmung der Kernteilungsrate eines bestimmten Gewebes. Nach erfolgter Einwirkung des Agens sinkt sie infolge des Ausbleibens neuer Kernteilungen ab. Da derartige Prozentsätze vorhandener Kernteilungen verhältnismäßig leicht zu gewinnen sind, wird verständlich, daß derartige Zahlen in der Mitosegiftforschung eine besondere Rolle spielen.

Beim vierten Typ treten *charakteristische Störungen des Ablaufs der Kern- und Zellteilung* auf. Auch hier sind am Cytoplasma und am Interphasekern nur wenig ins Auge fallende strukturelle Änderungen sichtbar; der Übergang von der Interphase zur Kernteilung wird je nach der Schwere der Schädigung vielleicht verlangsamt, aber nie ganz unmöglich gemacht. Erst im Ablauf der Kernteilung und der daran anschließenden Zellteilung treten jetzt Störungen auf. Sie erfolgen somit sowohl durch Nachwirkungen einer Schädigung im Zustand der Interphase wie durch Einwirkung des Agens auf eine aktuell im Ablauf befindliche Mitose oder Zellteilung. Wenn der Zeitpunkt der Untersuchung so kurz nach dem Beginn der Wirkung des Agens liegt, daß neue Kern- und Zellteilungen noch nicht eingeleitet sind, kann zwischen den genannten zwei Möglichkeiten unterschieden werden.

Der Ablauf der Kern- und Zellteilung ist sehr komplex, es bestehen daher sehr mannigfaltige Möglichkeiten einer Manifestation von Schädigungen. Wir wollen hier nicht die ganze Mannigfaltigkeit berücksichtigen und sind daher gezwungen, eine Einschränkung zu machen: Von den zwei verhältnismäßig leicht voneinander abtrennbaren Vorgängen der Kernteilung und der Zellteilung, die in streng zeitlicher Korrelation ihrer Teilvorgänge aufeinander folgen, wollen wir uns nur auf die Kernteilung beschränken. Es erweist sich dies auch insofern als notwendig, weil die Kernteilung als Ablauf bei den verschiedenen botanischen und zoologischen Objekten recht einheitlich erscheint, während sich der Vorgang der Zellteilung je nach Objekt und Eigenart der Zellen sehr unterschiedlicher Mechanismen bedient (vgl. Mühldorf, 1951). Allgemeingültige Aussagen über diesen zweiten Prozeß zu machen, ist daher von vornherein sehr viel schwieriger.

Diesen vier Typen der Zellschädigung, die Wada (l. c.) aufführt, haben wir noch einen fünften Typ hinzuzufügen, für welchen die *bleibende Veränderung von Duplikanten* charakteristisch ist, und der sowohl Zellen im Teilungs- wie im Funktionsformwechsel betreffen kann. Er steht damit im Gegensatz zu den beiden vorhergehenden Typen und gleicht in dieser Besonderheit dem ersten und zweiten Typ. In derartig geschädigten Zellen ist weder im Cytoplasma noch im Zellkern so viel geschehen, daß der Ablauf der Kern- und Zellteilung sich nachhaltig gestört erweist. Weder mit den Methoden der allgemeinen Cytologie noch mit denjenigen der Mitosegiftforschung ist dieser Typ einer Zellschädigung zunächst zu erkennen. Es bedarf cytogenetischer Methoden, um den direkten Nachweis von derartigen bleibenden Duplikantenveränderungen zu führen. Er ist aber nur zu erbringen, wenn die entscheidende Veränderung in der Keimbahn erfolgt ist und auf diese Weise durch die Keimzellen von Generation zu Generation weitergegeben wird, sofern damit keine Letalität verbunden ist.

Auf diese Weise werden als bleibend veränderte Duplikanten *Punktmutationen* festgestellt. Damit sind im sublichtmikroskopischen Bereich erfolgte Änderungen eines Chromosomen-Ortes zu verstehen, welche früher als Genmutationen bezeichnet wurden (vgl. MARQUARDT 1953). Diese Mutationen, welche seit MULLER (1928) durch Röntgenstrahlen und seit OEHLKERS (1943) und AUERBACH (1946) durch Chemikalien künstlich ausgelöst werden können, stellen irreparable Vorgänge an entscheidenden Steuerungszentren des Zellkerns dar. Die Erscheinung der „Rückmutation", d. h. der Rückführung des Normalzustandes durch einen erneuten Mutationsschritt, ist nach neueren Untersuchungen wohl meist als eine zusätzliche Veränderung zu der alten aufzufassen, welche nicht den ursprünglichen Zustand im strengen Sinne wiederherstellt.

Die Grenze zwischen dem vierten und fünften Typ scheint zunächst nicht ganz scharf zu sein, denn bei Anwendung cytogenetischer Methoden zeigt sich, daß der Effekt einer Mutation nicht nur von Punktmutationen, sondern ebenso von einzelnen Chromosomen-Mutationen gegeben werden kann. In diesen Fällen ist der Eingriff am gentragenden Chromosomenort in *mikroskopischer* Dimension erfolgt, so daß er unter günstigen Voraussetzungen in seinem Umfang und seinen Einzelheiten genau analysiert werden kann. Entscheidend aber ist dabei, daß Störungen des Ablaufs der Kernteilung unterbleiben.

Gerade diese enge Berührung bestimmter Änderungen an Chromosomensegmenten und der Mutationen hat aber auf der anderen Seite einen entscheidenden Vorteil: Es hat sich gezeigt, daß bestimmte, im folgenden Kapitel genauer zu behandelnde Chromosomen-Aberrationen immer dann auftreten, wenn Mutationen mit Hilfe der genetischen Methode nachgewiesen werden können. Bei cytologisch günstigen Objekten, welche eine morphologische Chromosomenanalyse zulassen, ist es daher möglich, auch ohne Anwendung der stets etwas mühsamen genetischen Methode mit großer Sicherheit auf das Vorhandensein des fünften Zellschädigungstyps zurückzuschließen; es genügt das Auftreten dieser charakteristischen Chromosomen-Mutationen. Die wesentliche Bedeutung dieser Erweiterung der Methode zur Erkennung des fünften Typs liegt also darin, daß auf diese Weise nicht nur in der Keimbahn, sondern in somatischen Zellen erfolgte Mutationen mit hoher Sicherheit diagnostiziert werden können.

Hierbei handelt es sich also um die Veränderung von Duplikanten, die mit ganz bestimmten Chromosomen-Orten identisch sind und die als „Gene" durch die Arbeit der Erblichkeitsforschung in ihrer Bedeutung genau bekannt sind. Sie sind in einer somatischen Zelle höherer Organismen je in doppelter Auflage vorhanden. Bei der Mutationsauslösung wird aber von zwei Allelen, d.h. von dem Genpaar, dem einen von der väterlichen, dem anderen von der mütterlichen Keimzelle, stets nur *ein* Allel betroffen. Da zudem Mutationen vom Normalzustand vorwiegend zum recessiven Zustand geschehen, kann sich ein derartiger mutativer Vorgang nicht phänotypisch manifestieren. Es bedarf also im somatischen Bereich noch zusätzlicher Vorgänge, um eine zum recessiven Zustand führende Mutation zur vollen Auswirkung zu bringen.

Die Fortschritte auf dem Gebiete plasmatischer Vererbung bei Einzellern haben in letzter Zeit weitere Möglichkeiten wahrscheinlich gemacht, wie in der Zelle Duplikanten bleibend verändert werden können. Vor allen Dingen bei Hefezellen, aber auch bei *Paramaecium* hat sich zeigen lassen, daß zur Ausbildung einer bestimmten Eigenschaft nicht nur eine entsprechende Genkonstitution, sondern auch das Vorhandensein sog. Plasma-Einheiten (cytoplasmic factors) gehört. Sie sind bei beiden genannten Untersuchungs-Objekten nach Berechnungen auf Grund entwicklungsphysiologisch-genetischer Experimente etwa in 200—300facher Auflage in jeder Zelle vorhanden. Zusammen mit einer entsprechenden Genkonstitution bewirken sie die Ausbildung der Eigenschaft; wird dieselbe Genkonstitution aber in ein Plasma eingekreuzt, welches die entsprechenden Plasmaeinheiten nicht oder in einer viel zu geringeren Zahl besitzt, dann tritt die betreffende Eigenschaft trotz des Vorhandenseins der sie ermöglichenden Gene nicht auf.

Während hierbei die Natur und die Einschaltung der Plasmaeinheiten in das Erbgeschehen unklar bleibt, sind wir für den speziellen Fall der Eigenschaft „Atmung" bei Hefen auf Grund der Experimente Ephrussis (vgl. die Zusammenfassung in Ephrussi 1950, 1951) und auf Grund der Ergebnisse cytochemischer Bearbeitung des Atmungsvorganges einen Schritt weiter gegangen (Marquardt 1952). In Abb. 1a ist die „klassische" Interpretation einer Eigenschaftsausbildung schematisch wiedergegeben. Das Gen A im Zellkern gibt Genprodukte ins Cytoplasma ab, welche dort das betreffende Enzym für einen Teilvorgang bei der Atmung, speziell bei den Experimenten Ephrussis die Cytochromoxydase mit aufbauen. Damit tritt dann, entsprechende Außenbedingungen vorausgesetzt, die Eigenschaft „Atmung" in Erscheinung.

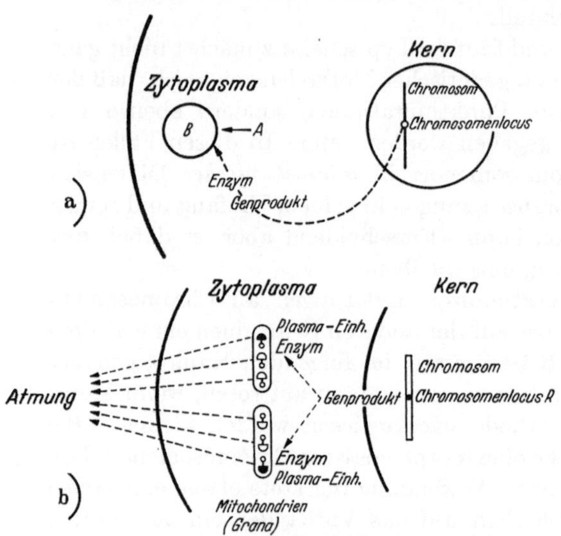


Abb. 1. Schema der Ausbildung der Eigenschaft „Atmung" bei der Hefezelle, a) ohne und b) mit Beteiligung von Plasmaeinheiten (nach Marquardt 1952).

In den Hefe-Untersuchungen ist aber die Mitwirkung von Cytoplasmaeinheiten bei dieser Eigenschaftsausbildung gesichert. Wir haben daher auf Grund enzymologischer Erfahrungen angenommen, daß das betreffende Enzym in der Hefezelle erst dann funktionell aktiv werden kann, wenn es an eine „Trägerstruktur" gebunden ist, d. h. an eine von der Zelle geformte, makromolekulare, sublichtmikroskopische Einheit (Abb. 1b). Sie stellt die im genetischen Experiment erschlossene Plasmaeinheit dar und besitzt Duplikanten-Natur, denn wenn eine Zelle an funktionstüchtigen Plasmaeinheiten sehr stark verarmt ist oder sie ganz verloren hat, dann tritt in allen Folgegenerationen die Eigenschaft „Atmung" trotz normalen Genbestandes nicht wieder auf.

Von der Cytochemie ist nun weiter nachgewiesen worden, daß die Cytochromoxydase und die Enzyme des Citronensäurecyclus praktisch vollständig auf den Mitochondrien lokalisiert sind. Die Trägerstrukturen der Cytochromoxydase sind im Cytoplasma somit auf den Mitochondrien lokalisiert; die Bedeutung dieser plasmatischen Elemente liegt in dem genannten Modellfall der Hefe somit darin, daß sie Sammelstrukturen aus Trägerstrukturen von Enzymen, d. h. von Plasmaeinheiten der verschiedensten Art darstellen.

Auf diesem Wege kommen wir zum Schema der Abb. 1b: Bis zur Bildung des Enzyms ist alles gleich geblieben. Damit es in Funktion treten kann, bedarf es der Bindung an die geformte sublichtmikroskopische Trägerstruktur, die mit mehreren derselben Art und wahrscheinlich mit zahlreichen weiteren für andere Enzyme in dem untersuchten Fall in den Mitochondrien vereinigt sind. Erst dann tritt die Eigenschaft „Atmung" bei der Hefezelle in Erscheinung. Unter diesem Aspekt wird dann auch verständlich, daß die Plasmaeinheiten in Vielzahl in der Zelle vorhanden sein müssen.

Durch Chemikalieneinwirkung, und zwar durch Acriflavin, ist es nun EPHRUSSI gelungen, die Trägerstrukturen bzw. ihre Reduplikation und Weitergabe auf die folgenden Zellgenerationen so zu schädigen, daß nach etwa 5—10 Zellgenerationen zunächst nur wenige und dann immer mehr Zellen *ohne* funktionstüchtige Plasmaeinheiten für die Cytochromoxydase entstehen. Sie haben für alle folgenden Zellgenerationen die Eigenschaft „Atmung" bleibend verloren.

Die Art und Weise, wie sich hier eine bleibende Änderung der Duplikanten-Natur besitzenden Plasmaeinheiten abspielt, ist wesentlich verschieden von derjenigen einer Mutation an den Genorten im Zellkern. EPHRUSSI nannte diese Erscheinung eine «mutation spécifique»; wir selbst haben, um den Begriff der Mutation nicht unscharf werden zu lassen und um ihn eindeutig an eine Änderung der Kerngene zu binden, den Ausdruck „*Alteration*" vorgeschlagen. Für die Alteration typisch ist somit die Tatsache, daß sie sich an Duplikanten mit Erbbedeutung abspielt, welche im Cytoplasma in Vielzahl vorhanden sind und Trägerstrukturen für Enzyme darstellen. Daraus folgt, daß sie einen Verlust von Eigenschaften der normalen Zelle bedeuten, welcher langsam im Verlaufe zahlreicher Zellgenerationen vor sich geht.

So interessant an sich die hier entwickelte Deutung des experimentellen Nachweises von Plasmaeinheiten erscheinen mag, es ist heute noch nicht zu entscheiden, ob es sich dabei um einen Sonderfall in der Mikroorganismen-Genetik handelt oder um einen typischen Modellfall mit allgemeiner Bedeutung. Für unseren Zusammenhang ist wesentlich, daß der fünfte Typ einer Zellschädigung nicht nur an den Duplikanten des Zellkerns, den Genen, sondern auch an solchen des Cytoplasmas geschehen kann, ihm daher möglicherweise eine größere Bedeutung zukommt, als auf den ersten Blick hätte angenommen werden können.

## III. Die Typen der Kernschädigung.
### 1) Schädigung des Kernteilungsablaufs und der Chromosomen.

Die Entwicklung der verschiedenen Typen der Zellschädigung hat gezeigt, daß praktisch bei jedem Typ, speziell am Zellkern, ebenfalls ganz charakteristische Veränderungen geschehen. Mit Rücksicht auf die Auffälligkeit des Teilungsformwechsels vom Zellkern haben sich aber die Feststellungen über Kernschädigungen vorwiegend auf dieses Formwechselgeschehen beschränkt. Wir haben daher in diesem Abschnitt im wesentlichen nur von dem dritten und vierten Typ einer Zellschädigung zu sprechen und die hier am Kern sichtbar werdenden Besonderheiten im einzelnen auszuführen. Entsprechend unserer Gliederung können wir zwei Problemkreise voneinander trennen: Die Blockierung des Übergangs vom Interphase- zum Teilungskern und die spezifischen Schädigungen des Kernteilungsablaufes und der Chromosomen. Die letztere Frage ist infolge ihrer leichteren Analyse durch morphologische Methoden viel eingehender bearbeitet und wird daher hier vorweg genommen.

Die Tatsache, daß gerade an der Behandlung der Kernschädigungen nicht weniger als drei Arbeitsrichtungen mitgewirkt haben, zeigt bereits die Vielfältigkeit der in diesem Rahmen auftretenden Phänomene an. Auch hier ist somit eine übersichtliche Gliederung alles einzelnen Geschehens die Grundlage für jede Auswertung der gewonnenen Einsichten. Von der Mitosegiftforschung ist versucht worden, nach der Wirkungsweise einzelner Substanzen auf die Mitose zu gliedern, indem etwa der „Colchicintyp" dem „Trypaflavintyp" gegenübergestellt wurde (vgl. die Zusammenfassung in LETTRÉ 1950). Der Einbau der Kernschädigung in die allgemeine Zellschädigung macht aber deutlich, warum ein derartiges Gliederungsprinzip sich nicht als ganz glücklich erwiesen hat: Es ist ja zunächst nicht die Substanz als solche, sondern die Konzentration, welche den Typ der Zellschädigung bestimmt. Ist sie zu hoch, dann bekommen wir entweder den ersten, wahrscheinlicher aber den zweiten Typ, die Nekrobiose der ganzen Zelle. Ist sie nicht ganz so hoch, dann kann der dritte Typ, die Blockierung des Übergangs von Interphase zur Prophase eintreten.

Nur in einem schmalen Konzentrationsbereich treten die charakteristischen Mitoseanomalien in Erscheinung; dann ist aber weniger von Bedeutung, welche Substanz sie ausgelöst hat, als welches charakteristische Spektrum einer Störung am Kernteilungsablauf und an den Chromosomen jeweils vorhanden ist. Alles dies bis ins einzelne festzustellen, dazu reicht aber im allgemeinen die Genauigkeit der Untersuchung von Mitose und Chromosomen nicht aus, welche von der Mitosegiftforschung aufgewendet wird. Infolgedessen ist von cytologischer bzw. cytogenetischer Seite (MARQUARDT 1948, 1950) auf Grund viel eingehenderer morphologischer Analysen der Mitose- und Chromosomenstörungen eine Gliederung vorgeschlagen worden, welche auf den beobachteten karyologischen Erscheinungen basiert und sich auch in der Anwendung auf medizinische Probleme gut bewährt hat (vgl. den Vortrag von HEILMEYER in diesem Band).

In der mittleren Spalte der Abb. 2 ist zunächst schematisch der Normalablauf der Mitose dargestellt. In der *Interphase* sind die Chromosomen durch eine starke Auflockerung und Streckung ihrer zahlreichen Längselemente nicht als Individuen sichtbar, es ist aber kein Zweifel, daß im Kernraum die einzelnen Chromosomen in bestimmten Arealen vorhanden sind, deren gegenseitige Abgrenzung im Allgemeinen nicht sichtbar ist.

In der *Prophase* erfolgt eine Kondensation des stark aufgelockerten Chromosomen-Materials, so daß die einzelnen Chromosomenareale voneinander abrücken, bis die Chromosomen als lange zarte Fäden ausgebildet sind, welche sich bereits im Laufe der Prophase stark verkürzen und verdicken.

Das Ende der Pro- und der Beginn der *Metaphase* ist erreicht, wenn die Kernmembran verschwunden ist und den nunmehr eröffneten Kernraum die Spindel erfüllt. Sie ist eine Sonderbildung, welche die geregelte Bewegung der Chromosomen erlaubt. Sie werden von der sich bildenden Spindel zunächst im Verlaufe der Umordnung (auch *Prometaphase* genannt) in die Äquatorialplatte, die breiteste Stelle der Spindel, transportiert. Während der Prophase, der Umordnung und der anschließenden Metaphase wird die schon lange vorhandene Längsspaltung in jedem Chromosom immer deutlicher, so daß schließlich in der *Anaphase* die Längshälften jedes Chromosoms wieder mit Hilfe der Spindel auseinanderrücken und an den beiden Spindelpolen zu zwei Tochterkernen zusammentreten. Längsspaltung und Spindelbildung gewährleistet somit die Zahl- und Gestaltkonstanz der Chromosomen bei der Kernteilung, d. h. bei der Formierung der beiden Tochterkerne.

In der *Telophase* schließlich wird durch Auseinanderweichen und Dekondensation der Längselemente von den Tochterchromosomen der Interphasezustand wieder hergestellt.

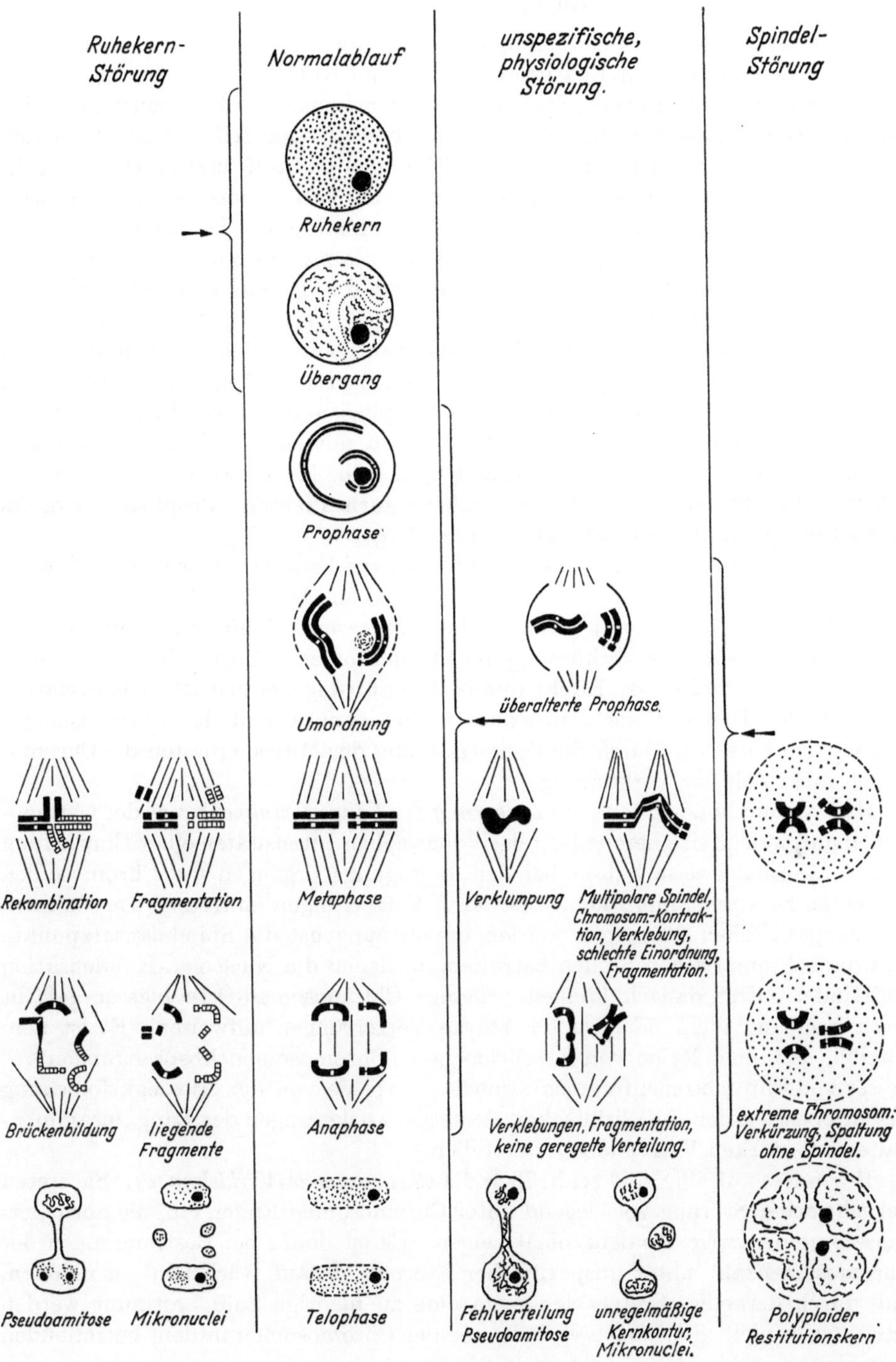


Abb. 2. Schema des Normalablaufes der Mitose (2. Spalte von links) und der verschiedenen Typen der Kernschädigungen (nach MARQUARDT 1950).

## a) Die unspezifische Störung.

Der erste Typ der Kernschädigung ist von uns als *unspezifische* (physiologische) *Störung* bezeichnet worden. Er tritt — entsprechende Konzentration vorausgesetzt — sowohl bei unphysiologischen, physikalischen oder chemischen Agentien wie bei Einwirkungen ein, welche auch in der Umwelt der betreffenden Zellen gelegentlich vorhanden sein können (Temperaturschock, Störungen im Stoff- und im Gaswechsel).

Es handelt sich dabei um ein ganzes Spektrum von Anomalien, deren Einzelphänomene sich wiederum mehr durch die Nachhaltigkeit des Agens als durch seine Natur zu verschiedenen Gesamtbildern zusammenfügen: Zunächst ist der *Mitoseablauf verlangsamt*, und zwar einerseits die Prophase, andererseits die Bewegungsvorgänge. Auf diese Weise kommt es gegenüber der Norm zu oft erheblichen Verschiebungen in der Stadienhäufigkeit. Von einer bestimmten Wirkungsintensität des Agens ab ist sowohl bei pflanzlichen wie bei tierischen Zellen auch ein „Rückwärtslaufen" der Prophasen bei Lebendbeobachtungen festgestellt worden; vor allen Dingen zwischen mittlerer und später Prophase scheint ein „kritischer Punkt" vorhanden zu sein, bis zu welchem bereits eingeleitete Prophasen wieder zur Interphase zurückkehren; Prophasen jenseits dieses Punktes sind dazu nicht mehr in der Lage.

Ein zweiter Symptomenkomplex ergibt sich aus *Veränderungen an den Chromosomen*. Zunächst ist die von der Prophase bis zur Anaphase vor sich gehende *Kontraktion der Chromosomen gestört*, indem ein wesentlich höherer Kontraktionsgrad, d. h. eine stärkere Verkürzung der Chromosomen erreicht wird. Es ist sehr wahrscheinlich, daß dieser Effekt durch eine Störung der zeitlichen Korrelation zwischen der Dauer dieser Mitosephasen und dem Ablauf der Chromosomenkontraktion entsteht. Durch die Verlangsamung der Mitose erhalten die Chromosomen mehr Zeit zur Verkürzung.

Hiervon unabhängig tritt die *Lockerung des Längszusammenhangs* der Chromosomen auf, welche sich bereits bei relativ schwachen Intensitäten einer Einwirkung findet. Normalerweise halten bei den Bewegungsvorgängen die Chromosomen in sich so zusammen, daß keine stärkeren Verzerrungen eintreten. Im Rahmen der unspezifischen Störungen werden davon zunächst die Spindelansatzpunkte und die achromatischen Stellen betroffen, an denen die Nucleolen-Kondensation stattfindet. Erst danach können beliebige Chromosomen-Orte blasser gefärbt erscheinen und mehr oder minder starke Verzerrungen aufweisen. Es ist kein Zweifel, daß eine Reihe von beschriebenen „Chromosomen-Absprengungen" — besser von Chromosomenfragmentationen —, wie sie von der Mitosegiftforschung beschrieben wurden, in Wirklichkeit derartige Lockerungen des Längszusammenhaltes mit starken Verzerrungen darstellen.

Besonders auffällig sind schließlich die *Chromosomen-Verklebungen*. Sie treten bei schwacher Störung vorwiegend unter Chromosomen-Enden ein, die normalerweise eine derartige Tendenz nicht zeigen. Es ist daher bei Bestimmungen der Chromosomenzahl unter unspezifischer Störung darauf Rücksicht zu nehmen, daß durch derartige Endverklebungen eine zu niedrige Zahl bestimmt werden kann, wenn nicht die Längenverhältnisse der Chromosomen in dem betreffenden Organismus einigermaßen bekannt sind.

Bei stärkerer Wirkung des verwendeten Agens treten ferner *Verklebungen der Oberflächen von Chromosomen* über kürzere oder längere Strecken auf. Gleichzeitig finden sich in derartig geschädigten Kernteilungen deutliche Störungen in der sonst meist übersichtlichen Verteilung der Chromosomen im Kern- oder Spindelraum.

Erst in der Anaphase treten noch zusätzlich *Verklebungen zwischen den auseinanderweichenden Längshälften* auf. Es läßt sich dabei nicht immer mit Sicherheit voraussagen, wenn derartige Verklebungen nicht zu zahlreich und zu ausgedehnt erfolgt sind, ob sie im weiteren Verlauf der Ana- und Telophase abreißen und damit die Trennung in Tochterkerne und Tochterzellen vollendet werden kann, oder ob sie persistieren und damit jede Wiederherstellung einigermaßen normaler Kernverhältnisse vereiteln (vgl. die Anaphase der Reduktionsteilung in Abb. 3).

Bei besonders nachhaltiger Wirkung eines Agens kann es dazu kommen, daß die Verklebungen sich zu *Verklumpungen* steigern und damit Bilder entstehen,

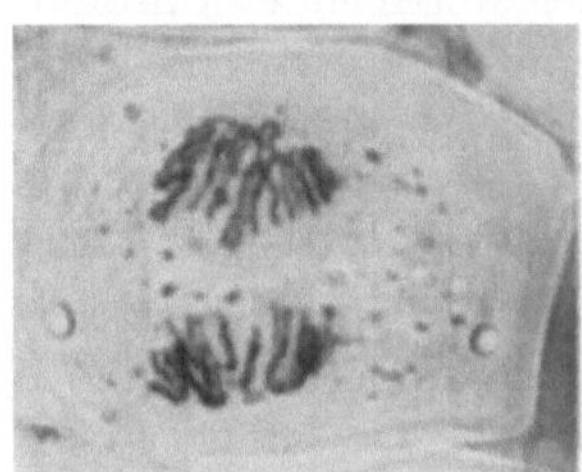
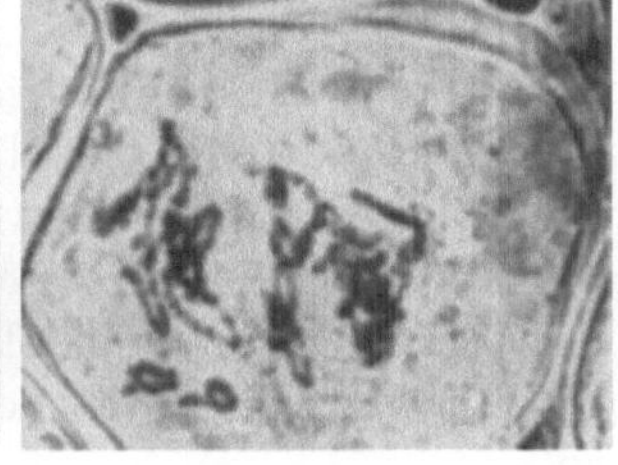
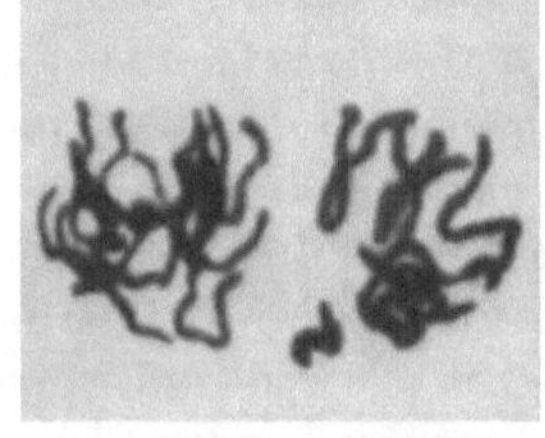

a               b

Abb. 3 a u. b. Reduktionsteilung einer Lilienart, a) normale Anaphase, b) röntgenbestrahlte Anaphase mit Verklebungen verschiedenen Umfangs und 2 liegenbleibenden Chromosomen (links unten) (Original).

Abb. 4. Prophase aus einer Wurzelspitze der Küchenzwiebel; Ausgangslage für eine „Reduktionsmitose" infolge Kältewirkung (nach HUSKINS und SHENG 1950).

die praktisch dem zweiten Zellschädigungstyp, der Nekrobiose zuzurechnen sind. Dieser Übergang ist weder hier noch an einer anderen Stelle verwunderlich, da stets bei steigender Wirkungsintensität eines Agens der erste und zweite Schädigungstyp an die Stelle der anderen tritt. Die in der Mitosegiftforschung häufige Beschreibung von pyknotischen Stadien ist daher recht ungenau; es bleibt dabei ungeklärt, ob diese Bilder echten Nekrobiosen ihre Entstehung verdanken oder aus umfangreicheren Chromosomen-Verklebungen im Rahmen einer physiologischen Störung stammen.

Die bereits bei der Besprechung der Verklebungen von Chromosomen erwähnten Lagestörungen der Chromosomen können zu einem besonderen Zustand führen, der *Ausgangslage für Reduktionsmitosen*. Während normalerweise in allen Stadien vor der Anaphase die Chromosomen eines Satzes lagemäßig eine einheitliche Gruppe bilden, ist in letzter Zeit bei der Einwirkung zahlreicher Chemikalien die Bildung von zwei deutlichen Gruppen beobachtet worden (vgl. Abb. 4). Dies kann bereits vor Auflösung der Kernmembran geschehen, häufig aber auch bei den Bewegungsvorgängen der Chromosomen. Wenn die Anaphase an solchen Chromosomengruppen abläuft und dabei an jedem Pol zwei Gruppen von Tochter-Chromosomen gelangen, die selbständige Tochterkerne bilden, dann enthalten diese nur eine geringere Chromosomenzahl; dies ist somit ein Mechanismus, um niedrigere Chromosomenzahlen als die Ausgangszahl mit Hilfe dieses eben deswegen „Reduktionsmitose" genannten Vorgangs zu erreichen.

Ein zweiter Angriffspunkt für die unspezifische Störung ist die *Spindel*. Zwar ist durch mikroskopische Beobachtung eine Schädigung, abgesehen von einem gänzlichen Ausbleiben ihrer Bildung, nicht ohne weiteres festzustellen. Infolgedessen ist eine echte Spindelschädigung nicht streng zu unterscheiden von einer Störung der Korrelation von Spindel einerseits und Spindelansatzpunkt des Chromosoms andererseits. Die folgende Beschreibung der offensichtlich auf Spindelschädigungen irgendwelcher Art zurückgehenden Anomalien lassen keine sichere Unterscheidung zwischen den genannten beiden Möglichkeiten zu.

Zunächst werden *Störungen der Umordnung* deutlich, indem einzelne oder mehrere Chromosomen von der Bewegung nicht erfaßt werden, die sie in die Äquatorialplatte der Spindel führt. Sie bleiben dann außerhalb des sich dabei formierenden, charakteristisch geformten Spindelkörpers liegen und beteiligen sich an den folgenden Bewegungen überhaupt nicht mehr oder in ganz ungeregelter Weise. Sie stellen den einen Teil der sog. „liegenbleibenden Chromosomen" dar.

Häufig zeigen aber auch in den Spindelkörper eingeschlossene Chromosomen sowohl bei den Bewegungen der Umordnung wie der Metaphase Anomalien und zwar in Form von Bewegungsverlangsamung oder Bewegungsunfähigkeit. Hier bleibt zur Interpretation nur die Annahme einer *Centromerschädigung* übrig (als Centromer wird in der modernen Karyologie der Spindelansatzpunkt bezeichnet). Derartige Centromer-geschädigte Chromosomen bilden somit den zweiten Teil der „liegenbleibenden Chromosomen".

Bei der Analyse der unspezifischen Störung erweist sich die Anaphase in viel stärkerem Maße als die Umordnung als dasjenige Stadium, welches eingetretene Anomalien an Chromosomen und Spindelapparat manifest werden läßt: Partielle Verklebungen an der Oberfläche verschiedener Chromosomen stören die Einordnung in die Äquatorialplatte, was den Beginn der Anaphasebewegung zunächst verzögert, um sie dann an diesen Stellen anomal werden zu lassen. Liegenbleibende Chromosomen außerhalb der Spindel beteiligen sich an der Anaphase von vornherein nicht und werden entweder ohne Trennung ihrer Längshälften in die sich bildenden Tochterkerne eingeschlossen, oder bleiben zwischen ihnen zurück. Liegenbleibende Chromosomen innerhalb der Spindel hinken im Bewegungsablauf nach und erreichen die Spindelpole nicht oder nur unvollständig. Je nach ihrer Lage erlauben sie daher eine Bildung zweier Tochterkerne oder sie werden in zusätzliche Kleinkerne eingeschlossen. Verklebungen zwischen auseinanderweichenden Chromosomen ergeben Brückenbildungen, die entweder durch den Zug der auseinanderweichenden Tochterchromosomen abreißen oder erst später durch die bei der Zellteilung sich bildende, trennende Wand durchschnitten werden (vgl. Abb. 2). Nur wenn sie in solcher Zahl vorhanden sind, daß die Trennung der Tochterkerne durch sie unmöglich wird, dann bilden sich nicht nur Brücken, sondern eine breite chromatische Verbindung zwischen den Tochterkernen aus. Nach Ablauf der Telophase entsteht so ein hantelförmiger Kern der Interphase, der oft als „Amitose" mißdeutet wurde und darum als Pseudoamitose bezeichnet wird.

Chromosomen mit Verzerrungen infolge der beschriebenen Lockerung des Längszusammenhanges werden häufig im Verlaufe der Anaphase soweit auseinandergezogen, daß es zur *echten Fragmentation* kommt, ebenso ist die meist nicht an der Verklebungsstelle erfolgende Durchtrennung der brückenbildenden Tochterchromosomen als Fragmentation zu werten. Da aber Chromosomensegmente ohne Centromer wieder keiner geregelten Bewegung fähig sind, bringen die echten Fragmente eine weitere Störungsmöglichkeit in die Anaphase.

Es ergibt sich somit, daß die Angabe „Anaphasestörungen" im Grunde genommen nicht allzuviel aussagt und daß daher auf eine genauere Untersuchung nicht verzichtet werden kann, wenn der Typ der unspezifischen Störung genau bestimmt und gegen die folgenden abgegrenzt werden soll.

Als Aufgabe der Mitose haben wir die Bildung und Verteilung von Tochterchromosomen in Form- und Zahlkonstanz auf die Tochterkerne bezeichnet. Aus unserer Darstellung der Konsequenzen der unspezifischen Störung vor allem für die Anaphase folgt aber, daß diese Aufgabe nur unvollkommen geleistet werden kann, wenn die Anomalien einen entsprechenden Umfang angenommen haben. Die Folge dieser Störung muß daher ein Absterben von Zellen mit fehlschlagenden Kernteilungen sein. Ohne daß wir hier im einzelnen die Ursachen für diese Todesfälle entwickeln, dürfte der charakteristische Unterschied zu den Nekrobiosen im Sinne des zweiten Zellschädigungstyps deutlich geworden sein: Während dort der Tod infolge einer die ganze Zelle gleichmäßig ergreifenden Schädigung durch Denaturierung und partielle Verflüssigungen von Zellelementen aller Art eintritt, beruht hier der Zelltod auf genau charakterisierbaren Störungen an Chromosomen und am Spindelapparat, so daß der Vorgang der Kernteilung zwangsläufig bis zum letalen Ende der ganzen Zelle führt. Außer den toten Zellen entstehen aber auch noch Zellen mit Chromosomensätzen, die entweder weniger oder mehr Chromosomen als normal besitzen (Aneuploidie); durch echte Fragmentationen und Brücken-Durchtrennungen entstehen ferner Chromosomen mit Stückausfällen und einem „künstlichen" statt einem normalen Chromosomen-Ende. Hieraus resultieren in vielen Fällen weitere Anomalien; wir wollen aber die Einzelheiten dieser sekundären Teilungsstörung hier nicht entwickeln.

### b) Die Spindelstörung.

Die Erscheinungen der unspezifischen Störung treten bald stärker, bald geringer bei jedem beliebigen Agens auf, welches im Sinne einer „Störung des Kernteilungsablaufes" auf die Zelle wirkt. Wenn wir dennoch darüber hinaus zwei weitere Typen der Kernschädigung unterscheiden, so nur aus dem Grund, weil in diesen Fällen über die unspezifische Störung hinaus noch besondere Anomalien auftreten, welche die Abgrenzung dieser Typen voll rechtfertigen. So ist für die Spindelstörung ein scharf akzentuierter *Angriff des Agens auf den Spindelapparat* charakteristisch; es darf aber nicht vergessen werden, daß noch zusätzliche Effekte an den Chromosomen eine Rolle spielen.

Diese Spindelstörung wird von verhältnismäßig wenigen Chemikalien in reiner Form bewirkt und auch von ihnen nur innerhalb eines begrenzten Konzentrationsbereiches. Das beste Beispiel eines typischen „Spindelgiftes" ist das Colchicin und das Acenaphthen. Sie rufen einen totalen Zusammenbruch des Spindelapparates hervor, so daß jede von ihm bewirkte Chromosomenbewegung unterbleibt. Die Kernmembran löst sich am Ende der Prophase zwar noch auf, aber die so entstandene Metaphase zeigt die Chromosomen unregelmäßig verteilt in dem früheren Kernraum. Da keinerlei geregelte Chromosomenbewegungen mehr geschehen, erhalten die Chromosomen zu einer maximalen Verkürzung und Verdickung Zeit. Ihre Längselemente spreizen auseinander, werden aber verhältnismäßig lange am Centromer zusammengehalten, dessen Trennung in zwei Tochter-chromosomen unter der Wirkung der „Spindelgifte" erst verspätet erfolgt. Im maximal kontrahierten Zustand gelingt schließlich doch die vollständige Trennung der Längshälften der Chromosomen; sie entfernen sich auf Grund einer autonomen Bewegungsfähigkeit ein kurzes Stück voneinander (Abb. 5), so daß in dem Kern-raum die doppelte Chromosomenzahl vorliegt und gleichzeitig je zwei Chromo-somen einander paarweise zugeordnet sind.

Durch Ausbleiben einer ordnungsgemäßen Spindelbewegung geht der Kern aus diesem Zustand allmählich in eine echte Interphase über; damit sind Zellen mit polyploiden Kernen entstanden, die ein ganzzahliges Vielfaches des ursprüng-lichen Chromosomensatzes enthalten.

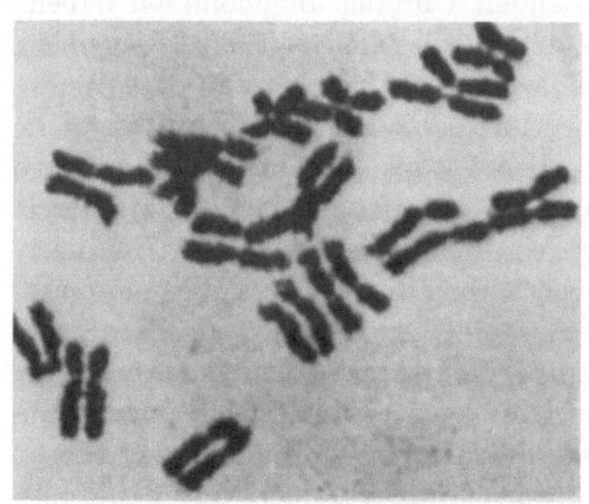

Abb. 5. Mitosezustand bei Spindelstörung von Wurzel-spitzenkernen der Küchenzwiebel (C-Mitose) nach Samenextrakt-Einwirkung (nach Mota 1952).

Von dieser Möglichkeit einer Polyploidi-sierung wird vor allen Dingen in der Pflanzenzüchtung Gebrauch gemacht, denn gerade Pflanzen gehen viel bereit-williger in einen polyploiden Zustand über als Tiere, und in mancherlei Hin-sicht verspricht die Polyploidie züch-terisch interessierende Vorteile.

Dieser aberrante Typ einer Mitose ohne Spindelapparat, die sog. C-Mitose, tritt im wesentlichen nur auf, wenn das auslösende Agens die bereits in Teilung befindlichen Kerne trifft. Interphasen werden in erster Linie am Eintritt in die Kernteilung gehemmt; die erst *nach* Einwirkung des Agens eingeleiteten Mitosen sind dann vorwiegend im Sinne der unspezifischen Störung alteriert.

Gerade bei der Spindelstörung läßt sich die Bedeutung der Konzentration für eine Beur-teilung der Wirkung eines Agens auf die Mitose besonders deutlich zeigen: Eine unterschwellige Konzentration ruft keinerlei mit cytologischen Methoden ohne weiteres nachweisbare Schä-digung hervor; ist aber die Schwelle überschritten, dann treten zunächst die unspezifischen Störungen auf, denn es wird zwar die Funktion des Spindelapparates geschädigt, aber in den meisten Zellen nicht soweit, daß die Bilder der C-Mitose dominieren.

Bei Überdosierung kommt es zu nekrobiotischen Bildern des Zellunterganges; dazwischen liegt nun ein nicht allzu breiter Konzentrationsbereich, in dem die typischen C-Mitosen vor-herrschen. Es ergibt sich somit aus diesem Einfluß der Konzentrationsverhältnisse, daß die Unterscheidung zwischen unspezifischer Störung, die ja ebenfalls mannigfaltige Spindel-anomalien zeigt, und Spindelstörung nur durch das zahlenmäßige *Vorherrschen* der C-Mitosen erbracht werden kann. Einige wenige C-Mitosebilder reichen zur Diagnose „Spindelstörung" in keiner Weise aus, da extreme Anomalien im Rahmen der unspezifischen Störung zu sehr ähnlichen Zuständen führen. Wir müssen auf diese Schwierigkeit hier nachdrücklich hin-weisen, da in der Literatur an dieser Stelle eine nicht geringe Verwirrung herrscht.

### c) Die Ruhekernstörung.

Auch für diesen Typ gilt wie für den vorhergehenden, daß seine Besonderheit lediglich in einem Auftreten zusätzlicher Aberrationstypen auf der Basis der unspezifischen Störung beruht. Das Charakteristikum dieses Typs sind *Chromo-somenbrüche und Chromosomenumbauten*, welche an den aufgelockerten, dekonden-sierten Chromosomen der Interphase vor sich gehen.

Bei den bisher besprochenen Kernschäden mußte auffallen, daß an den Chromosomen selbst verhältnismäßig wenig eingreifende Schädigungen eintraten: Veränderungen an der Oberfläche, die zu Verklebungen und ihren Folgeerscheinungen führen, Lockerung des Längszusammenhangs und Kontraktionsanomalien. Gerade in der Interphase sind aber die aufgelockerten Chromosomen in einem den schädigenden Agentien besonders ausgesetzten Zustand; eine begrenzte Anzahl physikalischer und chemischer Agentien vermögen daher hier anzugreifen; die mannigfaltigen Konsequenzen lassen sich dabei auf zwei Grundvorgänge an interphasischen Chromosomen zurückführen, auf die *Fragmentation* und die *Rekombination.* Die Fragmentation stellt dabei einen persistierenden Bruch in einem oder in einer Gruppe von Längselementen des Chromosoms dar. Nicht erst durch mechanische Wirkung im Laufe der Mitose oder durch Verzerrungen

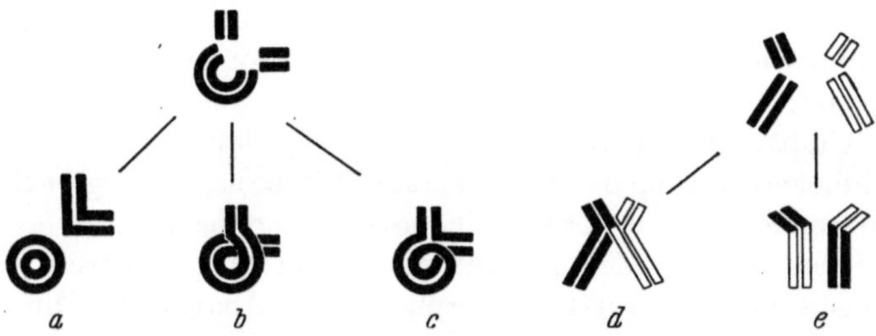

Abb. 6. Schema von Chromosomen-Rekombinationen, *a—c* bei 2 potentiellen Brüchen innerhalb eines Chromosoms, *d, e* bei 2 potentiellen Brüchen auf 2 Chromosomen (vgl. Text).

im Laufe der Bewegungsvorgänge treten jetzt in der Kernteilung Fragmente auf, sondern als Folge des beschriebenen Vorganges in der Interphase.

Der zweite Grundvorgang einer Ruhekernstörung ist etwas komplexer. Innerhalb eines Chromosoms oder auf mehreren desselben Satzes sind „potentielle Brüche" eingetreten. Hierunter verstehen wir eine Vorstufe eines Bruches, dessen spezieller Zustand auf den betroffenen Chromosomen schwer aufzuklären ist, und der darum recht verschiedenartig interpretiert wird. Diese potentiellen Brüche sind insofern instabil, als sie eine Tendenz zur Ausheilung zeigen. Geschieht dies derartig, daß die zusammengehörigen Bruchflächen miteinander verheilen und so den Ausgangszustand wiederherstellen, dann sprechen wir von einer Restitution. Nach ihrem Vollzug ist dem Chromosom keine Veränderung anzusehen; dieser Vorgang ist somit die Ursache für die Unmöglichkeit einer direkten Bestimmung der Zahl potentieller Brüche. Sie kann nur auf indirekte Weise ungefähr abgeschätzt werden. Liegen aber zwei potentielle Brüche in räumlicher Nachbarschaft, dann ist eine Verheilung von „falschen", d. h. ursprünglich nicht zusammengehörigen Bruchflächen möglich; die Folgeerscheinung dieser Zusammenfügung eines neuen Chromosomenganzen wird als *Rekombination* bezeichnet. Sie ist als Chromosomen-Umbau vor allem dann erkennbar, wenn die Chromosomen gut analysierbar sind und ausreichende Aufmerksamkeit aufgewendet wird. Sie müssen aber im Verhältnis zu der Analysierbarkeit der Chromosomen eine entsprechend auffällige Veränderung bewirken, sonst entgehen sie der Beobachtung.

In Abb. 6 haben wir schematisch einige charakteristische Rekombinationen dargestellt, an denen nur das Prinzipielle gezeigt werden soll.

In Abb. 6a sind auf ein und demselben Chromosom zwei potentielle, den ganzen Chromosomenquerschnitt betreffende Brüche erfolgt, die als vollständige Brüche dargestellt sind. Die drei gezeichneten Rekombinationsmöglichkeiten geben von der Verschiedenartigkeit der Effekte einen Eindruck; ringförmiges Chromosom neben Chromosomenrestkörper, Inversion, d. h. um 180° gedrehte Einfügung des Mittelsegmentes und Duplikation des einen Tochterchromosoms bzw. interkalarer Stückverlust des anderen sind als charakteristische Aberrationen von links nach rechts angegeben.

In Abb. 6b ist je ein potentieller Bruch auf zwei verschiedenen Chromosomen erfolgt und im Falle einer Rekombination der so zustande gekommenen Bruchflächen kommt es zu Translokationen der verschiedensten Art, zu der links außen schematisch gezeichneten Chromatidtranslokation und zur reziproken Translokation im mittleren Bild als den häufigsten Typen.

Die Rekombinationsvorgänge führen zu außerordentlich mannigfaltigen Konfigurationen. Ihre Vielgestaltigkeit rührt dabei einmal her von der verschiedenen Zahl rekombinierender Bruchflächen und ihrer Lage auf dem oder den Chromosomen. Zum anderen können potentielle Brüche sowohl den ganzen Chromosomenquerschnitt oder nur Längshälften (Chromatiden) oder sogar nur Unterelemente der Chromatiden betreffen. Gerade die letztere Gruppe von Chromosomen-Umbauten hat darin ihre Bedeutung, daß die in der Interphase eingetretene Ruhekernstörung nicht in der ersten Mitose nach erfolgter Schädigung auftreten muß, sondern erst mehrere Teilungsschritte danach.

Die naheliegendste Methode zur Prüfung auf ein Vorhandensein von Ruhekernstörungen ist somit die sorgfältige morphologische Analyse des Chromosomenzustandes in der Metaphase als dem geeignetsten Stadium.

Ein nicht geringer Teil der Konfigurationen aus der Rekombination verursacht aber ganz charakteristische Störungen der Anaphase: Chromatidtranslokationen und Konfigurationen, welche den Chromosomenbewegungen durch ihre „Unhandlichkeit" Widerstand entgegensetzen, führen zu falschen Verteilungen oder zu liegenbleibenden Chromosomenlängshälften. Ringchromosomen oder in ähnlicher Weise wie in Abb. 8a (links außen) ausgeschlossene Chromosomensegmente ohne Centromer verhalten sich wie die Fragmente, indem geregelte Bewegungen von ihnen nicht geleistet werden können. Ist schließlich bei einer Rekombination zwischen zwei Chromosomen oder auch bei zwei Chromatiden ein und desselben Chromosoms ein neues Chromosomenganzes mit zwei Centromeren entstanden, dann wird es in der nach seiner Bildung stattfindenden Mitose durch seine Centromeren zu entgegengesetzten Polen gezogen. Auf diese Weise kommt eine Brückenbildung zwischen den Tochterkernen zustande. Diese Brücken aus dizentrischen Chromosomen sind von den Brücken im Rahmen der unspezifischen Störung dadurch unterschieden, daß sie nicht Folgeerscheinungen von Verklebungen, sondern von Rekombinationen sind. Bei einiger Vertrautheit mit der Pathologie der Chromosomen ist es in den meisten Fällen möglich, eine klare Entscheidung zwischen den beiden Möglichkeiten zu fällen. In Fällen schwieriger Analysierbarkeit der Chromosomen eines Satzes kann somit der Nachweis von echten Rekombinationsbrücken genügen, um das Vorhandensein von Ruhekernstörungen nachzuweisen.

Rekombinationen sind Umgestaltungen der Chromosomen, auf welchen ja in linearer Anordnung die Gene aufgereiht sind. Es ist daher unvermeidlich, daß einzelne dieser Rekombinationen die Wirkung der etwa in der Nähe der potentiellen Brüche gelegenen Gene verändern, was in der Sprache der Genetik eine Mutation bedeutet.

Mit dieser Feststellung sind wir aber zu einer entscheidenden Erweiterung des Begriffes der Ruhekernstörungen gekommen. Da, wie wir schon erwähnt haben, Punktmutationen und mikroskopisch sichtbare Rekombinationen in ihrem Effekt praktisch nicht auseinandergehalten werden können, sind die Chromosomenkonfigurationen aus Rekombinationen auch als Chromosomenmutationen bezeichnet worden. Agentien, die Ruhekernstörungen bewirken, können daher auch *mutagene* Agenzien genannt werden; für ihren Nachweis steht somit die cytologische *und* die genetische Methode gleichermaßen zur Verfügung.

Während der Grundvorgang der Rekombination für die Charakterisierung der Ruhekernstörungen eine entscheidende Bedeutung hat, sind die aus dem anderen Grundvorgang entstehenden Fragmente weniger charakteristisch. Dies rührt vor allen Dingen daher, daß sie ja auch im Rahmen der unspezifischen Störung vorkommen. Auch das Verhalten der Fragmente aus einer Ruhekernstörung zeigt keine derartigen Besonderheiten, daß daraus mit Sicherheit eine Diagnostizierung ihrer Herkunft möglich wäre.

Wir sind daher der Meinung, daß der Nachweis einer Ruhekernstörung nur dann sicher geführt wird, wenn echte Rekombinationsbilder nachgewiesen sind oder in der genetischen Methode durch das betreffende Agens der Mutationsprozentsatz statistisch bedeutungsvoll erhöht wurde. Vorhandensein von Fragmenten genügt nicht zu einer sicheren Aussage, doch geben sie dann einen Hinweis auf eine eventuelle Ruhekernstörung, wenn ihre Zahl auffällig hoch ist, ohne daß sich die unspezifische Störung besonders deutlich ausprägt.

Die Ruhekernstörung wird bewirkt in erster Linie durch kurzwellige Strahlen aller Art; von den Chemikalien sind es Urethan und die Lostderivate. Chemikalien, welche diese Wirkung entfalten, werden im angloamerikanischen Sprachgebrauch in neuerer Zeit als „radiomimetische Gifte" bezeichnet. Die hier gegebene Charakterisierung der Ruhekernstörung zeigt wohl deutlich, daß es sich dabei um einen scharf umschriebenen Begriff handelt, der synonym mit mutagen und mit Ruhekernstörungen bewirkend gebraucht werden kann.

Während es sich hierbei in erster Linie um körperfremde Agentien handelt, welche in der normalen Umwelt von Zellen nicht auftreten, sind vor allem von botanischer Seite auch körpereigene Substanzen mit radiomimetischer, mutagener bzw. mit Ruhekerngift-Wirkung aufgefunden worden. Zunächst konnten mit Extrakt von pflanzlichen Samen in der besonders empfindlichen Reduktionsteilung echte Rekombinationen, d. h. Chromosomenmutationen ausgelöst werden (MARQUARDT 1949a, b, 1953). Darüber hinaus erwies sich Putrescin — ein Abbauprodukt des Ornithins — (MARQUARDT 1949a, b) und verschiedene ebenfalls in Pflanzen gebildete Alkaloide (OEHLKERS u. LINNERT 1951, KIHLMANN 1952) als mutationsauslösend.

Diesen Befunden kommt insofern besondere Bedeutung zu, als diese Typen der Ruhekernstörung und der bleibenden Veränderung von Kern-Genen auch ohne unbiologische Agentien gewissermaßen unter „biologischen Bedingungen" zustande kommen können. Auf diese Weise läßt sich einmal das nicht seltene Vorhandensein von spontanen Ruhekernstörungen bzw. Mutationen verstehen. Zum anderen erscheint das Problem der Auslösung dieser charakteristischen Anomalien in einem neuen Licht: Es braucht jetzt nicht mehr das körperfremde Agens direkt im Zellkern seine Wirkung zu entfalten, es ist ebenso möglich, daß lediglich Störungen im normalen Stoffwechselgetriebe gesetzt werden und die so in höherer Konzentration auftretenden pathologischen Stoffwechselprodukte der Zelle im Zellkern die mutagene Wirkung entfalten.

## 2. Die Blockierung des Übergangs von der Interphase zur Mitose.

Wir sind als Grundlage unserer Darstellung davon ausgegangen, daß bei Einwirkung eines Agens die Zelle als Einheit reagiert. Wenn daher unter bestimmten Umständen eine Blockierung des Überganges eines Interphasekernes in die Mitose eintritt, dann wird diese Hemmwirkung sowohl durch Faktoren hervorgerufen, die im Cytoplasma ihren Ausgangspunkt haben, wie von solchen, die vom Zellkern ausgehen. Da wir in erster Linie am Zellkern hier interessiert sind, können wir von diesem Standpunkt aus die Frage stellen, welches Geschehen an ihm möglicherweise an dieser Blockierung mitschuldig sein könne.

In der Mitose werden ja durch die Anaphase die Längshälften der Chromosomen auf die Tochterkerne so verteilt, daß in ihnen dieselbe Zahl bei Gestaltkonstanz der Chromosomen vorhanden ist, wie in dem Ausgangskern. Die Menge der Chromosomensubstanz pro Kern ist dagegen durch die Verteilung der Tochterchromosomen auf zwei Kerne etwa auf die Hälfte abgesunken. Ehe also nach Abschluß der Telophase die beiden Kerne in eine neue Mitose eintreten, muß die Menge der Chromosomensubstanz pro Kern eine nachhaltige Vermehrung erfahren haben; geschähe dies nicht, würde im Laufe mehrerer Teilungsschritte der Zellkern an Substanz immer mehr verarmen.

Die spezifische Chromosomensubstanz, welche sonst keinem Zellbestandteil in entsprechendem Umfang eigen ist, stellt die Desoxyribosenucleinsäure (DNS) dar. Da ihre erfolgte Nachbildung Voraussetzung einer neuen Kernteilung ist, lautet in unserem Zusammenhang somit die entscheidende Frage: In welcher Beziehung steht die DNS zur Einleitung einer neuen Kernteilung, mit anderen Worten, kann eine Blockierung des Übergangs zur Mitose durch eine Störung der DNS-Synthese hervorgerufen sein ?

Eine Beantwortung dieser Frage erfordert zunächst die Untersuchung der Verhältnisse ohne experimentelle Einwirkung, denn über den Zeitpunkt der DNS-Synthese nach erfolgter Senkung des „Standardwertes" der DNS durch die Anaphase liegen nur wenig Erfahrungen vor. Mit Hilfe der Mikrophotometrie an stöchiometrisch mit Feulgen gefärbten Kernen hat Herr Grundmann in meinem Institut sorgfältige Bestimmungen des relativen DNS-Gehaltes von Interphase- und Mitosekernen in der Wurzelspitze von Vicia faba durchgeführt (Grundmann und Marquardt 1953 a, b). Ohne sich in Einzelheiten zu verlieren, sei hier nur erwähnt, daß bei diesen rein embryonalen Zellen gleichmäßig während der ganzen Interphase der DNS-Gehalt des Zellkerns vom halben Standardwert der Telophase zum Standardwert ansteigt. Mit der Erreichung des Standardwertes setzt die neue Kernteilung ein, so daß bei dieser Zellart die Dauer der Interphase entscheidend durch die Geschwindigkeit der DNS-Synthese bestimmt wird.

Mittlere Röntgendosen bewirken nun bei Zellen im Teilungsformwechsel neben anderen Störungen auch eine Blockierung des Übergangs von der Interphase zur neuen Teilung. Es ist daher die Frage zu stellen, ob diese Blockierung durch eine Verlangsamung der DNS-Synthese zustande kommt oder davon unabhängig ist.

Dieselben mikrophotometrischen Messungen an Interphasekernen in verschiedenem zeitlichem Abstand von der Bestrahlung zeigen nun zweierlei: Zunächst nimmt die Zahl der Kerne mit dem vollen Standardwert gegenüber den übrigen Kernklassen sehr stark zu. Trotz voller Aufregulation des DNS-Gehaltes auf den Standardwert tritt über eine gewisse Zeit keine Mitose ein. Damit ist nachgewiesen, daß die röntgeninduzierte Blockierung des Mitosebeginns *nicht* durch eine verlangsamte DNS-Synthese hervorgerufen wird, sondern daß andere, wohl cytoplasmatische Faktoren den Übergang trotz vollem DNS-Standardwert verhindern.

Außerdem findet sich gegenüber der normalen, recht gleichmäßigen Verteilung der Kernhäufigkeiten auf die einzelnen Stufen der DNS-Werte an zwei Punkten eine auffällige Zunahme der Kernzahl. Es tritt also nicht auf allen Stufen der DNS-Synthese, sondern in zwei empfindlichen Phasen eine deutliche Hemmung der DNS-Synthese ein. Herr GRUNDMANN wird in der Diskussion selbst hierzu noch genauere Angaben machen[1].

Das dritte, in unserem Zusammenhang besonders wesentliche Ergebnis resultiert aus einem Vergleich der Messungen an Interphasekernen, die mit 140 r bzw. 800 r bestrahlt wurden. Während die niedrige Dosis zu den eben skizzierten Einsichten führte, tritt nach der hohen Dosis die Nekrobiose ein; die Zellen kommen nicht mehr zur Teilung, die mitosefreie Zwischenzeit ist verlängert und führt unmittelbar in den Zelltod. Bei der Messung der Kerne dieser morphologisch erst in den Frühstadien der Nekrobiose befindlichen Zellen werden neben Normalwerten erstmals DNS-Werte *unterhalb* des halben Standardwertes ermittelt. Die Nekrobiose kündigt sich somit bei derartig geschädigten Zellen durch die Folgeerscheinungen eines Abbaues der DNS des Zellkerns an. Wir erhalten somit an dieser Stelle eine wertvolle Bestätigung für die Richtigkeit unserer Abtrennung eines Schädigungstyps der Nekrobiose von den übrigen.

Unsere Untersuchungen über die Rolle der in einer Interphase vor sich gehenden DNS-Synthese bei der Blockierung des Mitosebeginns hat somit zu einer eindeutigen Aussage geführt: Zwar wird die DNS-Synthese an zwei bestimmten Stadien der Interphase gebremst, aber trotz verspäteter Erreichung des DNS-Standardwertes kann bei der von uns untersuchten Zellart die Mitose eine Zeitlang *nicht* eingeleitet werden. Entscheidende Faktoren zur Mitose-Einleitung gehören daher vermutlich dem Cytoplasma an. Ihre Erfassung erfordert daher andere Verfahren als die von uns verwendeten morphologischen Kernuntersuchungen einschließlich einer Mikrophotometrie des relativen DNS-Gehaltes von Zellkernen.

### 3. Die Typen der Zell- und Kernschädigung im Experiment.

Die übersichtliche Aufgliederung möglicher Schädigungen durch physikalische oder chemische, physiologische oder unphysiologische Agentien bringt die Gefahr mit sich, daß der Außenstehende den Eindruck mitnimmt, es bedürfe lediglich einer gewissen Routine, um mit einem Blick ins Mikroskop den jeweiligen Typ der Schädigung bei Einwirkung irgendeines Agens zu klassifizieren. So einfach liegen die Verhältnisse aber nicht. Wenn die Wirkung eines Agens untersucht werden soll — wobei gleichgültig ist, unter welchem Aspekt der drei in Frage kommenden Arbeitsrichtungen dies geschieht — dann wird eine größere Anzahl

---

[1] Vgl. die Diskussionsbemerkung S. 187.

von Zellen dem Agens ausgesetzt; darüber hinaus muß die Konzentration so gewählt sein, daß nicht nur in Einzelfällen eine Schädigung nachweisbar wird, sondern daß eine größere Anzahl von Zellen eindeutig reagiert.

Die Folge dieser Grunderfordernisse einer sinnvollen Versuchsanstellung ist das Auftreten eines ganzen Spektrums von Schädigungstypen. Wie groß dieses Spektrum ist, hängt nicht allein von der Konzentration ab, sondern entscheidend von der Natur des Agens. An dieser Stelle wird somit die jeweilige Eigenart der Wirkung des Agens auf die Zelle von vornherein bedeutungsvoller als die verwendete Konzentration. Gerade diese Feststellung der Breite des Wirkungsspektrums ist verhältnismäßig wenig beachtet worden; Schuld daran ist die jeweilige enge Beschränkung auf den rein cytologischen, rein cytogenetischen, reinen Mitosegift-Aspekt. An zwei Beispielen seien die Besonderheiten des auftretenden Spektrums von Schädigungstypen aufgezeigt.

Die Röntgenstrahlen als Beispiel kurzwelliger Strahlen sind als zellschädigendes Agens dadurch ausgezeichnet, daß die Zeit der Energie-Einstrahlung und damit der Verabreichung einer Schädigung scharf dosiert werden kann und dieser Zeitraum außerdem kurz ist im Vergleich zu der Zeit bis zur Feststellung der Strahlenwirkung. Infolgedessen verschränken sich die einzelnen Schädigungstypen nicht zu sehr ineinander und wir können leicht drei Phasen der Nachwirkungen unterscheiden. Der *Primäreffekt* umfaßt die Zeit von der Bestrahlung bis zum Abschluß der zur Zeit der Einwirkung in Gang befindlichen Mitosen, soweit ein solcher noch gelingt. Je nach der verwendeten Dosis befindet sich in dieser Phase ein kleinerer oder größerer Teil der Zellen in Nekrobiose, und zwar sowohl Zellen mit Interphase- wie mit Mitosekernen. Ein anderer Teil zeigt die typischen unspezifischen Störungen, indem die zur Bestrahlungszeit bereits in Gang befindlichen Mitosen die charakteristischen Anomalien aufweisen. Ein dritter Teil der Zellen, vorwiegend mit Interphasekernen, aber auch mit Mitosen, erweist sich bei der cytologischen Analyse unverändert. Wir haben in der Phase des Primäreffektes somit eine Kombination des zweiten (Nekrobiose) und vierten Schädigungstyps (Mitoseanomalien) mit scheinbar unveränderten Zellen vor uns.

Nachdem ein Teil der Zellen mit Mitosen diesen Vorgang so gut es möglich war beendet hat, ein anderer Teil direkt durch Nekrobiose oder indirekt über irreparable Mitosestörungen zugrunde gegangen ist, tritt der dritte Zellschädigungstyp in den Vordergrund. Auf die Phase des Primäreffektes folgt jetzt die *mitosefreie Zwischenzeit*, d. h. die zur Zeit der Bestrahlung in Interphase befindlichen Kerne zeigen die Blockierung des Eintritts in die Mitose. Wir haben im vorhergehenden Abschnitt gesehen, daß dabei zwar die DNS-Synthese der Interphase auf bestimmten Entwicklungsstufen gebremst wird, aber dennoch auch Kerne mit der voll aufregulierten DNS-Menge nicht in Mitose eintreten können.

Je nach der verwendeten Dosis und der Teilungsgeschwindigkeit des bestrahlten Gewebes dauert diese Phase länger oder kürzer, bis der *Sekundäreffekt* sich anschließt. Nunmehr tritt der dritte Zellschädigungstyp in den Hintergrund, es kommen neue Mitosen in Gang, an denen außer einer nicht zu stark ausgeprägten unspezifischen Störung vor allen Dingen typische Ruhekernstörungen auffällig sind. Wir finden somit Fragmentations- und Rekombinationsfolgen, die letzteren mit und ohne Störungen der Bewegungsvorgänge; wenden wir die genetische Methode an, dann können wir Mutationen nachweisen — je nach der Sorgfalt der cytologischen Analyse und der Gunst des Objektes mehr Punkt- oder mehr Chromosomen-Mutationen; das Spektrum dieser letzten Phase der Röntgenwirkung reicht somit bis in den fünften Typ der Zellschädigung hinein.

Im Gegensatz zu kurzwelligen Strahlen kann bei Chemikalien zwar der Beginn ihrer Einwirkung auf die Zellen angegeben werden, aber nicht sicher das Ende des Wirkungszeitraumes. Bleibt die Zelle unter dem Einfluß der Substanz, dann kann das Agens zwar über die ganze Zeit aufgenommen werden, es ist aber ebenso möglich, daß durch eine entsprechende Permeabilitätsänderung nur noch ein Bruchteil von ihr oder praktisch nichts mehr aufgenommen wird. Werden dagegen die Zellen nach einer gewissen Zeit der Einwirkung in ein normales Medium zurückgebracht (Rücksetzversuch), dann ist damit die bereits aufgenommene Substanz nicht entfernt und es bleibt offen, wie lange auch nach der Rücksetzung die in der Zelle befindliche Substanz weiter direkte Wirkungen entfaltet.

Das von verschiedenen Seiten untersuchte 1-Phenyl-2-Methylaminopropan (Pervitin) möge die Besonderheiten einer übersichtlich reagierenden chemischen Substanz demonstrieren. Von Druckrey (1953) ist sie an befruchteten Seeigeleiern verwendet und in verhältnismäßig kurzem Abstand von der Einwirkung das Verhalten der *Zell*teilung untersucht worden, welche sich an die Kernteilung anschließt und die wir hier nicht eingehender berücksichtigt haben. Es ergibt sich dabei, daß eine Wirkung in dem verwendeten Konzentrationsbereich ausbleibt.

Von D'Amato (1948) ist Pervitin in seiner Wirkung auf die Mitosen der Zwiebelwurzelspitzen — ein beliebtes cytologisches Testobjekt — untersucht worden. Dabei stellen sich typische unspezifische Störungen vor allem auch des Spindelapparates ein, so daß auf Grund einiger Bilder sogar der Typ einer Spindelstörung nicht ausgeschlossen schien. Darüber hinaus konnte aber keine Besonderheit in der Wirkung dieser Substanz nachgewiesen werden.

Zum drittenmal ist diese Substanz auf Anregung von Herrn Prof. Dr. K. H. Bauer, Heidelberg, durch seinen Mitarbeiter Brändle in unserem Institut untersucht worden, und zwar an den Wurzelspitzen-Mitosen der Pferdebohne (Brändle 1953, Marquardt und Brändle 1954). Bei Verwendung einer zu hohen Konzentration traten nekrobiotische Effekte ein, ebenso bei Belassen der Wurzelspitzen in einer 0,1%igen Pervitinlösung. Nur einstündige Einwirkung dieser Konzentration und danach Rücksetzung in normales Medium ergab in den ersten Stunden die auch von D'Amato beschriebene unspezifische Störung, an die sich eine mitosefreie Zwischenzeit anschloß. Da wir unsere Rücksetzversuche stets 48 Std. im Auge zu behalten pflegen, haben wir nach 24 Std. eine nochmalige Veränderung in der Reaktion auf die Substanz festgestellt: Die Kernteilungsrate ist nicht sehr nachhaltig gestiegen, der Umfang der unspezifischen Störung ist geringer geworden, die Mitosen in diesem Zeitabstand von der Rücksetzung zeigen aber mit voller Sicherheit Ruhekernstörungen an. Es treten auffällig zahlreiche Fragmente auf und Rekombinationsbilder lassen sich ebenfalls auffinden, wobei die etwas abgeklungene unspezifische Störung die Feststellung dieses Typs einer Kernschädigung sehr erleichtert.

Auch hier haben wir ebenso wie bei den Röntgenstrahlen ein Wirkungsspektrum der Substanz, welches mit der Nekrobiose als schwerstem Schädigungstyp beginnt und über die unspezifische Störung und über leichte Anklänge an die

Spindelstörung bis zum Typ der Ruhekernstörung führt. Das Besondere gerade bei dieser Substanz ist der Befund, daß unspezifische und Ruhekernstörung zeitlich auseinandergelegt sind, vermutlich weil erst im Laufe des nach 12—24 Std. in den Zellen erfolgenden Abbaus der Substanz eine solche mit mutagener Wirkung auftritt.

So werden wir bei Chemikalien mehr als bei kurzwelligen Strahlen auf die Bedeutung der verwendeten Konzentration und der Versuchsanstellung hingewiesen. Nekrobiose, Blockierung des Mitosebeginns, unspezifische Störungen lassen sich auch bei nicht sorgfältiger cytologischer Analyse mühelos diagnostizieren. Die darüber hinausgehenden Typen einer Mitosestörung einschließlich des fünften Typs der Duplikanten-Veränderungen sind aber nur unter ganz bestimmten methodischen Voraussetzungen sicher nachweisbar, bei denen der Zeitraum des Vorhandenseins von Rekombinationen und Fragmentationen oder das Vorhandensein von echten Spindelstörungen verhältnismäßig frei ist von unspezifischen Störungen. Zudem müssen sie in ausreichender Häufigkeit in den Präparaten enthalten sein, um die Wahrscheinlichkeit ihrer Erfassung ausreichend hoch werden zu lassen.

Unter diesem Aspekt erscheint auch der Zusammenhang von mutagener und toxischer Wirkung in einem neuen Licht. Sowohl bei Durchführung der genetischen Methode zur Mutationsfeststellung bei Tieren mit Spermatozoid-Behandlung, wie bei Pflanzen mit Pollenbehandlung fällt der hohe Prozentsatz nicht zur Befruchtung kommender, d. h. letal geschädigter männlicher Keimzellen auf. Der wahre Umfang der letalen Wirkung eines mutagenen Agens ist aber erst im Rahmen der Mikroorganismengenetik deutlich geworden: Bei dem Pilz *Neurospora* wurden Konidien — einzellige Fortpflanzungskörper — mit Strahlen oder mit Chemikalien behandelt. Dabei stellte sich heraus, daß die durchschnittlichen Mutationsprozentsätze bei einer Letalität von 80—99% der behandelten Konidien erzielt werden.

Es besteht bei der Koinzidenz verschiedener Schädigungstypen, wie sie hier deutlich wird, kein Zweifel, daß nach erfolgter Schädigung zahlreicher Zellen *Selektionsvorgänge* eine große Rolle spielen. Am raschesten scheiden bei der weiteren Entwicklung des Gewebes mit teilungsfähigen Zellen natürlich die nekrobiotischen Zellen aus. An ihnen kann nur ihr rascher Tod festgestellt werden, aber nicht, ob sie Duplikanten-Veränderungen enthalten haben oder Ruhekernstörungen zeigen würden. Danach schaltet sich ein Teil der Zellen mit unspezifischen Störungen aus, durch deren Wirkungen auf den Anaphasevorgang die Bildung lebensfähiger Tochterkerne verhindert wird. Andere Tochterzellen nach unspezifischer Störung haben an den Chromosomen — etwa durch Stückausfall infolge abreißender Anaphasebrücken — derartige Veränderungen erlitten, daß die Vitalität der betreffenden Zelle geschwächt wird, was zunächst in einer Herabsetzung der Teilungsrate deutlich wird. Damit kommt es aber zu Konkurrenz-Erscheinungen im weiteren Teilungsverlauf mit weniger geschädigten Zellen, so daß vielleicht erst in größerem zeitlichem Abstand von der experimentellen Einwirkung eine Ausschaltung auch dieser so geschädigten Zellnachkommen gelingt.

Treten in unspezifisch gestörten Zellen gleichzeitig Ruhekernstörungen auf, dann ist die Wahrscheinlichkeit für sie, im Laufe der Zellgenerationen sich zu erhalten, nur gering; einerseits führen diese Störungen zu den erwähnten Zellausfällen und Vitalitäts-Einbußen, andererseits bringen die Fragmentationen und Rekombinationen ihrerseits neue Gefährdungen für den Mitoseablauf mit sich.

Aber selbst wenn wir von den unspezifischen Störungen absehen und das Schicksal etwa der Rekombinationen allein betrachten, dann muß mit einem hohen Ausfall infolge letaler Störungen des Mitoseablaufs gerechnet werden; für den Rekombinationstyp der Translokationen müssen wir mit 60—80% Letalität nach den ersten Mitosen rechnen (vgl. Marquardt 1941); nur der geringste Teil der verschiedenen Translokations-Konfigurationen passiert das scharfe Filter der ersten Kernteilungen und hat so Aussicht, etwa mit Hilfe der genetischen Methode als Chromosomen-Mutationen nachgewiesen zu werden, sofern mit ihnen Änderungen der Genwirkung verbunden sind.

Damit wird aber jetzt das bisher nicht ganz klare Verhältnis der Ruhekernstörungen zu den Duplikantenveränderungen schärfer faßbar, und die eigentümliche Verschränkung der Rückschlüsse von einem zum anderen Schädigungstyp verständlich. Wir verstehen unter Mutationen bleibende Änderungen der erbtragenden Strukturen, hier im Bereich des Zellkerns, also der Chromosomen. Mit Hilfe der genetischen Methode werden als „bleibende Duplikantenveränderungen" diejenigen Chromosomen-Mutationstypen gefaßt, welche das Filter der Kernteilungen ohne Vitalitätsbeeinträchtigung der Zelle passieren. Damit dieser Anteil aber ausreichend zahlreich zum Zwecke eines einwandfreien Nachweises ist, muß ein entsprechend hoher Anteil von Chromosomen-Mutationen ausgelöst werden. Die Kombination von letalem Effekt und mutagener Wirkung resultiert somit als unausweichliche Konsequenz aus der gegenseitigen Beziehung beider Schädigungstypen.

## IV. Die Cancerisierung der Zelle unter dem Aspekt der Zellschädigung.

Die bisherigen Ausführungen hatten zum Ziel eine Verarbeitung des sehr umfangreichen experimentellen Materials über die Schädigung der Zelle unter einem einheitlichen Gesichtspunkt. Es besteht infolge der Weite dieses Gesichtspunktes kein Zweifel, daß der wohl meist nicht sprunghafte, sondern schrittweise erfolgende Vorgang einer Cancerisierung der Zellen ebenfalls als ein Spezialfall der Schädigung von Zellen gesehen werden kann. In dem Vortrag von Druckrey sind die wesentlichen Einsichten in die bisher bekannt gewordenen Einzelheiten dieses Prozesses zusammengefaßt; es darf wohl als recht gesichert unterstellt werden, daß die Cancerisierung ein irreversibler Vorgang ist. Da wir nur in den Mutationen ähnliche, bleibende Veränderungen der Eigenschaften von Zellen oder Organen kennen, liegt der Schluß nahe, daß bei der Cancerisierung bleibende Veränderungen an irgendwelchen Duplikanten die entscheidende Rolle spielen. Damit stellen sie aber einen Spezialfall des fünften Zellschädigungstyps dar, der ja eben durch Änderungen gerade dieser Elemente der Zelle charakterisiert ist.

Mit dieser Feststellung ist aber die erste präzise Frage zur Aufklärung der Cancerisierung von Zellen gestellt: Wo sind die hierbei zu verändernden Duplikanten lokalisiert und welcher Art sind sie? Diese Frage richtet sich in erster Linie an die Erblichkeitsforschung, denn sie ist der einzige Zweig der Biologie, welcher Erfahrungen über Duplikanten-Änderungen besitzt. Es ist bei der Entwicklung der Erblichkeitsforschung verständlich, daß hier zunächst die Gene als im Zellkern, auf den Chromosomen lokalisierte Duplikanten in den Vordergrund gestellt wurden; es ist das Verdienst K. H. Bauers, die Erfahrungen der klassischen Mutationsforschung für das Problem der Cancerisierung nutzbar gemacht zu haben (vgl. K. H. Bauer 1949).

Die Erblichkeitsforschung hat aber gerade im Hinblick auf die Beziehungen von Chromosom und Gen sowie auf die Ereignisse, welche den Effekt einer Mutation hervorrufen, entscheidende neue Einsichten erarbeitet. Wir können hierauf und auf die neuartigen Konsequenzen für das Problem der Cancerisierung nicht eingehen, da wir unsere Ausführungen rein cytologisch und nicht genetisch orientiert haben.

Es sei daher nur auf Konsequenzen eingegangen, die sich aus unserem hier dargestellten cytologischen Zusammenhang ergeben: Wir haben im vorhergehenden Abschnitt gesehen, daß bleibende Änderungen erbtragender Strukturen — hier der Chromosomen — sich aus einer größeren Zahl von Kernen mit Fragmentationen und Rekombinationen herausselektionieren. Wenn also bei der Cancerisierung derartige bleibende Änderungen auf den Chromosomen eine Rolle spielen, dann können krebsig entartete Zellen nur nach umfangreichen Zelluntergängen in Zusammenhang mit intensiver Teilungstätigkeit zustande kommen.

Ohne jede Frage führt aber nicht jede derartig sich herausselektionierende Mutation in einem Zellkern zur krebsigen Entartung, sondern nur ganz spezielle Mutationsschritte. Darüber hinaus ist es sehr fraglich, ob nicht eine ganze Anzahl derartiger Mutationen in einem einzigen Zellkern geschehen müssen, um den Effekt „Krebszelle" zu erreichen. Damit sinkt aber auf der einen Seite die Wahrscheinlichkeit sehr stark, daß bei den notwendigen Selektionsprozessen gerade diese Zelltypen am Leben bleiben und dabei noch zu einer Intensivierung ihrer Zellteilungen befähigt sein sollen; auf der anderen Seite müssen sehr umfangreiche Zelluntergänge dabei auftreten, bis unter den vielen Möglichkeiten einer Mutation gerade diejenigen Mutationsschritte sich in einer Zelle zusammengefunden haben, welche die neue Eigenschaft „Krebszelle" manifest werden lassen.

Aus diesen Überlegungen ergibt sich zwingend die weitere Konsequenz, daß in einem Gewebe zwar die Wahrscheinlichkeit der Herausselektionierung einer einzigen krebsig entarteten Zelle vorhanden sein kann; in ihrer unmittelbaren Nachbarschaft wird aber eine zweite, dritte usw. cancerisierte Zelle wohl kaum noch erwartet werden dürfen. In den Fällen also, in denen etwa bei experimenteller Auslösung von Krebszellen nicht nur eine einzige Zelle, sondern ganze Zellgruppen gleichzeitig entarten, können somit Mutationsvorgänge an Kerngenen nicht verantwortlich gemacht werden.

Hieraus darf auf keinen Fall der Schluß gezogen werden, die Cancerisierung spiele sich wohl nicht im Bereich des Zellkerns und seiner Duplikanten ab. Lediglich die Vorstellung, der Cancerisierungsvorgang beruhe auf einfachen Mutationen von Genen bzw. Chromosomenorten, ist zunächst unwahrscheinlich geworden. Es sei daher noch kurz eine Möglichkeit erwähnt, wie der Zellkern bei dem Cancerisierungsprozeß mitbeteiligt sein kann.

Die Untersuchung des Feinbaues vom Chromosom hat ergeben, daß es zusammengesetzt ist aus einer sehr großen Anzahl von fädigen Makromolekülen, welche bündelförmig zusammengeschlossen sind zu Chromatiden, Halbchromatiden, Viertelchromatiden usw. An einem bestimmten Chromosomenort befindet sich daher nicht „das Gen", sondern soviele, bereits identisch reduplizierte Gene, wie Makromoleküle an dem betreffenden Querschnitt vorhanden sind. Nur auf diese Weise wird ja die hohe physiologische Wirksamkeit eines Genortes verständlich, von dem die Genprodukte abdiffundieren, um im Cytoplasma für das weitere biochemische Geschehen in ausreichender Konzentration zur Verfügung zu stehen. Ebenso kann gefolgert werden, daß die einzelnen Genorte vorwiegend in der Interphase ihre funktionelle Leistung erfüllen werden, wenn die Chromosomen aufgelockert und dekondensiert sind und so die gebildeten Genprodukte großflächig abdiffundieren können.

Mit Hilfe der Bestimmung relativer DNS-Werte einzelner Kerne ist nun gezeigt worden, daß zwar die Zahl der Makromoleküle im Chromosom nicht bestimmt werden kann, aber die DNS-Menge des gesamten Zellkerns doch einen Anhaltspunkt dafür gibt, ob mit dem vollen DNS-Wert (dem Standardwert) oder dem halben Standardwert, wie er durch die Anaphase zustande kommt, die Arbeit des Zellkerns verrichtet wird.

Im Rahmen einer vorgeschriebenen Differenzierung oder bei stärkerer funktioneller Belastung der Zelle hat sie nun die Möglichkeit, die Zahl der Längselemente der Chromosomen und damit die Zahl der Genprodukte sezernierenden Genorte zu erhöhen. Ein bekannter Mechanismus, um dies zu erreichen, ist die Endomitose; ohne Ausbildung der vollen Chromosomengestalt, wie etwa in den Mitosen, vollzieht sich eine Trennung der in jedem Chromosom vorhandenen zwei Chromatiden, welche so zwei Tochterchromosomen formieren, ohne daß aber dabei ein Kernteilungsvorgang abläuft. Mit diesem jetzt auch in DNS-Messungen verdoppelt erscheinenden Chromosomenmaterial ist eine neue, gehobene Funktionsstufe erreicht. Herr ALTMANN wird in der Diskussion hierüber einige Ergebnisse mitteilen, welche sich bei unseren Untersuchungen an dem Cancerisierungsvorgang von Rattenleberzellen unter Buttergelb-Einwirkung bereits ergeben haben[1].

Sehen wir aber vom Zellkern ab, dann hat die seit 1908 durch CORRENS aufgefundene plasmatische Vererbung vor allem in den letzten Jahren auch für das Problem der Cancerisierung von Zellen eine Rolle zu spielen begonnen. NOTHDURFT (1948) hat in Deutschland eine Denkmöglichkeit zu entwickeln versucht, wie durch Mutationsvorgänge an plasmatischen Erbträgern krebsige Entartung der Zellen zustande kommen könnte. Die Schwierigkeit und das Unbefriedigende dieser und ähnlicher Arbeitshypothesen liegt aber darin, daß die Genetik bisher keine klare Formulierung der Natur von Erbträgern im Cytoplasma finden konnte; infolgedessen wurden einfach die Erfahrungen mit den Erbträgern im Zellkern, den Genen, übertragen auf die hypothetischen Erbträger im Plasma, die „Plasmagene".

Für den speziellen Fall der Eigenschaftsausbildung „Atmung" bei der Hefezelle haben wir aber auf Grund experimenteller Untersuchungen präzisere Aussagen über die Natur der hier beteiligten „Plasmaeinheiten" gemacht (vgl. S. 122). Auf der Basis einer derartigen zwar schmalen, aber doch sicheren Grundlage seien in kurzer Andeutung einige Konsequenzen für das Problem der krebsigen Entartung von Zellen entwickelt.

Wir sahen, daß die Plasmaeinheiten in Vielzahl pro Zelle vorhanden sind und als Trägerstrukturen der kerngesteuerten Enzyme unmittelbar in das funktionelle Geschehen eingreifen. Daraus folgt, daß eine „Mutation" einer oder weniger

---

[1] Vgl. die Diskussionsbemerkung S. 190.

Plasmaeinheiten nicht bedeutungsvoll sein kann, denn die große Zahl der unveränderten Einheiten in der Zelle überdeckt diesen Vorgang mit Sicherheit. Es entfällt somit von vornherein jede allzu enge Parallelität mit Mutationsvorgängen im Zellkern.

Im Bereiche der Plasmaeinheiten scheinen „gerichtete" Einwirkungen auf bestimmte Einheitensorten möglich zu sein, ohne daß notwendigerweise damit letale Effekte verbunden sein müssen. Ephrussi erhielt durch Acriflavinkonzentrationen, welche keine Hefezellen töteten und auch im Zellkern nichts Nachweisbares anrichteten, eine spezifische Vergiftung der auf den Mitochondrien lokalisierten Plasmaeinheiten für bestimmte Atmungsenzyme. Welcher Art die Eingriffe dieser Substanz sind, bleibt dabei ungewiß; wir wollen daher ganz neutral die veränderten Einheiten „schlechte" Plasmaeinheiten nennen. Eine wesentliche Voraussetzung einer späteren Manifestation der Änderungen an Plasmaeinheiten ist somit die Herstellung einer *größeren* Anzahl von schlechten Plasmaeinheiten. Dieser Vorgang braucht nicht schlagartig zu geschehen; im Laufe der oft langen, im Funktionsformwechsel ohne jeden Teilungsvorgang zugebrachten Zeit einer Zelle kann innerhalb einer Einheitensorte die Umbildung zu schlechten Einheiten und ihre Anreicherung ganz allmählich erfolgen.

Wir nehmen nun hypothetisch an, eine Zelle sei dann krebsig entartet, wenn sie von einer bestimmten oder von mehreren bestimmten Plasmaeinheiten-Sorten vorwiegend „schlechte", d. h. abgeänderte enthält; ferner nehme der Grad ihrer Malignität zu, je geringer die Zahl der „guten", normalen Einheiten werde. Unter Einsatz der oben entwickelten Vorstellungen kommen wir dann zu folgenden Konsequenzen: Der Übergang von normalen zu schlechten Plasmaeinheiten geschieht vor allem während der Funktion der Zelle. Je länger dieser Zeitraum ist, desto größer ist die Wahrscheinlichkeit, daß ausreichend schlechte Einheiten gebildet werden. Nach den Erfahrungen an den Acriflavin-induzierten Hefe-Alterationen Ephrussis wird in der Regel das Vorhandensein der „schlechten" Einheiten in der Funktionsphase nicht manifest; die daneben stets noch vorhandenen normalen Einheiten gewährleisten die Aufrechterhaltung der normalen Funktion. In der Sprache der Krebsforschung hätten wir in einer derartigen Zelle somit ein typisches „präcanceröses" Stadium vor uns.

Die Manifestation von Plasmaeinheiten-Veränderungen im Hefeexperiment vollzieht sich erst mit Hilfe von Teilungsvorgängen an den betreffenden Zellen: Auf jede Tochterzelle müssen die vorhandenen Einheiten verteilt werden und zwischen den Zellteilungen muß eine Reproduktion der Einheiten bzw. der Sammelstrukturen erfolgen, zu denen sie zusammengeschlossen sein können. Es kann daher durch aufeinanderfolgende Zellteilungsvorgänge zweierlei geschehen: Es findet zunächst eine Entmischung von normalen und schlechten Plasmaeinheiten statt, die sich über sehr zahlreiche Teilungsvorgänge hinziehen kann und den Gesetzmäßigkeiten zufälliger Verteilung folgt. Ferner kann es zu dem allmählichen Verlust von bestimmten Einheitensorten kommen, wenn ihre Reproduktionsrate geringer ist als die Zellteilungsrate.

Auf den Cancerisierungsvorgang angewendet bedeutet dies aber, daß eine „präcanceröse", d. h. bereits schlechte Plasmaeinheiten besitzende Zelle erst ihre krebsige Entartung manifest werden läßt, wenn es zu Zellteilungen kommt, d. h. nach einem Übergang aus dem Funktionsformwechsel in den Teilungsformwechsel.

Da sowohl Entmischungsvorgänge wie der Verlust bestimmter Plasmaeinheiten langsam in der Abfolge zahlreicher Zellteilungen geschehen, vollzieht sich in unserem Fall der Übergang von der normal erscheinenden Zelle zur krebsig entarteten nicht sprunghaft, sondern gleitend.

Da die „präcanceröse" Veränderung der Plasmaeinheiten nicht nur in einer einzelnen, sondern beim Angriff eines spezifisch wirkenden Agens in mehreren Zellen gleichzeitig geschehen kann, ist auch die Herausbildung krebsig entarteter Zellen in Mehrzahl, eventuell sogar im Umfang eines größeren Zellkomplexes, nicht ausgeschlossen. Ferner ist der Grad der Malignität der entstandenen Krebszellen ein stark verschiedener, da in der einen Zelle und noch in einer Reihe ihrer Nachkommen neben schlechten noch gute Einheiten vorhanden sein können, in der anderen dagegen nur noch schlechte Einheiten enthalten sind. Sowohl bei der Manifestation der krebsigen Entartung wie bei dem nachfolgenden Teilungsgeschehen der Krebszellen kann daher mit dem Begriff „krebsig entartet" ein cellulärer Fix-Zustand nicht verbunden werden. Wir müssen einen gleitenden Übergang von schwächer entarteten zu schwer entarteten Zellen finden; bei der weiteren Entwicklung des Tumors werden daher Selektionsprozesse zwischen den verschiedenen Zellzuständen erfolgen, so daß eine auffällige Vielgestaltigkeit der morphologischen und physiologischen Erscheinungsform von Krebszellen bzw. Krebsgeweben resultieren wird.

Wir brechen an dieser Stelle die Betrachtung des Cancerisierungsprozesses von Zellen unter den von uns hier entwickelten Gesichtspunkten ab. Es kam uns nicht darauf an, an die Stelle der schon geäußerten Hypothesen über die Cancerisierung neue zu setzen. Es sollte nur gezeigt werden, daß die neuere Cytologie und vor allem die Cytogenetik über Einsichten verfügt, welche auch in diesem Rahmen neue Ansatzpunkte — nach unserer Meinung nicht nur allgemeine, sondern konkrete, Anlage und Auswertung von Experimenten bestimmende — geben können.

## V. Die Therapie des Krebses unter dem Aspekt der Zellschädigung.

### 1. Der Zustand der Tumor-Zellen.

Der Grundvorgang einer Krebstherapie besteht in einer Vernichtung der krebsig entarteten Zellen unter weitgehender Schonung der normalen Zellen. Hierfür können neben anderen Maßnahmen physikalische und chemische Agentien eingesetzt werden; ihre Wirkung setzt sich zusammen aus Eingriffen an den einzelnen Krebszellen selbst und aus Reaktionen, welche von Seiten des Organs oder des ganzen Organismus auf die Zellen ausgeübt werden. Wie in allen Abschnitten beschränken wir uns hier allein auf das an den betroffenen Krebszellen selbst Feststellbare ohne Versuch einer Aufgliederung, wieviel davon der einen oder der anderen Herkunft zuzuschreiben ist.

Ausgangspunkt unserer Betrachtung ist die bei zahlreichen Tumoren beobachtete starke Verschiedenartigkeit des Zustandes, in welchem sich die Zellen befinden. Je nach der Natur und dem aktuellen Zustand des Krebses befindet sich eine geringere oder größere Anzahl von Zellen in Teilung, wobei in der Regel die Zellen in Interphase gegenüber den Mitosen sehr stark in der Überzahl sind.

An den ablaufenden Mitosen sind charakteristische Verschiedenheiten untereinander festzustellen; seit der nach modernen Gesichtspunkten erfolgten cytologischen Analyse unbehandelter Tumoren (Koller 1947, 1953) wissen wir, daß unspezifische Störungen weit verbreitet sind. Vor allen Dingen in den schlechter durchbluteten, zentralen Partien und in der Umgebung von nekrotischen Herden treten derartige Anomalien besonders stark in Erscheinung.

Aber auch Ruhekernstörungen sind in Tumoren, sogar mit einer gewissen Konstanz, beobachtet worden. So wies Makino (1952) in Zellen des Yoshida-Sarkoms nach, daß im Gegensatz zum normalen Chromosomensatz mit durchweg subterminale Centromeren besitzenden Chromosomen in der Regel beim Sarkom mehrere Chromosomen submediane bis mediane Centromeren besaßen. Dies konnte nur durch Rekombinationen —Translokations- oder Inversionsvorgänge — zustande gekommen sein. Ähnliche rekombinative Änderungen des Baues einzelner Chromosomen beschrieb Bayreuther (1952) am Ascites-Tumor der Maus, Fragmentationen Levan und Hauschka (1953) bei Lymphosarkom-Zellen.

Während es nach diesen Untersuchungen scheinen möchte, daß die beobachteten Rekombinationsergebnisse ursächlich mit der Cancerisierung verknüpft seien, ist durch neuste Untersuchungen Kollers (1953) noch ein anderer Weg ihres Zustandekommens bewiesen worden. $\beta$-Naphthyl-di-chloräthyl-amin, ein aromatisches Senfgasderivat, wirkt bei mehrmonatiger subcutaner Injektion bei Ratten carcinogen. Unter den so experimentell erzeugten Sarkomen befand sich eines, welches neben den üblichen unspezifischen Störungen in 68% der Anaphasen ein echtes dizentrisches Chromosom mit der entsprechenden Brückenbildung besaß. Da dieser aberrante Chromosomenzustand nur durch Rekombinationsvorgänge entstehen kann, war hier nachgewiesen, daß nicht nur wie bei Makino und Bayreuther Chromosomenmutationen *ohne* Mitosebeeinträchtigung, sondern ebenso gesetzmäßig Chromosomenumbauten mit gleichzeitiger Anaphasebeeinträchtigung vorkommen können.

Daß die Bildung dizentrischer Chromosomen nichts mit dem Vorgang der krebsigen Entartung dieser Zellen zu tun hat, ergab sich aus mehreren Beobachtungen: Zunächst nahm mit dem Alter des Tumors und mit der Zahl der Passagen die Zahl der Anaphasen mit dizentrischen Chromosomenbrücken ab, ohne daß Malignität und Charakter des Sarkoms sich nachweislich veränderten. Ferner blieben in Gewebekultur der Sarkomzellen die dizentrischen Brücken aus, traten aber wieder nach Reimplantation und erneutem Sarkomwachstum in der Ratte auf. Dasselbe Verschwinden und Wiederauftreten wurde beobachtet, wenn durch intraperitoneale Injektion suspendierter Sarkomzellen ein Ascites-Tumor erzeugt und nach einiger Zeit mit Ascites-Zellen wieder ein subcutanes Sarkom hergestellt wurde.

Es bleibt somit nur die Annahme übrig, daß nach erfolgter Cancerisierung unter den speziellen Bedingungen des Sarkomwachstums im subcutanen Gewebe die Rekombinationen erfolgen können, welche dizentrische Chromosomen hervorrufen. Es muß also hierbei die Bildung eines bei der krebsigen Entartung sich anreichernden, *körpereigenen*, mutagenen Agens erfolgen. Diese Annahme bringt für uns nichts Neues: wir haben ja bei der Darstellung der Ruhekernstörungen auf die körpereigenen, mutagene Wirkung entfaltenden Substanzen hingewiesen, die vor allem an botanischen Objekten gefunden worden sind.

Unabhängig davon, ob wir bereits als Folge des Cancerisierungsvorgangs verschiedenartige Zellen annehmen wollen, durch die hier erarbeiteten Befunde ergibt sich jetzt das Vorhandensein derartiger Verschiedenheiten ganz zwangsläufig. Durch Nekrosen im Krebsgewebe fallen zunächst bestimmte Zellareale ganz aus. Durch das Auftreten unspezifischer Störungen geht ebenfalls ein gewisser Teil der betroffenen Zellen durch Mitosestörungen zugrunde, ein anderer Teil der Tochterkerne enthält Anomalien der Chromosomenzahl oder Stückausfälle und zeigt dadurch eine veränderte Vitalität. Durch mutagene körpereigene Substanzen wird das Spektrum der Verschiedenartigkeit nochmals stark verbreitert.

Damit liegt der Gedanke nahe, daß auf Grund derartiger Verschiedenartigkeit der Zellen eines Tumors auch *Selektionsvorgänge* an ihnen sich abspielen, indem im Laufe der Zeit die gegen die unspezifischen Störungen wie gegen die Ruhekernstörungen besonders empfindlichen Zellen herausselektioniert werden und nur „angepaßte“, d. h. gegen diese körpereigenen Substanzen wesentlich resistentere Zellen übrigbleiben.

Eine Bestätigung für die Richtigkeit dieser Überlegungen erbrachte wieder KOLLER (l. c.) durch seine Untersuchungen an dem Sarkom mit Rekombinations-Folgen: Der Rückgang der Zellen mit Anaphasebrücken bei Alterung des Tumors sowie bei weiteren Transplantationen führte ihn zu dem Schluß, daß durch die dauernde Wirkung der körpereigenen, mutagenen Substanz allmählich resistentere Zellen „gezüchtet“ werden. Er überlegte daher, daß eine Röntgenbestrahlung dieses Sarkoms verhältnismäßig wirkungslos bleiben müsse, denn die Mikroorganismengenetik hatte bereits gezeigt, daß eine Resistenz gegen das *eine* mutagene Agens meist auch eine Resistenz gegen ein anderes, mutagenes Agens bedeutet. Tatsächlich erwies sich die gegen YOSHIDA-Sarkome und auch gegen andere experimentell induzierte Sarkome wirksame Dosis von 2200 r in diesem Fall von nur kurzdauernder und unwesentlicher Wirkung.

Damit ist aber eine bei physikalischer und chemischer Behandlung von Tumoren alltägliche Erfahrung auf cellulärer Ebene verständlicher geworden: Es kann nicht vorausgesagt werden, in welchem Umfang ein therapeutisches Vorgehen Erfolg haben wird oder nicht, da durch die genannten Selektionsvorgänge bereits gegen bestimmte Wirkungstypen von Agentien größere oder geringere Resistenz ausgebildet sein kann.

## 2. Der celluläre Wirkungstyp praktisch bedeutsamer Therapeutica.

In der Einleitung, bei der Herleitung der Arbeitsrichtung „Mitosegiftforschung“ sind wir von dem naheliegenden Gedanken ausgegangen, eine therapeutische Wirksamkeit müsse bei allen denjenigen Substanzen eintreten, welche eine toxische Wirkung auf Zellen im Teilungsvorgang entfalten. Der Feststellung einer Unzahl von Mitosegiften steht aber nur eine sehr kleine Zahl von Chemikalien gegenüber, mit welchen eine der Strahlentherapie vergleichbare Wirkung auf Tumoren erzielt worden ist. Wie wir gesehen haben, verursachen aber die Mitosegifte alle den Typ der unspezifischen Störung, eventuell der Spindelstörung an den in Kernteilung befindlichen Zellen. Daraus ergibt sich die zwingende Konsequenz, daß das Entscheidende der Zellschädigung tumortherapeutisch bedeutsamer Agentien weder die weit verbreitete unspezifische noch die seltenere Spindel-Störung sein kann.

Die Gründe für diese zunächst negative Feststellung lassen sich leicht unseren Ausführungen entnehmen: Unspezifische und Spindelstörungen treten vor allem an Zellen ein, die sich in Mitose befinden oder an solchen, die während des Vorhandenseins einer ausreichenden Konzentration des Agens in Kernteilung eintreten. Bei der relativ geringen Teilungsrate der Tumoren werden daher auf diese Weise im Verhältnis zur Gesamt-Zellzahl nur wenige Zellen erfaßt. Zudem besteht bei Applikation eines Agens auf einen Gesamtorganismus die Schwierigkeit, über längere Zeiträume die wirksame Dosis im Tumor aufrecht zu halten; stoßartige Spitzenkonzentrationen für verhältnismäßig kurze Zeiträume sind dagegen viel leichter zu erreichen.

Als zweiter Grund für eine therapeutische Wirkungslosigkeit kommen vermutlich noch die Selektionsprozesse an den Zellen während des Tumorwachstums hinzu. Wir haben im vorhergehenden Abschnitt gesehen, daß durch körper- oder tumoreigene Agentien unspezifische Störungen bewirkt werden und durch ihre Einwirkung eine Selektion auf Zellen mit geringerer Empfindlichkeit gegen unspezifische Störungsversuche stattfindet.

Die neuere Cytologie und Cytogenetik hat das an sich überraschende Ergebnis zutage gefördert, daß die mutagenen, d. h. Ruhekernstörungen bewirkenden Chemikalien wie Urethan und Lost-Derivate in ihrem cytologischen Effekt demjenigen der kurzwelligen Strahlen weitgehend ähnlich sind. Gerade diese physikalischen und chemischen Agentien sind es aber, welche in der Praxis der Tumorbehandlung zur Anwendung kommen. So haben wir darauf hinweisen können, daß die Voraussetzung der tumortherapeutischen Wirksamkeit eines Agens seine Auslösung von Ruhekernstörungen darstellt (Marquardt 1948).

Der Grund für diese auffällige Korrelation zwischen tumortherapeutischer und der mutagenen (radiomimetischen) Wirksamkeit eines Agens ergibt sich unmittelbar aus der Besonderheit gerade dieser Auswirkungen auf den Zellkern: Wie die meist kurz gehaltenen Bestrahlungszeiten von Röntgendosen zeigen, kommt es bei dem Typ der Ruhekernstörung nicht allein auf eine zeitliche Dauer der Einwirkung an, sondern auf die stoßartige Verabreichung einer ausreichenden Energiemenge. Dabei greifen die Strahlen nicht an einem speziellen, nur beschränkt in einem Zeitraum vorhandenen Kernzustand an, sondern an den Interphasekernen, d. h. an dem in überwiegender Mehrzahl in einem Tumor vorhandenen Zellzustand. Die ausgelösten Veränderungen betreffen die Chromosomen als erbtragende Strukturen; ihre beiden Typen, die Fragmentationen und Rekombinationen sind irreversible Vorgänge, die veränderten Chromosomen bleiben daher verändert, ja werden durch den Verlauf der ersten Kernteilungen nach der Schädigung meist noch stärker abnorm. Damit sind aber wesentlich günstigere Voraussetzungen für umfangreiche Zelluntergänge geschaffen als durch die anderen Typen einer Kernschädigung. Ähnlich wie bei den Strahlen sind sie auch durch Chemikalien entsprechender Wirksamkeit zu schaffen, denn stoßartig verabreichte, hohe Konzentrationen des Agens reichen ja zur Erzielung des gewünschten Effektes in günstigen Fällen aus.

Schwierigkeiten für eine physikalische oder chemische Tumorbehandlung ergeben sich an dieser Stelle ebenfalls aus dem Vorgang von Zellselektionen im unbehandelten Tumor; nach den Erfahrungen Kollers sind wir zu der Formulierung geneigt, Resistenz gegen die Therapie durch Ruhekernstörungen auslösende

Agentien trete um so deutlicher ein, je mehr körpereigene Substanzen mit derselben Wirkung im Tumor vorhanden sind und je länger die so möglichen Selektionsprozesse sich an den Tumorzellen abgespielt haben.

Ein weiterer Grund der besonderen Wirksamkeit gerade dieser Agentien ist erst neuerdings von GRUNDMANN (1952) aufgefunden worden; gleichzeitig erhält dadurch der Typ der Ruhekernstörung eine wesentliche Erweiterung: Die untersuchten Lymphosarkomatosen und -granulomatosen stellten Tumoren mit einer besonders geringen Kern- und Zellteilungsrate dar. Eine Lostbehandlung bestimmter Patienten ergab nach wenigen Tagen ein dramatisches Schwinden des Tumors, ohne daß in den vorgenommenen Probepunktionen während dieses Zeitraums nennenswerte Kernteilungen erfolgten. Der Zusammenbruch der Tumorzellen unter der Einwirkung des Lost geschah nicht, wie nach den bisherigen Ausführungen hätte erwartet werden müssen, während der Kernteilungen, sondern die Interphasen gingen als solche zugrunde. Dabei traten ganz charakteristische Bilder veränderten Interphasezustandes der Zellkerne auf. Aus diesen speziell nur den Zellkern betreffenden Veränderungen läßt sich zeigen, daß hierbei eine *allgemeine* Nekrobiose der Zelle im Sinne des zweiten Typs der Zellschädigung nicht vorliegt, vor allem, weil die an die Zellen gelangende Konzentration des Lostderivates gar nicht für eine so tiefgehende Störung ausreicht. Es muß sich somit die Lymphosarkomzelle und wahrscheinlich darüber hinaus auch andere Tumorzellen in einem besonderen Zustand befinden, welcher sie gegenüber „Ruhekerngiften" so empfindlich macht, daß die ausgelösten Veränderungen im Interphasekern zum Tode der ganzen Zelle ausreichen.

Die Erweiterung des Begriffs der Ruhekernstörung besteht also darin, daß die an Interphasekernen bewirkten Eingriffe bleibende Veränderungen der Chromosomen darstellen, welche sich in den darauffolgenden Kernteilungen entweder als Fragmentationen und Rekombinationen mit den entsprechenden Folgeerscheinungen äußern oder welche *unmittelbar zum Zusammenbruch im Interphasezustand führen.*

Unsere Deutung der tumortherapeutischen Brauchbarkeit von Agentien durch ihre Ruhekernstörungen auslösende Wirkung gibt zunächst die Erklärung für die Tatsache, daß weder Röntgenstrahlen noch Urethan und Lost im Rahmen der Mitosegiftforschung irgendwie herausfallen. Die über die unspezifische und Spindelstörung hinausgehende Rückwirkung von Agentien auf den Zellkern bedürfen zu ihrer Feststellung einer eingehenden Analyse der Chromosomenverhältnisse. Diese wird von der Mitosegiftforschung im allgemeinen nicht mit der speziell notwendigen Sorgfalt durchgeführt, wohl aber von der cytogenetischen Arbeitsrichtung. So ist es gekommen, daß die hier gegebene Interpretation von der cytogenetischen Seite hergekommen ist, welche bisher mit dem Komplex gerade der Tumortherapie und der dabei maßgeblichen cellulären Grundvorgänge wenig oder nichts zu tun hatte.

Damit im Zusammenhang wird aber auch eine methodische Frage aufgeworfen: Wohl in der Absicht, die Tumortherapie zu fördern, sind von der Mitosegiftforschung große Mengen der verschiedensten Substanzen in ihrer Wirkung auf die Kernteilung untersucht worden. Dies war nur möglich durch eine Vereinfachung der mikroskopischen Feststellung von Mitoseschäden, die summarisch erfolgte. Im scharfen Gegensatz hierzu ist von cytologischer und cytogenetischer Seite die

Wirkung der Röntgenstrahlen und dann weniger, mutagener Chemikalien sehr genau, mit zeitraubenden cytologischen Auswertungsmethoden, untersucht worden. Trotz der dadurch erzwungenen Beschränkung auf *sehr* wenige Agentien, etwa im Vergleich zur Mitosegiftforschung, scheint uns der praktische Erfolg der genauen cytologischen Analyse, d. h. der cytogenetischen Methode wesentlich größer zu sein. Es ist daher die Frage berechtigt, ob an dieser Stelle der Krebsforschung nicht eine sorgfältige Bearbeitung der Cytologie von behandelten Zellen, wie sie etwa in der Cytogenetik üblich ist, mehr Erfolg verspricht.

### 3. Das Verhalten der Zellen im Funktionsformwechsel.

Unter dem Eindruck der oft hohen Zellteilungsraten im Tumorgewebe wandte sich die Aufmerksamkeit bei der Suche nach dem Wirkungsprinzip therapeutischer Agentien naturgemäß der Zell- und Kernteilung zu. Die hier vertretene Auffassung weicht insofern von diesem Aspekt ab, als gerade die tumortherapeutisch wirksamen, physikalischen und chemischen Agentien durch ihre Wirkung auf den Interphasezustand charakterisiert sind. Dabei schien es auch uns zunächst so, daß diese Eingriffe nur durch den Ablauf der Kernteilung therapeutisch entscheidende Wirkung, den Zelltod, entfalten können; wir haben aber im vorhergehenden Kapitel gesehen, daß auch ohne Mitose, außerhalb der echten Nekrobiose, ein direkter Weg in den Zelluntergang besteht.

Diese Feststellungen müssen wir aber erneut mit der zu Beginn gegebenen Gliederung der Zellschädigung konfrontieren: Wir haben gesehen, daß in erster Linie Schädigungen im Teilungsformwechsel Berücksichtigung finden. So haben wir in unserer Darstellung fast ausschließlich vom vierten Schädigungstyp der Zelle berichtet, d. h. von den in Kernteilungen manifest werdenden Kernschädigungen. Den dritten und fünften Typ, die Blockierung des Mitosebeginns und die bleibende Duplikantenveränderung haben wir nur unvollständig behandelt. Kernteilung bedeutet aber gesetzmäßige Weitergabe der erbtragenden Chromosomen von der einen Zellgeneration auf die andere. Alles Geschehen ordnet sich hierbei dieser Aufgabe unter. Wenn wir daher die Schädigung der Kernteilung untersuchen, dann fassen wir allein die Bedeutung des Zellkerns als Träger der Erbanlagen. Dies ist aber ohne Zweifel nicht die einzige: Die Zelle ist die letzte gestaltliche Einheit des Lebendigen und ist als solche gerade unter funktionellem Aspekt eine Einheit. Der Zellkern als Organell von ihr hat daher im Rahmen der Prozeßerfülltheit in der Zelle ganz bestimmte Aufgaben zu erfüllen.

Caspersson und seine Mitarbeiter haben in den vergangenen Jahrzehnten durch ihre experimentellen Arbeiten den Nachweis geführt, daß Ribonucleinsäure — und damit gekoppelt auch die Proteinsynthese entscheidende Beteiligung des Zellkerns erfordert (Zusammenfassung in Caspersson 1950). Es ist das Verdienst Altmanns (Altmann 1952, Altmann und Meny 1952), durch sorgfältige mikroskopische Untersuchungen in Verbindung mit dem Experiment an Pankreas- und Leberzellen den für sie gültigen „Funktionsformwechsel" aufgedeckt zu haben. Es wurde dabei festgestellt, daß die funktionell nicht beanspruchte Zelle einen bestimmten morphologischen Zustand zeigt, welcher sich bei steigender funktioneller Belastung in oft einschneidender Weise charakteristisch ändert, um nach Abschluß der Beanspruchung wieder zum Normalzustand zurückzukehren (vgl. die Zusammenfassung in Altmann und Marquardt 1954). Neben den Zeitraum des Teilungsformwechsels, in welchem die Weitergabe reduplizierter Chromosomen als Träger der Erbanlagen durch den Zellkern geleistet wird, tritt somit der Funktionsformwechsel, in welchem die funktionelle Leistung des Kernes im Rahmen der Zelle im Vordergrund steht. Dieser Doppelaspekt der Bedeutung des Zellkerns ist aber auch im Rahmen der Untersuchung von Zell- und Kernschädigungen zu berücksichtigen; gleichberechtigt neben die Bearbeitung der Schädigungen im Zustand des Teilungsformwechsels tritt diejenige der Schädigung im Funktionsformwechsel.

Diese Seite des Problems der Zellschädigung ist aber verhältnismäßig wenig bearbeitet; wir können hier als Beispiel für derartige Untersuchungen die Arbeiten DURYEEs an Oocyten von Amphibien heranziehen (DURYEE 1949).

Während der Phase einer starken Größenzunahme der Eizelle befinden sich die Kerne in der späten Prophase der Meiosis (Reduktionsteilung). Die Chromosomen sind als dünne lange Fäden ausgebildet, wobei jeweils zwei Homologe miteinander gepaart sind und an mehreren Stellen, den Chiasmen, in engen Konnex miteinander treten, an den übrigen aber räumlich etwas voneinander entfernt sind. Die Chromosomenpaare sind dabei im ganzen Kernraum verteilt (Abb. 7). Die funktionelle Beanspruchung des Zellkerns verrät sich darin, daß von knotigen Verdickungen der einzelnen Chromosomenfäden zartes, schleifenförmig ausgebildetes Sekretionsmaterial abgesondert wird. Das dadurch hervorgerufene, in Abb. 7 schematisch angedeutete Bild dieser Chromosomen wird sehr anschaulich durch den Ausdruck

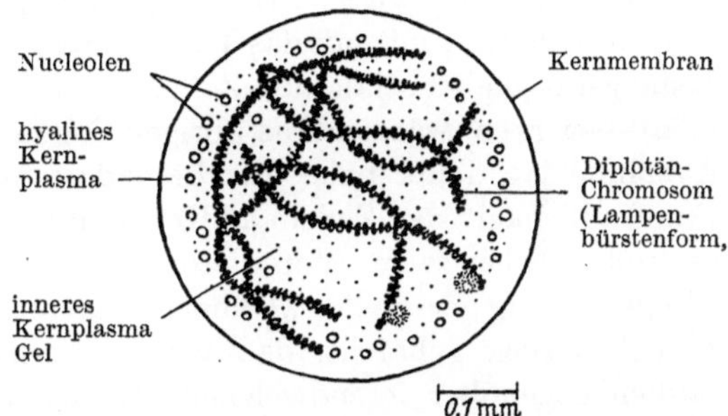


Abb. 7. Schema des in die Reduktionsteilung eingeschobenen Funktionszustandes des Zellkerns von reifenden Amphibien-Eiern (nach DURYEE 1949).

„Lampenbürsten-Chromosomen" wiedergegeben. Das Sekretionsmaterial der Chromosomen vereinigt sich zu einer großen Zahl kleiner Nucleolen, die an die Peripherie des Zellkerns wandern und dann ins Cytoplasma abgegeben werden.

Das Besondere dieses Zustandes besteht somit darin, daß während der Prophase der Meiosis der Ablauf dieser besonderen Form einer Kernteilung gestoppt wird. Die ursprüngliche, für eine späte Prophase typische Kontraktion der Chromosomen ist soweit rückgängig gemacht, daß der beschriebene langfädige Zustand eintritt und nun eine Phase der Kern-Funktion eingeschoben wird. Erst nach dem Ende des Eiwachstums und dem Abschluß der Funktionsphase wird die Meiosis weitergeführt. Es handelt sich hier also um einen etwas exzeptionellen Fall einer in eine Kernteilung eingeschobenen Funktionsphase.

In diesem Zustand intensiver Kernfunktion wurden die Eizellen den Röntgenstrahlen ausgesetzt und ihre Wirkung in mannigfaltig abgewandelten Versuchsanstellungen auf diese funktionellen Vorgänge vorwiegend durch Vitalbeobachtungen untersucht. Es ergab sich dabei zunächst, daß die Geschwindigkeit des Wirkungseintritts und der Umfang der Schädigung ganz wesentlich von der Temperatur nach der Einwirkung bestimmt wird. Ferner konnte eine mitbestimmende Rolle des Cytoplasmas nachgewiesen werden, so daß die Injektion bestrahlten Cytoplasmas in unbehandelte Eier bereits genügte, um charakteristische „Strahlenschädigungen" am unbehandelten Zellkern zu bewirken.

Gegenüber einer Bestrahlung von Zellen im Teilungsformwechsel mußte DURYEE bei Amphibien-Eiern wesentlich höhere Dosen anwenden, um mikroskopisch feststellbare Veränderungen im Funktionszustand von Zellkern und

Chromosomen zu erhalten: Bei 1000 r trat zunächst eine Vacuolisierung der zahlreichen Nucleolen ein, 5000—10000 r erwiesen sich als notwendig, um die Chromosomen-Sekretion sichtbar zu stören. Erst bei 50000 r wurde — im Sinne einer echten nekrobiotischen Wirkung — die gelartige „Caryolymphe" in einen Solzustand übergeführt.

Wir haben betont, daß diese Einsichten an einem etwas exzeptionellen Fall eines Funktionskerns erarbeitet worden sind. Es ist daher gefährlich, allzu voreilig Verallgemeinerungen vorzunehmen. Gesichert erscheint uns aber die Aussage, daß mindestens in bestimmten Zuständen der Funktion des Zellkerns seine Röntgenempfindlichkeit wesentlich geringer ist als im Teilungsformwechsel; hier genügen ja wenige Hundert r-Einheiten, um schwere Anomalien der Mitose oder eine Blockierung ihres Beginns auszulösen.

In unseren therapeutischen Zusammenhang hereingenommen erhalten wir eine Deutung der alten Erfahrung, daß physikalische oder chemische Therapeutica in erster Linie auf das Tumorgewebe — und leider auch auf andere, starke Teilungstätigkeit entfaltende Zellen (blutbildendes System, Gonaden, Nagelbett u. ä.) — wirken, während die übrigen Organe kaum oder gar nicht reagieren. Die Annahme lag daher nahe, die besondere Wirkung bestünde in einer erhöhten Empfindlichkeit der Zellen in Kernteilung, während die nicht-teilenden Kerne unempfindlicher seien. Von dieser Interpretation sind wir aber bereits durch die Akzentuierung gerade der „Ruhekernstörungen" abgerückt. Damit ist aber nicht zum Ausdruck gebracht, daß wir eine erhöhte Empfindlichkeit der Teilungsstadien gegenüber irgendwelchen schädigenden Agentien in Abrede stellen. Sie ist ohne Frage vorhanden, reicht aber zur Interpretation der beobachteten Wirkungsdifferenz nicht aus. Hinzu kommt noch als entscheidenderes Moment die *verschiedene Empfindlichkeit der nicht-teilenden Kerne in der Phase des Funktionsformwechsels.*

Abgesehen von dem komplexen, nur bei streng zeitlicher Korrelation zahlreicher Teilprozesse in Kern und Plasma normal ablaufenden Kernteilungsvorgang sind auch in der Interphase besondere Vorbereitungsarbeiten zu leisten: Wir haben über Einzelheiten der Neubildung der DNS und über ihre Störungsmöglichkeiten in der Interphase gehört; ebenso muß der Energiebetrag, welcher für den Ablauf der Kern- und Zellteilung notwendig ist, im wesentlichen vor Einleitung dieses Vorganges bereitgestellt werden. Aus dieser Sonderbeanspruchung gerade auch des Interphasezustandes wird die erhöhte Empfindlichkeit bestimmter Kerne und Zellen ohne weiteres verständlich.

Demgegenüber steht im Funktionsformwechsel ein Zellkern, der weder aktuelle Reduplikationsvorgänge der DNS noch eine Vorbereitungsarbeit irgendwelcher Art für folgende komplexe Teilungsvorgänge zu leisten hat. Allein die biochemisch aktiven Strukturen befinden sich so weit in Tätigkeit, als der aktuelle Zustand dies erfordert. Es ist eine Erfahrung der Biochemie, daß derartige Systeme verhältnismäßig unempfindlich etwa gegen Röntgenbestrahlung sind. Zudem fällt im Zustand des Funktionsformwechsels vermutlich nicht ins Gewicht, ob in einem Zellkern an dieser oder jener Stelle eine oder wenige Fragmentationen bzw. Rekombinationen geschehen sind; hier wird ja die Struktur der aufgelockerten, mehr oder weniger dekondensierten Chromosomen nur benötigt, soweit sie zur Erfüllung der Funktion Voraussetzungen schafft; auch ohne ins einzelne zu gehen, wird dabei klar, daß diese strukturelle Beanspruchung eine wesentlich summarischere sein wird gegenüber derjenigen, die bei einer Kernteilung an die Chromosomen gestellt wird.

Es ergibt sich somit bei diesem Versuch, die praktische Erfahrung einer Wirkungsdifferenz von therapeutisch wirksamen Agentien auf Tumorzellen und auf „gesunde" Organzellen zu interpretieren, daß die bisher erarbeiteten Einsichten weder der cytologischen noch der cytogenetischen Arbeitsrichtung noch der Mitosegiftforschung voll ausreichen. Dies mag erstaunlich erscheinen, denn beim Anblick der Unsumme geleisteter Untersuchungen möchte man eher an eine erfolgreiche Klärung wenigstens der entscheidenden Grundfragen glauben. Damit werden wir aber wieder zu unserem Ausgangspunkt zurückgeführt und der Kreis unserer Betrachtungen schließt sich. Das Problem der Zell- und Kernschädigung — die Basis für die hier angeschnittenen Fragen der praktischen Medizin — ist schon früh unter den engen Aspekten der drei Arbeitsrichtungen, Cytologie, Cytogenetik, Mitosegiftforschung gesehen worden. Wir haben hier den Versuch unternommen, uns von diesen gezogenen Grenzen der verschiedenen Betrachtungsweisen frei zu machen und zurückzugehen auf den einzig möglichen Ausgangspunkt, auf die Zelle und die jeweilige Bedeutung des Zellkerns in ihr. Meine Absicht war dabei, Ihnen zu zeigen, daß das Problem der Schädigung der Zelle und der Zellkerns zwar ein vielbearbeitetes, aber kein erschöpftes ist. Auf der einen Seite scheint uns viel des bereits gesichert Erarbeiteten für die so bedeutsamen Fragen der Cancerisierung von Zellen und der cellulären Grundvorgänge einer Tumortherapie noch gar nicht voll genützt zu sein. Auf der anderen Seite haben wir die Stellen herauszuheben versucht, an denen gerade im Hinblick auf die genannten praktischen Probleme der Medizin mindestens nach unserer Meinung noch viel Arbeit zu leisten ist.

## Literatur.


ALTMANN, H. W.: Z. Krebsforsch. **58**, 632 (1952).

—, u. R. MENY: Naturwiss. **39**, 138 (1952).

—, u. H. MARQUARDT: Handbuch der Pathologie. Bd. 2. Berlin u. Heidelberg: Springer-Verlag 1954 (im Druck).

D'AMATO, F.: Caryologia 1, 49 (1948).

AUERBACH, CH.: Proc. Roy. Soc. Edinburgh **62**, 211 (1946).

BAUER, K. H.: Das Krebsproblem. Heidelberg u. Berlin 1949.

BAYREUTHER, K.: Z. Naturforsch. 7b, 554 (1952).

BRÄNDLE, W.: Diss. Heidelberg 1953.

CASPERSSON, T. O.: Cell growth and Cell function. New York 1950.

DRUCKREY, H., u. K. KÜPFMÜLLER: Dosis und Wirkung. Aulendorf 1949.

—, P. DANNEBERG u. D. SCHMÄHL: Arzneimittelforsch. **3**, 151 (1953).

DURYEE, W. R.: J. Nat. Cancer Inst. **10**, 735 (1949).

EPHRUSSI, B.: Pubbl. Staz. Zool. Napoli Suppl. 22, 1 (1950).

— Harvey Lectures Ser. **46**, 45 (1950/51).

GRUNDMANN, E.: Z. ges. exp. Medizin **118**, 489 (1952).

—, u. H. MARQUARDT: Naturwiss. 1953.

—, — Chromosoma 1953/54.

HUSKINS, C. L., and K. C. CHENG: J. Hered. **41**, 13 (1950).

KIHLMANN, B.: Symb. Bot. Upsal. **11**, 1 (1952).

KOLLER, P. C.: Brit. J. Cancer 1, 38 (1947).

— J. Hered. **6**, Suppl. Vol., 181 (1953).

LETTRÉ, H.: Erg. Physiologie, Biol. Chem. u. exper. Pharmakol. **46**, 397 (1950).

Levan, A., u. Th. S. Hauschka: Hereditas **39**, 137 (1953).
Makino, S.: Chromosoma **4**, 649 (1952).
Marquardt, H.: Flora **35**, 239 (1941).
— Ärztl. Forsch. **2**, 407 (1948).
— Ärztl. Forsch. **3**, 465 (1949 a).
— Experientia (Basel) **5**, 401 (1949 b).
— Naturwiss. **37**, 416 (1950).
— Ber. dtsch. bot. Ges. **65**, 197 (1952).
— Naturwiss. **40**, 69 (1953).
—, u. W. Brändle: Z. Krebsforsch. (im Druck).
Mota, M.: Arqu. Path. (Lisboa) **24**, 336 (1952).
Mühldorf, A.: Die Zellteilung als Plasmateilung. Wien 1951.
Muller, H. J.: Verh. 8. Int. Kongr. Vererbg. **1** (1928).
Nothdurft, H.: Z. Krebsforsch. **56**, 176 (1948).
Oehlkers, F.: Z. Vererbgsl. **81**, 313 (1943).
—, u. G. Linnert: Z. Vererbgsl. **83**, 429 (1951).
Wada, B.: Cytologia **17**, 14 (1952).

# Cytostatische Substanzen und ihre Wirkung.

Von

Hans Lettré (Heidelberg).

Mit 3 Textabbildungen.

Auf dem Gebiete der chemotherapeutischen Untersuchungen der Tumor-beeinflussung erscheint zunächst ein kurzer Überblick über die Zahl der bisher in dieser Hinsicht bearbeiteten Verbindungen nützlich. Welch eine ungeheure Arbeit für die Klärung dieser Frage aufgewendet worden ist, zeigt uns die Zusammenfassung der bis 1949 untersuchten, veröffentlichten Substanzen durch H. M. Dyer (1) aus dem National Cancer Institute USA, die 5031 chemische Faktoren erfaßt. Die wirkliche Zahl der bis dahin untersuchten Verbindungen wird wesentlich höher sein, da nicht alle Versuchsergebnisse publiziert sind. Ein Ergänzungsband der Zeitschrift „Cancer Research" bringt eine weitere Zusammenfassung (2) über insgesamt 2379 Verbindungen. Wir selbst haben mit der von mir 1941 beschriebenen Testmethode mit Hilfe des Ehrlichschen Mäuse-Ascites-Tumors (3) bisher 3255 Versuche mit etwa 1000 Verbindungen durchgeführt, die wir laufend fortsetzen. Es sind zwei Gesichtspunkte, nach denen man chemische Faktoren für eine Untersuchung auf ihre etwaige Tumorhemmung auswählen kann: entweder der einer rein empirischen, aber konsequenten Durchprüfung möglichst vieler chemischer Faktoren oder der der Auswahl nach irgendeiner Hypothese über das Wesen der Tumorzelle. Der sich in obigen Zahlen ausdrücken-de Umfang der untersuchten Verbindungen (der aber klein gegenüber der Zahl der möglichen zu untersuchenden Verbindungen ist) macht es unmöglich, alle diese Stoffe hier — sei es auch nur in gruppenweiser Zusammenfassung — zu besprechen. Es erscheint mir wesentlicher, grundsätzliche allgemeine Fragen der Chemotherapie zu erörtern und diese mit einer Auswahl einiger Stofftypen zu erläutern.

Das Ziel der Bestrebungen der Chemotherapie der Tumoren ist die Hemmung der Wachstumsfähigkeit der Tumorzelle mit dem Endziel ihrer Abtötung. Wenn wir eine Zelle — und dies gilt sowohl für die normale wie für die Tumorzelle — als ein Integrationssystem von $n$ Faktoren (Bausteine, Enzyme usw.) ansehen, so muß die Schädigung oder Lahmlegung eines oder mehrerer Faktoren, also die Umwandlung der Zelle in ein System von $n - x$ Faktoren, eine Störung bedeuten (vgl. das Schema in Abb. 1). Bemerkenswerterweise können wir bisher nicht mit Sicherheit sagen, wie groß $x$ sein muß, um den gewünschten Effekt zu erzielen, wir wissen aber auch nicht, wie groß $n$ ist, weder bei der normalen, noch bei der malignen Zelle. Für die chemotherapeutischen Bemühungen erscheint es ohne Zweifel notwendig, sich darüber klar zu werden, was eine wachstumsunfähige oder eine tote Zelle im morphologischen und im biochemischen Sinn eigentlich darstellt. Unsere Untersuchungen über das Verhalten von Bestandteilen von Tumorzellen bei der Transplantation (*4*) zielen darauf ab, zu erfahren, bis zu welchem Schädigungsgrad eine Tumorzelle noch virulent bleibt, indem man feststellt, wie viele ihrer Komponenten man aus ihr entfernen kann, bis der Verlust der Vitalität eintritt. Wachstumsunfähigkeit bei sich teilenden Zellen würde man vom biochemischen Standpunkt aus als den Verlust der Fähigkeit zur Synthese von Thymonucleinsäure definieren können (*5*). Angesichts der Bedeutung der sog. energiereichen Phosphatbindungen (Adenosintriphosphorsäure = ATP) für das Zelleben (*6*) könnte man eine tote Zelle als eine solche definieren, in der der ATP-Gehalt unter einen kritischen Wert gesunken ist, da sie die Fähigkeit eingebüßt hat, ATP herzustellen. Da man sich ein Zellsystem vorstellen kann,

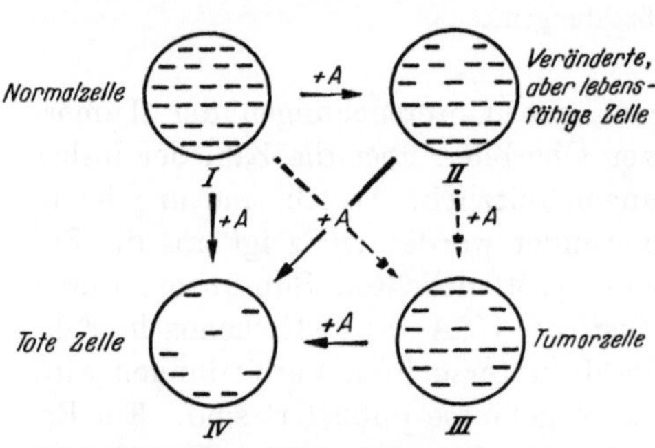


Abb. 1. Schema der möglichen Zellveränderungen unter Einwirkung eines Faktors A.

das zwar ATP nicht herstellen, aber von außerhalb zugeführtes verwerten kann, müßte man die Definition noch dahin erweitern, daß eine Zelle tot ist, wenn sie weder ATP herstellen, noch ATP verwerten kann. Es erscheint mir begründet, wenn man auf chemischem Wege eine Abtötung von Zellen herbeiführen will, sich darüber klar zu sein, was dieses Ziel im chemischen Sinne eigentlich bedeutet. Es ist zweifelhaft, ob alle bisherigen chemotherapeutischen Bemühungen dieses chemische Endziel erreichen und erreichen müssen; die Mehrzahl der chemotherapeutischen Agentien versucht die Zelle in einem oder mehreren Teilsystemen zu blockieren, in der Annahme, daß dieses Restsystem dann nicht mehr lebensfähig oder vermehrungsfähig sei.

Das Schema in Abb. 1 symbolisiert noch eine andere Erfahrungstatsache, daß nämlich cytostatisch wirkende Agentien zugleich bei Wahl geeigneter Objekte eine mutationsauslösende und eine cancerogene Wirkung erkennen lassen können. Das Schema kennzeichnet Mutation (I → II) (ohne Berücksichtigung der Lokalisation) als einen Wegfall oder Änderung von Einzelfaktoren, die zusammen mit den übrigen das Ausgangssystem bestimmen. Die Cancerisierung (I → III, II → III) erscheint als ein Sonderfall der allgemeinen Mutationsmöglichkeiten. Charakteristische Beispiele für Faktoren, mit denen alle drei Wirkungen erzielt werden können, sind Röntgenstrahlen und von den cytostatisch wirkenden Substanzen beispielsweise N-Lost. Diese Zusammenhänge sind insbesondere von K. H. Bauer (*7*) betont worden. Es ist ein wichtiges Problem, ob ein cytostatischer Stoff zwangsläufig ein cancerogener Stoff sein muß. Nach dem Schema in Abb. 1 können die Wege I → III und III → IV durchaus verschieden sein; es besteht daher die Möglichkeit, auch chemotherapeutisch wirksame Agentien ohne cancerogene Wirkung zu finden.

Die Behandlung der cytostatischen Substanzen und ihrer Wirkungen setzt weiterhin eine kurze Betrachtung des Objektes, mit dem die Stoffe zusammentreffen, voraus. Die Zelle erscheint uns je nach ihrer zeitlichen Relation zur Teilung in verschiedener Weise: in der Interphase bereitet die Zelle ihren Aufbau soweit vor, daß sie dieses Material bei der Teilung auf zwei vollwertige neue Zellen verteilen kann. Beim Wachstum der Zelle haben wir also zu unterscheiden zwischen der Vorbereitung der Teilung und der Teilung selbst, ihrem Mechanismus. Zwischen Vorbereitung der Teilung und Teilung selbst wird noch ein drittes Phänomen stehen, nämlich die Realisierung oder Auslösung der Teilung. Wie Abb. 2 zeigt, haben wir also drei Phasen des Zellebens zu unterscheiden: die Vorbereitung, die Realisation und den Mechanismus der Zellteilung. Daß diese drei Phasen nicht nur durch morphologische Kriterien voneinander abgegrenzt werden können, sondern auch durch biochemische, haben z. B. Untersuchungen über den Stoffwechsel der Zellen während der Teilung gezeigt. Bei aerob lebenden Zellen mit Atmung ist mit dem Eintritt in die Zellteilung ein Sistieren der Sauerstoffaufnahme verbunden (8). Wir können bisher nicht mit Sicherheit aussagen, ob diese Stoffwechseländerung nur eine Begleiterscheinung der Zellteilung ist oder aber mit der Teilungsauslösung in kausalem Zusammenhang steht. Für das Problem der Wachstumsbeeinflussung ergibt sich dementsprechend auch eine Dreiteilung der Hemmfaktoren, nämlich 1. in solche, die auf die Vorbereitung der Teilung, d. h. die Interphase

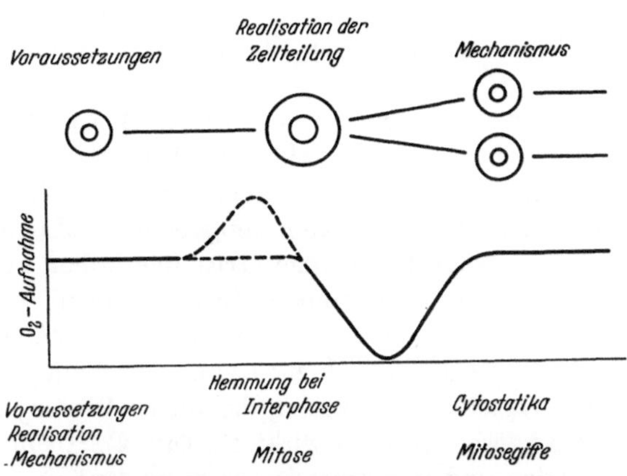


Abb. 2. Schema der Phasen, der $O_2$-Aufnahme und Beeinflussungsmöglichkeiten des Wachstums einer Zelle.

einwirken, 2. solche, die in dem Komplex der Realisation der Zellteilung eine Rolle spielen und schließlich 3. solche, die in den Mechanismus der Teilung eingreifen. Definitionsgemäß nennen wir die letzteren Stoffe Mitosegifte und sollten diesen Namen nur solchen Stoffen vorbehalten, die mit einem strukturellen und fermentativen System reagieren, das in der Zellteilung eine Rolle spielt. Demgemäß müssen wir Stoffe der ersten Gruppe gesondert bezeichnen und hierfür scheint der Name Cytostatica geeignet, dem in der hier vorgeschlagenen Verwendung eine Bedeutungsverengerung zugrunde liegt. Die Gruppe der Realisationsstörer ist bisher noch wenig untersucht und daher eine Nomenklatur noch nicht notwendig.

Vom chemischen Standpunkt aus können noch weitere Unterteilungen der Hemmstoffe erfolgen, nämlich einmal derart, daß nicht die zeitlichen Stadien der Zelle der Einteilung zugrunde gelegt werden, sondern die Stoffklassen, mit denen der Stoff in der Zelle in Wechselwirkung tritt: also etwa mit den Nucleinsäuren oder den Proteinen, dem Kohlenhydratstoffwechsel oder einem speziellen Fermentsystem. Eine weitere Einteilungsmöglichkeit ergibt sich aus der Reaktionsweise der verwendeten Hemmstoffe, indem sie a) eine chemische Reaktion mit Zellbestandteilen eingehen unter Ausbildung von Hauptvalenzbindungen oder b) indem sie in einer dissoziierenden Verbindung nur eine Komponente verdrängen (9). Als weiterer Typ vom chemischen Gesichtspunkt aus kämen noch Verbindungen in Betracht, die als solche noch keine hemmende Wirkung haben,

sondern erst durch eine intracelluläre Reaktion in wirksame Verbindungen übergeführt werden, wie z. B. die von mir 1941 entdeckten Promitosegifte (*10*) (vgl.
Tab. 1).

Tabelle 1. Typen der Tumorhemmstoffe.

| | |
|---|---|
| Cytostatica: | Ruhekerngifte |
| Mitosegifte: | Teilungsgifte |
| Stoffwechselgifte: | Plasmafermentgifte oder Mitochondriengifte |
| Antiwirkstoffe: | Antagonisten von Wirkstoffen oder Bausteinen |
| Stoffwechselbeeinflussung: | durch Kohlenhydrate oder Atmungskatalysatoren |

1. Hemmstoffe durch Reaktion mit Zellbestandteilen
2. Hemmstoffe durch Verdrängung von Wirkstoffen oder Bausteinen
3. Pro-Hemmstoffe, die durch eine intracelluläre Reaktion in Hemmstoffe verwandelt werden.

Gehen wir von diesen allgemeinen Betrachtungen nun zu speziellen Stofftypen
über:

Wir wollen beginnen mit der Stoffklasse der *Hormone* in ihrer Anwendung als
wachstumshemmende Faktoren. Wir können uns bei der Betrachtung der Zelle
nicht auf diese als ein abgeschlossenes System beschränken, sondern müssen die
Relationen der Zelle zum umgebenden Milieu mit einbeziehen. Zur Zelle als
kleinster Wachstumseinheit tritt das Milieu zunächst wie etwa in der Gewebekultur als komplettierendes System hinzu, wodurch erst Stoffwechselvorgänge
und Wachstum ermöglicht werden. Die Zelle im Gewebsverband und im Organismus befindet sich nicht nur in einem komplettierenden, sondern auch in
einem regulierenden Milieu, das durch Versorgung, Zellnachbarschaft, hormonale
und nervöse Faktoren wirkt (s. Tab. 2). In ihrer Beziehung zu diesen komplettierenden und regulierenden Faktoren müssen wir das geordnete und das ungeordnete Wachstum betrachten. Nach einigen Erfahrungen der Biochemie können
wir Hormone als Regulationsfaktoren bestimmter fermentativer Prozesse ansehen;
hier wäre eine Brücke zwischen Stoffwechsel und Wachstumsbeeinflussung durch
Hormone zu sehen. Durch Untersuchungen an in vitro gezüchteten Zellen konnte
ich zeigen, daß Tumorzellen bestimmten hormonalen Faktoren gegenüber weniger
ansprechbar sind als Normalzellen. Hieraus wurde 1941 von mir die Hypothese
abgeleitet (*11*), daß das normale Wachstum durch Regulation durch nervöse und
hormonale Faktoren gesteuert wird, während beim malignen Wachstum die Zelle
durch eine Mutation sich so verändert, daß sie sich der Wirkung der an sich vorhandenen körpereigenen Hemmfaktoren entzieht. Einerseits eine Wachstumstendenz der Tumorzelle, aber auch die Störung der Relation zum Gesamtorganismus bedingen erst die Malignität, die so zugleich ein cellularpathologisches, wie
auch ein relationspathologisches Phänomen darstellt. Die in einigen Fällen mögliche Beeinflussung des Tumorwachstums durch große Dosen von Hormonen
zeigt, daß die Höhe des physiologischen Hormonspiegels eben nicht für die Regulation des Stoffwechsels und damit des Wachstums der Tumorzelle ausreichend ist.

Tabelle 2.

| | |
|---|---|
| Normal-, Tumorzelle | als cytologisches System |
| Zelle . . . . . . . | in vitro |
| + Milieu . . . . . | als komplettierendes System |
| Zelle . . . . . . . | in vivo |
| + Organismus . . | als komplettierendes und regulierendes System. Versorgung, Zellnachbarschaft, humorale und hormonale sowie nervöse Faktoren. |

Am Beispiel des Adrenalins und Adrenochroms seien diese Befunde erläutert. In Tab. 3 sind die Wirkungen der beiden Stoffe auf in vitro gezüchtete Fibroblasten wiedergegeben, die eine Mitosehemmung mit Spindelschädigung darstellt (*12*). Während wir an der Gewebekultur mit diesen Stoffen eine Mitosehemmung mit Anhäufung arretierter Mitosen beobachten, fand BULLOUGH (*13*) in der Epidermis des Mäuseohrs am lebenden Tier nach der Injektion der Stoffe, und zwar in physiologisch möglichen Dosen, ein Absinken der Zahl der Mitosen auf Null (Tab. 3). Es ist noch nicht möglich, diese Unterschiede der Wirkung in vitro und in vivo zu erklären. Es ist aber von Bedeutung, daß die gleichen Dosen der beiden Stoffe, die an der normalen Epidermis in vivo eine völlige Inhibierung der mitotischen Tätigkeit bewirken, nach unseren Befunden ohne jede Wirkung auf die Mitose des Mäuse-Ascites-Tumors sind (*12*). Sowohl in vivo wie in vitro läßt sich dieser Wirkungsunterschied gegenüber normalen und malignen Zellen feststellen. Dieser spiegelt sich in den Befunden von KISCH (*14*) wieder, daß Adrenochrom nur bei normalen Zellen eine Steigerung der Sauerstoffaufnahme bewirkt, nicht aber bei malignen. Dieses Beispiel demonstriert sehr gut meine Hypothese der unterschiedlichen Wirkung hormonaler Faktoren auf Stoffwechsel und Wachstum normaler und maligner Zellen.

Tabelle 3. *Vergleich der Wirkung von Adrenalin und Adrenochrom auf Zellen in vitro und in vivo.*

An Fibroblasten in vitro (*12*):

| | 180 | 110—140 | 90 | 60 | 0 | $\gamma/cm^3$ |
|---|---|---|---|---|---|---|
| Adrenalin . . . | 43 | 12—30 | 10 | 4 | 2 | } Zahl der Mitosen |
| Adrenochrom . | 42 | 19 | 16 | 3,3 | 2 | } nach 24 Std. |

An Mäuseepidermis in vivo (*13*):

| | 100 | 50 | 10 | 0 | $\gamma/$Maus |
|---|---|---|---|---|---|
| Adrenalin . . . | 0 | 0 | 0,1 | 7,1 | } Mitosen in der Epidermis |
| Adrenochrom . | — | 0 | 0,2 | 8,1 | } des Mäuseohrs 10—15 Std. nach Injektion |

Es ist das Verdienst von CH. HUGGINS (*15*), im Anschluß an Arbeiten von LACASSAGNE (*16*) hormonale Faktoren systematisch in die Chemotherapie der Tumoren eingeführt zu haben; das beste Beispiel hierfür ist die von ihm eingeführte Behandlung des Prostata-Carcinoms mit weiblichem Sexualhormon. Obschon wir an Fibroblasten in vitro mit Follikelhormon oder Diäthylstilböstrol eine Mitosehemmung sehen (*17*), so darf hieraus jedoch nicht der Schluß einer cytotoxischen Wirkung dieser Hormone gezogen werden, wie es neuerdings formuliert wurde (*18*), sondern wir müssen in der wachstumshemmenden Wirkung dieser Stoffe den Ausdruck der spezifischen hormonalen Fermentregulation sehen [im Falle der Steroidhormone s. DIRSCHERL (*19*)]. An anderen Tumoren wie etwa dem sich von einem Mamma-Carcinom ableitenden EHRLICHschen Mäuse-Ascites-Tumor beobachten wir nicht nur keine hemmende Wirkung durch weibliches Hormon, sondern sogar im Gegenteil eine Förderung der Zellteilung (*20*). Die hormonale Spezifität gegenüber normalen Zellen ist ebenso gegenüber malignen Zellen zu beachten. Durch Kombination mit der Fermentaktivität des Prostata-Carcinoms speziell an Phosphatasen konnte sie durch die Anwendung des

Diphosphorsäureesters des Diäthylstilböstrols eine weitere Steigerung erfahren [Druckrey und Raabe (21)]. Unter dem gleichen Gesichtspunkt sind die anderen Versuche der sog. paradoxen Hormontherapie zu sehen, wie etwa die Anwendung des männlichen Sexualhormons beim Mamma-Carcinom (22). Die Verwendung des Cortisons bei Lymphosarkomen und Leukämien sei hier noch hinzugefügt (23). Die hormonale Chemotherapie von Tumoren erscheint als eine Konsequenz der Deutung des malignen Wachstums als einer Mutation und Adaptation an die physiologische hormonale Situation des Organismus. Ein ausgezeichnetes Beispiel für eine Abhängigkeit von einer veränderten hormonalen Situation haben Bielschowsky, Purves und Griesbach (24) geliefert: ein bei Ratten mit Methylthiouracil erzeugter Schilddrüsentumor ließ sich nur auf Ratten des gleichen Stammes transplantieren, wenn diese thyreoidektomiert waren oder mit Methylthiouracil behandelt wurden; dieser Tumor ist in seiner Wachstumsfähigkeit an die Bedingungen einer hormonalen Störung, unter der er entstanden ist, gebunden; Thyroxin wirkt für diesen speziellen Tumor als ein Hemmstoff.

Gehen wir nun von den physiologischen Wirkstoffen zu den eigentlich cytostatisch wirksamen Substanzen über: nach den eingangs gegebenen Definitionen wollen wir diese als Interphasengifte bezeichnen und offen lassen, ob sie hierbei durch chemische Reaktion oder durch Verdrängung wirken. Diese Einteilung gilt in gleicher Weise für synthetische Stoffe wie auch für aus Mikroorganismen gewonnene Antibiotica.

Der Prototyp eines solchen Cytostaticums oder sogar cytociden Substanz ist das Stickstoff-Lost oder in der angelsächsischen Sprache als Nitrogen mustard bezeichnet. Seine Entdeckung als cytostatische Substanz wurde wohl induziert durch die Experimente von Berenblum (25), der zeigen konnte, daß die Vorbehandlung der Haut mit Lost die cancerogene Wirkung des Benzpyrens aufhebt, womit also eine anticancerogene Wirkung gezeigt war. Tatsächlich aber hat Lost auch eine cytostatische Wirkung auf fertige Tumorzellen (26), die aber nur graduell abgestuft ist gegen die auf normale Zellen. Stickstoff-Lost ist eine Substanz von außerordentlicher Reaktionsfähigkeit und drückt daher seine Wirkung auf sämtliche Zellbestandteile aus: Plasma, Fermente, Mitochondrien, Zellspindel und Chromosomen (27). Insofern ist es nicht begründet, wie es geschehen ist, Lost als ein Mitosegift zu bezeichnen, weil ablaufende Mitosen durch diesen Stoff beeinflußt werden oder weil Mitoseschädigungen als Folge einer Interphasenschädigung auftreten. Ebenso hat sich der häufige, aber unbegründete Vergleich der Lostwirkung mit der von ionisierender Strahlung, die sog. „radiomimetische" Wirkung durch sorgfältige Analyse der cytologischen Vorgänge durch Koller (28) als unrichtig erwiesen. Lost reagiert nicht in elektiver Weise mit bestimmten Zellbestandteilen und ebenso ist seine Reaktion gegenüber verschiedenen Zellarten und Tumorarten nur graduell abgestuft.

Bei der chemischen Variation zeigte sich, daß die Reaktionsintensität mit der Anwesenheit zweier $\beta$-Chloräthylgruppen ansteigt. Hieraus wurde die Notwendigkeit bifunktioneller Gruppen in einem Cytostaticum abgeleitet. Jedoch hat sich durch Untersuchungen von Thiersch und Biesele (29) gezeigt, daß qualitativ gleichartige Wirkung auch mit Stoffen mit nur einer solchen Gruppierung auftreten. Von der großen Zahl chemischer Varianten haben bisher keine Vorzüge gegenüber den einfacheren Typen zeigen können; von Interesse erscheint das

N-Oxyd des N-Methyllostes, das YOSHIDA (*30*) untersucht hat und als weniger toxisch ansieht. Für die Wirkung entscheidend ist die reaktive Halogengruppe, und man kann versuchen, diese durch andere reaktive Gruppen zu ersetzen. Man kommt so zu einem allgemeinen Schema cytostatischer Substanzen, daß in einem als Träger wirkenden Teil des Moleküls R zwei reaktive Gruppen enthalten sind. In neuester Zeit wurden im sog. Myleran von HADDOW und TIMMIS (*31*) ein neuer Typ beschrieben, der im Molekül zweimal die Sulfonsäureestergruppe enthält, die auch vom chemischen Standpunkt aus mit einem Halogen vergleichbar ist. Diese Verbindungen haben sich tierexperimentell als tumorhemmend gezeigt, klinische Anwendungen wurden von GALTON (*32*) bei myeloischer Leukämie beschrieben. In gleicher Weise lassen sich reaktive Gruppen wie die Epoxyd- oder Äthylenimidgruppierungen oder Methylolamin- oder Di-methylolamingruppierungen einfügen. Es ergibt sich so eine Fülle von Variationsmöglichkeiten der Herstellung von Verbindungen dieses Typs, deren einzelne Vertreter nur durch das Verhältnis von Toxicität und Wirkungsspezifität Besonderheiten zeigen können (s. unten).

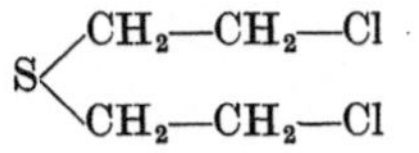

$$S\begin{cases} CH_2-CH_2-Cl \\ CH_2-CH_2-Cl \end{cases}$$

Lost

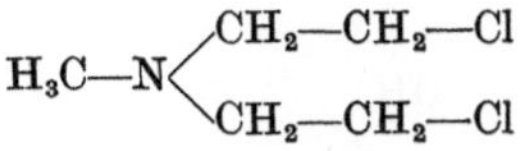

$$H_3C-N\begin{cases} CH_2-CH_2-Cl \\ CH_2-CH_2-Cl \end{cases}$$

N-Methyl-N-Lost

$$H_3C-\overset{\underset{\|}{O}}{N}\begin{cases} CH_2-CH_2-Cl \\ CH_2-CH_2-Cl \end{cases}$$

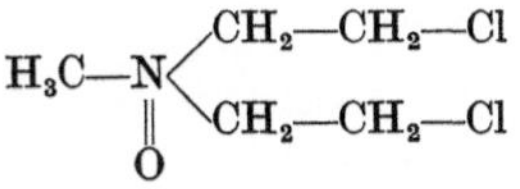

N-Oxyd des N-Losts

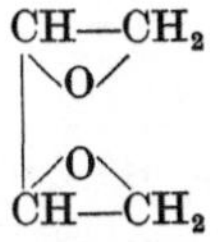

Butadiendiepoxyd

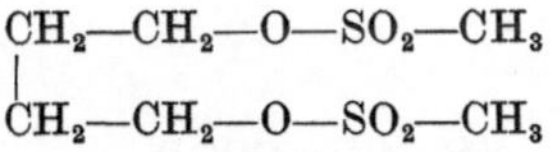

$$\begin{array}{l} CH_2-CH_2-O-SO_2-CH_3 \\ CH_2-CH_2-O-SO_2-CH_3 \end{array}$$

Myleran

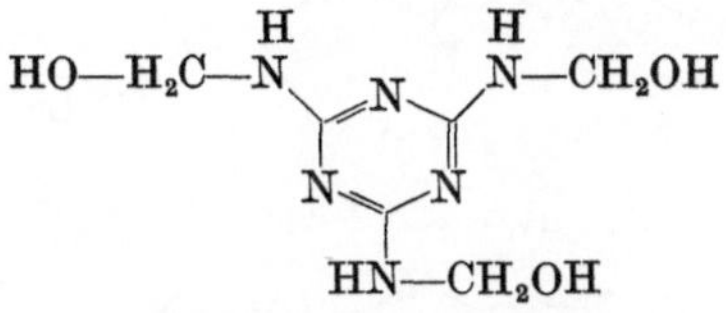

Trimethylol-melamin

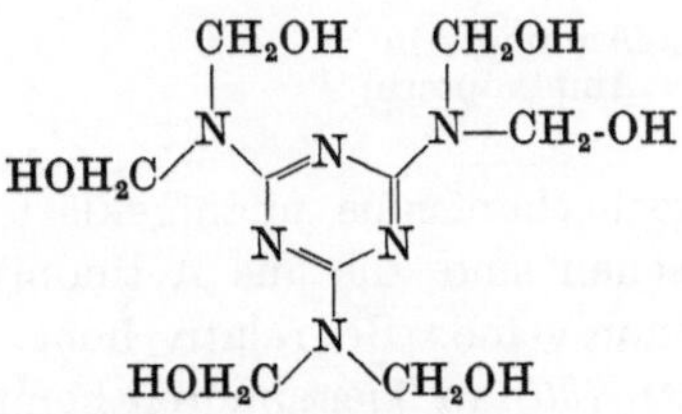

Hexamethylol-melamin

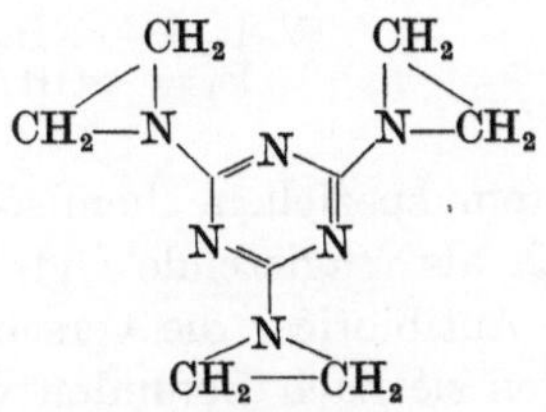

Triäthylen-melamin

Eine reaktive Gruppierung stellt auch die Lactongruppe dar, deren Wirkung an einem Beispiel eines Naturstoffes, des Antibioticums Patulin aus Penicillium patulum, erörtert werden soll. Generell gilt, daß die bei bakteriellen Infektionen wirksamen Antibiotica wie Penicillin, Streptomycin, Aureomycin, Terramycin

und Chloromycetin keine hemmende Wirkung auf das Tumorwachstum haben (*33*).
Diejenigen Antibiotica, die wegen ihrer Toxicität und ihrer gewebeschädigenden
Wirkung für die Chemotherapie bakterieller Infektionen nicht geeignet sind,
zeigen oft tumorhemmende Wirkung. Patulin (Formel I) bewirkt z. B. mit
$20$—$40\,\gamma$ täglicher Dosis eine starke Hemmung der Entwicklung des Mäuse-Ascites-
Tumors (*34*). Die reaktive Lactongruppe kann mit Zellbestandteilen aller Art
sich umsetzen und hier zu Störung vieler fermentativer Reaktionen Anlaß geben.
Die Lactongruppe als wirkende Gruppe findet sich in anderen Hemmstoffen
wieder, die wir als Blastokoline bezeichnen (*35*). Über Lactone mit spezieller
mitosehemmender Wirkung vergleiche unten.

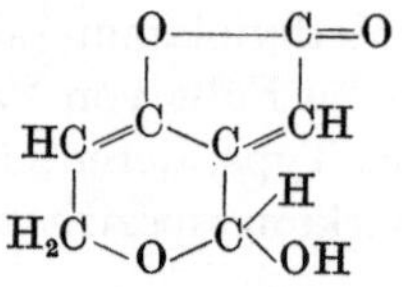

I Patulin

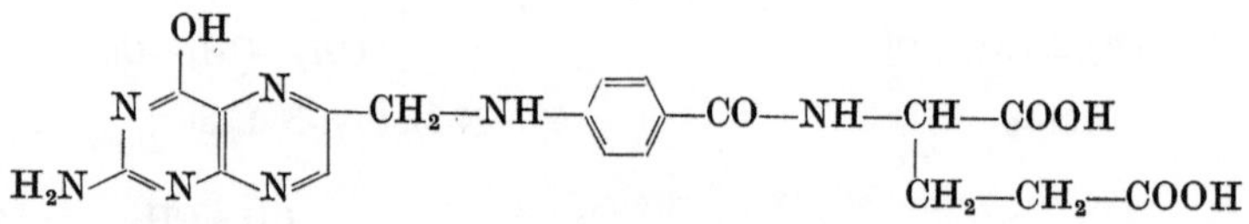

II Folsäure

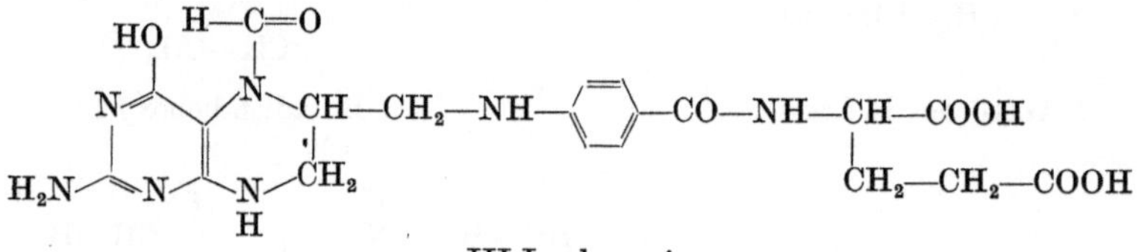

III Leukovorin

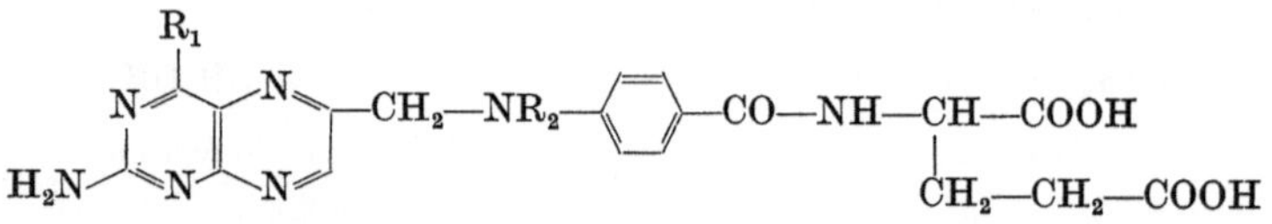

IV $R_1 =$ —$NH_2$; $R_2 =$ —H    : Aminopterin
   $R_1 =$ —OH;  $R_2 =$ —$CH_3$ : Amethopterin

In ihrem speziellen chemischen Wirkungsmechanismus unaufgeklärt, aber
wohl auch als reagierende Cytostatica anzusehen sind die aus Actinomyceten
isolierten Antibiotica, die verschiedenen Actinomycine. Bei relativ hoher Toxicität zeigen sie nach Befunden von Hackmann (*36*) an Tiertumoren hemmende
Wirkung; klinisch haben sie bisher nur bei der Lymphogranulomatose günstige
Wirkungen gezeigt, während Carcinome nicht ansprachen (*37*).

Das Wirkstoff-Antiwirkstoff-Prinzip ist auch auf Tumoren übertragen worden,
und da es sich zumeist um Antivitamine handelt, wodurch eine Stoffwechsel-
störung bewirkt wird, können wir diese Stoffe auch als Interphasengifte oder
Cytostatica ansehen. Antivitamine wirken dadurch, daß sie die Stelle eines

Vitamins besetzen, aber nicht seine Funktion ausüben. Hierdurch kommt es zum Ausfall einer Zellreaktion und damit der sich anschließenden Stoffwechselprozesse. Beispiele dieser Art sind die Antifolsäuren (38) und die Antivitamine $B_2$ und $B_6$.

Die in den Nachkriegsjahren als wichtiges Vitamin erkannte Folsäure (Formel II) geht in die eigentliche Wirkform des Leukovorins (Formel III) über. Die Formylgruppe des Leukovorins spielt bei der Bildung der Purine und Pyrimidine eine wichtige Rolle und so ist die Folsäure für den Nucleinsäurestoffwechsel von großer Bedeutung. Es sind eine Reihe von Abwandlungsformen der Folsäure hergestellt worden wie Aminopterin, Amethopterin (Formel IV) u. a., die eine antagonistische Wirkung zur Folsäure haben und demgemäß das Wachstum folsäurebedürftiger Zellen hemmen. Klinisch sind diese Antifolsäuren in erster Linie bei der Behandlung von Leukämien angewendet worden; ihre außerordentliche Toxicität begrenzt ihre an sich starke Wirksamkeit. Andere Antivitamine sind experimentell untersucht worden, aber wohl nicht zur klinischen Anwendung gekommen.

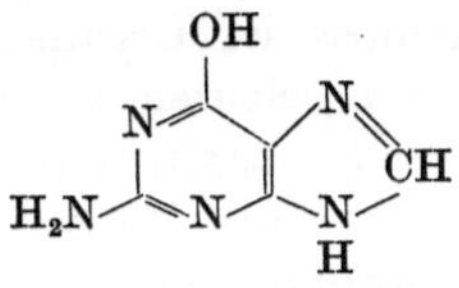

Guanin 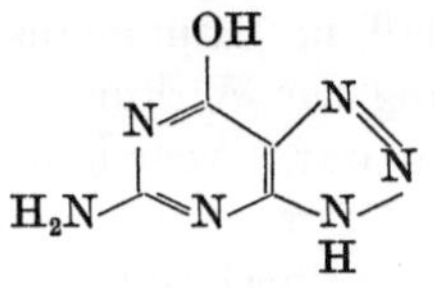       8-Azaguanin

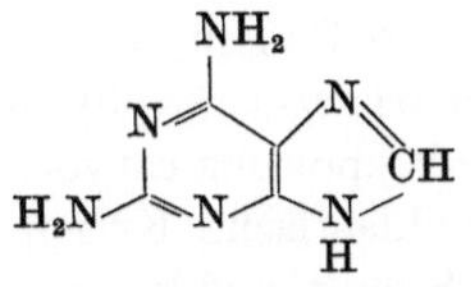

3,6-Diamino-purin 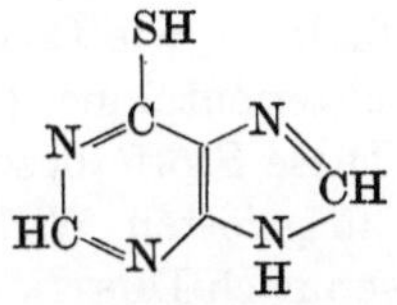       6-Mercaptopurin

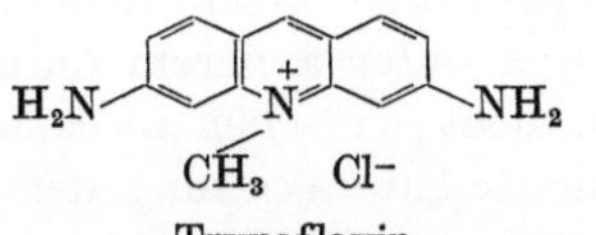

Trypaflavin

In gleicher Weise wie analoge Verbindungen als Antagonisten von Vitaminen wirken können, so lassen sich auch Antagonisten von notwendigen Zellbausteinen herstellen wie solche notwendiger Aminosäuren oder der Bausteine der Nucleinsäuren, der Purine. Verbindungen dieser Art sind oben zusammengestellt. Die Wirkung dieser Verbindung ist primär auf die Interphase gerichtet und gibt sich sekundär in der Wirkung auf die Zellteilung zu erkennen. Die Spezifität gegenüber Tumoren ist durch das Bedürfnis der speziellen Zell- oder Tumorart an dem betreffenden Baustein geregelt. Das Trypaflavin stellt nach unseren Befunden einen Übergangstyp zwischen Interphasen- und Mitosegiften dar (39). Man kann es einerseits als Antagonisten von Bausteinen von Nucleinsäuren auffassen, andererseits reagiert es aber auch mit fertigen Nucleinsäuren und demgemäß sowohl als Plasma- wie als Kerngift.

Wir kommen so zu der zweiten Gruppe von Hemmstoffen, den eigentlichen Mitosegiften. Als solche sollen Stoffe nur dann bezeichnet werden, wenn ihre Wirkung sich nur auf Zellelemente erstreckt, die im Mechanismus der Mitose eine Rolle spielen. Praktisch läßt sich diese strenge Abgrenzung nicht durchführen, da eine mehr oder minder ausgeprägte Wirkung auf die Zelle in der Interphase wohl nicht vermieden werden kann. Andererseits kann es Stoffe geben, deren chemischer Angriffspunkt in der Interphase liegt, sich morphologisch aber erst bei der Zellteilung auswirkt. Solche Stoffe würden als Mitosegifte erscheinen, ohne in die obige Definition zu passen.

Eine weitere Klassifizierung ergibt sich aus den früheren Befunden von Dustin (40, 41), der in seinen Untersuchungen über die Histophysiologie der Thymusdrüse fand, daß zahlreiche äußere Bedingungen in diesem Organ Veränderungen des Teilungsablaufes hervorrufen: Hunger, Kachexie, Vereiterungen, Pubertät bewirken Involution der Thymus unter pyknotischer Degeneration der Thymocyten. Diese Befunde veranlaßten Dustin nach chemischen Faktoren zu suchen, welche die Wirkung dieser physiologischen oder äußeren Bedingungen deuten könnten. Die Tatsache, daß im Hungerzustand eine Acidose im Organismus herrscht, führte zur Prüfung der Wirkung einer Injektion von Säuren, womit der gleiche Effekt zu erzielen war. Aber auch die Injektion von Basen führte zur gleichen Erscheinung und Dustin fand weiter, daß Störungen des Mitoseablaufs an verschiedenen Organen durch eine große Zahl von Stoffen bedingt werden können: Metallsalze, metallorganische Verbindungen (Arsen), Alkohol, Chloralhydrat, Benzol, Farbstoffe, wie Trypaflavin, Trypanblau, Isaminblau, Malachitgrün, Brillantgrün, Alkaloide, wie Colchicin, Morphin und Codein, artfremdes Eiweiß, Pepton und Bakterientoxine (Diphtherie-, Scharlach-, Staphylokokken- und Typhustoxin). Diese Stoffe bezeichnet Dustin als «poisons caryoclasiques» und die von ihnen ausgelösten Wirkungen als karyoklastische Krisen. Die karyoklastischen Krisen nach Dustin erinnern an den Symptomenkomplex, den Selye (42) als „Alarmreaktion" bezeichnet, der sich nach Schädigungen, wie Kälte, Trauma, Nervenreizen, toxischen Dosen verschiedener Pharmaka oder erschöpfender Muskelarbeit, ausbildet und unter anderem durch Involution der Thymus gekennzeichnet ist. Danach ist nicht zu ersehen, ob es sich bei den karyoklastischen Giften Dustins um eine unmittelbare Wirkung der Stoffe auf die Zellteilung handelt, oder aber um eine indirekte Wirkung durch Beeinflussung von Regulationsmechanismen des Organismus, die ihrerseits auf die Zellteilung wirken. Durch die Prüfung der chemischen Faktoren an Zellen in der Gewebekultur läßt sich eine Entscheidung über eine direkte oder indirekte Wirkung der Stoffe herbeiführen, da in vitro eine Beteiligung des Organismus wegfällt. Ludford (43) führte zuerst die Prüfung karyoklastischer Gifte an der Gewebekultur durch und fand, daß Colchicin, Kakodylat, Urethan und Trypaflavin auch am Explantat wirksam sind.

Nach meinen Untersuchungen sind aber $p_H$-Änderungen nach der sauren oder alkalischen Seite innerhalb der praktisch möglichen Grenzen, artfremdes Eiweiß, Farbstoffe, wie Trypanblau und Isaminblau, Metallsalze, Alkaloide, wie Morphin und Codein, keine Faktoren, die an Hühnerherzfibroblasten in der Gewebekultur wie etwa Colchicin wirken (44).

Man muß die von Dustin beschriebenen karyoklastischen Gifte demnach in zwei Gruppen einteilen: 1. Eine Gruppe, die nur im lebenden Organismus die karyoklastischen Phänomene auslöst, also indirekt wirkt und 2. eine Gruppe, die sowohl im Organismus als an der isolierten Zelle wirksam ist. Der von LUDFORD geprägte Name „mitotic poisons", Mitosegifte, wird im folgenden in Gegenüberstellung zu den karyoklastischen Giften nach DUSTIN nur den Faktoren der zweiten Gruppe vorbehalten, für die eine direkte Zellwirkung festgestellt ist.

Für die wichtigsten Typen von Mitosegiften kann heute der Angriffspunkt innerhalb der Zelle und während der Teilung angegeben werden. Die Feststellung der Angriffspunkte fußt 1. auf dem morphologischen Bild der Wirkung des Mitosegiftes und 2. auf dem Nachweis von Faktoren mit antagonistischer und synergistischer Wirkung. Nach BAUCH (45) und nach BUCHER (46) ist, morphologisch gesehen, das Trypaflavin ein typisches Chromosomengift, das Verklebungen und Verklumpungen (Pyknose) der Chromosomen hervorruft. Chemisch gesehen, kommen diese Effekte durch die Bildung von Anlagerungsverbindungen des Trypaflavins mit der Nucleinsäure der Chromosomen (der Thymonucleinsäure) zustande.

Wir konnten die Mitosegiftwirkung des Trypaflavins an Fibroblasten in vitro durch Zugabe von (Ribo- oder Thymo-) Nucleinsäuren aufheben (47), analog den Befunden von McILWAIN (48) bei Bakterien. BRODERSEN (49) fand, daß Trypaflavin die Zahl der Mitosen im Mäuse-Ascites-Tumor nach der Injektion herabsetzt, ein Ergebnis, das durch die Störung des für den Mitoseablauf notwendigen Chemismus der Nucleinsäuren zu deuten ist. Der Angriffspunkt auf die Chromosomen läßt sich morphologisch am leichtesten feststellen; fermentchemisch läßt sich zeigen, daß Trypaflavin aber ebenso stark mit den ribonucleinsäurehaltigen Mitochondrien des Zellplasmas reagiert (50). Prinzipiell wichtig erscheint unser Befund (51), daß zur Zeit des Mitoseminimums im Mäuse-Ascites-Tumor der amitotische Teilungstyp (direkte Kerndurchschnürung ohne Chromosomenabscheidung) vermehrt auftritt. Durch Trypaflavin wird auch die Polymerisation von Vorstufen der Thymonucleinsäure verhindert, so daß es nicht zur Chromatin-Abscheidung kommt. Insgesamt läßt sich die Wirkung des Trypaflavins chemisch und morphologisch befriedigend durch seine Reaktion mit den Nucleinsäuren der Zelle, und zwar sowohl mit der Ribonucleinsäure des Zellplasmas als mit der Thymonucleinsäure des Zellkerns deuten; Dosis und Zeitpunkt der Einwirkung auf die Zelle bedingen die Modifikationen des Erscheinungsbildes.

Die Wirkung metallorganischer Verbindungen konnten wir durch Zugabe von Cystein und anderen SH-Gruppen-haltigen Verbindungen aufheben (52). Ihr Wirkungsmechanismus besteht danach in einer Inaktivierung funktionell bedeutsamer SH-Gruppen. Es gibt zahlreiche Fermente, deren Aktivität von der Anwesenheit freier SH-Gruppen abhängt, die zwar für den Zellstoffwechsel, aber nicht unmittelbar für die Mitose bedeutsam sind. Jedoch erreicht nach RAPKINE (53) die Zahl der freien SH-Gruppen vor der Teilung der Zelle einen Maximalwert, so daß zu diesem Zeitpunkt zahlreiche Angriffspunkte für die metallorganischen Verbindungen vorhanden sind, die für die Zellteilung Bedeutung haben. Nach GODEAUX (54) verliert kontraktiles Actomyosin diese Fähigkeit durch SH-Gruppen-Gifte, so daß die Mitosegiftwirkung metallorganischer Verbindungen durch eine Hemmung von für die Zellteilung notwendigen kontraktilen Systemen zustande kommen kann.

Der Wirkungsmechanismus des Colchicins konnte zunächst weniger durch antagonistisch wirkende als durch synergistisch wirkende Verbindungen geklärt werden. Im Laufe der letzten Jahre haben wir eine große Zahl von Stoffen gefunden, welche die Wirkung des Colchicins an Fibroblasten in der Gewebekultur verstärken (*55*). In Tab. 4 sind derartige Substanzen zusammengestellt, die chemisch den verschiedenartigsten Stoffklassen angehören. Eine Ordnung dieser Stoffe ergibt sich experimentell durch eine Einteilung der Synergisten in zwei Gruppen, je nachdem, ob der Synergist für seine Wirkung einen Schwellenwert an Colchicin benötigt oder ob er eine unterschwellige Dosis wirksam machen kann. In den Tab. 5 und 6 ist der synergistische Effekt des Phlorrhizins (*56*) einerseits und des Bulbocapnins (*57*) andererseits dargestellt. Man sieht deutlich, daß Bulbocapnin erst dann eine verstärkende Wirkung hat, wenn eine allein schon wirksame Dosis von Colchicin vorhanden ist, während Phlorrhizin auch die Wirksamkeit unterschwelliger Colchicin-Dosen hervorruft. Beide Stoffe allein haben keine Mitosegiftwirkung.

Tabelle 4. Synergisten des Colchicins.

| | |
|---|---|
| Tryptamin | Veratrin |
| Phlorrhizin | Stilbylamine |
| Aporphin-alkaloide | Steroidhormone |
| Bulbocapnin | Testosteron |
| Benzyl-isochinolin-alkaloide | Oestron |
| Papaverin | Desoxy-corticosteron |
| Berberin-alkaloide | Cortison |
| Chelerythrin | Azetol |
| Chinin | Benzpyren |

Diese Befunde lassen sich dadurch deuten, daß man eine Wirkung des Colchicins in dem Komplex der Faktoren annimmt, die zu dem Prozeß der Kontraktilität in Beziehung stehen: die Kontraktion der Zellspindel bei der Auseinanderführung der Chromosomen und die Einschnürung der Zelle bei der Teilung werden so in Analogie zur Muskelkontraktion gebracht. Es ist bemerkenswert, daß aus dieser Parallele, die von seiten der Morphologen schon lange diskutiert wurde [vgl. Heidenhain (*58*)], die Konsequenz einer Übereinstimmung des Chemismus erst 1947 gezogen wurde. Brachet (*54*) sprach die Vermutung aus, daß bei der Spindelkontraktion die Spaltung der Adenosintriphosphorsäure (ATP) die gleiche energieliefernde Rolle spielt wie bei der Muskelkontraktion. Nach v. Engelhard (*59*) und Szent-Györgyi (*60*) kann aus dem Muskel isoliertes, in Fadenform gefälltes Actomyosin durch Adenosintriphosphorsäure zur Kontraktion gebracht werden. Weber (*61*) konnte kürzlich zeigen, daß in mit Glycerin-Wasser extrahierten Zellen durch ATP-Zusatz vorhandene Zellspindeln und die Zelloberfläche kontrahieren, sich also analog wie das von ihm hergestellte Muskelmodell verhalten. Im Muskel und in der Zelle kann die für die Kontraktion notwendige Adenosintriphosphorsäure aus Kreatinphosphorsäure und weiterhin aus dem glykolytischen und oxydativen Abbau der Kohlenhydrate regeneriert werden. Da Colchicin in den zur Teilungshemmung notwendigen Dosen weder die Glykolyse noch die Atmung hemmt (hierzu ist die tausendfache Menge notwendig), kann es mit den hierzu gehörigen Fermentsystemen nicht bei der Teilungshemmung in Reaktion treten. Zur Hemmung von Phosphatasen (*62*) sind gleichfalls tausendfache Dosen der mitosehemmenden notwendig; an der Adenosintriphosphatase aus Leber und Muskel konnten wir keine Hemmung feststellen (*63*). Man kann die Arbeitshypothese aufstellen, daß die mitosehemmende Wirkung des Colchicins durch die Hemmung einer Reaktion zwischen Adenosintriphosphorsäure und einem kontraktilen System von der Art des Actomyosins zustande kommt. Die Wirksamkeit des Colchicins hängt von der Menge an Adenosintriphosphorsäure in der Zelle ab, derart, daß durch Senkung der Menge eine Verstärkung, durch Steigerung eine Abschwächung der mitosehemmenden Wirkung des Colchicins zustande kommt.

Phlorrhizin, als Phosphatasengift, vermindert die Menge an Adenosintriphosphorsäure (64) in der Zelle, und dadurch kommt seine synergistische Wirkung zustande, die auch unterschwellige Dosen an Colchicin verstärkt. Vom Bulbocapnin ist ein Einfluß auf die Bildung energiereicher Phosphatbildungen bisher nicht bekannt. Es übt eine direkte Muskelwirkung (Katalepsie-Erzeugung) aus. Es wirkt also auf die actomyosin-artige Komponente, und durch diese Veränderung muß seine synergistische Wirkung zustande kommen. Unter diesem Gesichtspunkt, der Wirkung auf den Adenosintriphosphorsäure-Haushalt einerseits, der auf das kontraktile System andererseits, lassen sich die bisher bekannten synergistischen Verbindungen, Phosphatasengifte, Muskelgifte, weiter ordnen. Diese Untersuchungen stützen weiterhin die Annahme des Angriffspunktes des Colchicins in einem der Muskelkontraktion verwandten Gebiet. Die Bedeutung der Höhe des Zellspiegels an Adenosintriphosphorsäure für die Colchicinwirksamkeit konnte von uns unmittelbar demonstriert werden, da Adenosintriphosphorsäure die Mitosehemmung einer allein stark wirksamen Colchicin-Dosis völlig aufhebt (65).

Die gleichzeitige Einwirkung von Sexualhormonen und Colchicin auf Fibroblasten führte ebenfalls zur Feststellung von synergistischen Effekten (66); androgene Hormone verstärken schon die Wirkung einer Grenzdosis von Colchicin, oestrogene erst die einer überschwelligen Dosis (s. Tab. 7). DIRSCHERL (67) beschrieb Förderungen und Hemmungen von Atmung und Glykolyse tierischer Gewebe durch Sexualhormone, so daß möglicherweise über diese Beziehungen zum Kohlenhydratstoffwechsel die synergistischen Wirkungen eine Erklärung finden. Die synergistische Wirkung der Nebennierenrindenhormone (68) ist durch

*Tabelle 5.*

| Zugesetzte Dosis in $\gamma/cm^3$ | | |
|---|---|---|
| Colchicin | Phlorrhizin | Prozentzahl der Mitosen |
| — | — | 1,9 |
| — | 375 | 2,0 |
| — | 188 | 2,0 |
| — | 94 | 1,8 |
| — | 47 | 1,6 |
| 0,04 | — | 54,6 |
| 0,02 | — | 27,2 |
| 0,011 | — | 6,4 |
| 0,01 | — | 5,5 |
| 0,008 | — | 3,5 |
| 0,0055 | — | 2,2 |
| 0,0045 | — | 2,6 |
| 0,003 | — | 2,4 |
| 0,011 | 188 | 80 |
| 0,011 | 94 | 47,2 |
| 0,011 | 6 | 16,9 |
| 0,011 | 3 | 12,3 |
| 0,011 | 1,5 | 6,6 |
| 0,0055 | 94 | 13,7 |
| 0,0045 | 94 | 5,3 |
| 0,003 | 94 | 4,6 |

*Tabelle 6.*

| Zugesetzte Dosis in $\gamma/cm^3$ | | |
|---|---|---|
| Colchicin | Bulbocapnin | Prozentzahl der Mitosen |
| — | 10 | 1,5 |
| — | 20 | 2,2 |
| — | 40 | 1,8 |
| — | 80 | 2,8 |
| 0,005 | 8 | 1,1 |
| 0,0055 | 8 | 1,7 |
| 0,006 | 8 | 2,3 |
| 0,008 | 8 | 24,4 |
| 0,01 | 5 | 23,8 |
| 0,02 | 8 | 46,6 |

deren Beziehung zum Phosphatstoffwechsel verständlich und vielleicht durch eine Beschleunigung des Abbaues energiereicher Phosphatbindungen und Anhäufung von Phosphat in energiearmer Bindung zu deuten. An Fibroblasten in vitro zeigt das Cortison keine wachstumshemmende Wirkung, während in vivo eine Hemmung auf die Bindegewebsneubildung nachgewiesen ist. Es ist uns gelungen, eine eindeutige Differenzierung zwischen Desoxycorticosteron und Cortison aufzufinden:

1. Desoxycorticosteron benötigt für seine synergistische Wirkung eine Grenzdosis an Colchicin, während Cortison auch eine unterschwellige Dosis wirksam machen kann (s. Tab. 6).

2. Die synergistische Wirkung des Desoxycorticosterons kann durch Kreatinphosphorsäure aufgehoben werden, die des Cortisons nicht.

Diese bei der Analyse der Wirkung von Muskelgiften ausgearbeiteten Methoden bewähren sich also auch bei der Analyse hormonaler Wirkungen. Während bisher eine Unterscheidung der beiden Hormone nur durch ihren verschiedenartigen Einfluß auf verschiedenartige Gewebe möglich war, kann man mit dieser Methode am gleichen Gewebe Unterschiede durch eine Abwandlung des Milieus herausarbeiten.

*Tabelle 7.*

| Dosis $\gamma/cm^3$ | | Prozentzahl der Mitosen |
|---|---|---|
| Hormone | Colchicin | |
| — | 0,01 | 5,0 |
| Testosteron . . . . . . . . | — | 2,4 |
| Testosteron . . . . . . . . | 0,01 | 21,0 |
| Testosteronpropionat . . . . | — | 2,6 |
| Testosteronpropionat . . . . | 0,01 | 13,0 |
| Oestron . . . . . . . . . | — | 2,6 |
| Oestron . . . . . . . . . | 0,01 | 3,4 |
| — | 0,016 | 14,2 |
| Oestron . . . . . . . . . | 0,016 | 21,3 |
| — | 0,024 | 42,5 |
| Oestron . . . . . . . . . | 0,024 | 62,2 |
| — | 0,005 | 2,0 |
| — | 0,0075 | 2,5 |
| — | 0,010 | 5,5 |
| Desoxycorticosteronacetat . | 0,005 | 1,2 |
| Desoxycorticosteronacetat . | 0,0075 | 2,0 |
| Desoxycorticosteronacetat . | 0,010 | 9,0 |
| Cortison . . . . . . . . . | 0,005 | 3,3 |
| Cortison . . . . . . . . . | 0,0075 | 8,2 |
| Cortison . . . . . . . . . | 0,010 | 31,3 |

Wir haben in den letzten Jahren die zunächst in vitro untersuchten Kombinationen mit Synergisten an Mäusen mit dem Ascites-Tumor untersucht. Die durch die Kombinationen bedingte Wirkungssteigerung bewirkt in vielen Fällen eine Aufgiftung des Colchicins. Im Falle der Steroidhormone zeigt sich hierbei eine Geschlechtsabhängigkeit: männliche Tiere werden durch eine allein unschädliche Tagesdosis von Colchicin getötet, wenn gleichzeitig Testosteron gegeben wird, nicht aber bei Gabe von Oestron; weibliche Tiere werden weder durch Zugabe von Testosteron noch von Oestron getötet (*69*).

Colchicin und N-Äthylcolchicamid wurden von H. BRODERSEN (*49*) für die lokale Behandlung von Hautkrebs, Papillomen, Kondylomen und Brustkrebs verwendet. Eine Anwendung des Colchicins bei Erythroplasie beschreibt SCHÖNFELD (*70*). HIRSCH (*71*) beobachtete eine Steigerung der Wirkung im Falle von präcancerösen Warzen und Ulcus rodens bei der Verwendung der Kombination von Colchicin mit dem Synergisten Bulbocapnin. Speziell in der Dermatologie eröffnet sich durch unsere Entdeckung zahlreicher synergistischer Substanzen ein weites Feld der Untersuchungen. Von den vielen von uns dargestellten Colchicinderivaten

sind die 1942 von mir (*72*) hergestellten substituierten Colchicamide von
Interesse, da sie einmal eine gegenüber dem Colchicin gesteigerte Wirksamkeit
besitzen (*73*), andererseits im Gegensatz zum neutralen Colchicin basisch sind und
Ionen zu bilden vermögen. Hierdurch ergibt sich die Möglichkeit, diese Verbindungen mit Hilfe der Iontophorese in die Tumoren einzuführen, was BRODER-
SEN (*49*) zuerst durchgeführt hat. Von ROEDER (*74*) wurde in Zusammenarbeit
mit uns die Eindringungstiefe z. B. im Hirn untersucht und gezeigt, daß bei
zweckmäßiger Anordnung der Elektroden eine gezielte Einführung der Stoffe in
beliebige Tiefen möglich ist. Ich möchte hiermit auf die Anwendungsmöglichkeit
der Iontophorese nicht nur bei diesen Stoffen, sondern ganz allgemein zur Applikation von Tumorhemmstoffen hinweisen.

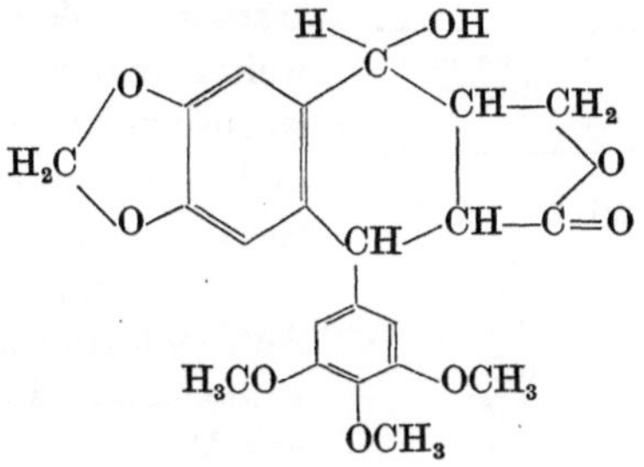

$$
\begin{array}{c}
\text{H} \diagdown \quad \diagup \text{OH} \\
\text{C} \\
\end{array}
$$

V. Podophyllotoxin

Von Lactonen mit ausgesprochener Mitosegiftwirkung ist das Podophyllotoxin
(Formel V) aus dem Podophyllumharz zu nennen (*75*); seine Wirksamkeit an
Fibroblasten in vitro stimmt nach unseren Befunden quantitativ nahezu mit der
des Colchicins überein. Das isomere Pikropodophyllin zeigt keine Wirkung; man
kann hieraus schließen, daß das labile Lacton Podophyllotoxin innerhalb der
Zelle mit einem Zellbestandteil reagieren kann, während das stabile Lacton
Pikropodophyllin hierzu nicht befähigt ist. Klinisch wird Podophyllumharz oder
Podophyllotoxin bei äußeren Tumoren verwendet, beispielsweise bei Kondy-
lomen (*76*).

Der Kohlenhydratstoffwechsel ist der für die aerob lebende Zelle notwendige
Grundstoffwechsel, aus dem sie einerseits Energie für die Lebensprozesse gewinnt,
andererseits geeignete Zwischenprodukte für den Aufbau der Proteine, Nucleinsäuren, Lipoide und anderer Zellbausteine gewinnen kann (*77*). Die von O. WAR-
BURG (*78*) für die Tumorzelle erkannte Stoffwechselsituation der aeroben Glykolyse fassen wir heute als die der größten Wahrscheinlichkeit der Kohlenhydratausnutzung für synthetische Zwecke durch unvollständige Oxydation auf (*77, 79*).
Bei vollständiger Oxydation einerseits, bei reiner Glykolyse andererseits kann
die Zelle aus dem Kohlenhydratstoffwechsel keine für sie verwertbaren Verbindungen gewinnen. Eine Störung der Lebens- und Wachstumsprozesse ergibt sich
einerseits durch eine Störung der Teilprozesse des Kohlenhydratstoffwechsels
und der Änderung der Zufuhr von verwertbaren Kohlenhydraten, andererseits
aber auch, insbesondere der Verwertung der Kohlenhydrate für Synthesen, durch
eine Steigerung der Oxydationsprozesse.

Tumorhemmung durch Kohlenhydratentzug ist tierexperimentell durch
KOCH (*80*) beobachtet worden; in diesem Sinne sind auch die Effekte der Insulin-
wirkung [SILBERSTEIN (*81*), BRÜNINGS (*82*)] und wahrscheinlich auch der von

Mikroorganismen zu deuten (*83*). Mit Hemmstoffen des Kohlenhydratstoffwechsels, wie beispielsweise den Halogenessigsäuren, lassen sich Hemmungen des Zellwachstums (*84*) und auch von Tumoren (*85*) feststellen, jedoch ist die Beeinflussung des gleichen Stoffwechsels in den normalen Zellen hierbei besonders groß.

Schon zur Zeit der Warburgschen Entdeckungen, die damals mehr als eine gestörte Atmung der Tumorzelle gedeutet wurden, hat man in einer Korrektur dieser Atmungsstörung eine eventuelle therapeutische Möglichkeit gesehen. Wir fassen die Änderung des Stoffwechsels der Tumorzelle heute als eine Störung der Relation von Kohlenhydratumsatz zu Atmung auf; auch hierbei mußte eine Steigerung der Atmung eine Erniedrigung der Wahrscheinlichkeit der Kohlenhydratausnutzung für synthetische Prozesse in der Zelle mit sich bringen. Wenn weiterhin der nichtrespiratorische Stoffwechselzustand für die Zelle in Teilung nicht nur fakultativ, sondern obligat ist (*77*), so ergibt sich die interessante Fragestellung, welchen Einfluß die Aufrechterhaltung der Zellatmung auf Einleitung und Durchführung der Mitose hat. Wir haben daher ein systematisches Studium der Wirkung von Atmungskatalysatoren und sauerstoffliefernden

*Tabelle 8.*

| Zugesetzte Dosis in $\gamma/cm^3$ | | Prozentzahl der Mitosen (nach 24 Std.) |
|---|---|---|
| Pyocyanin | Colchicin | |
| — | — | 1,9 (0,7—4,0) |
| 18 | — | 0,0 |
| 9 | — | 0,0 |
| 3 | — | 2,5 |
| — | 0,022 | 35,4 |
| 18 | 0,022 | 4,0 |
| 9 | 0,022 | 7,5 |
| 4,5 | 0,022 | 25,8 |
| 3 | 0,022 | 33,2 |

Stoffen durchgeführt. Da die Atmungskatalysatoren die Zellatmung nur in Teilreaktionen oder auf anderen Wegen ersetzen, ergeben sich verschiedenartige Modifikationen des Teilungsablaufs. Mit Pyocyanin, dem Farbstoff des Bact. pyocyaneus, erhielten wir einen Effekt, der mit seiner Fähigkeit, die Sauerstoffaufnahme zu steigern, in Beziehung stehen könnte (*86*). In Gewebekulturen von Fibroblasten, deren Medium 10—20 $\gamma$ Pyocyanin pro Kubikzentimeter zugesetzt sind, fällt das völlige Fehlen von Mitosen auf (s. Tab. 8); durch Kombination mit Colchicin konnte die Verminderung der Zahl der ablaufenden Mitosen ebenfalls demonstriert werden (s. Tab. 10). Die weitere Verfolgung dieser Beobachtungen erscheint für die Erschließung von Beeinflussungsmöglichkeiten von Tumoren von Interesse [s. auch (*87*)].

Ein weiteres Gebiet der Beziehung des Stoffwechsels zu therapeutischen Möglichkeiten ergibt sich aus meiner Entdeckung der Promitosegifte, d. h. Stoffen, die erst durch eine intracelluläre Reaktion in wirksame Verbindungen verwandelt werden (*10*). Wir haben inzwischen Mitosegifte bearbeitet, die in einem Wechsel von unwirksamer quartärer Ammoniumverbindung zum wirksamen tertiären Amin von Interesse sind (*88*). In Fortsetzung dieser Untersuchungen haben wir weiterhin Mitosegifte mit der Wirkgruppe der Codehydrase dem Nicotinsäureamid dargestellt (*89*), deren Toxicität stark vermindert ist. Wir streben damit die Herstellung von Verbindungen an, die den reversiblen Charakter eines Redoxsystems eines Fermentes mit dem eines Hemmstoffes in einem Molekül vereinigen.

Bei unseren Untersuchungen über Atmung und Zellteilung haben wir uns notwendigerweise auch mit der Wirkung von Sauerstoff und sauerstoffliefernden Substanzen beschäftigen müssen und hierbei Beobachtungen gemacht, die auch für den Wirkungsmechanismus von Röntgenstrahlen von Interesse sein können

(*90*). Eine zur Zeit stark bearbeitete und in chemischer Hinsicht gut fundierte Theorie besagt, daß die indirekte Röntgenstrahlenwirkung durch Hydroxylradikale bedingt ist, die aus der direkten Reaktion von Wasser mit Röntgenstrahlen hervorgehen. Nach F. Haber und J. Weiss (*91*) liefert Wasserstoffsuperoxyd direkt keine Hydroxylradikale, aber bei Gegenwart reduzierender Verbindungen, beispielsweise von Ferrosulfat, können diese aus Wasserstoffsuperoxyd entstehen. In Abb. 3 sind die Wirkungen von Ferrosulfat und Wasserstoffsuperoxyd zunächst von beiden je allein und weiterhin bei gleichzeitiger Einwirkung wiedergegeben. Man sieht, daß Ferrosulfat eine geringe Erniedrigung der mitotischen Tätigkeit herbeiführt, während Wasserstoffsuperoxyd in der angewendeten Menge keinen eindeutigen Einfluß hat. Injiziert man aber beide Substanzen, so ergibt sich ein sehr charakteristischer Abfall der mitotischen Tätigkeit, der sich nach 6—8 Std. wieder normalisiert. Vergleicht man diese Kurven mit der von H. Brodersen (*49*) untersuchten Strahlenwirkung, so sieht man eine völlige Übereinstimmung des Wirkungstyps, der sich weiterhin in gleichartigen Schädigungen der später erfolgenden Teilungen dokumentiert. Wir möchten annehmen, daß damit zum mindesten eine wichtige Komponente der chemischen Auswirkungen ionisierender Strahlung auf die Zelle erfaßt ist. Bei weiterer Untersuchung verschiedenartiger sauerstoffabgebender Verbindungen fanden wir, daß die Perphosphorsäure auch direkt ohne Zugabe von Ferrosulfat ähnliche Zellwirkungen ausübt. Es erscheint wichtig, diese Analyse der Strahlenwirkung im Vergleich zu möglichen chemischen Zwischenwirkungen zu erweitern.

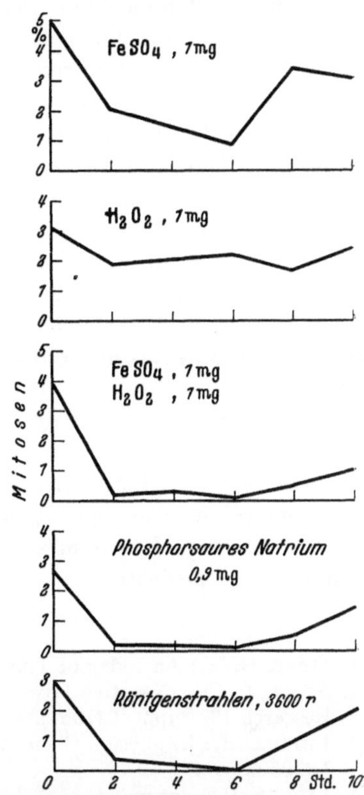


Abb. 3. Mitotische Tätigkeit im Mäuse-Ascites-Tumor nach der Injektion verschiedener Substanzen oder der Einwirkung von Röntgenstrahlen (zur Zeit 0).

Mit diesen mir wesentlich und charakteristisch erscheinenden Typen von cytostatisch wirkenden Substanzen sei diese Übersicht abgeschlossen. Es bleiben noch einige allgemeine Fragen zu erörtern: zunächst die nach der Wirkung mehrerer cytostatischer Substanzen bei gleichzeitiger Einwirkung, wie es K. H. Bauer (*7*) als Syncarcinocolyse formuliert hat. Diesem Prinzip liegt der Gedanke zugrunde, daß verschiedene Substanzen mit verschiedenen Angriffspunkten eine stärkere Wirkung ausüben müssen. Experimentell ist diese Frage noch nicht systematisch bearbeitet worden. Die von uns untersuchten Synergisten der Mitosegifte stellen insofern kein direktes Beispiel hierfür dar, da hier der Synergist allein meist gar keine direkt erkennbare Zellwirkung hat. Es liegt auf der Hand, daß aber diese Problemstellung eingehender Untersuchung bedarf.

Die zweite Frage ist die nach der Rolle des Wirtsorganismus in der Beeinflussung der durch Cytostatica gehemmten Tumorzelle. Bei bakteriellen Infektionen nehmen wir für den therapeutischen Gesamteffekt an, daß zu der Bakteriostase, die das angewendete Chemotherapeutikum bewirkt, nun die Abwehrkräfte des Organismus eine völlige Vernichtung der in ihrer Vitalität geschwächten Bakterien herbeiführen. Insofern ist hier eine völlige Abtötung der Infektionserreger nicht notwendig, sondern der Zustand der Stase der Bakterien ausreichend. Können wir aber bei Tumorzellen gleichartige Verhältnisse annehmen? Das Tumorwachstum ist nach allen Erfahrungen bei genetischer Übereinstimmung von Tumorzelle und Wirt durch keine Abwehrreaktion spezifischer Art durch den Wirtsorganismus gehemmt. Immunisierung ist meistens nur bei Impftumoren möglich, bei denen eine gewisse Differenz zwischen Wirts- und Tumorzellen besteht (92). Daneben kann aber eine allgemeine Abwehrfähigkeit bestehen, die sich auf die durch exogene Faktoren in ihrer Virulenz geschwächte Tumorzelle auswirken könnte. Ohne diese wäre Cytostase allein nicht ausreichend und eine völlige Eliminierung der Tumorzellen wäre nur durch cytocide Substanzen statt durch cytostatische möglich [s. Heilmeyer (92)]. Diese Zusammenhänge zeigen, daß wir auch auf dem Gebiet der Chemotherapie der Tumoren den Abwehrkräften des Wirtsorganismus und einer Vermeidung deren Schädigung Beachtung schenken müssen.

Schließlich ist noch die unterschiedliche Reaktionsweise verschiedener Tumorarten auf verschiedene cytostatische Substanzen zu erörtern und das so wichtige Problem der Resistenzentwicklung gegen exogene Faktoren, die sowohl gegen Röntgenstrahlen wie gegen Steroidhormone oder Cytostatica beobachtet worden ist. Hierüber wird in dem zweiten Referat „Über Eigenschaftsänderungen von Tumorzellen" berichtet.

## Literatur.


1. Dyer, H. M.: An Index of Tumor Chemotherapy. Public Health Service USA 1949.
2. Stock, C. Ch.: Negative Data from Experimental Cancer Chemotherapy studies. Cancer Research **13**, Suppl. 1 (1953).
3. Lettré, H.: Z. physiol. Chem. **268**, 59 (1941); **271**, 190, 192 (1941); Z. Krebsforsch. **57**, 1 (1950).
4. Lettré, H.: Naturwiss. **37**, 335 (1950); **38**, 119 (1951); **40**, 25 (1953); Z. Krebsforsch. **57**, 121, 345, 661 (1950/51); **59**, 64 (1953); und im Druck.
5. Lettré, H.: Strahlenther. **83**, 1 (1950).
6. Lettré, H.: Naturwiss. **38**, 490 (1951).
7. Bauer, K. H.: Das Krebsproblem. Springer 1949.
8. Lettré, H.: Naturwiss. **38**, 490, 504, 505 (1951); Z. Krebsforsch. **58**, 621 (1952); an Seeigeleiern: Zeuthen, E.: Publ. Stat. Zool. Neapel **23**, 47 (1951); an pflanzlichen Zellen: Erickson, R. O.: Nature **159**, 275 (1947); Stern, H.: J. General Physiology **31**, 243 (1948).
9. Lettré, H.: Z. Krebsforsch. **56**, 297 (1949).
10. Lettré, H.: Z. physiol. Chem. **271**, 200 (1941); Naturwiss. **30**, 34 (1942); Erg. Enzymforsch. **10**, 269 (1944); Fiat Review, Biochemie II, 137 (1947).
11. Lettré, H.: Z. physiol. Chem. **271**, 192, 200 (1941).
12. Lettré, H., P. Marquardt u. E. Carl: Z. physiol. Chem. **291**, 99 (1952).
13. Bullough, W. S.: J. of Endocrin. 8, 265 (1952).
14. Kisch, B.: Biochem. Z. **237**, 226 (1931).
15. Huggins, Ch.: J. of Exper. Med. **72**, 747 (1940); Cancer Res. 1, 293 (1941); Ann. Surg. **115**, 1192 (1942).
16. Lacassagne, A.: C. r. Soc. Biol. (Paris) **131**, 586 (1939); **132**, 431 (1939); Amer. J. Cancer **27**, 217 (1936); **37**, 414 (1939).
17. Lettré, H.: Z. physiol. Chem. **278**, 201 (1943).

18. DRUCKREY, H., P. DANNEBERG u. D. SCHMÄHL: Arzneimittelforsch. **3**, 151 (1953).
19. DIRSCHERL, W., u. H. BREUER: Z. Krebsforsch. **59**, 253 (1953).
20. LETTRÉ, H., u. H. LIESENDAHL: Diss. Heidelberg 1952.
21. DRUCKREY, H., u. S. RAABE: Klin. Wschr. **1952**, 882.
22. LACASSAGNE, A., u. F. E. ADAIR: Ann. Surg. **123**, 1023 (1946); J. Amer. Med. Assoc. **140**, 1193 (1949). — NATHANSON, J. T.: Rec. Progr. Hormone Res. **1**, 261 (1947). — ULRICH, P.: Acta Union intern. contra cancer **4**, 377 (1939).
23. HEILMAN, F. R., and E. C. KENDALL: Endocrinology (Springfield, Ill.) **34**, 416 (1944).
24. PURVES, H. D., W. E. GRIESBACH and F. BIELSCHOWSKY: Brit. J. Cancer **3**, 541 (1949); **5**, 301 (1951).
25. BERENBLUM, I.: Biochemic. J. **32**, 1207 (1938).
26. CRABTREE, H. G.: Cancer Res. **1**, 34, 39 (1941).
27. HEILMEYER, L.: Beih. Med. Monatsschr., H. 4 (1948). — AUERBACH, C., u. H. MOSER: Experientia (Basel) **7**, 341 (1951); Science (Lancaster, Pa.) **105**, 243 (1947). — DARLING-TON, C. D., and P. C. KOLLER: Heredity **1**, 187 (1947). — DIXON, M., and D. M. NEEDHAM: Nature (London) **158**, 432 (1946). — HÖLSCHER, H. A.: Z. Krebsforsch. **56**, 586 (1950).
28. KOLLER, P. C., and A. CASARINI: Brit. J. Cancer **6**, 173 (1952).
29. BIESELE, I., and J. B. THIERSCH: Exper. Cell Res. Supplement **2**, 279 (1952).
30. YOSHIDA, T.: J. Nat. Canc. Inst. **12**, 947 (1952). — LETTRÉ, H.: Z. Krebsforsch. **59**, 287 (1953).
31. HADDOW, A., and G. M. TIMMIS: Lancet **1953**, 207.
32. GALTON, D. A. G.: Lancet **1953**, 208.
33. LETTRÉ, H., u. E. HOFERER: Diss. Heidelberg 1952.
34. VOLLMAR, H.: Z. Hyg. **127**, 316 (1947). — LETTRÉ, H.: Angew. Chem. **62**, 174 (1950).
35. MOEWUS, F.: Fiat Review. Biochemie 2, 184 (1947).
36. HACKMANN, CH.: Z. Krebsforsch. **58**, 607 (1952).
37. SCHULTE, G.: Z. Krebsforsch. **58**, 500 (1952).
38. FARBER, S.: New England J. Med. **238**, 787 (1948).
39. LETTRÉ, H.: Z. Krebsforsch. **56**, 5 (1948).
40. DUSTIN, A. P.: Arch. exper. Zellforsch. **22**, 395 (1939).
41. CHODKOWSKI, K.: Protoplasma (Berlin) **28**, 597 (1937).
42. SELYE, H.: Stress. Montreal Canada 1950.
43. LUDFORD, R. I.: Arch. exper. Zellforsch. **18**, 411 (1936).
44. LETTRÉ, H.: Naturwiss. **33**, 75 (1946).
45. BAUCH, R.: Naturwiss. **34**, 346 (1947).
46. BUCHER, O.: Z. Zellforsch. **29**, 283 (1939); **30**, 438 (1940).
47. LETTRÉ, H., u. R. LETTRÉ: Naturwiss. **33**, 283 (1946).
48. MCILWAIN, H.: Biochemic. J. **35**, 1311 (1947).
49. BRODERSEN, H.: Strahlenther. **73**, 196 (1943).
50. HÖLSCHER, H. A.: Z. Krebsforsch. **56**, 587 (1950).
51. LETTRÉ, H., u. A. SCHLEICH: Diss. Heidelberg 1949.
52. LETTRÉ, H., u. R. LETTRÉ: Naturwiss. **34**, 127 (1947).
53. RAPKINE, L.: C. r. Acad. Sci. (Paris) **191**, 871 (1930).
54. BRACHET, J.: Embryologie chimique. Paris 1947.
55. LETTRÉ, H.: Arzneimittelforsch. **1**, 3 (1951); Fortschr. Med. **69**, 301 (1951).
56. LETTRÉ, H., R. LETTRÉ u. CH. PFLANZ: Z. physiol. Chem. **286**, 212 (1950).
57. LETTRÉ, H., R. LETTRÉ u. CH. PFLANZ: Z. physiol. Chem. **286**, 138 (1950).
58. HEIDENHAIN, M.: Plasma und Zelle. Jena 1907.
59. V. ENGELHARD, W.: C. r. Acad. Sci. (USSR) **30**, 644 (1941).
60. SZENT-GYÖRGYI, A.: Chemistry of muscular contraction. New York 1947.
61. WEBER, H. H.: Erg. Physiol. **47**, 369 (1952); Biochimica et Biophys. Acta **10**, 628,629 (1953).
62. SCHOETENSACK, W.: Naturwiss. **35**, 285 (1948).
63. LETTRÉ, H., u. W. FRITSCH: Diss. Göttingen 1950.
64. MEYERHOF, O.: Arch. of Biochem. **17**, 153 (1948).
65. LETTRÉ, H., u. M. ALBRECHT: Naturwiss. **38**, 547 (1951).
66. LETTRÉ, H., R. LETTRÉ u. CH. PFLANZ: Naturwiss. **38**, 70 (1951).

67. DIRSCHERL, W.: Biochem. Z. **320**, 199, 228 (1950).
68. LETTRÉ, H., R. LETTRÉ u. CH. PFLANZ: Naturwiss. **38**, 214 (1951). — LETTRÉ, H., CH. LANDSCHÜTZ u. J. NOBEL: Klin. Wschr. **1951**, 555.
69. LETTRÉ, H.: Vortrag New York, XII. Internat. Chemiekongreß 1951, 294.
70. SCHÖNFELD, J.: Dermat. Wschr. **1951**, 837.
71. HIRSCH, H.: Dermat. Wschr. **1951**, 389.
72. LETTRÉ, H.: Angew. Chem. **55**, 165 (1942).
73. LETTRÉ, H.: Z. physiol. Chem. **286**, 138 (1950); Z. Krebsforsch. **57**, 1 (1950).
74. ROEDER, F.: Dtsch. Z. Nervenheilk. **166**, 189 (1951).
75. HARTWELL, J., and M. J. SHEAR: Cancer Res. **7**, 716 (1947). — ORMSBREE, R. A., and J. CORNMAN: Cancer Res. **7**, 717 (1947).
76. BLAICH, W.: Med. Klin. **1946**, 324.
77. LETTRÉ, H., u. H. H. HIRSCH: Z. Krebsforsch. **58**, 621, 646 (1952).
78. WARBURG, O.: Über den Stoffwechsel der Tumoren. Springer 1926.
79. LETTRÉ, H.: Die Medizinische **1953**, 897.
80. KOCH, FR. E.: Z. Krebsforsch. **53**, 331 (1943).
81. SILBERSTEIN, M.: Z. exper. Med. **55**, 78 (1927).
82. BRÜNINGS, W.: Münch. med. Wschr. **1941**, 117.
83. LETTRÉ, H.: Naturwiss. **40**, 109 (1953).
84. HUGHES, A.: The mitotic cycle. London 1952.
85. DITTMAR, C.: Z. Krebsforsch. **49**, 515 (1939).
86. LETTRÉ, H.: Naturwiss. **39**, 483 (1952).
87. LETTRÉ, H.: Z. Krebsforsch. **57**, 1 (1950).
88. LETTRÉ, H., W. HAEDE u. L. SCHÄFER: Z. physiol. Chem. **290**, 298 (1952).
89. LETTRÉ, H., W. HAEDE u. E. RUHBAUM: Liebigs Ann. **579**, 123 (1953).
90. LETTRÉ, H., u. R. DOBLER: Diss. Heidelberg.
91. HABER, F., and J. WEISS: Proc. Roy. Soc. (London) A **147**, 332 (1934).
92. HEILMEYER, L.: Naturwiss. **37**, 58 (1950).

# Eigenschaftsänderungen von Tumorzellen*.

Von

HANS LETTRÉ (Heidelberg).

Mit 3 Textabbildungen.

Die Fragestellung nach den Eigenschaftsänderungen von Tumorzellen kann unter 3 Gesichtspunkten behandelt werden, wobei wahrscheinlich der inneren Ursache nach gleichartige Phänomene vorliegen:

1. morphologische Änderungen von Tumorzellen,
2. Änderungen der genetischen Konstitution von Tumorzellen,
3. Änderungen, die sich in der Reaktionsweise auf exogene Faktoren ausdrücken.

Die ersten beiden Punkte können nur kurz gestreift werden. In älterer (1) wie in neuester Zeit sind Fälle von Tiertumoren beschrieben worden, die zunächst eindeutig als Carcinome angesehen werden mußten, die sich aber im Laufe von Transplantationsserien oder in der Gewebekultur in Zellen von sarkomatösem Typ umwandelten. Über die morphologischen Befunde bei der Explantation von Tumorzellen gibt M. v. MÖLLENDORFF (2) eine Zusammenstellung. EARLE (3) beschreibt kürzlich die Züchtung eines Hepatoms, eines Schilddrüsentumors und eines Melanoms in vitro. Nach mehreren Züchtungspassagen wurden die Kulturen wieder auf Tiere transplantiert und lieferten hierbei Tumoren, die als Sarkome diagnostiziert wurden. EARLE läßt 3 Möglichkeiten der Erklärung offen: 1. die Ausgangstumoren enthalten schon Sarkomzellen; 2. die Carcinomzellen haben eine Umwandlung durchgeführt; 3. in der Gewebekultur haben Fibroblasten die Tumorzellen überwuchert und eine Malignisierung erfahren. Die Umwandlung eines Mäusecarcinoms bei der Züchtung auf befruchteten Hühnereiern in einen Mischtumor beobachteten TAYLOR und CARMICHAEL (4). Im Laufe von 98 Transplantationsserien auf Mäusen konnten GOLDFEDER und NAGASAKI (5) den Übergang eines Mammacarcinoms in ein Sarkom verfolgen. Im Sinne von EARLE (2) müssen wir es auf diesem Gebiet offenlassen, ob es sich hier um Auslese oder um Zellumwandlungen der Carcinomzellen oder der Stromazellen handelt.

Zum zweiten Punkt der Umwandlung der genetischen Konstitution von Spontantumoren sei an die klassischen Untersuchungen von LITTLE (6), STRONG (7) und BITTNER (8) erinnert. Ein auf homozygoten Tieren entstandener Spontantumor erweist sich als nur auf homozygote Tiere 100%ig transplantierbar; auf heterozygoten Tieren wächst er gar nicht, auf $F_2$-Tieren, die durch Kreuzung mit dem homozygoten Stamm erhalten wurden, in einem bestimmten Prozentsatz, der für eine Beteiligung einer größeren Zahl von genetischen Faktoren an dem Impferfolg spricht. Bei fortgesetzten Transplantationsserien kann der Tumor

---

* Referat, gehalten auf der Geschwulstforschertagung in Marburg am 30.5.53.

seine Eigenschaften ändern, so daß eine geringere Zahl genetischer Faktoren den Transplantationserfolg gewährleistet und schließlich kann eine Transplantation auf heterozygote Tiere möglich werden. In neuerer Zeit sind ähnliche Versuche von Barret und Deringer (9) beschrieben worden. Wir haben so die Abwandlung des Tumors vor uns von einer Malignität, die sich zunächst nur dem Individuum oder homozygoten Tieren gegenüber äußert, die sich im Laufe der Transplantationen in eine Malignität gegenüber genetisch verwandten Tieren in verschiedenem Grade ändert und schließlich in eine Malignität gegenüber allen heterozygoten Individuen der gleichen Art übergeht. Diese Ergebnisse zeigen, daß Tumoren in einem ständigen Prozeß der Eigenschaftsänderungen begriffen sind — von sehr kleinen Eigenschaftsänderungen, die morphologisch nicht erkennbar sind —, deren Entdeckung von der angewendeten Untersuchungsmethodik, hier der genetischen, abhängig ist.

Die Fragestellung, welche ich in meinem Referat besonders hervorheben möchte, ist die dritte, nach Eigenschaftsänderungen, die sich in der Reaktionsweise auf exogene Faktoren ausdrücken. Ein besonders schönes Beispiel für die Rolle extracellulärer Faktoren geben Befunde von Purves (10) über einen Schilddrüsentumor der Ratte, der sich nur auf Ratten des Inzuchtstammes züchten läßt, wenn diese thyreodektomiert sind oder Methylthiouracil erhalten. Im Laufe der Transplantationen entwickelte sich eine Tumorlinie, die auch auf Ratten mit Schilddrüse oder ohne Gabe von Methylthiouracil wuchs, ein Befund, der von allgemeinerem Interesse ist, daß ein Tumor zunächst nur bei einer hormonalen Störung wächst, sich aber dann so verändern kann, daß er hiervon unabhängig wird. Die meisten Beispiele in dieser dritten Gruppe kommen aus dem Gebiet der Bemühungen um die chemotherapeutische Beeinflussung der Tumoren.

Im allgemeinen Sprach- und Denkgebrauch pflegen wir einer idealisierten Normalzelle eine ebenso idealisierte Tumorzelle gegenüberzustellen, in der stillschweigenden Annahme, daß es eine für alle Arten von Tumorzellen gemeinsame Unterscheidung von der Normalzelle gibt. Die Problemstellung einer Wachstumshemmung von Tumorzellen durch exogene Faktoren wird darin gesehen, eine Substanz zu finden, die bei möglichst geringem Effekt auf die Normalzelle einen möglichst großen Effekt auf die Tumorzelle besitzt. Die umfangreichen experimentellen Arbeiten über eine Möglichkeit der chemotherapeutischen Beeinflussung des Tumorwachstums haben aber gezeigt, daß wir mit dem verallgemeinernden Begriff „Tumorzelle" eine wahrscheinlich unzulässige Vereinfachung machen, da bei der Verwendung mehrerer Typen von Tiertumoren es sich herausstellt, daß bestimmte chemische Faktoren eine Gruppe von Tumoren hemmen, eine andere jedoch unbeeinflußt lassen. Diese Tatsache hat dazu geführt, daß man in Amerika für chemotherapeutische Untersuchungen ein sog. "Cancer-Spectrum" (11) verwendet, d. h. eine Serie von verschiedenen Tiertumoren, an der der Effekt einer Substanz erprobt wird. Als Beispiel der verschiedenen Wirkung verschiedener Substanzen an verschiedenen Tumoren zeigt Tabelle 1 die vergleichende Untersuchung von 8-Azaguanin, Triäthylenmelamin, Aminopterin und Stickstofflost. Man sieht, wie jeder Tumor sich diesen verschiedenen Substanzen gegenüber verschieden verhält. Ein gewisses Verständnis für die Wirkungsunterschiede hat man durch Fermentuntersuchungen im Falle des 8-Azaguanins (Formel I) erhalten; diejenigen Tumoren, die widerstandsfähig gegenüber dieser

Substanz sind, besitzen ein Ferment, das die Verbindung in das unwirksame
8-Azaxanthin (Formel II) überführt. Diejenigen Tumoren, die dieses Ferment
nicht besitzen, werden von diesem Faktor gehemmt (*12*). Dies nur als ein Beispiel
einer Möglichkeit der Deutung des unterschiedlichen Verhaltens verschiedener
Tumoren.

*Tabelle 1.*

| Tumoren | Azaguanin | Triäthylen-melamin | Aminopterin | N-Lost |
|---|---|---|---|---|
| Mäusesarkom 180 . . . . . . . | — | ± | + + | ± |
| EO 771 . . . . . . . . . . . . | + + | — | + | ± |
| Melanom . . . . . . . . . . . | — | — | ± | — |
| Osteosarkom . . . . . . . . . | — | + | — | + + |
| Lymphosarkom . . . . . . . . | — | — | + + | ± |
| Rattensarkom 39. . . . . . . . | — | + + + | + + + | + + + |
| Flexner-Jobling-Carcinom . . . | — | + + + | — | + + + |
| Walker 256 . . . . . . . . . . | — | + + + | + + + | + + + |

— keine Hemmwirkung, + + + starke Hemmwirkung.

Neben dieser Tatsache spielen nun in zunehmendem Maße Beobachtungen
über eine Resistenzentwicklung von Tumorzellen eine große Rolle. Man beobachtet, daß eine Substanz, die zunächst das Wachstum eines bestimmten
Tumors stark hemmt, schließlich keine Wirkung mehr ausübt, d. h. daß der
Tumor seine Eigenschaften geändert hat. Für die Deutung der Eigenschaftsänderung der Tumorzelle gibt es 4 Möglichkeiten:

1. Adaptation, d. h. Anpassung an das veränderte Milieu; diese sollte reversibel
sein und bei Absetzen der Einwirkung wieder verschwinden.

2. Die Mutation, und zwar eine durch das Agens selbst induzierte, bei der
dieses weiterhin Selektion bewirkt.

3. Eine von dem Agens unabhängige, aber zur Zeit seiner Einwirkung statt-
findende Mutation, wobei das Agens nur die Selektion bewirkt und

4. die einfache Selektion mit der Annahme, daß die Tumorzellen von vornherein eine gemischte Population von Zellen verschiedenen Empfindlichkeits-
grades darstellen.

In den Fällen 2—4 sollte die Eigenschaftsänderung irreversibel sein.

Eine eingehende Analyse des Resistenzphänomens bei einem Tiertumor verdanken wir Law (*13*) im National Cancer Institute, Bethesda, der die Wirkung
von Folsäureantagonisten auf eine Mäuseleukämie untersucht hat. Die in den
Nachkriegsjahren als wichtiges Vitamin erkannte Folsäure (Formel III) geht in
die eigentliche Wirkform des Leukovorins über (Formel IV). Man weiß, daß die
Formylgruppe des Leukovorins bei der Bildung der Purine und Pyrimidine eine
wichtige Rolle spielt und die Folsäure daher für den Nucleinsäurestoffwechsel
von großer Bedeutung ist. Es sind eine Reihe von Abwandlungsformen der
Folsäure dargestellt worden wie Aminopterin, Amethopterin (Formel V) u. a.,
die eine antagonistische Wirkung zur Folsäure haben und demgemäß das Wachstum folsäurebedürftiger Zellen hemmen. Trotzdem es sich hier um eine ganz
fundamentale Zellreaktion handelt, ist doch die Resistenzentwicklung auch gegen
diese Antifolsäuren möglich. Ich kann nicht auf die bisherigen Versuche der
Deutung dieser Resistenzentwicklung eingehen, sondern möchte nur einen grundsätzlichen Versuch von Law (*13*) beschreiben, der eine Entscheidung zwischen

den oben besprochenen 4 Möglichkeiten der Zellveränderung gestattet. Law züchtete eine in der 106. Transplantation befindliche Mäuseleukämie über 7 Transplantationsserien in 15 Einzellinien und verwendete dann in der 8. Transplantation alle 15 Unterlinien dieses Tumors zu einer Untersuchung über ihr Verhalten gegen Amethopterin. Das Ergebnis war, daß nur 6 der 15 Linien Empfindlichkeit zeigten, 7 Linien in der gleichen Größenordnung wie die unbehandelten Kontrollen wuchsen, d. h. resistent geworden waren und daß 2 Linien sogar schneller unter

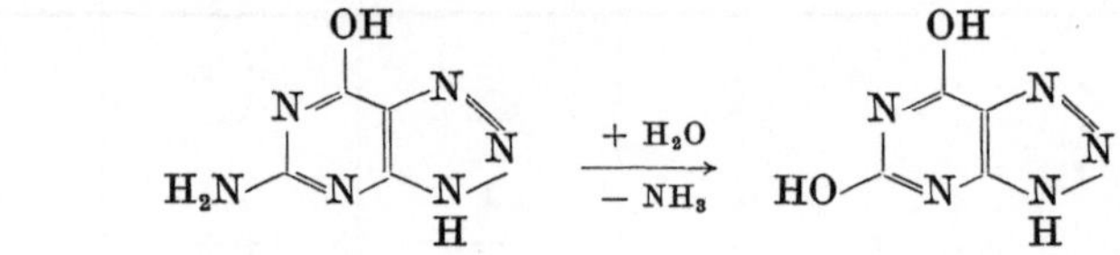

I. 8-Azaguanin, wirksam     II. Azaxanthin, unwirksam

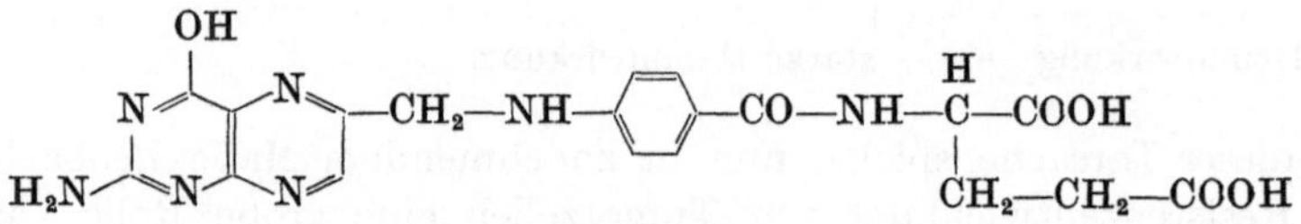

III. Folsäure

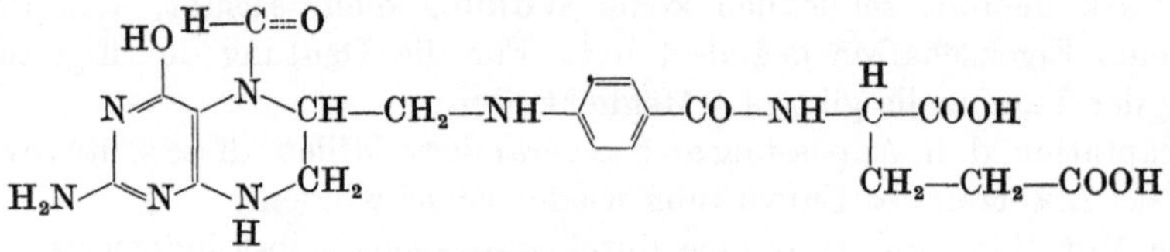

IV. Leukovorin

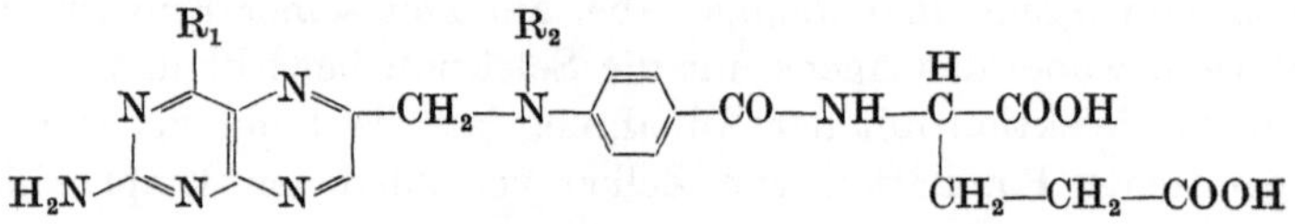

V. $R_1 = -NH_2$; $R_2 = -H$ : Aminopterin
$R_1 = -OH$ ; $R_2 = -CH_3$: Amethopterin

der Injektion wuchsen, d. h. Abhängigkeit von dem Agens erlangt hatten. Für die grundsätzliche Fragestellung bedeuten diese Ergebnisse, daß die Eigenschaftsänderung unabhängig von dem Agens während der Transplantationsserien vor sich gegangen sein muß, daß es sich also nicht um eine Adaptation oder induzierte Mutation handeln kann, sondern um Spontanmutationen, die unter der Einwirkung des Agens als Selektionsagens in den Vordergrund gekommen sind. Obwohl wir die anderen Möglichkeiten der direkten Beteiligung des exogenen Faktors in anderen Fällen damit nicht ausschließen können, so weisen die Befunde von Law darauf hin, daß wir bei der Dauerzüchtung von Tumorzellen mit einer, vielleicht von Zellart zu Zellart wechselnden Rate an Spontanmutationen zu rechnen haben.

Wir sind von einer anderen Seite her zu einer Bearbeitung der Problemstellung des Verhaltens von Impftumoren unter ständiger Einwirkung exogener Faktoren gekommen. Bei der Einwirkung von Colchicin oder N-Methylcolchicamid auf den EHRLICHschen Mäuseascitestumor beobachten wir in den Zellen eine Arretierung der Mitosen in der Metaphase, wobei sich später aus den zerstreuten Chromosomen kleine Einzelkernchen bilden (*14*). Wir haben uns nun für die Frage interessiert, ob es möglich ist, 100% der Zellen des Mäuseascitestumors in Form von arretierten Metaphasen oder deren Folgezustände zu bringen und ob die derartig veränderten Zellen noch virulent sind. Wir fanden zunächst, daß man durch fraktionierte Gabe der Stoffe eine wesentlich größere Wirkung erzielen kann, daß wir aber bei allen Variationen die Zahl der morphologisch

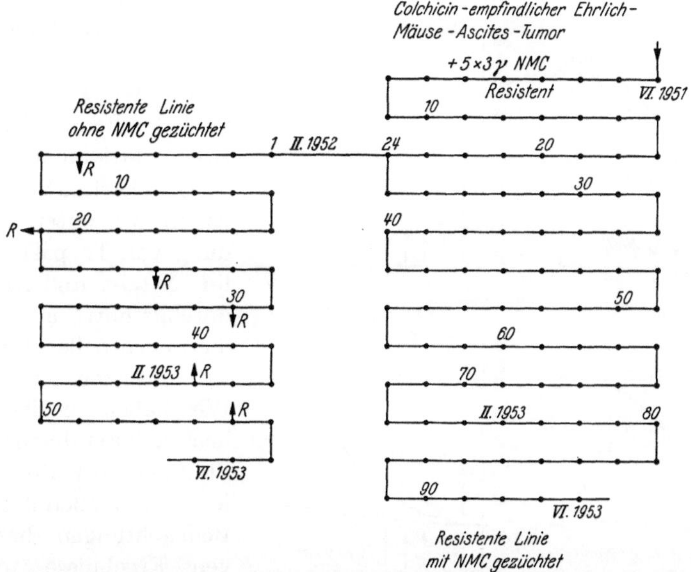


Abb. 1. Verimpfungsschema der gegen N-Methylcolchicamid (NMC) und Colchicin resistenten Linie des EHRLICHschen Mäuseascitestumors mit weiterer Injektion von NMC. Von der 24. Passage wurde eine Linie abgezweigt, die ohne weitere Injektion von NMC gezüchtet wird. Bei *R* wurde jeweils ein Probeversuch abgezweigt, in dem das Vorhandensein der Resistenz gegen NMC nachgewiesen werden konnte.

veränderten Zellen nicht über 95% steigern konnten (*15*). Es handelt sich jetzt um die Frage, ob es grundsätzlich unmöglich ist, dieses Ziel zu erreichen, oder ob dieser Tumor aus Zellen unterschiedlicher Empfindlichkeit besteht. Wir haben aus diesem Grunde einen mit Colchicin oder N-Methylcolchicamid behandelten Ascitestumor wieder überimpft und wieder behandelt, um zu prüfen, ob auch die zwar morphologisch nicht erkennbar veränderten Zellen doch eine Schädigung ihrer Vitalität erlitten haben. Die ersten derartigen Transplantationsserien führten zu einem völligen Verlust der Vitalität der Zellen, so daß diese Transplantationsserien in der 6. und 7. Passage zu Ende kamen. In einem Falle jedoch wurde das Auftreten einer resistenten Form beobachtet, die wir in ständigen Transplantationen unter Wiederholung der Injektion von N-Methylcolchicamid aufrechterhalten (*16*). Diese Linie befindet sich jetzt in der 94. Transplantationsfolge unter ständiger Weiterbehandlung. Von der 24. Transplantation haben wir eine Linie abgezweigt, die ohne weitere Injektion von N-Methylcolchicamid gehalten wird und in Proben verschiedener Transplantationsfolgen auf die Erhaltung der Resistenz untersucht wird. Diese läßt sich bisher noch in der 55. Passage nachweisen, d. h. die Resistenz ist irreversibel (s. Abb. 1). Als Beispiel zeigt Abb. 2 das Verhalten der Gewichtskurven der resistenten Form im Vergleich zu dem empfindlichen Ascites gegenüber N-Methylcolchicamid. Man sieht, daß dieser Stoff hier überhaupt keine Wirkung ausübt. Die Resistenz ist aber spezifisch, gegen andere Agentien zeigt auch diese colchicinresistente Form noch Empfindlichkeit. Abb. 2 zeigt die Reaktion gegen Patulin, ein Antibioticum aus Penicillium patulum (*17*). Eine Deutung der Colchicinresistenz ist bisher noch nicht möglich. Der Tumor teilt sich mitotisch und die Zellen besitzen auch eine Zellspindel. Über die Häufigkeit des Auftretens derartiger Resistenzformen können wir bisher aus 10 unabhängigen Untersuchungsserien nur ersehen, daß in der Mehrzahl der Fälle ein Erlöschen der Vitalität der Zellen stattfindet.

Gleichartige Versuchsserien haben wir unter der Anwendung von Trypaflavin, Patulin, N-Lost und Aminopterin durchgeführt, um auch hier die eventuelle Entwicklung von Resistenz zu studieren. Wir haben in diesen Fällen noch keine stabilen resistenten Stämme erhalten können, jedoch schließen nach unseren Beobachtungen diese negativen Ergebnisse nicht aus, daß eines Tages auch hier Resistenzformen entwickelt werden können.

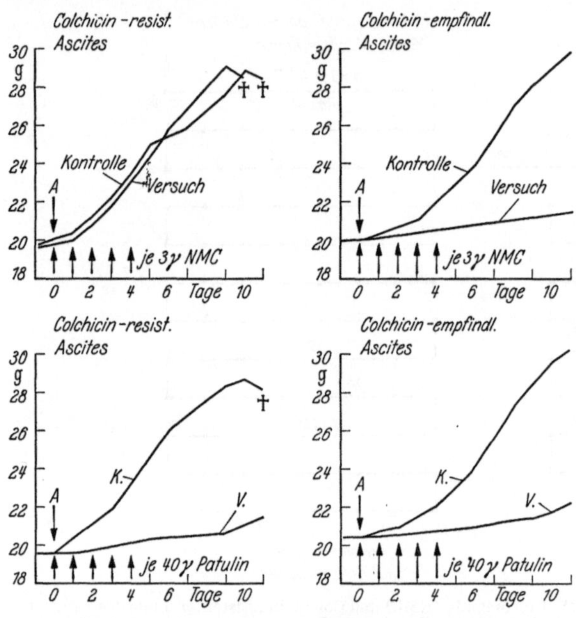


Abb. 2. Verhalten des colchicinempfindlichen und -resistenten Ascitestumors gegen N-Methylcolchicamid und Patulin. Testmethode nach H. Lettré (*28*).

Zu einem anderen Fall einer Eigenschaftsänderung von Tumorzellen unter ständiger Einwirkung exogener Faktoren wurden wir durch die Untersuchungen von Sonneborn (*18*) in den USA über plasmatische Faktoren in Paramäcien geführt. Sonneborn entdeckte bei der Untersuchung von Paramäcien eine Zellgruppe, die Killer-Eigenschaft besitzt, d. h. eine Substanz an das Milieu abgibt, welche eine andere Zellgruppe, die empfindlichen Zellen abtötet. Sonneborn fand bei der Analyse dieses Phänomens, daß die Zellen mit Killer-Eigenschaft plasmatische Partikel, sog. $\varkappa$-Partikel, enthalten, und zwar mehr als 256. Die empfindlichen Zellen enthalten keine oder weniger als 256 $\varkappa$-Partikel. Bei normaler Zellvermehrung bleiben sie Killer, während durch eine beschleunigte Zellvermehrung eine Herabminderung der Zahl der $\varkappa$-Partikel erreicht werden kann und diese in empfindliche Zellen umgewandelt werden. Bei normaler Vermehrung gehen diese empfindlichen Zellen aber wieder in Killer-Zellen über. Hieraus folgt, daß wir bei den empfindlichen Zellen zu unterscheiden haben zwischen solchen, die potentiell Killer sind, d. h. eine unterschwellige Zahl an Plasmapartikeln besitzen und solchen, die permanent empfindlich sind, die gar keine Plasmapartikel besitzen. Diese Befunde von Sonneborn regten dazu an zu prüfen, ob vielleicht einzelne Zellbestandteile der Tumorzelle einen unterschiedlichen Temperaturkoeffizienten der Vermehrung haben, so daß Eigenschaftsänderungen erzielt werden können. Wir haben daher seit 1950 Versuche darüber durchgeführt, wie sich der Mäuse-Ascitestumor von Tieren verhält, die bei einer erhöhten Außentemperatur gehalten werden. Erste Versuche zeigten, daß eine Wiederholung der Transplantationen des Tumors auf Tiere bei erhöhter Außentemperatur notwendig ist, um eine Verminderung der Wachstumsgeschwindigkeit des Tumors sichtbar werden zu lassen (*19*). Wir haben diese Versuche seit Oktober 1951 in einem Dauerstamm fortgesetzt, bei dem der Tumor auf Tieren gehalten

wird, die sich bei einer Außentemperatur von 35° befinden. Es resultiert eine Abnahme der Wachstumsgeschwindigkeit, und von der 6. Passage ab bewegt sich diese jetzt auf einem deutlich niederen Niveau im Vergleich zu dem Ascitestumor, der ständig bei 20° gehalten wird. Von Interesse ist, daß die Rückverimpfung des 35°-Tumors auf Tiere bei Raumtemperatur zunächst noch eine Wachstumsgeschwindigkeit im Bereich des ständig bei 20° gehaltenen Tumors ergibt. Im Laufe der wiederholten Passagen aber gleicht sich die Wachstumsgeschwin-

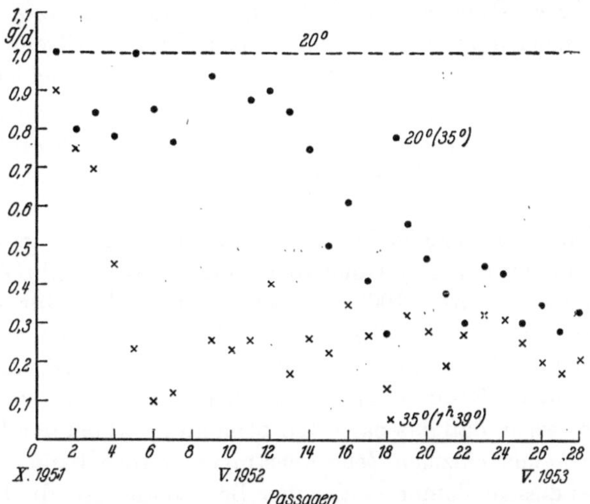


Abb. 3. Wachstumsgeschwindigkeit, ausgedrückt als durchschnittliche Gewichtszunahme in Gramm je Tag, des Mäuseascitestumors auf Tieren bei Raumtemperatur (gestrichelte Kurve, Durchschnittswert) und auf Tieren, die ständig bei einer Außentemperatur von 35° gehalten werden und täglich 1 Std. auf 39° überwärmt werden (×). Die Punkte zeigen die Werte bei der Verimpfung des Tumors von überwärmten Tieren der vorhergehenden Passage auf Tiere bei Raumtemperatur.

digkeit mehr und mehr der des Tumors auf bei 35° gehaltenen Tieren an (Abb. 3). Unsere Versuche gestatten bisher keine Aussage darüber, ob die Gedankengänge, die uns zu diesen Versuchen veranlaßten, richtig sind, jedoch erscheint es mir begründet, die Ergebnisse dieser langwierigen Versuche im Zusammenhang mit diesem Referat zu erwähnen.

Die angeführten Beispiele zeigen, daß wir bei ständigen Transplantationen von Tumorzellen mit einer ständigen Eigenschaftsänderung zu rechnen haben. Es ergibt sich daraus die wichtige Problemstellung, ob wir Möglichkeiten haben, eine Konstanz der Eigenschaften zu kontrollieren. Ich möchte hierfür neben den Kriterien der Empfindlichkeit oder Resistenz gegen exogene Faktoren oder anderen biochemischen Kennzeichen cytologische Untersuchungen erwähnen, deren Bedeutung für die Krebsforschung in den nächsten Jahren wesentlich zunehmen wird.

Untersuchungen über die Chromosomenzahl von Tumorzellen sind oft durchgeführt worden und haben die Abweichungen von der Konstanz der Chromosomenzahl aufgezeigt. Darüber hinaus sind durch Arbeiten von MAKINO (*20*) in Japan und von BAYREUTHER (*21*) in Deutschland an hierfür geeigneten Zellen

Chromosomenveränderungen gefunden worden. Eine Gegenüberstellung des Chromosomensatzes einer normalen Körperzelle der Maus mit dem der Zelle des Mäuseascitestumors zeigt einmal eine Vermehrung der Zahl der Chromosomen und weiter das Auftreten von 2 sog. V-Chromosomen (21). Untersuchungen über die Chromosomenzahl im Ehrlichschen Mäuseascitestumor sind gleichzeitig auch in Amerika (22) durchgeführt worden und merkwürdigerweise ist das Ergebnis grundsätzlich anders. Während der in Deutschland gehaltene Stamm hyperdiploid ist, ist der in Amerika gehaltene Stamm tetraploid (siehe Tabelle 2). Es ist von Interesse, daß ein Tumor, der das gleiche Etikett des Namens trägt, in 2 verschiedenen Unterlinien ganz fundamentale Unterschiede in der Chromosomenzahl zeigt, ein weiteres Beispiel für die Eigenschaftsänderungen, die Tumorzellen bei ständigen Transplantationsserien erleiden.

Von cytologischer Seite aus wird die Gewinnung konstanter Tumorlinien, d. h. mit möglichst gleichmäßiger Zahl von Chromosomen, gefordert. Die beste experimentelle Möglichkeit, um dieser Forderung gerecht zu werden, wäre die Züchtung von Klonen von Tumorzellen, also von Zellpopulationen, die sich von einer einzigen Tumorzelle ableiten. Bisher galt es als unmöglich, Tumoren mit einer einzigen Tumorzelle zu übertragen und bei den meisten Laboratoriumstumoren waren 10000—100000 Tumorzellen für einen Transplantationserfolg notwendig. Von diesem Befund ausgehend ist sogar eine allgemeine Theorie über die Krebsentstehung abgeleitet worden (23), deren Grundlagen aber experimentelle Befunde entgegenstehen. Einerseits gelang es Yoshida (24) nachzuweisen, daß das nach ihm benannte Sarkom der Ratte mit hohem Prozentsatz mit einer einzigen Zelle übertragen werden kann. Hiermit schien zunächst nur bei diesem Tumor — als einer Besonderheit — die Klonbildung möglich. Amerikanische Untersuchungen haben aber gezeigt, daß eine andere allgemeine Möglichkeit besteht, Klone auch der üblichen Laboratoriumstumoren herzustellen. Loefer (25) fand in Untersuchungen an einem Fibrosarkom der Ratte, daß dieses bei erwachsenen Tieren des von ihm verwendeten Rattenstammes mit 30% Erfolg anging und daß der gleiche Tumor bei 1—13 Tage alten Ratten doppelte Impfausbeute ergab. Hauschka (26) hat nun Einzelzellübertragungen verschiedener Mäusetumoren auf 2—3 Tage alte Mäuse vorgenommen und konnte einen Impferfolg von 4—40% erhalten. Obschon die Allgemeingültigkeit für alle Tumoren der weiteren Prüfung bedarf, so ist doch grundsätzlich damit gezeigt, daß diese wichtige Problemstellung gelöst werden kann. Wir sind Herrn Kollegen Hauschka sehr dankbar, daß er uns bei unserem Besuch in Philadelphia Ende März dieses Jahres seine Methodik mit allen Details gezeigt hat, so daß wir auch vor seiner ausführlichen Publikation schon in der Lage sind, Tumorlinien nach seiner Methode zu züchten. An einem bestimmten Ascitestumor konnte Hauschka zeigen, daß aus dem Ausgangstumor mit einer sehr breiten Verteilungskurve der Chromosomenzahl sich auf diese Weise 2 Linien erhalten ließen, die scharfe Gipfel bei der diploiden, bzw. tetraploiden Chromosomenzahl besaßen. In Zusammenhang mit den vorher besprochenen Phänomenen bedarf es wohl keiner Betonung, welche grundsätzliche Bedeutung diesen Ergebnissen künftig zukommt. Wir sind hierdurch in die Lage versetzt, neben anderem zu entscheiden, ob ein gegebener Tumor von vornherein ein Gemisch von Zellen unterschiedlicher Empfindlichkeit gegen ein Agens darstellt, oder ob diese

Eigenschaftsänderung sich erst im Laufe der Transplantationen unter oder ohne Beteiligung des Agens einstellt.

An einigen Beispielen, die keinen Anspruch auf Vollständigkeit erheben, wurde gezeigt, daß Tumorzellen in mehr oder minder ausgeprägtem Maße fortgesetzten Eigenschaftsänderungen durch Spontanmutationen unterworfen sind. Es hängt von den äußeren Bedingungen ab, ob diese Eigenschaftsänderungen bemerkbar werden. Das Phänomen der Resistenz gegen exogene Faktoren läßt sich zumindest teilweise in diese allgemeine Erscheinung einordnen.

Obschon das Phänomen der Resistenz in seinen Grundlagen dem bei Bakterien beobachteten entspricht und gleiche Methoden und Analysen wie bei diesen durchgeführt werden können, so ist doch ein wichtiger prinzipieller Unterschied nachdrücklich hervorzuheben. Die bei Bakterien entwickelte Resistenz gegen etwa Sulfonamide oder Antibiotica breitet sich mit der Infektion durch resistente Bakterien aus und nimmt daher ständig zu. Eine Resistenz bei Tumoren ist aber eine Individualresistenz und nur auf den individuellen Tumor beschränkt. Damit soll nicht die Bedeutung des Resistenzphänomens auch bei klinischen Untersuchungen unterschätzt werden, sondern im Gegenteil die Aufmerksamkeit des Klinikers auf dieses Phänomen gelenkt werden. Gerade die Möglichkeit, derartige Resistenzformen experimentell zu erzeugen, gibt uns die Möglichkeit zur Analyse der der Resistenz zugrunde liegenden biochemischen Ereignisse und ihrer Überwindung.

Die Frage der Differenz der verschiedenen Tumorarten in ihrer Reaktion auf verschiedene äußere Faktoren und die Wandelbarkeit, der Tumorzelle gegenüber exogenen Faktoren gibt uns ein pessimistisches Bild der Möglichkeiten der Tumorbeeinflussung, jedoch müssen wir gerade bei diesem Punkt angreifen, um weitere Fortschritte zu erzielen. Ich habe schon in früheren Publikationen (27) immer wieder darauf hingewiesen, daß Ergebnisse der Stoffwirkung auf Pflanzen, Bakterien oder niedere Organismen nicht auf die Verhältnisse bei Warmblüterzellen übertragen werden können, und die Ergebnisse der Krebsforschung zeigen uns in aller Deutlichkeit, daß sogar zwischen 2 Tumorarten oder den Zellen ein und desselben Tumors Unterschiede in der Empfindlichkeit bestehen, so daß hier der dem Stand unserer Kenntnisse entsprechende Ansatzpunkt weiterer Arbeiten zu sehen ist.

Für die experimentelle Forschung hat die Eigenschaftsänderung von Tumorzellen noch eine andere bisher nicht erwähnte Bedeutung. Untersuchungen über die Wirkung stofflicher Faktoren auf Tumoren werden nicht nur in den verschiedensten Laboratorien der Erde durchgeführt, sondern ziehen sich notwendigerweise über Zeiträume von Jahren oder Jahrzehnten hin. Wir selbst haben während meiner Tätigkeit in Heidelberg seit 1949 bisher 2758 Versuche mit dem Mäuseascitestumortest (28) durchgeführt. Für derartige Arbeiten ist es eine notwendige Voraussetzung zu wissen, daß ein Ergebnis eines Versuches von vor 4 Jahren noch mit einem heute durchgeführten Versuch vergleichbar ist, d. h., daß wir die Gewähr haben müssen, daß die Tumorzellen in dieser Zeit nicht eine Summe von Veränderungen durchgemacht haben und daß ihr Verhalten sich nicht weitgehend geändert hat. Bei den bisher verwendeten Methoden der Aufrechterhaltung von Transplantationstumoren ohne weitere Vorsichtsmaßnahmen ist diese Gewähr aber nicht gegeben und es daher notwendig, eine Standardisierung von

Tumorzellen nach anderen Methoden zu entwickeln. Für die Herstellung und Aufrechterhaltung konstanter Tumorlinien sind 2 grundsätzlich wichtige Methoden möglich:

1. die von uns verwendete Methode des chemischen Filters, d. h., daß man die Tumorzellen der ständigen Einwirkung eines exogenen Faktors aussetzt, womit zumindest eine teilweise Unterdrückung gewisser Zellarten möglich ist;

2. die Methode der Einzelzellübertragung von Hauschka (*26*).

Kriterien der Einheitlichkeit einer Tumorzellpopulation sind gegeben durch:

a) cytologische: Chromosomenzahl und Chromosomenveränderungen,

b) biochemische: Bestimmung allgemeiner oder spezifischer Fermentsysteme und

c) eine Empfindlichkeit gegen exogene Faktoren, wobei die Reaktion gegen verschiedene Standardsubstanzen zu prüfen wäre.

Ich glaube, daß diese Kriterien uns zunächst eine Basis für die Erzielung vergleichbarer und reproduzierbarer Ergebnisse geben können[1].

### Zusammenfassung.

Es werden Eigenschaftsänderungen von Tumorzellen besprochen, und zwar nach morphologischen und genetischen Kriterien und nach ihrer Reaktionsweise auf exogene Faktoren. Das Phänomen der Resistenzerwerbung gegen Hemmstoffe erscheint als ein Spezialfall der Fähigkeit der Tumorzelle zu Spontanmutationen. Zur Herstellung einheitlicher Tumorlinien scheinen 2 Methoden geeignet: die der ständigen Einwirkung exogener Faktoren und die der Einzelzellübertragung.

### Literatur.

1. Ehrlich, P., u. H. Apolant: Berl. klin. Wschr. 1905, 871.
2. v. Möllendorff, M.: Arch. exper. Zellforsch. 21, 411 (1938).
3. Earle, W. R.: J. Nat. Cancer Inst. (Bethesda) 12, 1057 (1952).
4. Taylor, A., and N. Carmichael: Cancer Res. 7, 78 (1947).
5. Goldfeder, A., and F. Nagasaki: Proc. Amer. Assoc. Cancer Res. 1, 19 (1953).
6. Little, C. C.: The genetics of tumor transplantation. Biology of the laboratory mouse. Philadelphia 1941.
7. Strong, L. C.: J. of Exper. Med. 43, 713 (1926); Z. Krebsforsch. 56, 208, 290 (1949).
8. Vgl. Bauer, K. H.: Das Krebsproblem. Berlin: Springer-Verlag 1949.
9. Barrett, M. K., and M. K. Deringer: J. Nat. Cancer Inst. (Bethesda) 11, 51 (1950); 12, 1011 (1952).
10. Purves, H. D., W. E. Griesbach and T. H. Kennedy: Brit. J. Cancer 5, 301 (1951).
11. Sugiura, K., and C. Ch. Stock: Amer. J. Med. 8, 658 (1950); Acta union. internat. contra cancer 7, 530 (1951); Cancer 5, 382 (1952).
12. Hirschberg, E., J. Kream and A. Gellhorn: Cancer Res. 12, 524 (1952). — Murray, M. R.: Proc. Amer. Assoc. Cancer Res. 1, 17, 42 (1953).
13. Law, L. W.: J. Nat. Cancer Inst. (Bethesda) 11, 849 (1951); Texas Rep. Biol. a. Med. 10, 571 (1952).
14. Lettré, H., R. Krapp u. M. Ochsenschläger: Z. Krebsforsch. 57, 142 (1950).
15. Lettré, H., u. H. Bergdolt: Z. Krebsforsch. 59, 68 (1953).
16. Lettré, H., u. W. Kramer: Naturwiss. 39, 117 (1952).
17. Vollmar, H.: Z. Hyg. 127, 316 (1947).— Lettré, H.: Angew. Chem. 62, 174 (1950).
18. Sonneborn, T. M.: Adv. Genet. 1, 263 (1947).

[1]) Mit Unterstützung der Deutschen Forschungsgemeinschaft werden von uns standardisierte Unterlinien des Mäuseascitestumors hergestellt und aufrechterhalten, die an Interessenten gegeben werden können.

19. Lettré, H., A. Mayer u. A. Schleich: Z. Krebsforsch. **57**, 665 (1951).

20. Makino, S.: Chromosoma (Heidelberg) **4**, 649 (1952).

21. Bayreuther, K.: Z. Naturforsch. **7b**, 554 (1952).

22. Levan, A., u. Th. S. Hauschka: Hereditas (Lund) **38**, 251 (1952).

23. Druckrey, H., K. Küpfmüller u. W. Trappe: Z. Krebsforsch. **56**, 407 (1949).

24. Vgl. Lettré, H.: Z. Krebsforsch. **59**, 287 (1953).

25. Loefer, J. B., and N. G. Gilles: Cancer **4**, 1259 (1951).

26. Hauschka, Th. S.: Proc. Amer. Assoc. Cancer Res. **1**, 24 (1953).

27. Lettré, H.: Z. physiol. Chem. **271**, 192 (1941); Naturwiss. **33**, 75 (1946); Fiat Rev. (Biochem. II) **1947**, 137; Z. Krebsforsch. **56**, 5 (1948).

28. Lettré, H.: Z. physiol. Chem. **268**, 59 (1941); **271**, 190, 192 (1941); Z. Krebsforsch. **57**, 1 (1950); Cancer Res. **13**, Suppl. **1**, 55 (1953).

## Diskussionsbemerkungen.

Beickert (Jena):

Dr. Beickert (Jena) hat sich zusammen mit Jorke mit dem Cyanat und Thiocyanat beschäftigt, zwei bisher wenig beachteten cytostatischen Substanzen. Beide Stoffe sind körpereigene Stoffe, und sie verdienen deshalb wohl ein ganz besonderes Interesse.

Die Vermutung, daß Cyanat die wirksame Komponente des Urethanmoleküls sein könne, taucht erstmalig in Arbeiten von Rose, Schütz und Dustin auf. Entscheidende Beweise dafür lagen zunächst nicht vor. Vor allem war es unklar, ob beim Abbau des Äthylurethans im *Organismus* Cyanat überhaupt entsteht. Es war lediglich bekannt, daß *in vitro* und auch da nur in alkoholischer oder ätherischer Lösung, nicht dagegen in wäßriger, Urethan leicht in Cyanat umgewandelt werden kann.

Wir selbst haben in Untersuchungen an der Medizinischen Universitätsklinik Jena gefunden, daß die nichthydrolytische Aufspaltung von Äthylurethan in Cyanat auch in wäßriger Lösung möglich ist. Wurden wäßrige Lösungen von Äthylurethan kurz aufgekocht, abgekühlt und dann mit einer eiweißfreien, dialysierten Methämoglobinlösung zusammengebracht, so konnte das typische Absorptionsspektrogramm des Cyanatmethämoglobins zum Nachweis gebracht werden.

Der direkte Nachweis von Cyanat in Körperflüssigkeiten und Geweben urethanvorbehandelter Tiere erwies sich als methodisch außerordentlich schwierig. Wir sind hier nur mit einer indirekten Methode zum Ziel gekommen, mit dem Cyanatnachweis von Nicloux und Welter. Wir bebrüteten defibriniertes Vollblut mit Zusatz von Urethan und einem Überschuß von Ammoniumionen im Brutschrank und fanden in diesen Proben einen signifikanten Anstieg der Harnstoffkonzentrationen. Fehlte der Zusatz von $NH_4$, so blieb der Anstieg aus. Das Ergebnis konnte nicht anders gedeutet werden, als daß beim Urethanabbau Cyanat anfällt, das sich mit $NH_4$ zu Ammoniumcyanat verbindet und dieses dann im Sinne der Wöhler-Reaktion in den ihm isomeren Harnstoff übergeht.

Es kann also angenommen werden, daß Äthylurethan auch im Organismus über das Cyanat abgebaut wird. Ob vollständig, wissen wir nicht, vielleicht spielt daneben noch eine hydrolytische Spaltung eine Rolle. Mit diesen Erkenntnissen ist nun die Grundlage für eine Cyanattheorie der antileukämischen Urethanwirkung geschaffen und es kann gesagt werden, daß eigentlich fast alles für eine solche Theorie spricht. Die biologischen Wirkungen von Urethan und Cyanat sind in vielerlei Hinsicht außerordentlich ähnliche: gemeinsam sind ihnen Mitosewirkungen, Fermentgiftwirkungen, Eiweißwirkungen, Wirkungen auf den Wasserhaushalt usw. Nur eines scheint gegen die Cyanattheorie der antileukämischen Urethanwirkung zu sprechen: nämlich die Tatsache, daß Cyanat selbst im therapeutischen Versuch bei Leukämien versagt. Es mag dies aber damit zusammenhängen, daß Cyanat wie alle anorganischen Anionen nur sehr schwer in die Zellen eindringen kann, während Urethan sehr gut permeiert und dann im Zellinnern Cyanat freisetzt.

Entscheidend für die Beantwortung der Frage, ob die Urethanwirkung eine solche von Cyanat ist, sind wohl Untersuchungen mit organischen Cyanatverbindungen. Lettré hat gefunden, daß Isocyanate in der Zellkultur außerordentlich urethanähnlich wirken. Ich benutze hier die Gelegenheit, um anzufragen, ob die gleichen Isocyanate inzwischen auch im Tierversuch (etwa bei leukämischen Mäusen) angewandt worden sind und wenn ja, was dabei herausgekommen ist.

Eine andere Frage: spielt das Cyanat als cytostatische Substanz sonst eine Rolle? Das ist durchaus denkbar. Eine Vermehrung des körpereigenen Cyanats findet sich vor allem bei der Niereninsuffizienz, da Cyanat nach Schütz mit Harnstoff in einem chemischen Gleichgewicht steht. Bei der chronischen Niereninsuffizienz gibt es nun, wenn sie im Wachstumsalter auftritt, eigentümliche Wachstumsstörungen, die wir als sog. „renalen Zwergwuchs" bezeichnen. Es kann sein, daß diese Wachstumsstörung durch die bei der Niereninsuffizienz zu findenden Erhöhungen der Cyanatkonzentrationen bedingt ist, denn Cyanatzufuhr führt im Tierexperiment zu einem ganz ähnlichen Zwergwuchs.

Daß sich auch das bösartige Tumorwachstum (Mäuseascites-Ca) durch Cyanat bis zu einem gewissen Grade hemmen läßt, haben wir in gemeinsamen Untersuchungen mit Siering dargetan.

Zum Thiocyanat: hier ist lediglich das O-Atom des Cyanats durch ein Schwefel-Atom ersetzt. Trotz dieser nahen chemischen Verwandtschaft weist das Thiocyanat eine ganz andersartige cytostatische Wirkung auf. Das allgemeine Körperwachstum und das Wachstum des Ascites-Ca der Maus wird nach unseren Untersuchungen nicht beeinflußt. Dagegen ist Thiocyanat ein ausgesprochenes cytostatisches Knochenmarkgift. Dies wurde schon 1943 von Lindberg und Mitarbeitern gefunden, aber wenig beachtet.

Wir haben jetzt in Jena diese cytostatischen Knochenmarkwirkungen näher untersucht. Hunde wurden einer chronischen Thiocyanatvergiftung unterworfen. Es kam nach einigen Wochen zu sehr beträchtlichen Anämien, während Leukocyten und Thrombocyten sich nicht veränderten. Die Reticulocytenzahlen fielen ab. Wir haben die Tiere dann getötet und das Sternalmark geschnitten. Dabei fanden sich schwere aplastische Veränderungen. In Quetschpräparaten kann man eine starke Linksverschiebung der roten Zellen feststellen und eine teilweise megaloblastenähnliche Umwandlung derselben.

Thiocyanat ist also ein Stoff, der zu Knochenmarkaplasien führt und zu gleichzeitiger Reifungsstörung der Erythropoese, weniger allerdings auch der Myelopoese. Die Wirkung auf die Erythropoese überwiegt aber bei weitem, denn es kommt niemals zu agranulocytotischen Bildern, wohl aber regelmäßig zu den genannten aregeneratorischen Anämien, die schließlich auch irreparabel werden können. Die Thrombopoese bleibt völlig verschont.

Klinische Bedeutung dieser Wirkungen: bei der Thiocyanatbehandlung der essentiellen Hypertonie kommen gelegentlich Anämien zustande, die in diesen cytostatischen Knochenmarkschäden ihre Erklärung finden. Weiterhin kann man aus der verhältnismäßig selektiven Wirkung auf die Erythropoese therapeutischen Nutzen ziehen, wenn man Thiocyanat bei der Polycythaemia vera anwendet. Darüber soll im Anschluß an das klinische Referat von Heilmeyer noch berichtet werden.


Eichler (Heidelberg):

In ihrer großen Arbeit haben Walpole, Hendry und Rose unter anderen Substanzen auch die Methylol-Melamin-Verbindungen untersucht. Ich selbst bin an die eigenen Untersuchungen herangegangen, ohne daß ich die betreffende Arbeit kannte und ich freue mich eigentlich nachträglich, daß ich davon keine Kenntnis gehabt habe, sonst hätte ich sie wahrscheinlich gar nicht unternommen. Vorher hatte Herr Lettré diese Methylol-Melamine unter die Lost-Verbindungen einrangiert, nach unseren Untersuchungen am Mäuse-Ascites-Tumor ist das nicht gut möglich. Auf dem Bilde sehen wir unsere Untersuchungen und Abzählungen. Diese Abzählungen erfolgten an einem Material von insgesamt 250000 Zellen, die in 20 verschiedene Gruppen untergeordnet worden sind. Wir haben bei einer einmaligen Injektion von Hexamethylol-Melamin keinen Effekt gesehen, erst bei viermaliger konnte man deutliche Effekte erzielen. Von der Gruppe B 1 ab gehen die Normalmitosen zurück und pathologische Mitosen treten an die Stelle. Ebenso bei B 2 sehen wir, daß eine Ablenkung des normalen Teilungsvorgangs an dieser Phase A und B nach diesem pathologischen Prozeß abgeht. Auf dem nächsten Bild sehen wir nun noch eine Reihe von anderen pathologischen Erscheinungen, die Zahl der zweikernigen und der mehrkernigen, ebenso wie die Zahl der Pyknosen nimmt zu. Der Angriffspunkt des Hexamethylol-Melamins wird also nicht dementsprechend sein, was wir vorher von Herrn Marquardt für Stickstoff-Lost gehört haben und den Bildern von Herrn Lettré. Bei den letzten Modifikationen halten wir es für möglich, daß auch direkte Plasmawirkungen nebenbei eine Rolle spielen. Nun möchte ich noch einige Bemerkungen zu Untersuchungen von Herrn Lettré anfügen, nämlich wie Walpole haben wir auch nicht nur mit dem Mäuse-Ascites-Tumor, sondern auch mit dem WALKER-Carcinom gearbeitet und können diese Befunde bestätigen, das heißt also, daß eine Wirksamkeit nur dann vorhanden ist, wenn man das Mittel unmittelbar nach der Implantation des Tumors verabfolgt, je später, desto schlechter ist die Wirkung. Weiterhin haben wir über 7 Generationen die Behandlung fortgesetzt, um zu prüfen, ob wir durch Auswahl einen aktiveren Tumor züchteten, jedoch das Wachstum war genau so wie bei den Kontrollen. Nun möchte ich noch an eine kleine Bemerkung, die dazu nicht gehört, anfügen, anschließend an den Hilferuf von Prof. LETTRÉ, über die Mitwirkung der Kliniker, bei der Testung von den verschiedenen anticarcinogenen Substanzen. Wir haben gesehen, daß ein Tumorspektrum vorhanden ist, daß also die Wirksamkeit bei den einen Tumoren nicht dieselbe ist, wie bei den anderen. Es könnte also durchaus sein, daß einzelne Tumoren beeinflußt werden durch eine anticarcinogene Substanz, und die anderen nicht. Ich habe nach dem Verfahren von PRIGGE und SCHELLING über die Mutungsgrenzen einige Rechnungen angestellt. Wenn wir annehmen, daß eine anticarcinogene Substanz eine Wirksamkeit von 10% oder 20% hat, dann müssen bei 20% mindestens 17, bei 10% aber 42 Patienten in die Behandlung genommen werden, damit mit Sicherheit ein Effekt eintritt. Eine Untersuchungsserie der Klinik zu beginnen mit 4—5 Patienten und davon schon ein Urteil über die Nichtwirksamkeit einer Substanz abzugeben, wäre hier statistisch verfehlt.

K. H. SCHMIDT (Höchst):

Wir machten (wie MARQUARDT) die Beobachtung, daß transplantable Benzpyrensarkome im Laufe der Passagen verschiedene Differenzierungsgrade mit auch verschiedener Transplantabilität aufweisen können. Zum Beispiel zeigten sich ursprünglich sehr unreife polymorphzellige Tumoren histologisch zeitweilig als Spindelzell- bzw. sogar Fibrosarkome. Dieses scheint nach bisherigen Beobachtungen vom Alter der Tiere, auf die transplantiert wird, wie vom Alter des Tumors, der transplantiert wird, abzuhängen. — Die Beobachtung morphologischer Formänderungen im Laufe von Passagen wurde schon von EHRLICH und Mitarbeitern, wie APOLANT besonders, gemacht. APOLANT beschrieb sogar Umwandlung von Carcinom in Sarkom (histologisch) ohne Änderung der „virulenten" Eigenschaften.

Ist es nur das Ziel der Chemotherapie, die Krebszellen zu töten oder gibt es nicht doch die allerdings schon öfter diskutierte Möglichkeit, eine maligne Geschwulst in eine gutartige, nicht mehr metastasierend und infiltrierend, zu wandeln? Es ist z. B. nach eigenen Beobachtungen am JENSEN-Sarkom in gewissen Fällen bei chemotherapeutischer Beeinflussung bis jetzt morphologisch nicht zu sichern gewesen, ob zerstörte Tumorzellen durch Infiltration von Granulationsgewebselementen (besonders Fibroplasten, Plasmazellen) ersetzt worden waren oder ob die Tumorzellen eine Umwandlung ihres morphologischen Charakters erfuhren.

Es wurden differierende Ergebnisse über die carcinogene Wirkung gleicher Substanzen aus der Literatur demonstriert, wobei an der methodischen Sauberkeit kein Zweifel bestehen kann. Die Unterschiede erklären sich wohl aus der Verwendung verschiedener Tierstämme mit verschiedener Spontantumorrate bzw. verschiedener Ansprechbarkeit auf carcinogene Substanzen. Es seien in diesem Zusammenhang Versuche von HANSEN und BICHEL erwähnt, wonach wichtige Therapeutica (Sulfonamide) als carcinogen gefunden wurden. Es waren Wistar-Ratten und verschiedene Mäusestämme für die Untersuchungen genommen worden. Daher ergab sich bei Tieren mit hoher Spontantumorrate eine Beschleunigung des Auftretens der Tumoren, bei Tieren mit niedriger Spontantumorrate eine Steigerung der Tumorrate um etwa 20%. Es ergibt sich akut die Frage, ob es berechtigt ist, auf Grund solcher Ergebnisse Substanzen allgemein als „carcinogen" zu deklarieren. Zumindest können auf diese Weise Therapeutica als carcinogen dastehen, auf die andererseits schwer verzichtet werden kann; wobei wir doch nicht sicher wissen, ob sie sich beim Menschen gleich verhalten. Es scheint also eine gewisse Vorsicht bei diesem ganzen Problem noch geboten.

Für die wechselnde Empfindlichkeit von Transplantationstumoren gegen Chemotherapeutica ist auch das Trypaflavin ein Beispiel. Wir beobachteten es in vielen Versuchen, in denen Trypaflavin als Vergleichssubstanz mitlief. Die Resistenzversuche von LAW und LETTRÉ sind hierfür wohl sicher die richtige Erklärung. — Diese Schwierigkeit des Vergleichs schon innerhalb desselben Tumors besteht ja bekanntermaßen in weit höherem Maße noch beim Vergleich zwischen Tumoren verschiedener Tierarten und besonders zwischen tierischem und menschlichem Malignom. Daß aber andererseits Beziehungen bestehen, zeigen schon die

Ergebnisse mit den Cytostaticis in Experiment und Klinik. Es wäre vielleicht an der Zeit, die menschlichen Tumoren mit denen unserer Versuchstiere in jeder nur möglichen und faßbaren Hinsicht zu vergleichen und in Form von Tabellen festzulegen. Dadurch erst könnte unsere chemotherapeutische Arbeit aus dem jetzigen Stadium des reinen Tierexperimentes einen auf den Menschen gerichteten teleologischen Charakter bekommen!


A. MÜLLER (Wien):

Es erscheint vielleicht angezeigt, der alten Frage nach Mitteln, welche die Strahlenempfindlichkeit von Tumoren erhöhen sollten, wieder mehr Beachtung zu schenken. Möglicherweise könnten die neueren Erkenntnisse der Cytologie für eine Vor-Selektion der zu prüfenden Substanzen ausgewertet werden. Ich möchte Herrn Prof. MARQUARDT bitten, sich darüber zu äußern.

HEILMEYER (Freiburg i. Br.):

Ich möchte eine kurze Bemerkung machen zu dieser sehr interessanten Feststellung von Herrn MÜLLER, daß die cytostatischen Stoffe unter Umständen schon auf den Ruhekern wirken, ohne daß man etwas im Zusammenhang mit der Teilung erkennen kann. Nun wäre das eine Sache, die uns sehr betrüben würde. Denn dann würden diese Stoffe auf sämtliche Organe wirken, der Zellen in Teilungsruhe, und wir hätten neben der Wirkung auf den Tumor mit ernstlichen Schädigungen der ruhenden Organzellen zu rechnen. Wir haben an unseren Ratten Versuche gemacht, um durch Überdosierung Schädigungen auch an anderen Organen zu sehen, und zwar haben wir das Triäthylenmelamin hundertfach überdosiert (Herr Prof. Dr. ALTMANN hat die histologische Untersuchung durchgeführt) und wir sahen lediglich Schäden an *den* Stellen, wo Proliferationen lebhaft vor sich gehen, nämlich im Knochenmark, am Hoden, am Lymphdrüsengewebe. Wir sahen aber keinerlei Schädigung an Leber, Pankreas, Niere, also an den ruhenden Geweben, jedenfalls relativ ruhenden Geweben. Das würde doch beweisen, daß eine Schädigung der ruhenden Zelle *nicht* vorliegt, sondern daß dieser Vorgang doch irgendwie mit der Proliferation im Zusammenhang stehen muß. Vielleicht trifft das Gift nur eine Phase der Zelle, die wir morphologisch noch nicht als in Teilung befindlich erkennen können, eine Vorphase, — und es ist ja wohl sicher, daß chemische Vorgänge schon vor der Teilung vor sich gehen, etwa DNS-Synthesen, also Dinge, die doch zweifellos die Möglichkeit bieten, daß sich hier Angriffspunkte ergeben, auch in einem Stadium, das morphologisch noch nicht als Teilung erkennbar ist. Aber daß die Veränderung irgendwie mit der Proliferation zusammenhängen muß, das ersieht man doch aus diesen Experimenten.

Nun zu Herrn LETTRÉ bezüglich der Resistenz. Ich bin sehr dankbar, daß Herr LETTRÉ das Resistenzproblem jetzt auch von seiten der Tierzellen beleuchtet hat. Das ist ja ein Problem, das die Chemotherapeuten schon seit langem kennen und ich möchte nur darauf hinweisen, daß hier schon eine sehr weitgehende Klarheit herrscht, so daß wir heute bestimmt wissen, daß es Spontanmutationen sind. Punkt drei und vier von Herrn LETTRÉ ist identisch. Wenn sich Resistente in einer Population finden, sind sie durch Spontanmutation entstanden, das ist bei den Bakterien eindeutig bewiesen. Wir kennen heute schon ganz genaue Gesetze, auf welchen biochemischen Wegen diese Resistenz sich vollzieht. Wir kennen bereits sieben Möglichkeiten, biochemisch klargestellt, wie eine solche Resistenz zustandekommt. Daß ein Enzym den Stoff gesteigert abbaut, ist nur *eine* Möglichkeit, und zwar eine sehr seltene sogar. Viel häufiger sind Bildungen von Gegenstoffen, Ausschaltungen von Fermenten usw. Wir sind heute durch die biochemische Erforschung der Bakterien schon außerordentlich weit fortgeschritten. Es ist kein Zweifel, daß die tierische Zelle und das Bacterium nicht so grundsätzlich verschieden sind, daß wir annehmen müßten, daß hier gänzlich andere Mechanismen eine Rolle spielen. Die schöne Mitteilung von Herrn PROYUIST (durch Frau LUDWIG) hat uns ja schon gezeigt, daß auch die Aminopterinresistenz offensichtlich zusammenhängt mit der Fähigkeit der Bakterien, in gesteigertem Maße Folsäure zu bilden. Genau dasselbe sehen wir bei der Sulfonamidresistenz, wo die Bakterienzelle die Fähigkeit gewinnt, in gesteigertem Maße Paraminobenzoesäure zu bilden. Übrigens hängt auch die Dependenz damit eng zusammen. Denn es gibt Stämme, die in solchem Überschuß Paraminobenzoesäure bilden, daß dadurch Fehlreaktionen bei der Treoninsynthese eintreten. Und man kann diese Sulfonamid-dependenten Stämme z. B. unabhängig von Sulfonamiden machen, wenn man Treonin zusetzt.

Also ich möchte nur darauf hinweisen, daß man hier ein Riesengebiet vor sich hat, das in der Bakteriologie schon bis zu gewissem Ausmaß gelöst ist. Man braucht sich nur da umsehen, dann hat man viele Lösungen schon vor sich.

Grundmann (Freiburg i. Br.):

## Beitrag zur DNS-Synthese im Interphasekern und zum Thema „Ruhekerngift-Wirkung".

Nach unseren Befunden an Lymphknotenpunktaten während der N-Lost-Therapie werden die Zellen entscheidend im Ruhekernstadium, also zwischen den Mitosen, geschädigt und gehen zugrunde, *ohne noch in eine weitere Teilung eingetreten zu sein (1).*

Diese These konnte in einer anderen Versuchsreihe, die ich z. T. als Gast bei Herrn Prof. Marquardt durchführte und deren Auswertung nahezu abgeschlossen ist, auch für die Wirkung der Röntgenstrahlen bestätigt und im einzelnen präzisiert werden. Es handelte sich um Röntgenbestrahlungen von Wurzelspitzen der Vicia faba, der braunen Bohne. In den mit verschiedenen Dosen bestrahlten Wurzelspitzen wurde am Schnittpräparat der Gehalt der Zellkerne an Desoxyribosenucleinsäure (DNS) bestimmt. Wir bedienten uns dabei der mikrophotometrischen Absorptionsmethode nach Pollister und Ris (1947) (2) an nach Feulgen gefärbten Zellkernen im monochromatischen Licht von 5440 Å. In dem Säulendiagramm der Abb. 1 ist in der oberen Reihe die normale Verteilung der Zellkern-DNS in einer unbehandelten Kontrolle aufgetragen. Man sieht, daß mit Ausnahme der kleinsten und größten Klassen alle DNS-Klassen (in relativen DNS-Einheiten) nahezu gleichmäßig besetzt sind, d. h. zwischen dem Telophasenwert (zwischen 14 und 16 DNS-Einheiten) und dem Prophasenwert (zwischen 28 und 30 DNS-Einheiten) nimmt die DNS nahezu linear zu.

Die zweite Säulenreihe veranschaulicht die DNS-Werte der Interphasekerne nach Bestrahlung mit 200 r bei Fixation 2 Std. nach der Bestrahlung. Jetzt finden sich 2 klare Häufungen: Eine bei 30 und eine bei 26 DNS-Einheiten. Bei Fixation nach 4 Std. tritt noch eine dritte Häufung bei 18 DNS-Einheiten auf. — Die große Zahl der Kerne in der Klasse von 30 DNS-Einheiten darf als Folge einer Teilungshemmung aufgefaßt werden: Die Zellen können nicht in die Mitose eintreten, sondern häufen sich im Bereich des DNS-Wertes der Prophasekerne als Interphasekerne an. So entsteht die bekannte „mitosefreie Zwischenzeit", worauf auch das Fehlen von Zellkernen mit dem halben Prophasewert, dem DNS-Wert der Telophasen, 2 Std. nach Bestrahlung mit 200 r hinweist. Im Gegensatz dazu müssen die beiden Häufungen bei 18 und bei 26 DNS-Einheiten als Zeichen einer Hemmung der DNS-Synthese in diesen Stadien gedeutet werden.

Die Ursachen dieser besonderen Strahlensensibilität der Zellen in 2 Stadien der Interphase konnten mit quantitativer Methodik allein nicht analysiert werden. Da es sich möglicherweise um

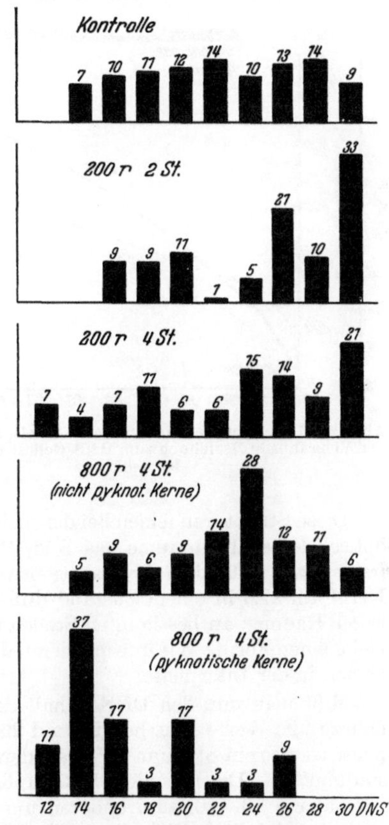



Abb. 1.
Verteilung der Interphasekerne in der Wurzelspitze von Vicia faba auf die DNS-Klassen vor und nach Röntgenbestrahlung mit 200 und 800 r (DNS-Werte in relativen Einheiten).

besondere strukturelle Verschiedenheiten der Kerne handelt, wurde eine genaue morphologische Untersuchung nichtbestrahlter Zellkerne vorgenommen. Dabei stellte sich heraus, daß die Interphasekerne der Vicia faba in 2 gut charakterisierten Zuständen vorliegen, die sich im wesentlichen durch die Gestalt der aus den Mitosechromosomen sich bildenden feulgenpositiven Fäden unterscheiden. Die Beobachtungen und Überlegungen, die wir in Zusammenarbeit

                    Die Wirkung cytostatischer Substanzen.

mit ALTMANN erarbeitet haben und ausführlich veröffentlichen werden, können hier nicht
im einzelnen dargestellt werden. Es sei hier nur betont, daß die chromosomalen Fäden
im Interphasekern in einem stark hydratisierten Zustand, dem "decondensed state" von RIS
und MIRSKY (3) vorliegen, und daß das durch fixationsbedingte Dehydratation entstehende
Bild des Zellkerns unter bestimmten Voraussetzungen Rückschlüsse auf den Vitalzustand der
Chromonemen erlaubt.

Der eine Kerntyp ist durch eine Vielzahl von feulgenpositiven Fäden charakterisiert, die
mehrfach umeinander gewunden sind, grundsätzlich jedoch von der durch sie gebildeten
Umrandung der Nucleolen radiär zur Kernmembran ziehen. Wir nennen diese Form wegen
der vergleichsweise vielen Fäden die „pleioneme" Form. Ihr steht eine andere gegenüber,
in der die Fäden spärlicher und bei Feulgenfärbung von verschiedener Intensität
sind und relativ große, optisch leere Räume einfassen. Wir sprechen hier von eine

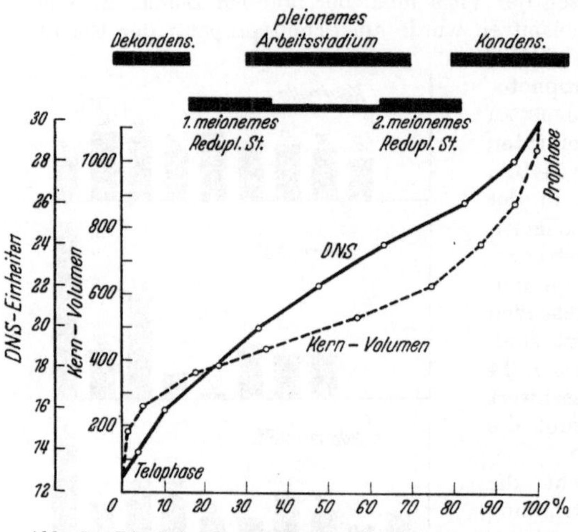


Abb. 2.  Die Interphasestadien im Wurzelspitzenmeristem
von Vicia faba in Beziehung zum DNS-Gehalt und zur Größe
der Zellkerne

„meionemen" Form. Dem morphologischen Unterschied entspricht ein Unterschied im Aufspaltungsgrad der Chromosomen: In der pleionemen Form sind die Chromosomen in wesentlich mehr Längs-Untereinheiten aufgespalten als in der meionemen.

Wichtig ist nun, daß in der pleionemen Form die gleichen Zeichen der Kernfunktion festgestellt werden können, wie sie ALTMANN an der Pankreaszelle der weißen Maus (4) und vor allem auch an der menschlichen Ganglienzelle (5) beobachtet hat, nämlich ein von den Chromosomen geleisteter Transport von Nucleolarsubstanz in das Cytoplasma. Man sieht kleine Kernkanälchen oder Nucleolarkügelchen, die weitgehend dem ALTMANNschen Befund an der Ganglienzelle entsprechen. Es handelt sich bei der pleionemen Form also um eine Funktionsform des Interphasekernes, um echte „Arbeitskerne".

Diese Strukturen fehlen bei der meionemen Form weitgehend. Hier bestimmen die großen,
optisch leeren Kernräume das Bild, Räume, die das aus den Chromosomen durch Fixation
freigesetzte kolloidale Hydratationswasser enthalten. Die Chromosomen liegen in dieser
Kernform also in einem Zustand differenter Hydratation vor, die entsprechend den großen,
leeren Räumen an bestimmten Stellen wesentlich höher ist als etwa in den Chromosomen der
pleionemen Form. Wir interpretieren dieses Bild als Ausdruck der Reduplikation der Chromonemen in der Interphase.

Mißt man nun den DNS-Gehalt der pleionemen „Arbeitskerne", so stellt man fest, daß
nahezu alle Werte zwischen 20 und 26 DNS-Einheiten liegen. Etwa in der Mitte der Interphase ist also ein Stadium mit besonders intensiver Kernfunktion zu beobachten, das „Arbeitsstadium". — Die meioneme „Reduplikationsform" verteilt sich bevorzugt auf 2 Gruppen:
Einmal um 16—20, zum anderen um 26 relative DNS-Einheiten. Das bedeutet: Vor und
nach dem Arbeitsstadium liegen Phasen besonders differenter Hydratation der Chromonemen
in ihrer Längsrichtung. Berücksichtigt man noch, daß die Telophase mit einer Dekondensation der Chromosomen in den Interphasekern übergeht, dieser seinerseits mit einer chromosomalen Kondensation in die Prophase einmündet, so gestattet diese morphologische Untersuchung, die Interphase der Wurzelspitze von Vicia faba in 5 Stadien aufzuteilen: Ein
Dekondensationsstadium nach der Telophase, ein erstes meionemes Reduplikationsstadium,
ein pleionemes Arbeitsstadium, ein zweites meionemes Reduplikationsstadium und ein
vorprophasisches Kondensationsstadium (vgl. Abb. 2).

Mit Hilfe dieser Unterteilung der Interphase läßt sich nunmehr die oben gezeigte besondere
Hemmung der DNS-Synthese nach Bestrahlung in 2 Stadien erklären. Auf Abb. 2 ist ersichtlich,

daß diese sensiblen Stadien bei 18 und bei 26 DNS-Einheiten den meionemen Reduplikationsstadien entsprechen. Über die allgemeine Störung der DNS-Synthese hinaus läßt sich also eine besondere Empfindlichkeit derjenigen Phasen erkennen, in denen, wahrscheinlich für die Reduplikation der Nucleoproteide, die Chromonemen in ihrer Längsrichtung different hydratisiert sind, und zwar vor allem stärker hydratisiert als in der pleionemen Form. Es scheint also eine direkte Beziehung zwischen der Strahlensensibilität und dem Hydratationsgrad der Chromosomen zu bestehen. Seit den Untersuchungen von v. HEVESY (6) ist die Störung der DNS-Synthese im Zellkern durch Röntgenstrahlen mehrfach bestätigt worden; unsere Befunde lassen nun im Hydratationsgrad der Chromosomen einen damit offenbar gekoppelten, für die Empfindlichkeit der Zellen gegen ionisierende Strahlen ebenfalls wichtigen Faktor vermuten.

Damit wird aber die einleitend hervorgehobene These präzisiert, daß die durch ionisierende Strahlen oder durch die sog. „radiomimetischen Gifte" geschädigten Zellen in der Regel direkt zugrunde gehen, ohne in eine Teilung eingetreten zu sein. Diese Auffassung erweitert die bisherige Formulierung der „Ruhekerngift"-Wirkung, wonach der gesetzte Schaden sich erst in der nächsten Zellteilung manifestiert und dabei den Zelltod einleitet [MARQUARDT (7)].

Unsere Ansicht wurde wesentlich durch klinische Beobachtungen angeregt, zu denen ich als Gast bei Herrn Prof. BOCK in der Medizinischen Universitätsklinik Marburg Gelegenheit hatte. So gelang es in einem Falle bei einer großzelligen Lymphosarkomatose im Lymphknotenpunktat bereits 4 Std. nach der ersten N-Lost-Injektion charakteristische Reaktionen an den Zellkernen festzustellen (1). Daneben waren aber sehr viele Kerne bereits einem irreversiblen Zerstörungsprozeß verfallen. Bei einer Mitoserate von wenigen Promille ist die Annahme, daß diese Zellen vor ihrem Untergang eine Mitose durchlaufen haben, unglaubhaft. Auch der häufig sehr eindrucksvolle Schwund von Lymphknotenschwellungen unter N-Lost-Therapie wird am besten durch eine unmittelbare Zerstörung der Zellen erklärt ohne vorherige Manifestierung der Schädigung in einer Mitose.

Überlegungen über die unterschiedliche N-Lost-Sensibilität der einzelnen Hämoblastosen hatten uns zu folgendem Ergebnis geführt (8): Eine feste Beziehung zwischen Mitoserate und Empfindlichkeit besteht nicht; denn die stark proliferierenden Myelosen etwa sind in der Regel viel weniger sensibel als z. B. die Lymphogranulomatosen, die häufig praktisch mitosefrei sind. Wir konnten aus der Medizinischen Klinik Marburg u. a. über einen Fall berichten (1), bei dem in mehreren Lymphknotenpunktaten keine einzige Mitose gefunden werden konnte und bei dem die Lymphknoten auch klinisch nur eine geringe Wachstumstendenz zeigten. Der Behandlungserfolg mit N-Lost war trotzdem eindeutig. Die cytologische Besonderheit der STERNBERG-Zellen ist aber ihr außerordentlich lockerer Kernbau. Ganz das gleiche gilt etwa für die Lymphosarkomatosen. Da die Dichte eines Zellkerns von dem Hydratationsgrad bzw. vom Spiralisationsgrad seiner Chromonemen bestimmt wird, schien es gerechtfertigt, die N-Lost-Sensibilität in umgekehrte Proportionalität zum Spiralisationsgrad der Chromonemen zu setzen (8), d. h. zugleich in Beziehung zum Hydratationsgrad. Damit wird auch erklärt, warum die rasch proliferierenden Gewebe im allgemeinen empfindlich sind, denn in der frühen Prophase durchlaufen alle Kerne ein Stadium besonders geringer Spiralisation, also besonders hoher Hydratation und damit hoher Sensibilität. Ein klinischer Effekt ist jedoch erst dann erreichbar, wenn die Chromonemen im *Ruhekern* in einem stark hydratisierten Zustand vorliegen, möglicherweise im Zusammenhang mit einer zwar langsamen, aber kontinuierlichen DNS-Synthese. Der Übergang des reinen Interphasekernes in einen Arbeitskern im obigen Sinne bedeutet daher eine starke Reduktion der Sensibilität, da er in den meisten Fällen durch umschriebene Chromosomenkondensationen, die Ausbildung der sog. „Chromozentren", charakterisiert ist.

Wenn auch die Wirkung von ionisierenden Strahlen von der des N-Lost in einigen Punkten differiert, so sind die cytologischen Schäden doch sehr ähnlich. Wir dürfen deshalb die aus unseren neueren Bestrahlungsexperimenten an Wurzelspitzen gefolgerte Beziehung zwischen Chromonemenhydratation und Strahlensensibilität als Bestätigung unserer These über die strukturellen Grundlagen der N-Lost-Sensibilität auffassen.

Im Ruhekern laufen nun auch die den Zelltod direkt begleitenden Veränderungen ab. Hierzu ein Beispiel aus den Bestrahlungsexperimenten an Vicia faba (vgl. Abb. 1): Die 4. und 5. Säulenreihe zeigt die Häufigkeiten der Zellkerne in den einzelnen DNS-Klassen, aufgeteilt in nichtpyknotische und in pyknotische Kerne (unter den letzteren befinden sich auch

Karyolysen). Besonders in der 5. Säulenreihe ist die Verschiebung der Häufungen in die kleinen Klassen deutlich, wobei — wie übrigens auch schon bei 200 r nach 4 Std. — Kerne mit einem DNS-Gehalt wesentlich unter dem der normalen Telophasen gemessen werden.

Damit läßt sich zusammenfassend folgendes Bild über die Strahlenwirkungen auf die Meristemzellen von Vicia faba-Wurzelspitzen entwerfen: Die DNS-Synthese wird, abgesehen von der Behinderung des Teilungsbeginns, in den beiden meionemen Reduplikationsstadien zunächst gehemmt, so daß sich die Kerne in den ihnen zugehörigen Stadien anhäufen. Höhere Bestrahlungsintensitäten führen darüber hinaus zur Verminderung des DNS-Gehaltes als Ausdruck einer Zerstörung der Zellen. Ebenso wie bei den genannten klinischen Beobachtungen ist es auch hier unmöglich, daß alle zugrunde gehenden Zellkerne zwischen Bestrahlung und Tod noch eine Teilung durchlaufen haben. — Es sei zum Schluß noch hervorgehoben, daß damit nichts über den primären Angriffspunkt dieser schädigenden Einflüsse ausgesagt sein soll. Dieser braucht nicht im Zellkern zu liegen. Vielmehr können den Kernveränderungen durchaus andere Reaktionen vorgeschaltet sein, von denen wir noch keine festen Vorstellungen besitzen.

### Literatur.

1. Grundmann, E.: Z. exper. Med. **118**, 489 (1952).
2. Pollister, A. W., and H. Ris: Cold Spring Harbor Symp. Quant. Biol. **12**, 147 (1947).
3. Ris, H., and A. E. Mirsky: J. Gen. Physiol. **32**, 489 (1949).
4. Altmann, H. W.: Z. Krebsforsch. **58**, 632 (1952).
5. Altmann, H. W.: Naturwiss. **39**, 348 (1952).
6. v. Hevesy, G.: Nature (London) **163**, 869 (1948).
7. Marquardt, H.: Ärztl. Forsch. **2**, 407 (1948).
8. Grundmann, E.: Experientia (Basel) **9**, 66 (1953).

Altmann (Freiburg):

Herr Grundmann hat eben für das Wurzelmeristem von Vicia faba dargelegt, daß der DNS-Gehalt in den sog. Ruhekernen zwischen zwei aufeinanderfolgenden Kern- und Zellteilungen linear ansteigt. Ist der durch die voraufgegangene Kernteilung halbierte DNS-Wert wieder erreicht, setzt sogleich eine neue Karyokinese ein, die in ihrem Ablauf eigentlich nur die exakte Aufteilung des im Ruhekern synthetisierten und reduplizierten Chromosomenmateriales gewährleistet. Somit stellt in diesem Gewebe die ganze, nach Stunden bemessene Zeitspanne, in welcher der Kern, morphologisch gesehen, als Ruhekern erscheint, die unbedingte Voraussetzung für die folgende Kernteilung dar. Sie ist daher noch unmittelbar und ganz zum Mitosecyclus zu rechnen und in Analogie zu der Gliederung des Verteilungsvorganges, der Karyokinese, als Interphase (Lundegårdh) zu bezeichnen.

In ausdifferenzierten, aber noch teilungsfähigen Geweben liegen die Dinge jedoch ganz anders. Hier ist die Zeit der Teilungsruhe sehr viel länger. Nur ein geringer Bruchteil von ihr dient der DNS-Synthese und gehört damit als Interphase dem Mitosecyclus an. Es überwiegt ein Zeitraum, in welchem keine Reduplikationsprozesse an den DNS-haltigen Strukturen stattfinden. Der Zellkern und seine gentragenden Elemente stehen jetzt ausschließlich im Dienste der Zellfunktion. Dieses Stadium, das durch eine Konstanz der DNS-Werte ausgezeichnet und in den Mitosecyclus eingeschoben ist, soll als Intermitose besonders herausgehoben werden. Das zeitliche Verhältnis von Interphase zu Intermitose ist an den einzelnen Geweben vielleicht nicht gleichartig. An Fibroblasten beispielsweise scheint nach den Ergebnissen von Pasteels und Lison die Telophase unmittelbar in die Interphase überzugehen. Erst anschließend folgt die Intermitose. Solche Zellen sind also, was die DNS-Menge angeht, schon im Stadium der Intermitose teilungsbereit. Bei den Leberepithelien dagegen wird die Telophase normalerweise von der Intermitose abgelöst. Die Zellen arbeiten also — im zellphysiologischen Sinne — mit dem DNS-Gehalt, den sie in der Telophase erhalten haben. Dementsprechend müssen sie, wenn sie eine neue Teilung eingehen wollen, erst eine der DNS-Synthese gewidmete Interphase durchlaufen. Das geht aus unseren Untersuchungen an regenerierenden Rattenlebern nach partieller Hepatektomie eindeutig hervor und macht die alte Beobachtung verständlich, daß eine gewisse Latenzzeit verstreichen muß — sie liegt in der Größenordnung von 30 Std. — bis nach einem solchen Eingriff Karyokinesen gefunden werden können.

Die Abgrenzung von Interphase und Intermitose ist jedoch nicht nur von theoretischem Interesse, sondern auch von praktischer Bedeutung. Es ist ohne weiteres aus den bisher vorliegenden Beobachtungen abzuleiten, daß Zellkerne im Zustand der Interphase gegen Schädigungen der verschiedensten Art — besonders gegen Strahlen oder „Mitosegifte" — empfindlicher sind als in der Intermitose. Und grundsätzlich ist zu vermuten, daß zumindest ein großer Teil der „Ruhekerngifte" eigentlich „Interphasegifte" sind, welche die sich reduplizierenden Strukturen beeinträchtigen. Daß außerdem noch, entweder mit der Reduplikation gekoppelt oder unabhängig davon, der wechselnde Hydratationsgrad der Kernchromonemen für die Wirkung solcher Stoffe eine entscheidende Rolle spielt, hat Herr GRUNDMANN eben ausgeführt.

Für ein ausdifferenziertes Gewebe geringer Teilungsrate, wie es etwa die Leber darstellt, sind jedenfalls Intermitosekerne charakteristisch. Das erklärt die bekannte Konstanz ihrer photometrisch bestimmten DNS-Menge. Allerdings sind die Werte der einzelnen Kerne nicht genau gleich; neben solchen mit einfachem DNS-Gehalt kommen in einem für jede Tierart charakteristischen Verhältnis Kerne mit doppelter oder vierfacher DNS-Menge vor, ohne daß Zwischenwerte beobachtet würden. Dabei handelt es sich um tetraploide und oktoploide Kerne. Sie entstehen erstmalig gegen Ende der Wachstumsperiode des Organs, und zwar dadurch, daß eine Interphase nicht von einer Karyokinese abgelöst wird, sondern in eine sog. Endomitose einmündet, also in eine Spaltung der Chromosomen innerhalb des membranumzogenen Kernraumes. Diese Endomitose erst schafft die Voraussetzung für die gerade in der Leber regelhafte Amitose, bei der, soweit wir das bis jetzt zu übersehen vermögen, eine exakte Teilung des vorher endomitotisch verdoppelten Chromosomensatzes stattfindet. Unter pathologischen Bedingungen spielen diese Vorgänge — Endomitose und Amitose — eine sehr auffällige Rolle. Zwei Ursachen können wir heute dafür angeben, die in praxi freilich oft genug untrennbar miteinander gekoppelt sind: 1. eine Hemmung des Eintrittes in die Karyokinese und 2. eine abnorme funktionelle Belastung, die eine Vermehrung der funktionstragenden nuclearen Strukturen nach sich zieht. Zu einer exakten Erfassung der jeweils erreichten Polyploidiestufe ist eine DNS-Messung unerläßlich. Die einfache Volumenbestimmung ergibt zwar im großen und ganzen vergleichbare Werte, versagt aber, wenn es um die Einordnung des einzelnen Kernes geht. Denn schon die funktionsbedingten Volumenschwankungen innerhalb der Intermitose sind, wie auch SCHRADER und LEUCHTENBERGER gefunden haben, so erheblich, daß es zu einer Überlappung der einzelnen volumetrisch voneinander abgegrenzten Kernklassen kommt. Und außerdem ist eine funktionell bedingte intermitotische Kernschwellung von einer interphasischen, mit der DNS-Zunahme verbundenen Kernvergrößerung rein karyometrisch nicht zu unterscheiden.

Die eben entwickelten Gesichtspunkte scheinen nun auch für das Problem der Carcinogenese nicht fruchtlos zu sein. Zusammen mit MARQUARDT und GRUNDMANN haben wir die Frühveränderungen an Rattenlebern untersucht, die sich nach Buttergelb einstellen. Während in dem normalen Organ drei scharf voneinander getrennte, der jeweiligen Ploidiestufe der Intermitosekerne entsprechende nucleare DNS-Werte zu finden sind, beobachtet man schon nach geringen Buttergelbmengen das Auftreten aller Zwischenwerte. Es sind also zahlreiche Interphasekerne entstanden. Und außerdem treten höhere, sonst nicht erreichte DNS-Werte und Ploidiestufen auf — nicht jede Interphase geht also in eine Karyokinese über. Und dadurch ändert sich das organspezifische Kernmuster sehr merklich. So eindeutig die Phänomene sind, so schwierig ist ihre Interpretation. Handelt es sich bei dem Umschlag in die Interphase um einen für die progrediente Cancerisierung wenn auch nicht spezifischen, so doch charakteristischen Vorgang oder geht er ausschließlich darauf zurück, daß Buttergelb in der verwandten Dosierung (5 mg täglich) Zellnekrosen hervorruft und die Teilungsrate erhöht? Eine Entscheidung bringt möglicherweise der Versuch, die Zahl der Nekrosen durch geringere Dosierung auf ein Minimum zu senken. Ganz unterdrücken wird man sie nicht können; dazu sind Cancerisierung, Zellschädigung und Grundvorgänge der Kern- und Zellteilung zu innig miteinander verknüpft. Vielleicht ist also die eben aufgestellte Alternative in Wirklichkeit mit dieser Schärfe gar nicht gegeben. Ebensowenig ist die Frage nach der Bedeutung der abnormen Polyploidiestufen, auf die schon BROCK, DRUCKREY und HAMPERL in ihrer ersten morphologischen Mitteilung aufmerksam gemacht haben, heute schon bündig zu beantworten. Hier wird man allerdings eher zur Klarheit kommen, und zwar durch Stop-Versuche auf frühen Stadien. Denn für gewöhnlich bildet sich eine pathologische Polyploidie der Leberzellen, wenn die auslösenden Faktoren nicht mehr weiter wirken und das Organ keinen Umbau erlitten hat, sehr weitgehend, oft genug sogar vollständig wieder zurück. Das normale organspezifische Kernmuster wird wieder hergestellt. Bleiben die pathologischen Großkerne jedoch nach Absetzen des Buttergelbes erhalten, muß der Polyploidie eine Bedeutung in der Cancerisierung zuerkannt werden. Es läßt sich freilich noch nicht absehen, ob sie durch einen Eingriff in den Mitosecyclus, in die Interphase oder in den Beginn der Karyokinese zustande kommt, oder ob sie funktionell bedingt ist, also durch eine stärkere Beanspruchung der gentragenden Kernstrukturen im Dienste der gesamten Zelleistung. Immerhin ist hervorzuheben, daß viele morphologische Beobachtungen für eine erhöhte nucleare Funktion in der Phase der Carcinogenese sprechen. Und wir können uns des Gedankens nicht erwehren, daß der funktionellen Überbelastung der Zelle grundsätzlich eine große Bedeutung für ihre Cancerisierung zukommen könnte.

An wenigen Beispielen — Leber, Pankreas, Nebenhoden und Gehirn — sei, auch im Hinblick auf den Vortrag von POLLI, noch kurz erläutert, worin sich morphologisch eine solche Kernfunktion offenbart: In der Bildung von Chromosomenprodukten, die als Nucleolarsubstanzen zeitweilig im Kernkörperchen angesammelt, dann mit Hilfe chromosomaler Strukturen an die Kernmembran transportiert und schließlich durch einen vorübergehend entstehenden Porus ins Cytoplasma abgegeben werden. Je stärker die Zellfunktion, desto stärker ist auch der Bedarf des Cytoplasmas an solchen Kernstoffen und desto besser lassen sich die angedeuteten Vorgänge morphologisch erfassen. Es ist kein Zweifel, daß sie während der Carcinogenese deutlicher in Erscheinung treten als am unbeeinflußten Organ.

Ich habe all diese Dinge hier etwas ausführlicher vorzutragen gewagt, um zu zeigen, wo sich für den Morphologen neue Wege abzeichnen, wenn es gilt, der Frage nach der strukturellen Grundlage der Cancerisierung nachzugehen. Denn wenn auch das Wachstum des fertigen Krebses und seine Auseinandersetzung mit dem ganzen davon befallenen Organismus nur im Rahmen einer umfassenden Korrelationspathologie gesehen werden können — die Voraussetzung jeder Krebsentstehung, die Cancerisierung der einzelnen Zellen, ist nach wie vor ein Problem der Cellularpathologie im Sinne von RUDOLF VIRCHOW.

SIEBERT (Mainz):

Die Daten von Prof. MARQUARDT und Prof. ALTMANN zeigen sehr anschaulich die Aussagekraft morphologischer Untersuchungen an einzelnen Zellkernen; die von mir berichteten, auf chemische Bestimmungen zurückgehenden Daten geben dagegen Mittelwerte aus einer Vielzahl gemeinsam untersuchter Zellkerne an. Die morphologisch ermittelten willkürlichen Einheiten für Rattenleber und Bohnenkeime sollte man leicht in absolute Größen umrechnen können; beim Säugetier wird man $5 - 6 \cdot 10^{-6}\,\gamma$ als Mittel annehmen können. — Kurzer Hinweis auf körpereigene Substanzen wie Guanosin, die bei Mikroorganismen als ausgesprochene Antimutagene wirken können (NOVICK und SZILARD). — In der nachfolgenden Aufstellung, die einer vor drei Jahren verfaßten Arbeit entnommen ist, habe ich versucht, die Wirkungsqualitäten für krebserzeugende und verwandte Substanzen zusammenzustellen.

Tabelle 1. *Wirkungsbilder krebserregender Stoffe.*

| Substanz | Mitose-hemmung, Chromosomen-schäden | Polyploidie | Mutation | Krebs-erzeugung | Cytostase, Wachstums-hemmung |
|---|---|---|---|---|---|
| 20-Methylcholanthren. . . . | + | + | ± | +! | |
| 4-Dimethylaminoazobenzol . | | | + | +! | |
| Colchicin . . . . . . . . . | +! | + | ± | | + |
| Narcotin . . . . . . . . . | +! | + | | | |
| Urethan . . . . . . . . . | + | | + | + | +! |
| Lost . . . . . . . . . . | + | | +! | + | + |
| Acenaphthen . . . . . . . | | +! | + | | |

! bedeutet die zur Klassifikation benutzte Eigenschaft.

Man sieht zwanglos, daß Begriffe wie Mitosegifte usw. nur ungenaue Vorstellungen vermitteln können; die Entwicklung der Zukunft dürfte in der weiteren Erforschung des Wirkungsmechanismus und der Herstellung von Zusammenhängen von chemischer Konstitution und Wirkung liegen; es besteht kein Zweifel, daß eine chemisch eindeutig definierte Substanz, wenn sie biologische Wirkungen ausübt, dies auf Grund ihrer *chemischen* Eigenschaften, d. h. durch Reaktion mit Substanzen oder Beeinflussung des Stoffwechsels bewirkt.

RAABE (Freiburg i. Br.):

Ich möchte folgende Fragen an Herrn LETTRÉ stellen:

1. In welche Gruppe in Ihrem Einteilungs-Schema teilen Sie die verschiedenen Oestrogene ein? Eigentlich könnten Sie das Oestradiol als echtes, natürliches Hormon auf Grund Ihrer Ausführungen über deren Wirkungsmechanismus nicht zu den eigentlichen Cytostatica zählen. Sie haben aber doch selbst sowohl vom Diäthyl-stilboestrol als auch vom Oestradiol den direkten cytostatischen Effekt an Fibroblasten-Kulturen nachgewiesen! Zählen Sie das synthetische Stilben-Derivat zu den Hormonen, weil seine chemische Struktur ganz ähnlich und weil sein oestrogener Effekt genau so ist, wie der des echten Hormons Oestradiol? Oder müssen Sie nicht doch das Hormon Oestradiol zu den Cytostatica zählen, weil sein direkter Effekt auf Fibroblasten im Prinzip genau so ist, wie der eines wirklichen Cytostaticums? Oder halten Sie schließlich — wie ich auf Grund meiner therapeutischen Erfahrungen beim Prostatakrebs — beide Wirkungsmechanismen für möglich, eventuell abhängig von der Dosierung? Es war in diesem Zusammenhang für mich sehr interessant, vorhin von Herrn BUU-HOI zu hören, daß neuerdings auch HUGGINS, der Begründer der Oestrogen-Therapie beim Prostatakrebs, zu dieser Ansicht neigt, die ich auf dem vorjährigen Internationalen Biochemiker-Kongreß in Paris erstmals aussprach.

2. Wie erklären Sie den etwa 500fachen Unterschied der Wirkung des Diäthyl-stilboestrols auf Fibroblasten einerseits und das befruchtete Seeigelei andererseits? Bekanntlich fand DRUCKREY bei letzteren bereits einen direkten, cytostatischen Effekt bei einer Konzentration von nur 0,5 $\gamma$/cm³ in der umgebenden Flüssigkeit. Sind Sie mit DRUCKREY der Ansicht, daß bei beiden Versuchsanordnungen die wirklich in Lösung gegangenen Mengen DDS eventuell nicht die gleichen waren? Ich möchte eher annehmen, daß der erhebliche quantitative Unterschied durch das Test-Objekt, nämlich den völlig verschiedenen Charakter beider Zellarten zu erklären ist.

W. SCHMID (Tübingen):

Neben ihren Wirkungen auf den Kern besitzen manche Mitosegifte sicher auch noch Wirkungen auf das Plasma. Bei In-vitro-Versuchen an Hefe- und Ascitestumorzellen (gemeinsam mit KUNZ) steigerte Äthylurethan die aerobe Glykolyse, und zwar in Konzentrationen, welche Atmung und anaerobe Glykolyse eben deutlich hemmten. Dieser Effekt fand sich nicht bei anderen Narkotica, war also nicht durch „Narkose" bedingt. An Ascitestumorzellen ließ sich bei der Steigerung der aeroben Glykolyse eine Abhängigkeit vom Alter des Tumors erkennen: sie trat nur bei jungem, eben punktierbarem Ascites auf, bei älterem, stark entwickeltem bewirkte Urethan nur noch eine Hemmung, in gleicher Weise auch an Ascites, der nach der Punktion 1 Std. lang im Brutschrank bei 38° C aufbewahrt worden war.

Auch in vivo ließ sich an jungem Ascitestumor eine Beeinflussung der aeroben und der anaeroben Glykolyse feststellen. Injizierte man den Tieren 0,5—1,0 g/kg Äthylurethan subcutan, so beobachtete man 6—8 Std. nach der Injektion eine Senkung der Glykolyse, während die Atmung nicht deutlich beeinflußt war. Dieser Effekt war nach 24 Std. abgeklungen.

H. MARQUARDT (Freiburg i. Br.): **Schlußwort.**

*Zur Diskussionsbemerkung* SCHMID: Selektionsvorgänge an Tumorzellen sowohl bei Transplantationen von Impftumoren wie innerhalb eines Tieres bei Alterung ein und desselben Tumors sind ebenso von KOLLER bei seinen umfangreichen Experimenten beobachtet worden. Dazu kommt noch als weiterer Faktor die genetische Konstitution der Tiere, welche unterschiedliche Auswirkungen auf Tumor- und Zellselektions-Prozesse hat.

*Zur Diskussionsbemerkung* WALPOLE: Die mangelhafte Korrelation von Mutagenität und cancerogener Wirkung bei verschiedenen Substanzen entspricht der von mir gegebenen Deutung: Mutation im streng genetischen Sinn bedeutet Selektion weniger, eben der mutierten Zellen aus einer großen Anzahl von schwer geschädigten Zellen. Entscheidend ist die schwere

Schädigung, meist bis zur Letalität der meisten behandelten Zellen. Wenn aus der Selektion auf zwar veränderte, aber voll vitale Zellen einerseits mutierte, andererseits cancerisierte Zellen in relativ geringer Zahl hervorgehen, ist noch nicht gesagt, daß bei jeder Substanz beide Zellsorten experimentell nachgewiesen werden müssen, ja es braucht nicht einmal dieselbe Art von Eingriffen an ihnen erfolgt zu sein. Aus diesem Grund glaube ich, man sollte dieser Korrelation nicht zu viel heuristische Bedeutung zubilligen.

*Zur Diskussionsbemerkung* MÜLLER: Das Problem einer Erhöhung der Strahlenempfindlichkeit ist nicht nur unter praktischem, sondern auch unter allgemein biologischem Aspekt von großer Bedeutung. Ich darf daher die theoretisch interessierten Kliniker auf die in der Cytologie und Cytogenetik intensiv bearbeitete Kombination von Röntgenstrahlen mit zahlreichen physikalischen und chemischen Agentien hinweisen (Infrarot, $O_2$-Gehalt, Chemikalien). Ich glaube nicht, daß alle die erarbeiteten Einsichten bereits auf ihre Verwendbarkeit in der praktischen Strahlentherapie durchgeprüft sind.

Die zweite Frage nach der Möglichkeit einer Vorselektion chemischer Agentien nach tumortherapeutischer Wirksamkeit ist positiv zu beantworten, wenn man die Korrelation zwischen Ruhekernstörung und tumortherapeutischer Wirksamkeit anerkennt. Sorgfältige cytologische Analyse auf Vorhandensein von Rekombinationen und — weniger beweisend — von zahlreichen Fragmentationen läßt erkennen, ob die Substanz echte Ruhekernstörungen auslöst oder nicht. Ist dies der Fall, kann mit einiger Sicherheit auch eine tumortherapeutische Wirksamkeit erwartet werden, vorausgesetzt, daß der Organismus die Substanz verträgt. Eine derartige Vorselektion setzt aber sorgfältige cytologische Arbeit bei geeigneter Versuchsanstellung voraus, die leider sehr zeitraubend ist.

Hinsichtlich der in verschiedenen Diskussionsbemerkungen geäußerten Zweifel an der Schärfe des Begriffs „Radiomimese" wird auf die Ausführungen des Vortrags (vgl. S. 150ff) nachdrücklich hingewiesen, nach welchen es sich um einen scharf definierten Begriff handelt.

*Zur Diskussionsbemerkung* SIEBERT: Antimutagene Agentien, mit Hilfe deren die Mutationsrate herabgesetzt werden kann, sind nicht nur in der Bakterien-Genetik nachgewiesen worden. Die Forschungsrichtung des chemischen Strahlenschutzes hat an Organismen aller Organisationsstufen Erfolge in dieser Richtung erzielt; es sei nur auf die Verfütterungen von Aminosäuren und anderen, chemisch damit nicht verwandten Stoffen hingewiesen, durch welche bei Röntgenbestrahlung die Strahlenwirkung auf einen Bruchteil herabgesetzt werden kann.

*Zur Diskussionsbemerkung* ALTMANN *und* GRUNDMANN: Ich danke den beiden Herren herzlich für die wertvollen Ergänzungen, die sie zu meinem Vortrag gegeben haben. Durch den nahtlosen Anschluß dieser Diskussionsbemerkungen an meinen Vortrag haben Sie vielleicht einen Eindruck bekommen von der Fruchtbarkeit eines „team-work" durch einen Spezialisten im Teilungsformwechsel (MARQUARDT) und durch einen Spezialisten im Funktionsformwechsel (ALTMANN). Gerade durch diese Zusammenarbeit ist es mir möglich gewesen, das Problem der Zell- und Kernschädigung nicht nur vor dem engen Blickpunkt einer der genannten Arbeitsrichtungen zu sehen, sondern von der Zelle und ihrer Funktion als Ganzem.

*Zur Diskussionsbemerkung* BOCK: Bezüglich des Typ 5 der Zellschädigung, der Auslösung bleibender Duplikantenveränderungen darf ich nochmals auf die enge Verschränkung mit den Ruhekernstörungen hinweisen, ferner auf die große Bedeutung der verwendeten Konzentration. Mit einem echten mutagenen Agens kann bei Überdosierung allein der Typ 1 und 2 bewirkt werden; nur bei entsprechend gewählten mittleren Konzentrationen kann die Kombination aus Typ 3—5 so glücklich sein, daß in ausreichender Zahl Zellen mit echten Duplikanten-Änderungen — vor allem im Zellkern — nachgewiesen werden. In diesem Zusammenhang ist das Verhalten des Colchicins nicht uninteressant: Unter dem Eindruck seiner spezifischen Wirkung auf die Spindel wird leicht übersehen, daß es in begrenztem Umfang auch Ruhekernstörungen — Rekombinationen — auszulösen vermag. Mit dieser nicht sehr ausgeprägten Wirkung ist daher die klinische Beobachtung gut zu vereinen, daß tumortherapeutische Effekte nur recht unsicher oder gar nicht mit dieser Substanz erreicht werden können.

Es steht mir als Botaniker nicht zu, über Messungen von Kerngrößen an tierischen Zellen eine Aussage zu machen. Nach dem, was wir über den Zusammenhang von Kerngröße und DNS an pflanzlichen Objekten gesehen haben, würde ich bei der Interpretation von Befunden zur Vorsicht raten, welche allein auf Messungen der Kerngröße basieren.

Lettré (Heidelberg): **Schlußwort.**

Die meisten Diskussionsbemerkungen sind zusätzliche Mitteilungen zu dem allgemeinen Problem gewesen, und ich möchte mich auf die Beantwortung einiger gestellter Fragen beschränken. Von Prof. Bock wurde gefragt, ob Colchicin nur ein Mitosegift sei oder auch andere Wirkungsqualitäten habe. Ein Mitosegift im wahren Sinne des Wortes würde nur mit der Zelle und ihren Bestandteilen im Zeitpunkt der Mitose reagieren. Es erscheint unwahrscheinlich, daß ein Stoff mit einer derartig spezifischen Wirkungsqualität existieren kann und so lassen sich auch andere Wirkungen auf die Zelle erkennen. Wir sehen das am besten bei der Untersuchung der Dosisabhängigkeit der Mitosearretierung am Mäuse-Ascites-Tumor. Mit kleinen Dosen von Colchicin erhält man ein Maximum von arretierten Metaphasen nach 12 Std.; mit einer Steigerung der Dosis ist dann zunächst eine Steigerung der Zahl der arretierten Metaphasen zu beobachten. Eine weitere Steigerung der Dosis bewirkt aber dann eine zeitliche Verzögerung der Metaphasenarretierung, d. h. das Maximum liegt später als 12 Std. Hieraus würde also auf eine Behinderung auch des Beginns der Mitose zu schließen sein, so daß damit eine andere Wirkungsqualität erkennbar ist. Vom chemischen Standpunkt kann man sich durchaus vorstellen, daß durch Variation des Colchicin-Moleküls die eine oder andere Wirkungsqualität in den Vordergrund kommt.

Zur Anfrage von Herrn Raabe: Hinsichtlich der Nomenklatur, insbesondere ob Hormone als Cytostatica bezeichnet werden sollen, möchte ich zunächst sagen, daß mit dem in meinem Vortrag angegebenen Einteilungssystem die Grundmöglichkeiten im wesentlichen erfaßt sind. Obschon wir auch bei cytostatisch wirksamen Substanzen eine Zellspezifität erkennen, so erscheint doch gerade bei den Hormonen diese besonders groß und meines Erachtens damit nicht nur für den Wirkungsmechanismus als einer Steigerung der physiologischen Hormonwirkung, sondern auch für die unterschiedliche Wirkungsqualität charakteristisch. Am Seeigelei, oder, wie Lehmann an Tubifexeiern gezeigt hat, sind oestrogene Hormone stark teilungshemmend, jedoch liegt unsere Problemstellung nicht in dem Vergleich von diesen Objekten mit Warmblüterzellen, sondern in der Untersuchung der unterschiedlichen Reaktion verschiedener Warmblüterzellen gegenüber Hormonen.

# D. Chemotherapie in der inneren Medizin.

## Grundlagen chemischer Krebsbehandlung.

Von

J. PIRWITZ (Freiburg i. Br.).

Mit 1 Textabbildung.

Die für den Kliniker verwirrende Fülle der an tierexperimentellen Tumoren erhobenen Befunde, die sich in den meisten Fällen nur mit außerordentlichem Vorbehalt auf die menschliche Pathologie übertragen lassen, zwingen den Kliniker, sich darüber Rechenschaft zu geben, über welche therapeutischen Möglichkeiten wir heute verfügen und welche erstrebenswert sind.

Die therapeutisch unbefriedigende Situation des Klinikers wird dadurch hoffnungsvoller, daß die Deutung der Angriffspunkte der heute therapeutisch verwendeten Substanzen zu neuen grundsätzlichen Erkenntnissen im Bereich des Tumorproblems überhaupt führt. Darum ist es wichtig, sich Rechenschaft darüber zu geben, welche theoretischen Anschauungen sich nutzbringend für unsere klinische Situation verwerten lassen.

**Die Frage nach dem eigentlichen Ort der Malignität** hat in den letzten Jahren eine fast vollständige Klärung erfahren:

Durch Überimpfungsversuche ist sichergestellt worden, daß der Träger der Krebseigenschaft die Einzelzelle ist. FURTH ist es gelungen, Mäuseleukämien mit einer einzelnen Zelle zu überimpfen.

HACKMANN und eine Reihe anderer Forscher haben mit wenigen isolierten Zellen EHRLICH-Ascites-Tumor übertragen und auch in der Gewebekultur gelingt es, eine einzelne Krebszelle mit einer winzigen Capillare zu isolieren und im Nährmedium zur Teilung und zum Wachstum zu bringen, so daß zusammenhängende bösartige Gewebe entstehen.

Dabei darf nicht übersehen werden, daß der Organismus über Möglichkeiten verfügt, der einzelnen Krebszelle Herr zu werden. Rechnerisch läßt sich beweisen, daß im Laufe der Regeneration mit hoher Wahrscheinlichkeit häufig „spontan" maligne Zellen im gesunden Körper entstehen, aber wohl wieder untergehen und ohne pathogenetische Bedeutung sind.

Schon diese Überlegung macht es notwendig, klar herauszustellen, daß das Vorhandensein bösartiger Zellen im Körper nicht notwendig die Existenz eines Krebses im klinischen Sinne bedeuten muß. Eine Reihe klinischer und morphologischer Befunde bestätigt diese Behauptung. Die Gesamterscheinung der Spätrezidive, besonders deutlich immer wieder am Mammacarcinom erlebt, läßt eigentlich nur den von BORST gezogenen und durch viele Beobachtungen gestützten

Schluß zu, daß nach einer Operation im scheinbar gesunden Körper zurückgebliebene Zellen inaktiv bis zu 20 und mehr Jahren überdauern können, um plötzlich, ohne daß wir eine Ursache kennen, zum Krebs zu werden.

Ebenso stimmt die Mehrzahl der Pathologen darin überein, daß bei Männern über 45 Jahren häufig — die angegebenen Zahlen schwanken zwischen 30 und 70% — histologisch tumorähnliche Wucherungen in der Prostata gefunden werden, während nur in einem sehr kleinen Prozentsatz Prostatakrebse klinisch manifest werden (3—4% der Krebskranken sterben an Prostatacarcinom).

Wir müssen aber betonen, daß wir darüber, mit welchen Mitteln der Körper verhindert, daß aus der Ansammlung von Krebszellen der klinische Krebs entsteht, nichts wissen. Alle Festlegungen, die bisher in diesem Bereich erfolgt sind, halten sorgsamer Prüfung nicht stand und sind aus der Not geboren, in der sich der Therapeut dem Krebs gegenüber befindet, oder sind übereilte Schlüsse, die die in gewissen Grenzen sicher vorhandene Abwehrmöglichkeit des Körpers gegen Krebszellen durch hypothetische Vergewaltigung zu einem Krebsheilmittel machen wollen.

Vor allem muß betont werden, daß das Reticuloendothel keine bisher sicher bewiesene Abwehrkraft besitzt; die Mehrzahl scheinbar beweisender Befunde ist an tierischen Impftumoren gewonnen worden und es wird sehr häufig übersehen, daß nach Reizung des RES Tumoren nicht schwerer oder gar nicht angehen, sondern Heterotransplantationen verhindert werden (1). Also wird nicht das Angehen des Tumors, sondern das Angehen körperfremden Gewebes verhindert. Wir haben auch in der Klinik am Menschen bei genauer Prüfung von Substanzen, die angeblich durch Einfluß auf das RES oder Mesenchym gegen Tumoren wirken sollen, nie wirklich ein Zurückgehen der Geschwulst, dagegen gelegentlich subjektive Besserungen wie Appetitsteigerungen, Abnahme von Schmerzen und auch anfängliche Gewichtszunahmen gesehen. Daß körpereigene Abwehrkräfte außerordentliche Stärke haben können, sehen wir an den sicher, wenn auch höchst selten vorkommenden Spontanrückbildungen von Tumoren im Verlauf von Infektionskrankheiten oder nach Palliativoperationen und es ist zu bedauern, daß es noch nicht gelungen ist, verbindliche und naturwissenschaftlicher Kritik standhaltende Befunde über deren Wirkmechanismus zu erhalten.

K. H. BAUER hat in einer Reihe von Veröffentlichungen zahlreiche Argumente zusammengestellt, die dafür sprechen, daß die Umwandlung der normalen in die Krebszelle eine Mutation sei. Damals war eine Mutation ausschließlich eine Veränderung am Gen. Damit schien der Ort der Malignität klar definiert. Inzwischen ist klar herausgearbeitet worden, daß auch im Plasma der Zelle Träger von Erbeigenschaften zu finden sind. Man kann heute annehmen, daß sie grundsätzlich den gleichen chemischen Bau haben, wie Gene. Da solche ,,Nucleoproteidkomplexe" die Fähigkeit haben, sich aus Baumaterial ohne spezifische Struktur zu verdoppeln, werden sie üblicherweise Duplikanten oder Autoreproduktive Einheiten genannt, und es scheint durchaus denkbar, daß im Kern auch noch andere als Genduplikanten vorhanden sind.

Es scheint, als hätten alle in der Natur vorkommenden Duplikanten — dazu gehören auch die Viren — grundsätzlich den gleichen Bauplan. Wir wissen heute ·erneut durch die Untersuchungen GRAFFIs, daß chemisch gesehen sich Hauptwirkungen von cancerogenen Substanzen an den Nucleoproteidkomplexen der

Duplikanten abspielen. Ihr Bauplan ist besonders von Butenandt und seiner
Schule am Gen- und Virus-Beispiel untersucht worden. Die Größenordnung eines
Gens beträgt nach ihnen 100 m$\mu$ Länge und 10 m$\mu$ Breite; man muß annehmen,
daß einem Band von Desoxyribonucleinsäuren jeweils ein Streifen niedermole-
kularer, basischer Eiweiße von Protamin- oder Histoncharakter parallel geschaltet
ist, eine Anordnung, die, wie wir sehen werden, für die Proteinsynthese von Bedeutung ist.

*Schema vom Bau einer Desoxyribonucleinsäure.*

$$
\begin{array}{l}
\vdots \\
\quad\ \ \overset{\displaystyle O}{\underset{\displaystyle O}{\|}} \\
HO{-}P{-}O{-}\text{Desoxy-ribose}{-}\text{Base}_1 \\
\qquad\qquad\qquad\quad\ | \\
\qquad\qquad\overset{\displaystyle O}{\underset{\displaystyle O}{\|}} \quad O \\
\quad\ \ HO{-}P{-}O{-}\text{Desoxy-ribose}{-}\text{Base}_2 \\
\qquad\qquad\quad O \quad O \\
\qquad HO{-}P{-}O{-}\text{Desoxy-ribose}{-}\text{Base}_3 \\
\qquad\qquad\quad O \quad O \\
\qquad\quad HO{-}P{-}O{-}\text{Desoxy-ribose}{-}\text{Base}_4 \\
\qquad\qquad\qquad O \quad O \\
\vdots
\end{array}
$$

Während sämtliche anderen, auch die strukturbildenden Elemente der Zelle
einen ständigen, außerordentlich raschen Wechsel ihrer Teilbausteine, etwa
Aminosäuren oder Zucker aufweisen, sind die Desoxyribonucleinsäuren diesem
ständigen Wechsel weitgehend entzogen, eine Tatsache, die wir später noch einmal
besonders herausstellen müssen.

**Die Fähigkeit zur identischen Reproduktion** ist mit diesen DNS aufs engste
verknüpft. Boivin zeigte 1948, daß Kerne aus verschiedenen Geweben des
Kalbes recht konstanten Gehalt an DNS haben ($6{,}5 \cdot 10^{-6}\,\gamma$), während Spermien des Stieres mit
ihrem halben Chromosomensatz nur etwa die Hälfte ($3{,}4 \cdot 10^{-6}\,\gamma$) enthalten. Den Vorgang der
identischen Reproduktion verdeutlicht eine schematische Zeichnung Friedrich-Frecksas.

Er stellt sich vor, Nucleinsäuren seien negativ durch ihre Phosphorgruppen geladen. In den
basischen Eiweißstoffen finden sich entsprechend viele positive, vor allem Guanidogruppen. Das
positive Ladungsmuster der Eiweiße wird nun durch Nucleinsäure negativ abgebildet. An den
negativen Ladungen der Nucleinsäuren lagern sich wieder Polypeptide mit komplementären
Ladungsmustern an und fügen sich auf der Nucleinsäure zum Eiweiß zusammen.

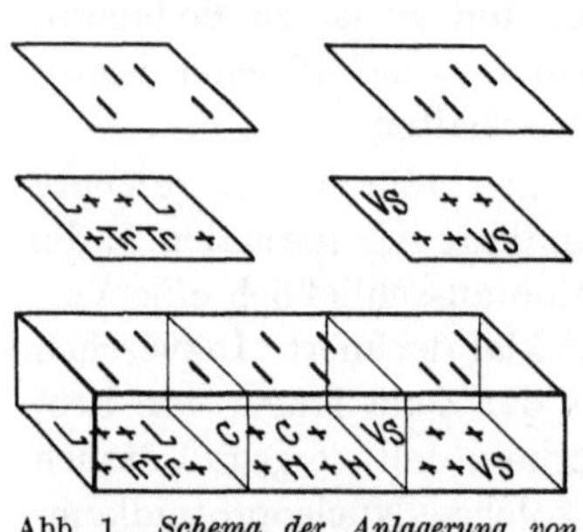

Abb. 1. *Schema der Anlagerung von basischen Polypeptiden an ein Nucleoproteid.* + bedeutet Guanidogruppen; — Phosphorsäuregruppen; Tr, C, V, S usw. verschiedene Aminosäuren, z. B. Tryptophan, Cystin, Valin, Serin.

Es scheint aber, als ob das Prinzip der identischen Reproduktion sich nicht
unbedingt an Matrizen von Nucleinsäuren abspielen muß. Etwa die Tatsache,

daß die Synthese von Polypeptidketten nur bei Anwesenheit von Polypeptiden einiger Länge gelingt, spricht dafür, daß in einigen Fällen auch Polypeptidmatrizen schon eine identische Reproduktion möglich machen.

Generell aber müssen wir heute annehmen, daß erst die Verbindung von Nucleinsäure und Peptidkette differenzierte Autoreproduktion möglich macht.

HAUROWITZ entwickelt ähnliche Vorstellungen über Eiweißsynthesen. Zwei Bänder von Nucleinsäuren und Polypeptiden fügen sich in esterartiger Bindung zu Nucleoproteiden zusammen; dieses Band von Nucleoproteiden ist imstande, zunächst ähnliche Aminosäuren zu adsorbieren und schließlich zum Eiweiß zusammenzufügen.

Daß solche Duplikanten in engster Beziehung zur Zelleigenschaft Krebs stehen, ist in den letzten Jahren klar herausgearbeitet worden. K. H. BAUER hat in seinem Krebsbuch eine Fülle von Argumenten für die Beteiligung von Genmaterial bei der Carcinogenese gesammelt und vor zwei Jahren erbrachte LETTRÉ in einer einfachen Versuchsanordnung den Beweis, daß Plasmaduplikanten Träger wesentlicher Krebseigenschaften sind: Mit Salzlösung wusch er aus EHRLICH-Ascites-Zellen die Mitochondrien aus, ohne die Zellen sonst grob zu schädigen. Übertrug man entweder Mitochondrien oder ausgewaschene Zellen, so gelang es in keinem Falle, den EHRLICH-Ascites-Tumor zu übertragen. Injizierte er aber vorher getrennte mitochondrienfreie Zellen und Mitochondrien dem gleichen Tier, so entstand wieder der alte Tumor.

Dabei muß noch einmal vom biochemischen Standpunkt aus die Frage aufgeworfen werden: Ist Krebs eine Mutation? Wir haben schon vorher erwähnt, daß nach Kenntnis der Plasmaduplikanten alle von BAUER angeführten, für die Mutationstheorie der Krebsentstehung sprechenden Befunde nicht mehr allein auf Gene bezogen werden dürfen. Es muß die Frage offengelassen werden, ob die Entscheidung normale oder Krebszelle im Kern oder Plasma fällt. Die Analyse der Art der Duplikantenveränderung, die zur Eigenschaft Krebs führt, leitet aber in den Mittelpunkt der wichtigsten Krebsfragen. BUTENANDT und sein Arbeitskreis haben am Beispiel des Tabakmosaikvirus Vorstellungen über das chemische Geschehen bei der Mutation entwickeln können:

Es gelang, vier Unterarten, bei denen die Tatsache der Mutation an klar definierbaren Veränderungen der Wirkung auf Tabakblätter abzulesen war, herauszuzüchten; nach ihrer Wirkung wurden zwei dieser Unterarten als Gelbstämme bezeichnet. Diese Gelbstämme konnten nach ihrem Verhalten im elektrischen Feld und auch serologisch von den beiden anderen unterschieden werden: Sie besaßen weniger saure Gruppen als die beiden anderen Stämme. Trennte man nun die Nucleinsäuren der Gelbstämme vom Eiweiß, so ließ sich nachweisen, daß die Nucleinsäuren aller 4 Stämme gleich geblieben waren, während sich die Eiweiße der Gelbstämme serologisch, aber nicht nach ihrem elektrischen Verhalten von den anderen Stämmen unterscheiden ließen.

Daraus läßt sich schließen, daß das Ereignis „Mutation" zu einer anderen Fältelung der Peptidketten führt; an diese veränderten Eiweiße nun wird der erhaltene Satz von Nucleinsäuren anders gebunden. Es resultiert also eine sprunghafte Veränderung der Reaktionsnorm allein aus einer Änderung im räumlichen Feinbau des Proteins, die durch veränderte Bindung der Nucleinsäuren gewissermaßen vergrößert und dadurch erkennbar wird.

Wir können bei der Krebsentstehung eine Reihe von Parallelen zur Mutation finden; vor allem gibt die Tatsache zu denken, daß die Mehrzahl der cancerogenen Stoffe auch mutagen wirken. Analysieren wir aber den Vorgang der Carcinogenese, wie es vor allem Druckrey getan hat, so wird deutlich, daß die Entscheidung Krebs oder nicht Krebs in der Zelle kein sprunghaftes Ereignis ist, sondern daß es einer Summation solcher Reize bis zu einem Grenzwert bedarf. Wir müßten biochemisch annehmen, daß eine gewisse minimale Anzahl solcher Veränderungen der Peptidfältelung und Peptidbindung an Nucleinsäuren erfolgen muß, um den Tatbestand „Krebszelle" zu erfüllen. Bedenkt man, daß die verschiedensten physikalischen und chemischen Reize zum Krebs führen, wenn sie nur an Nucleoproteidkomplexen angreifen, so muß ein gewisses Gefälle der Reaktionsbereitschaft vorhanden sein.

Solche schrittweisen Mutationen sind aber weder in der Biologie, noch in der Biochemie bekannt. Diese einzige Erklärungsmöglichkeit der Latenzzeit der Wirkung der cancerogenen Stoffe müssen wir deshalb ausschalten. Als einzige Erklärungsmöglichkeit muß man annehmen, daß die Wirkung cancerogener Substanzen allmählich zur Zerstörung wesentlicher regulierender Duplikanten führt. Auf diese Weise ist auch die spezifische Wirkung cytostatischer Stoffe zu erklären, nämlich so, daß sie ebenfalls an Duplikanten angreifen, und zwar derart, daß bei der malignen Zelle eher als bei der wachsenden das lebensnotwendige Minimum an Duplikanten unterschritten wird und die Einwirkung zum Tode der Zelle führt. Hier sehen wir eine Erklärungsmöglichkeit der teilweise spezifischen Wirkung cytostatischer Substanzen.

Da wir heute praktisch nichts darüber aussagen können, worin sich Duplikanten der Tumorzelle von denen normaler Zellen unterscheiden, bleibt nur die Möglichkeit, den Wirkungsmechanismus klinisch laufend benutzter Substanzen, die offensichtlich zu einer Zerstörung maligner Zellen führen, so weit wie möglich zu analysieren. Boyland hat auf die große Ähnlichkeit der Wirkungen von Röntgenstrahlen und solchen Substanzen hingewiesen und sie darum Radiomimetika genannt. Dieser fruchtbare Vergleich führt zu folgenden Parallelwirkungen:

**Welche Wirkungsmechanismen** der heute verwendeten cytostatischen Substanzen wir kennen, wollen wir im folgenden sehen: Zunächst hat Boyland darauf aufmerksam gemacht, daß sie in ihrer Wirkung sehr viel mit der Röntgenstrahlenwirkung gemeinsam haben:

Tabelle 1. Übersicht über die von ionisierenden Strahlen<br>oder radiomimetischen Stoffen verursachten Wirkungen. (Nach Boyland modifiziert.)

1. Hemmung des Wachstums von Tumoren oder des ganzen Körpers.
2. Erzeugung von Krebs an der Angriffsstelle.
3. Chromosomenschädigungen.
4. Auslösung von Mutationen.
5. Langsame Tötung; bei der Obduktion zeigen sich ähnliche Schädigungen.
6. Erzeugung von Erythem und Entzündung.
7. Zerstörung von Viren.
8. Depolymerisation von Nucleinsäure in vitro und wahrscheinlich auch in vivo.
9. Hemmung der Leukocytenneubildung.
10. Beschränkung der Fähigkeit des Blutes, zu gerinnen.
11. Örtliches Ergrauen des Haares.
12. Unterbindung der Entwicklung von Immunität durch Verhinderung der Bildung von Antikörpern bei Verabreichung eines Antigens.

13. Zerstörung des Komplements, eines natürlichen Bestandteiles des Blutes, der für die Auflösung fremder roter Blutkörperchen notwendig ist.
14. Ausschaltung von Sulfhydryl-Enzymen wie z. B. Triosephosphat, Dehydrogenase.
15. Erzeugung von Übelkeit und Erbrechen, wie bei der Strahlenkrankheit, und Blutungen in den Darmschleimhäuten.
16. Erzeugung einer verzögerten Hyperglykämie.
17. Erzeugung fetaler Abnormitäten bei trächtigen Tieren.
18. Erzeugung einer negativen Stickstoffbilanz; dies beruht entweder auf einem verstärkten Proteinabbau oder einem verminderten Proteinaufbau.

Bei der Analyse der Lost-Wirkung hat sich gezeigt, daß neben Lost

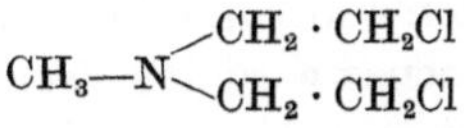

$$CH_3-N \begin{cases} CH_2 \cdot CH_2Cl \\ CH_2 \cdot CH_2Cl \end{cases}$$

schon eine so einfach gebaute Substanz wie das Äthylen-Imin $H-N \begin{cases} CH_2 \\ CH_2 \end{cases}$ eine cytostatische Wirkung haben kann. Auf der Suche nach Angriffsorten sah man, daß die Substanz imstande ist, die Peptidketten zu vernetzen. Zur Prüfung der allgemeinen Gültigkeit dieser Wirkungsart wurden andere Substanzen, die ebenfalls eine solche Vernetzungswirkung haben, auf ihre Tumorwirksamkeit geprüft,

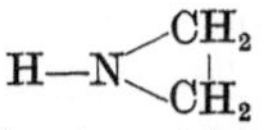

so z. B. Diepoxyde wie Butadienepoxyd
$$\overset{O}{\underset{CH_2-CH}{\triangle}} \quad \overset{O}{\underset{CH-CH_2}{\triangle}}$$

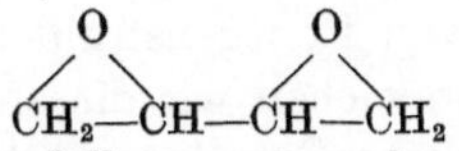

Es zeigte sich, daß diese Substanz ebenfalls, wenn auch schwächer als Lost, das Tumorwachstum hemmt. Hierdurch erhielt man den Hinweis, daß die Chloräthylgruppe der Senfgasverbindungen zur Wirksamkeit nicht notwendig ist. So muß man annehmen, daß die Reaktion der aliphatischen Stickstofflostverbindungen über die Zwischenbildung eines Äthyleniminringes führt: z. B.

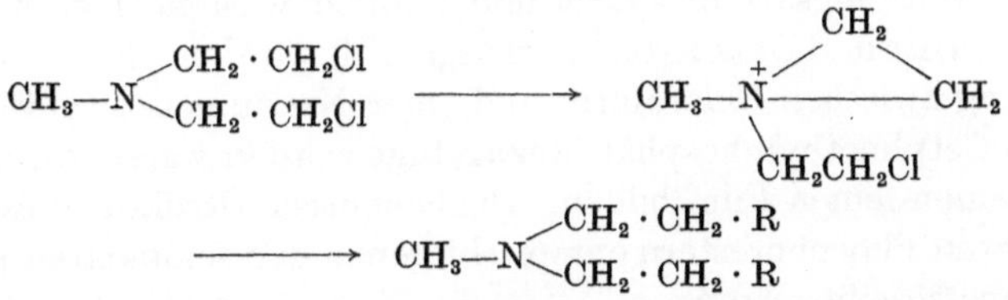

$$CH_3-N \begin{cases} CH_2 \cdot CH_2Cl \\ CH_2 \cdot CH_2Cl \end{cases} \longrightarrow CH_3-\overset{+}{N} \begin{cases} CH_2 \\ CH_2 \\ CH_2CH_2Cl \end{cases}$$

$$\longrightarrow CH_3-N \begin{cases} CH_2 \cdot CH_2 \cdot R \\ CH_2 \cdot CH_2 \cdot R \end{cases}$$

Von dieser Vorstellung, daß die Lostwirkung über die Bildung eines Äthyleniminringes führte, wurde man veranlaßt, eine Substanz auf ihre Tumorwirksamkeit zu erproben, die von den Hoechster Farbwerken als Querverbindungen auslösendes Agens für Wolle beschrieben worden war, das Triazintriäthylenimin oder nach einer den Klinikern gebräuchlicheren Nomenklatur: Triäthylenmelamin:

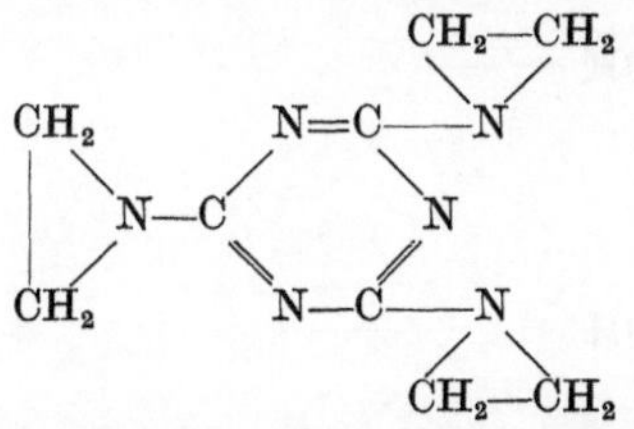

$$
\begin{array}{c}
CH_2-CH_2 \\
\text{(Triäthylenmelamin-Ringstruktur)}
\end{array}
$$

Die guten klinischen Erfolge, die man mit dieser Substanz erzielt hat, sprechen dafür, daß *das Prinzip der Eiweißkettenvernetzung sicher eines der im cytostatischen Effekt enthaltenen Wirkprinzipien ist.*

Ein zweites ist zuerst von BUTLER 1950 beschrieben worden: Brachte man eine Suspension von Thymonucleinsäuren mit Lost zusammen, so kam es zu einer

Fragmentierung, d. h. die Viscosität der Lösung nahm ab und es ließen sich wieder Bruchstücke aus der Lösung herausdialysieren. Die gleiche Wirkung war schon früher von Röntgenstrahlen bekannt.

Da der Mechanismus der Nucleoproteidfragmentierung durch Röntgenstrahlen besser untersucht ist, als der der Fragmentierung durch Lost, soll er näher betrachtet werden.

Scholes und Weiss haben den Mechanismus der Fragmentierung von Nucleoproteinen eingehend analysiert und folgende Ergebnisse erzielt:

Unter der Bestrahlung werden anorganischer Phosphor und in kleinen Mengen auch Purinbasen freigesetzt. Ebenso wird aus Purinlösungen Ammoniak gebildet, d. h. die Purine werden desaminiert, und zwar Adenin von allen Purinen am stärksten. Die Tatsache, daß Peroxyde die gleichen Wirkungen haben, erlaubt den Schluß, daß zunächst als Bestrahlungswirkung aus dem Wasser der Zelle Peroxyde gebildet werden.

Diese Tatsachen erklären im einzelnen den Fragmentierungsvorgang und erlauben auf den Organismus angewandt die Folgerung, daß die stärker hydratisierte Zelle stärker von Röntgenstrahlen oder Lost angegriffen werden muß, als die wasserarme. Vergleichen wir diesen Schluß mit der Wirklichkeit, so wissen wir, daß der jugendliche Organismus strahlenempfindlicher ist als der alte, und daß fast nur jugendliche, in rascher Teilung begriffene Zellen durch Lost, TEM und Röntgenstrahlen angegriffen werden. Gerade diese Zellen sind, wie die malignen auch, besonders wasserhaltig. Mit diesen Zusammenhängen läßt sich ein Teil der Frage klären, warum sich cytostatische Substanzen spezifisch auswirken.

Eine dritte Wirkungsart des Lost und ähnlich wirkender Stoffe ist erst in letzter Zeit von Hirt und Berchtold herausgestellt worden: Sie maßen die Grenzflächenspannung zwischen Chloroform und einer Natriumacetatpufferlösung, der kleine Mengen Cetylmethylphosphat hinzugefügt worden waren, die zwischen den Grenzflächen einen feinen Film bilden. Die chemische Struktur dieses Films mit seinen sekundären Phosphorestern entspricht genau den sekundären Esterbindungen des Nucleinsäurephosphors:

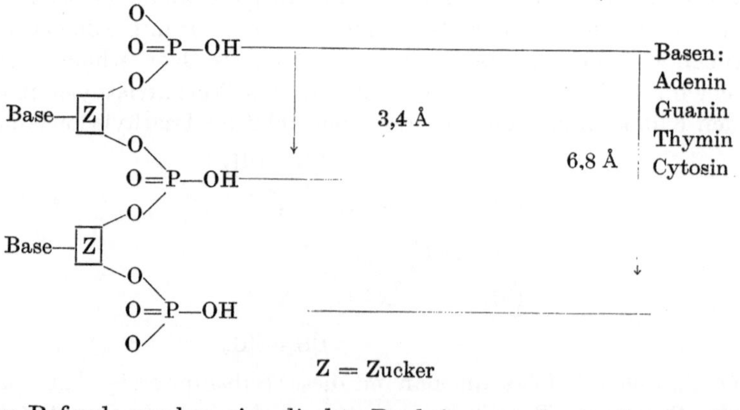

$$
\begin{array}{l}
\quad\;\; O \\
O{=}P{-}OH \longrightarrow\!\!\!\!\longrightarrow \text{Basen:} \\
\quad\;\; O \\
\text{Base—}\boxed{Z} \qquad\qquad \text{Adenin} \\
\quad\;\; O \qquad\quad 3{,}4\ \text{Å} \quad\; \text{Guanin} \\
O{=}P{-}OH \qquad\qquad\qquad 6{,}8\ \text{Å}\;\; \text{Thymin} \\
\quad\;\; O \qquad\qquad\qquad\qquad\quad \text{Cytosin} \\
\text{Base—}\boxed{Z} \\
\quad\;\; O \\
O{=}P{-}OH \\
\quad\;\; O
\end{array}
$$

Z = Zucker

Diese Befunde machen eine direkte Reaktion von Lost mit sekundären Phosphorsäureestern, d. h. also zahlreicher Nucleoproteidkomplexe, wahrscheinlich und geben im Zusammenhang mit der Epoxydbildung Anhalte für die Erkennung der Fragmentation.

Fassen wir zusammen, so finden wir zum Teil auch morphologisch wie in den Befunden von Kopac, die durch Stilbamidin hervorgerufen wurden, generell bei klinisch verwandten cytostatischen Substanzen Einwirkung

1. auf Nucleoproteide,

2. auf Peptidketten. Dieser Effekt ist weitgehend abhängig vom Hydratationsgrad. Der Hydratationsgrad wieder ist mitverantwortlich für den Angriffspunkt am Ruhekern, wie Grundmann eben gezeigt hat.

Ziehen wir aber das Fazit aus diesen Darstellungen, so sehen wir, daß wir klinisch im Grund Proliferationsgifte in der Hand haben. Diese allgemeine Wirkung, die wir am Hoden, an den Nagelbetten und am gesunden Knochenmark immer wieder sehen, wird Herr Prof. Heilmeyer näher darstellen. Es bleibt nur ein geringer Rest spezifischer Wirkung auf die maligne Zelle.

# Chemische Krebsbehandlung.

Von

L. Heilmeyer (Freiburg i. Br.).

Mit 7 Textabbildungen.

Als im Jahre 1946 in kurzer Folge Äthylurethan durch Patterson und Mitarbeiter, Stickstofflost durch amerikanische Autoren, das Stilbamidin durch Snapper, das weibliche Keimdrüsenhormon durch Huggins in die klinische Behandlung der neoplastischen Erkrankungen eingeführt wurde, faßte ich alle diese Stoffe unter der gemeinsamen Bezeichnung Cytostatica zusammen, um ganz unvoreingenommen, vor allem um nichts über die Wirkung zu präjudizieren, für alle diejenigen Stoffe eine Sammelbezeichnung zu schaffen, welche in vivo die Fähigkeit haben, ohne größere Schädigung des Organismus neoplastisch wucherndes Gewebe im Wachstum zu hemmen. Der Begriff war dem der Bakteriostatica nachgebildet, die in den letzten Jahrzehnten so Entscheidendes in der Behandlung der Infektionskrankheiten geleistet haben. Im Vordergrund der Wirkung steht hier wie dort die *Hemmung der Zellvermehrung*. Dafür nur ein Beispiel: Abb. 1 zeigt Ihnen die Wirkung des Stickstofflostes auf die Zahl der Mitosen bei den Ascitestumorzellen der Maus. Man sieht auf Abb. 1, die Untersuchungen meines Mitarbeiters Pirwitz wiedergibt, eine rasche Abnahme der Zahl der Mitosen nach einmaliger Gabe von Stickstofflost. 8 Std. nach der Einverleibung sinkt die Mitosezahl auf 0 ab, um dann langsam wieder anzusteigen. Nach Anwendung mancher Cytostatica wird die Zahl der Mitosen gar nicht vermindert, sondern sogar vermehrt, weil die Dauer der Mitose außerordentlich verlängert wird, so daß trotz verminderter Teilung in manchen Zeitpunkten eine deutliche Vermehrung resultiert. Leider ist aber eine komplette Hemmung aller Zellteilungen auf die Dauer in vivo nicht zu erzielen, sonst müßte ein Tumor unter solcher Behandlung allmählich

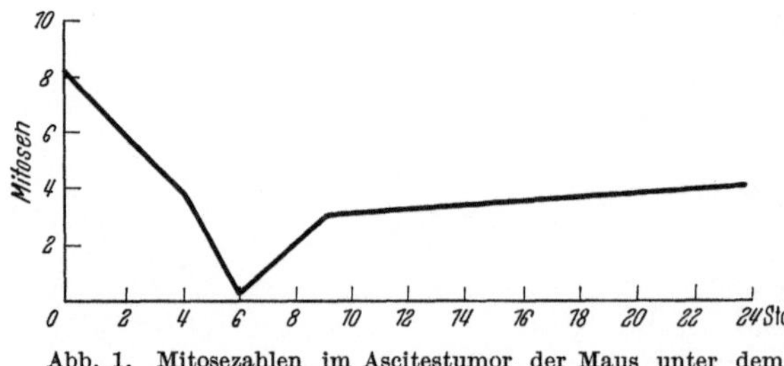


Abb. 1. Mitosezahlen im Ascitestumor der Maus unter dem Einfluß von Stickstofflost.

völlig verschwinden, da ja die Lebensdauer der Tumorzellen sehr begrenzt ist. In Wirklichkeit gehen immer noch einzelne Zellteilungen weiter, weil eine totale Hemmdosis auf die Dauer nicht hoch genug angewandt werden kann. Man hat sogar umgekehrt auf Grund klinischer Beobachtungen gefunden, daß bei langdauernder Behandlung die Wirkung der Cytostatica nachläßt, so daß sich allmählich eine Resistenz der Zellen herausbildet, wie diese für die Bakteriostatica ja allgemein bekannt ist. Ob sie auch hier auf demselben selektiven Vorgang beruht, ist noch nicht sicher bekannt, aber sehr wahrscheinlich. Völlig identisch mit dem Verhalten der Bakteriostatica ist die weitere Beobachtung, daß die Resistenz sich nur ganz spezifisch auf den angewandten Stoff bezieht, während ein zweites Cytostaticum mit anderem Wirkungsmechanismus volle Wirkung entfaltet. Es gilt also auch für die Cytostatica der Begriff der gekreuzten bzw. in diesem Falle *nicht* gekreuzten Resistenz.

Leider wissen wir über die Lebensdauer der Zellen bei den einzelnen Tumorarten noch sehr wenig Bescheid. Am kürzesten ist wohl die Lebensdauer der Leukocyten. Sie beträgt nur wenige Tage. Darin liegt wohl der Grund, warum bei den Leukämien die Hemmung der Zellteilung so rasch in dem Abfall der Zellzahl und in der raschen Verkleinerung leukotischer Tumoren sichtbar wird und warum diese Neoplasie die dankbarste Erkrankung für die Behandlung mit cytostatischen Mitteln darstellt.

Neben der Hemmung der Zellteilung haben diese Stoffe zweifellos auch einen *cytociden* Effekt. Das geht aus der Untersuchung der Ausscheidung von Zellabbauprodukten unter der Behandlung hervor. INGEBORG und L. HEILMEYER haben die tägliche Harnsäureausscheidung in einer großen Zahl von behandelten Fällen bestimmt.

Es zeigt sich, daß die Harnsäureausscheidung unter Urethan, Stickstofflost, Röntgenbestrahlung und unter TEM ganz beträchtlich zunimmt. Das gleiche ist bei Anwendung von Stilboestrol bei akuten Myeloblastenleukosen der Fall. Der letztere Befund erscheint mir im Hinblick auf die Klärung der Wirkung der Keimdrüsenhormone beim Prostatacarcinom besonders wichtig, weil er einwandfrei zeigt, daß dem Stilboestrol über seine Hormonwirkung hinaus auch eine direkte Wirkung auf die Zelle zukommt, die auch bei der Wirkung auf das Prostatacarcinom in Betracht gezogen werden muß und die auch experimentell von LÜSCHER und LETTRÉ, neuerdings auch von DRUCKREY gefunden worden ist. Die direkte cytocide Wirkung von Stickstofflost konnte mein Mitarbeiter MERK auch in Drüsenpunktaten behandelter Lymphogranulomatosen nachweisen, wonach sich an den STERNBERGschen Riesenzellen Auflösungserscheinungen dokumentierten.

Der cytocide Effekt hängt z. T. mit der Hemmung der Kernteilung zusammen, wobei durch Störung des Chromosomengefüges letale Bedingungen für die Zellen entstehen. Doch scheint die Zelle schon *vor* der sichtbaren Kernteilung gegenüber dem Teilungsgift empfindlich zu sein im Zustand der „angeregten Phase". Ein weiterer Beweis für diese enge Verknüpfung von Zellteilungshemmung und Zelltod liegt auch darin, daß selbst schwerste Zellteilungsgifte an völlig *ruhenden* Zellen keinerlei Schädigungen setzen, wie gemeinsame Untersuchungen mit Herrn ALTMANN an TEM-behandelten Ratten zeigten.

Hemmung der Zellneubildung und Steigerung des Zerfalls bilden sicher eine ideale Kombination zur Bekämpfung eines wuchernden Gewebes. Trotzdem ist der klinische Effekt bis heute nur ein Stückwerk. Es ist bis heute noch kein einziger Fall einer malignen Neoplasie durch cytostatische Stoffe geheilt worden. Wir erreichen lediglich ähnlich wie mit Röntgenstrahlen — die im übrigen doch einige Heilungen aufweisen — eine vorübergehende, mehr oder minder lang anhaltende *Zurückdrängung*, dann bricht die Wucherung wieder neu hervor. Die

Zurückdrängung gelingt dann vielleicht noch einige Male, aber meist zunehmend schlechter, um am Ende ganz zu versagen. Warum? Zunächst einfach deshalb, weil durch die cytostatische Behandlung niemals alle Tumorzellen zerstört werden, sondern stets eine Anzahl übrigbleiben, von denen aus die Neubildung des Tumorgewebes wieder neu in Gang kommt. Hier macht sich also ein wesentlicher *Unterschied zur bakteriostatischen Wirkung* bei einer akuten Infektion geltend. Die Bakteriostatica erreichen in einer großen Zahl von Fällen die komplette Heilung mit Verschwinden der Erreger aus dem Organismus. Die Ursache dieses Unterschieds liegt nicht in einer verschiedenen Wirkung auf die Zelle, sondern in dem, was der Organismus dabei leistet. Bei der Infektion haben wir entscheidend wirksame körpereigene Abwehrkräfte, beim Tumor vermissen wir sie. Bei der Infektion werden die im Wachstum gehemmten und geschädigten Erreger durch die körpereigenen Abwehrkräfte vernichtet. Beim Tumor werden die zurückbleibenden und vielleicht sogar auch geschädigten Tumorzellen keineswegs völlig beseitigt. Der Tumorkranke gleicht einem chronischen Infektkranken mit mangelnder Abwehr. Bekanntlich versagt auch bei solchen chronischen Infekten die bakteriostatische Chemotherapie recht häufig.

Ich möchte damit das Vorkommen von Abwehrkräften bei Tumorträgern nicht völlig verneinen, aber praktisch spielen sie kaum eine Rolle. Die wenigen Fälle, in denen maligne Tumoren spontan verschwinden, waren immer Raritäten. Ich selbst habe eine 60jährige Patientin erlebt, die in einer Mammaamputationsnarbe eine fünfmarkstückgroße Metastase fast 30 Jahre hatte, ohne daß diese sich ausbreitete. Vielleicht liegt die Abwehr hier rein im geweblichen, in bindegewebigen Abriegelungen o. ä. Aber zu einer völligen Zurückbildung von Tumoren reichen die körpereigenen Abwehrkräfte nur in den seltensten Fällen aus. Hier liegt meines Erachtens der Hauptgrund für das Versagen der Chemotherapie neoplastischer Erkrankungen.

Ein weiterer Grund liegt in der *mangelnden Spezifität* der bisherigen Cytostatica, die ihre Ursache letzten Endes in der nahen Verwandtschaft von normalen Zellen und Tumorzellen hat. Auch hierin hat es die Chemotherapie von Infektionserkrankungen leichter. Die Stoffwechselstruktur von Bakterien, ihre Permeabilitätsverhältnisse und ihre Affinitäten sind von denjenigen der Körperzellen viel deutlicher unterschieden, als die entsprechenden Größen neoplastisch entgleister Zellen gegenüber normalen Zellen. Dadurch wird eine selektive Einwirkung auf die neoplastischen Zellen ungleich schwieriger als auf Bakterien. Wenn auch experimentelle Untersuchungen von Kopac u. a. gewisse selektive Unterschiede in der Wirkung auf Tumorzellen gezeigt haben, so haben diese Dinge praktisch bis jetzt noch keine große Bedeutung gewonnen. Die meisten der bisher gebräuchlichen Cytostatica sind wenig selektiv und wirken deshalb vorzugsweise auf einen wachsenden Tumor, weil sie *Teilungsgifte* sind und deshalb am *proliferierenden* Gewebe viel stärker wirken als am ruhenden Gewebe. Die ruhenden Zellen werden nicht geschädigt, während die sich teilenden Zellen dem Teilungsgift zum Opfer fallen. Das hat aber zur Folge, daß auch gesunde in starker Teilung befindliche Gewebe geschädigt werden.

Zum Beispiel zeigte das Knochenmark eines mit Stickstofflost behandelten Patienten vor und nach der Behandlung erhebliche Unterschiede. Das zellreiche Knochenmark wird durch die unspezifische Wirkung dieses Proliferationsgiftes

geschädigt, es ist zellarm geworden, wobei alle Zellen des Knochenmark-
parenchyms in wechselvoller Weise betroffen sind. Dadurch entstehen Depressionen
des peripheren Blutbildes im Sinne von Anämie, Leukopenie, bis zur Agranulocytose und Thrombopenie mit ihren deletären Auswirkungen. Man muß eine
genaue Kenntnis all dieser „*Nebenwirkungen*" haben, die in Wirklichkeit keine
Nebenwirkungen, sondern Hauptwirkung sind, wenn man eine cytostatische
Therapie betreibt. Eine Behandlung in der freien Praxis ohne tägliche Kontrolle
der Kranken ist hochgradig gefährlich und nicht zu verantworten. In Tierversuchen, die gemeinsam mit Herrn Kollegen ALTMANN am Institut von Herrn

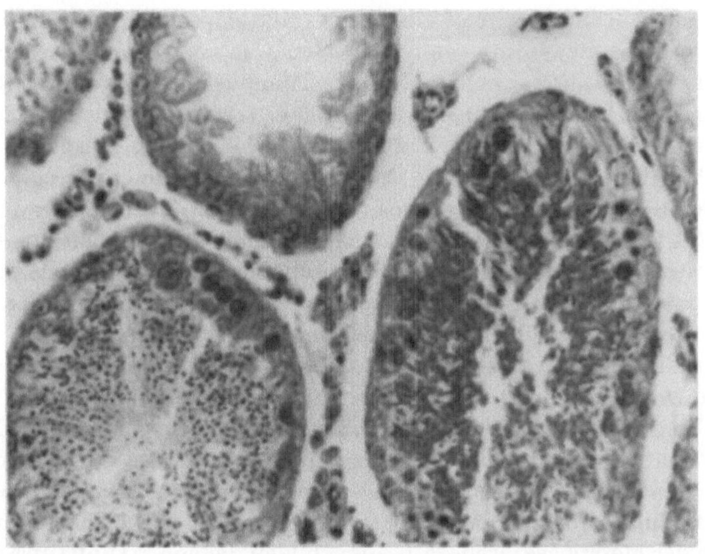

Abb. 2.
Veränderungen der Hodenkanälchen der Ratte unter dem Einfluß von TEM (nach HEILMEYER und ALTMANN).

Prof. BÜCHNER an Ratten nach Gaben von TEM durchgeführt wurden,
sahen wir schwere Zerstörung des Lymphdrüsengewebes, die ausgesprochene
Zellarmut der Milz, die wie ausgewaschen erschien, wobei die Lymphfollikel weitgehend geschwunden waren. Wir besitzen Abbildungen, auf denen bei starker
Vergrößerung die Schädigung der lymphatischen Zellen in Form von Kern-
pyknosen erkennbar ist, während die ruhenden Reticulumzellen voll erhalten sind.
Ganz ähnlich liegen die Verhältnisse am Hoden (Abb. 2). In einigen Hodenkanälchen hat die Spermiogenese völlig aufgehört. Man sieht die Ausbildung von
Riesenzellen, weil die Teilung des Zellkerns weitergegangen ist, während die Proto-
plasmateilung aufgehört hat, worauf jüngst auch DRUCKREY an seinen Versuchen
am Seeigelei hingewiesen hat. Die unspezifische Wirkung der Proliferationsgifte
wird bei starker Überdosierung auch am Nagelwachstum erkennbar. Ebenso sind
Störungen des Haarwachstums beobachtet worden.

Diese mangelnde Spezifität der Cytostatica verhindert natürlich eine hohe
Dosierung und damit die Möglichkeit einer radikalen Vernichtung der Tumor-
zellen. Darin liegt auch der Grund für die geringe Bedeutung der zahlreichen
Testverfahren cytostatischer Wirkungen im Tierversuch oder in der Gewebskultur,

wie sie heute meist als Grundlage für die Auffindung neuer Stoffe zur chemischen Krebstherapie herangezogen werden. Solange wir nicht Stoffe haben, die bei bestimmten menschlichen Tumoren spezifisch wirken und die übrigen normal proliferierenden Gewebe unangetastet lassen, werden unsere chemotherapeutischen Bemühungen um eine Krebsheilung immer nur Teilerfolge bleiben, womit ich aber nicht sagen möchte, daß diese Teilerfolge etwa wertlos wären, zumal eine gewisse *beschränkte Spezifität* auch bei den heutigen Cytostatici schon eine gewisse Rolle spielt. Besonders ist den körpereigenen Hormonen eine solche Spezifität eigen. So greift das weibliche Keimdrüsenhormon hauptsächlich an Tumorzellen an, die dem männlichen Sexualapparat zugehören, das männliche Keimdrüsen-hormon aber an solchen, die dem weiblichen Genitalapparat angehören, die Gluco-corticoide der Nebennierenrinde an Tumorzellen, die vom lymphatischen Gewebe ausgehen, das radioaktive Jod spezifisch an Tumorzellen, die vom Schilddrüsen-gewebe ausgehen. Aber auch die synthetischen Cytostatici lassen manche Spezifi-tät erkennen. So ist Urethan an Plasmocytomzellen eindrucksvoll wirksam, während TEM dabei völlig versagt. Das Myleran zeigt eine bevorzugte Wirkung an den Zellen des myeloischen Systems, während es an Zellen des lymphatischen nur gering wirkt. Die Beispiele ließen sich vermehren und geben uns die Hoff-nung, daß unter den zahlreichen neu aufgefundenen cytostatischen Substanzen sich doch manche finden, die auf bestimmte Krebse noch spezifischer wirksam sind und uns damit dem Ideal der Behandlung näher bringen.

Was nun die *Einteilung der Cytostatica* betrifft, so haben wir diese auf Grund ihres Wirkungsmechanismus zu geben versucht und dabei 5 praktisch wichtige Gruppen abgegrenzt, wie das auf beistehender Tafel ersichtlich ist. Die erste Gruppe enthält die eigentlichen Teilungsgifte. Sie zerfallen in 2 Untergruppen, nämlich in die eigentlichen Mitosegifte im engeren Sinne (Spindelgifte), welche den Mitoseablauf hemmen. Der Hauptvertreter, das Colchicin, führt zum Mitose-stillstand in der Metaphase. Eine 2. Gruppe bilden die von Marquardt als Ruhe-kerngifte bezeichneten Stoffe, welche auf den nicht in Teilung begriffenen Ruhe-kern einwirken, ohne daß zunächst sichtbare Störungen ausgelöst werden. Erst in den nachfolgenden Mitosen, deren Prophasen noch normal ablaufen, treten die Folgen der Einwirkung des Giftes an den Chromosomen in Erscheinung. Dabei sind es 2 Grundvorgänge, die sichtbar werden, nämlich die Fragmentation der Chromosomen und die Restitution, d. h. nahtlose Zusammenfügung von Chromo-somenbruchstücken zu einem neuen Chromosomenganzen. Man muß hier eine vorausgegangene Fragmentation annehmen, die aber nicht festgestellt werden kann. Durch diese Vorgänge entstehen erhebliche Strukturstörungen am Chromo-somengefüge wie Absprengungen von Bruchstücken, fehlerhafte Einfügungen und ähnliches mehr, was entweder Mutationen auslöst oder zu einem letalen Faktor wird, so daß die Zelle zugrunde geht. Die durch Ruhekerngifte ausgelösten Stö-rungen im Kern sind grundsätzlich dieselben wie durch Röntgenstrahlen aus-gelöste. Schon längst bevor die Medizin diese Dinge erkannt hat, hat Herr Oehl-kers in Freiburg mit Urethan diese Veränderungen am Chromosomenapparat aufgezeigt.

Was leisten diese Teilungsgifte in der Klinik? Die Anwendung des Colchicins ist dadurch beschränkt, daß es zu toxisch ist. Es gelingt nicht, die notwendigen Dosen heranzubringen. In Kombination mit anderen Cytostatici kann es jedoch durchaus nützlich sein. Nun hat neuerdings die Firma Ciba ein weniger toxisches Colchicinpräparat in den Handel gebracht, das klinisch etwas mehr Erfolg verspricht.

Unter den Ruhekerngiften hat das *Arsen* seit Jahren einen Platz in der Behandlung mesenchymaler Tumoren. Es ist rein empirisch bei neoplastischen Wucherungen, besonders des Lymphdrüsensystems, schon seit Jahrhunderten angewandt worden, ohne daß man sein Wirkungsprinzip erkannt hätte. In Deutschland ist es vor allem erst durch die Forschungen LETTRÉs als klares Tei-

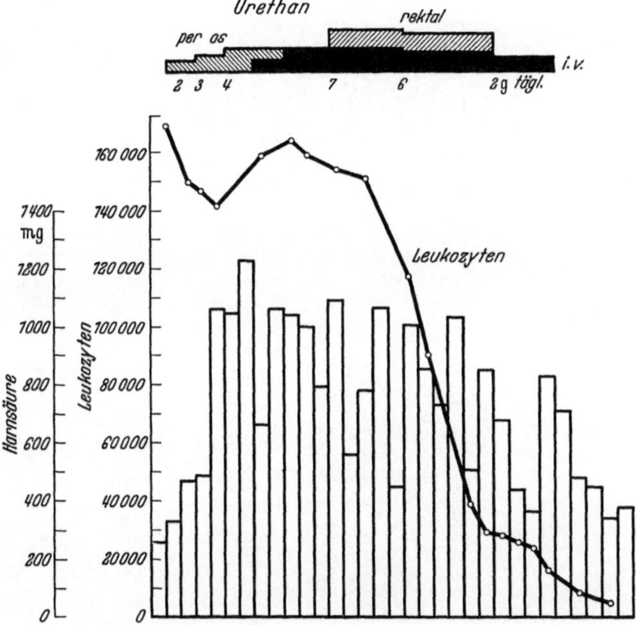


Abb. 3. Erfolgreiche Urethanbehandlung bei chronischer Myelose. Die Abbildung zeigt die Vermehrung der Harnsäure als Zeichen des gesteigerten Leukocytenabbaues.

lungsgift erkannt worden. Wir verwenden es auch heute noch als ein mildes Teilungsgift, das in der Behandlung von neoplastischen Lymphomen besonders bei der Lymphogranulomatose und Leukosen eine beschränkte Bedeutung hat. Ich verwende es hauptsächlich zur Überbrückung der Behandlungspause. Im übrigen ist es durch Einführung der neueren viel stärker wirkenden Teilungsgifte mehr in den Hintergrund getreten. Unter diesen ist als erstes das von HADDOW und PATTERSON eingeführte Urethan zu nennen. Über seine klinische Anwendung sind z. T. recht widersprechende Urteile gefällt worden. Heute nach 7 jähriger Erfahrung haben sich die Dinge weitgehend abgeklärt. Das Urethan hat zweifellos einen gewissen Wert in der Behandlung chronischer Leukosen und kann hier der Röntgenbestrahlung annähernd gleichgesetzt werden. Am sichersten ist die Wirkung bei den Myelosen (Abb. 3), weniger sicher bei den Lymphadenosen, von denen nur ²/₃ der Fälle ansprechen. Bei den akuten Leukosen sieht man kaum etwas. Nur in ganz vereinzelten Fällen erlebt man auch hier oft überraschende Remissionen. Nicht ungünstiger sind die Ergebnisse bei der Lymphogranulomatose, die in der Hälfte der Fälle einen deutlichen Rückgang zeigen. Noch wichtiger ist seine Stellung in der Behandlung der Plasmocytome geworden, weil es hier das wirksamste Mittel darstellt, das in 50% der Fälle einen deutlichen Rückgang der Schmerzen und des Bluteiweißbildes bewirkt. Ebenso ist es bei manchen Retothelsarkomen überraschend gut wirksam. Eine neue Indikation fand Meythaler in der Neurofibromatosis Recklinghausen in einer 4—6 wöchigen Kur mit täglich 2—3 g, die einen deutlichen Rückgang der Fibrome bewirkt. Störend sind die Nebenwirkungen des Urethans in Form von Übelkeit, Appetitlosigkeit, Erbrechen, manchmal auch von Durchfällen. Weniger zu fürchten sind Schädi-

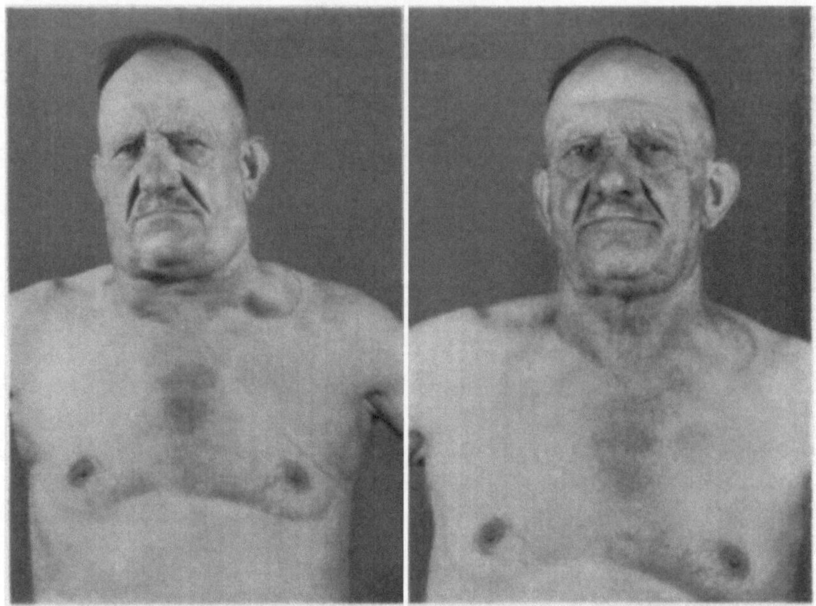

Abb. 4. Fall von chronischer Lymphadenose vor und nach TEM-Behandlung.

gungen des Knochenmarks und Schädigung der Infektabwehr, die nur bei erheblicher Überdosierung auftreten.

Das weitere wichtigste Ruhekerngift ist das Stickstoffsenfgas (Stickstofflost, Nitrogen-Mustard), dessen Hauptindikationsgebiet die Behandlung der Lymphogranulomatose darstellt. Daneben sprechen recht gut auch Lymphosarkome, Retothelsarkome und manche Formen des Lungenkrebses auf diese Behandlung an.

Im allgemeinen sind die mit Senfgas erzielten Remissionen meist kürzer als nach Röntgenbestrahlung. Man sollte deshalb örtliche Tumoren bestrahlen, während die Domäne der Lostbehandlung bei den generalisierten Formen, ferner bei versteckten Tumoren liegt, die der Bestrahlung schlecht zugänglich sind. Besonders günstig ist die Kombination von Bestrahlung mit Lostbehandlung, wobei man mit der Lostbehandlung beginnt und die Zellen dadurch schon vorschädigt, so daß sie auf die Bestrahlung besser ansprechen. Man erzielt dadurch längere Rezidivfreiheit. Diese kombinierte Behandlung hat die durchschnittliche Überlebensdauer gegenüber einfacher Röntgenbestrahlung fast auf das Doppelte verlängert. Auch das Stickstofflost hat erhebliche Nebenwirkungen in Form

von Übelkeit und Erbrechen, das meist ziemlich genau 2 Std. nach der
Injektion einsetzt. Durch abendliche Gaben mit gleichzeitiger Verabreichung
eines Schlafmittels kann man über diese Nebeneffekte oft gut hinwegkommen.
Ferner werden die toxischen Wirkungen durch *gleichzeitige Gaben von ACTH oder
Cortison* ganz wesentlich eingeschränkt, während die Wirkung auf die Tumoren
des lymphatischen Systems dadurch gleichzeitig noch gesteigert wird, so daß
diese Kombinationsbehandlung heute die *Methode der Wahl* darstellt. Die depressiven Wirkungen auf das normale Knochenmark sind beim Stickstofflost sehr
viel deutlicher als beim Urethan. Nicht
selten muß eine Lymphogranulomatose-
behandlung erheblich vorzeitig abgebrochen werden. Dies ist namentlich bei den
leukopenischen Formen der Lymphogranulomatose der Fall. Cortison ist zur Verhütung dieser Knochenmarksdepressions-
wirkung von größtem Wert. Trotzdem ist
natürlich eine sorgfältige und fortlaufende
Kontrolle des Blutbildes notwendig und
die Behandlung nur klinisch durchführbar.
Wir haben in der Klinik bei weit über 200
Behandlungen noch keinen einzigen Fall
durch Panmyelophthise verloren, weil diese
immer reversibel ist und durch rechtzeitige
Gegenmaßnahmen immer überwunden
werden kann. Dasselbe gilt für das neueste
und wohl stärkste Teilungsgift, das *Triäthylenmelamin*. Es wird in einer Gabe
von 5—30 mg/die oral gegeben. Seine
depressive Wirkung auf das Knochenmark
ist so groß, daß man die Behandlung der
Lymphogranulomatose und anderer Tu-

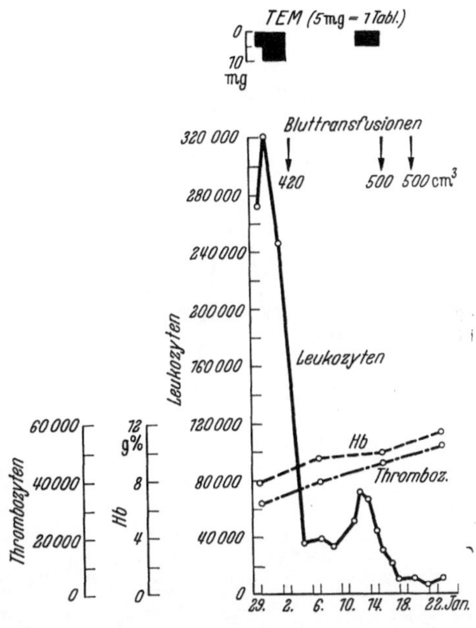



Abb. 5.
Behandlung einer chronischen Leukämie mit TEM.

moren besser unterlassen sollte. Es ist das stärkste antileukämische Mittel, das wir
heute besitzen. In meiner Klinik wurden damit bis heute weit über 100 Fälle behandelt. Myelose und Lymphadenose sind in gleicher Weise beeinflußbar, jedoch
finden sich unter den Lymphadenosen mehr empfindliche Fälle, die mit kleinen Dosen
bereits stärksten Rückgang zeigen (Abb. 4, 5 und 6). Die Schwierigkeit der TEM-
Behandlung liegt in der äußerst wechselnden Dosierung. Es gibt Fälle, die auf
15 mg bereits einen vollständigen Rückgang der Leukämie im Blute zeigen. Andere
benötigen dazu 350 mg. Man muß also jeden Fall einzeln „austitrieren" und sehr
vorsichtig vorgehen, da nicht selten Reaktionen auftreten, die weit über das Ziel
hinausschießen. Eine totale, allerdings immer reversible Markaplasie ist dann die
Folge. Wichtig ist auch, daß das TEM 2—3 Wochen nach Absetzen des Mittels
noch weiter wirken kann. Man darf also die Kranken nicht zu früh aus dem Auge
lassen, wenn man schwerste Schäden vermeiden will. Kennt man das Mittel auf
Grund einer großen Erfahrung, so leistet es Vorzügliches. Die Dauer der Remission
ist allerdings sehr verschieden und schwankt je nach Art der Leukämie zwischen
4 Wochen und 2 Jahren. Ich habe einzelne Fälle, die nur alle 1—2 Jahre eine

8—14tägige Behandlung durchmachen und dauernd mit ihren Leukocytenzahlen niedrig bleiben. Andere kommen schon nach kurzer Zeit zur Neubehandlung wieder. Letztere sind meist die prognostisch ungünstigeren. Es lassen sich hier ganz neue klinische Erkenntnisse über die Benignität und Malignität einer vorliegenden Leukose gewinnen.

Ähnlich dem TEM ist das von der *Firma Cilag* hergestellte *Tris-dioxymethylaminotriacin* gebaut. Jedoch ist die wirksame Äthyleniminogruppe dabei aufgespalten und dadurch seine Wirkung abgeschwächt. Als Leukämiemittel steht

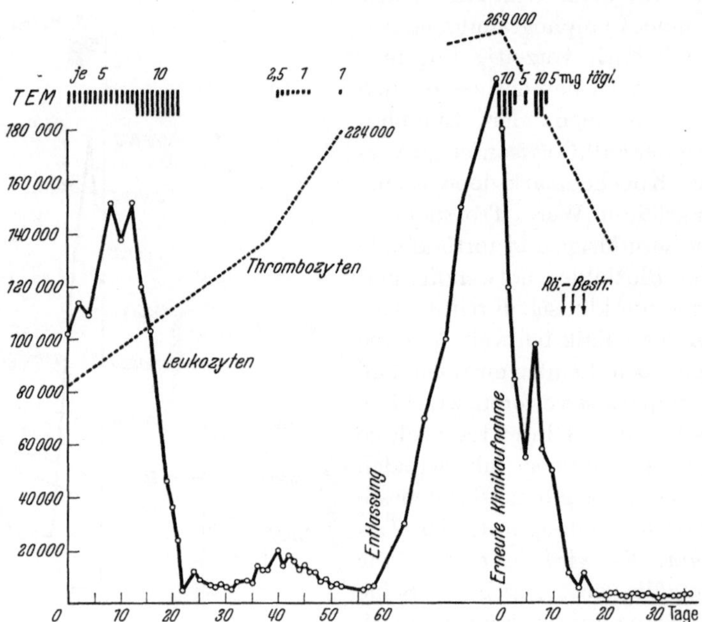


Abb. 6. Zweimalige Behandlung einer chronischen Myelose mit TEM.

es deshalb weit hinter dem TEM zurück, jedoch sind verschiedentlich bei echten Geschwülsten, so bei Osteosarkom, Hypopharynxcarcinom und beim Lungencarcinom deutliche Rückbildungen gesehen worden (Meythaler). Die Wirkung des TEM beruht sicher in der Hauptsache auf seiner bipolaren Struktur, die bei Öffnung des Äthyleniminorings entsteht und dadurch starke Vernetzungseigenschaften entfaltet. In ähnlicher Weise wirkt das neuerlich von Haddow und Timmis und von Galton in die Klinik der Leukämiebehandlung eingeführte *Myleran*. Es soll nur auf chronische Myelosen wirken; Erythropoese und Thrombopoese werden gar nicht oder nur wenig alteriert. Nach dem Bericht von Galton scheint es sehr hoffnungsvoll zu sein, insbesonders durch die lange Dauer der Remissionen. Wir selbst hatten leider bisher nicht viel Glück. Bei 2 Patienten mit chronischer Myelose nahmen die Leukocytenzahlen nach Verabreichung von 10 mg Myleran täglich stark zu. Bei beiden entwickelte sich eine Blutungsbereitschaft, die nicht durch Thrombopenie bedingt war. In einem Falle kam es zu einer schweren Darmblutung bei 175000 Thrombocyten. Die Genese dieser Blutung ist noch völlig unklar, zumal auch die Capillarresistenz und Blutgerinnungszeit sich nicht verändern. Man muß hier an eine örtliche Einwirkung auf die Capillaren der Darmschleimhaut denken. Die beiden Zwischenfälle wurden zwar überwunden, aber warnen natürlich und machen uns etwas ängstlich bei weiterer Anwendung. In einem 3. Fall sahen wir nach 6 mg täglich keine Wirkung auf die Leukocyten.

Neben den besprochenen synthetischen Stoffen ist in jüngster Zeit durch die Mitarbeit der Firma Bayer ein Naturstoff gefunden worden, aus einer Aktinomycesart gewonnen, *Aktinomycin C* (HBF 386), das stärkere cytostatische Wirkungen entfaltet. Schulte hat auf dem Röntgenologenkongreß in Wiesbaden 1952 darüber berichtet und Gutes bei verschiedenen Fällen von Lymphogranulomatose gesehen. Meythaler, Ritter und Priske haben das Mittel bei 31 verschiedenen Neoplasmen angewandt und in 26 Fällen keinen Erfolg gesehen. Dagegen zeigten eine lymphatische Leukämie, ein Sarkom und ein Carcinom gute Rückbildungen.

Bei 2 Fällen von Lymphogranulomatose war die Rückbildung mäßig, bei einem Fall völlig negativ. Wir haben ebenfalls 30 Fälle behandelt und Rückbildungen bei Lymphogranulomen gesehen, dagegen bei starker Dosierung eine deutliche Schädigung der Schleimhäute, in einem Fall eine schwere Stomatitis, in einem 2. Fall eine unangenehme Tracheitis sowie häufig Magen-Darm-Störungen. Bei einem Lymphogranulomfall, der auswärts damit behandelt wurde, trat unter der Behandlung ein neuer fieberhafter Schub auf. Aus all dem geht hervor, daß es der Stickstoff-Lost-Behandlung manchmal unterlegen ist. Günstig dagegen ist das Fehlen der Knochenmarkshemmung, so daß seine Anwendung besonders bei leukopenischen Fällen bei Lymphogranulomatose indiziert ist, die man mit Stickstofflost nicht be-

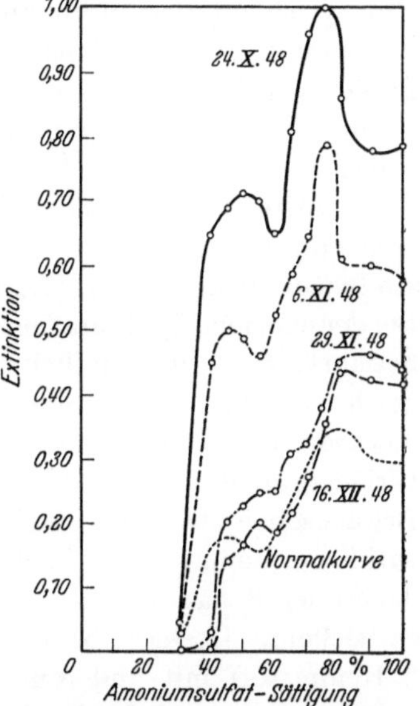



Abb. 7. Veränderungen des Serumeiweißes an Hand von Ammonsulfataussalzkurven unter Stilbamidinbehandlung. Man sieht eine Rückkehr des Serumeiweißes fast bis zur Norm.

handeln kann. Die von Snapper in die Therapie eingeführten *Diamidine*, das Stilbamidin und Pentamidin, haben ihren Platz in der Behandlung der Plasmocytome erobert. Wir haben 15 Fälle bisher behandelt, davon 8 mit gutem Erfolg. Man sieht einen deutlichen Rückgang der klinischen Erscheinungen, besonders der Schmerzen, nicht selten auch einen Rückgang der Serumeiweißveränderungen (Abb. 7). Das ist um so erfreulicher, als die Röntgenbestrahlung dieser Fälle nur lokale Erfolge bei dieser fast stets generalisierten Erkrankung bringen kann. Als Nebenwirkungen sehen wir Anaesthesien im Gebiet des Trigeminus und Störungen im Kohlenhydratstoffwechsel, wahrscheinlich infolge Schädigung der Leber, worauf neuerdings Gerhartz und Koch in der v. Kressschen Klinik hingewiesen haben.

Zu den Teilungsgiften gehört auch das neuerdings in der Rheumatherapie stark an Bedeutung gewinnende *Butazolidin*, wie ich mit meinen Mitarbeitern Harwerth und Doxie zeigen konnte. Im Gegensatz zu dem verwandten Pyramidon oder zur Salicylsäure zeigt das Butazolidin in der Gewebskultur selbst in Konzentrationen, die in vivo erreichbar sind, eine deutliche Hemmung des

Fibroblastenwachstums mit Umformung der Fibroblasten zu runden Zellen. Große Dosen von Butazolidin vermögen auch bei der Lymphogranulomatose zwar nicht regelmäßig, aber doch in einer Anzahl von Fällen Rückbildungen von Lymphdrüsentumoren herbeizuführen, wobei auch im Lymphdrüsenpunktat der Zellzerfall deutlich wird, wobei es auch gleichzeitig antipyretisch wirkt, also sowohl zentral wie peripher angreift. So ist dieser Stoff als Unterstützungsmittel in der Behandlung der Lymphogranulomatose von großem Wert.

Ich möchte nun auf eine neue Gruppe der Cytostatica übergehen, deren Wirkungsmechanismus auf dem Wuchsstoff-Hemmstoff-Mechanismus beruht. Das Prinzip ist von den Sulfonamiden her geläufig. In der Anlehnung an den PAB-Sulfonamid-Antagonismus wurden durch Abwandlung des Folsäuremoleküls die Folsäure-Antagonisten gewonnen. Unter ihnen ist das Aminopterin das bekannteste. Die Folsäure ist für alle proliferierenden Zellen als Wuchsstoff unentbehrlich. Wird nun ein Überschuß an Folsäureantagonisten angetroffen, so wird dieser anstelle des Wuchsstoffs infolge seiner chemischen Ähnlichkeit in die Zellen aufgenommen und die Proliferation dadurch gehemmt, weil der Stoff keine Wuchsstoffnatur mehr besitzt. Dadurch wird ein Stillstand der Proliferation erreicht. Bei der enormen Proliferationstendenz der akuten Leukose hat sich dieser Gedanke bewährt. 50% der kindlichen akuten Leukosen werden durch *Aminopterin* sehr gut beeinflußt. Die Kombination mit Cortison stellt heute die beste Behandlungsmethode der akuten Leukämie des Kindesalters dar und man hat damit Lebensverlängerungen bis zu 2 Jahren erzielt. Leider sind bei den akuten Leukämien des Erwachsenenalters die Erfolge lange nicht so günstig. Man erlebt nur selten wirkliche Remissionen, höchstens nur vorübergehend Hemmungen. Bei länger dauernder Behandlung kann sich eine ausgesprochene Resistenz gegen das Mittel entwickeln. Deshalb bedeutete es einen weiteren Fortschritt, daß man einen 2. Hemmstoff mit anderem Angriffspunkt neuerdings für die Behandlung der akuten Leukosen gefunden hat. Am Chemotherapy Service des Memorial Centers in New York haben Burchenal und Mitarbeiter das 6-Mercaptopurin, den Antagonisten der Nucleinsäurevorstufen, in die Behandlung der akuten Leukosen eingeführt. Die ersten Berichte lauten günstig. 15 von 45 kindlichen akuten Leukosen zeigten volle Remissionen, 10 weitere Teilremissionen. Bei akuten Erwachsenenleukosen sind auch hier die Erfolge sehr viel geringer, nur bei einigen Fällen wurden Teilremissionen beobachtet. Wichtig ist aber, daß bei Kindern, die gegen Folsäureantagonisten völlig resistent geworden waren, mit Mercaptopurin ein voller Erfolg erzielt werden konnte.

Andere Neoplasmen mit Ausnahme einiger Fälle von chronischen Leukosen sind leider mit diesem Stoff nicht beeinflußbar. Die Nebenwirkungen sind verhältnismäßig gering. Neben der Depression der Knochenmarksfunktion sieht man vereinzelt orale Läsionen oder gastrointestinale Syndrome in Form von Übelkeit, Erbrechen, Appetitstörungen und seltener von Durchfällen. Das Mercaptopurin verdrängt die Nucleinsäurepurine bei der Nucleinsäuresynthese, während der Angriffspunkt der Folsäure in der Purinsynthese selbst gelegen ist. Die Angriffsweise der beiden Stoffe ist also völlig verschieden, woraus das Fehlen einer gekreuzten Resistenz zu erklären ist. Aus diesem Grunde erscheint auch zur Vermeidung einer frühzeitigen Resistenzentwicklung und zur Steigerung der Wirkung eine Kombinationsbehandlung empfehlenswert.

Nun zur 3. Gruppe, die durch ihre Hormoneigenschaft charakterisiert ist! Der Hormoncharakter ist wesentlich für die Wirkung. Es werden mit diesen Stoffen Neoplasien beeinflußt, deren Zellen von Organen abstammen, welche hormonalen Steuerungen unterliegen. So beruht die Therapie mit gegensätzlichem Keimdrüsenhormon beim Prostatacarcinom in *erster* Linie auf dieser direkten Hemmungswirkung auf die Prostatazellen, wie die grundlegenden Untersuchungen von HUGGINS gezeigt haben. Dazu kommt 2. eine Bremswirkung auf die Hypophysenfunktion, die vor allem bei großen Dosen stärker hervortritt und vielleicht auch die Produktion von STH umfaßt, was allerdings noch keineswegs bewiesen ist. Ähnlich kommt noch für das weibliche Keimdrüsenhormon und seine synthetischen Ersatzstoffe 3. eine direkte universell cytostatische Wirkung hinzu, wie das schon LÜSCHER, v. MÖLLENDORF, LETTRÉ und jüngst auch DRUCKREY gezeigt haben und wie ich sie an Hand der Wirkung bei Myeloblastenleukämien klinisch nachweisen konnte. Die Behandlung des Prostatacarcinoms mit weiblichen Keimdrüsenhormonen gehört zu den glanzvollsten cytostatischen Effekten. Sie wird unterstützt durch die Ausschaltung der natürlichen androgenen Hormone der männlichen Keimdrüsen und, wenn das noch nicht genügt, auch der Nebennierenrinde durch doppelseitige Epinephrektomie. Nicht uninteressant ist ein Vorschlag von BORNMANN und LOESER, die Behandlung durch Zugabe von Thyroxin, das ebenfalls auf die Hypophyse hemmend wirkt und gleichzeitig den bei langer Oestrogenbehandlung sich entwickelnden Unterfunktionszustand der Schilddrüse ausgleicht, durchzuführen.

Die große Statistik von NESBIT und BAUM an Hand von 1818 Fällen ergab für die reine Hormonbehandlung in 29% 5 Jahre Überlebensdauer. Bei gleichzeitiger Kastration verbessert sich diese Zahl auf 44%, während von den unbehandelten Fällen nur 10% eine 5jährige Überlebensdauer erreichen. Die Behandlung wird durch die gleichzeitige fortlaufende Kontrolle der sauren Serumphosphatase wesentlich sicherer und zuverlässiger gestaltet. Darüber wird Herr RAABE noch berichten.

Nicht ganz ebenbürtig diesen Erfolgen gegenüber steht die Behandlung des metastasierenden Mammacarcinoms mit männlichem Keimdrüsenhormon. Man sieht in etwa $^1/_5$ der Fälle gute Rückbildungen, in einem weiteren Fünftel Besserung vor allem der Skeletmetastasen, die besonders gut ansprechen (aber auch bei Lungenmetastasen haben wir selbst erstaunliche Rückgänge gesehen). Sie sind allerdings wesentlich seltener. Nach der Klimax kann man bekanntlich auch Oestrogene benutzen, deren direkt bremsende Wirkung, verbunden mit der Hemmung der Hypophyse die direkte stimulierende Wirkung überwiegt. Doch sieht man hier auch manchmal das Umgekehrte, deshalb scheint mir die Androgenbehandlung doch sicherer. Interessant sind die neuen Versuche von OLIVECRONA und Mitarbeitern, durch Hypophysektomie inoperable Mammacarcinome, aber auch Genitalcarcinome zu beeinflussen. Die von OLIVECRONA mitgeteilten Erfolge sind erstaunlich (nach mündlicher Mitteilung von Prof. RIECHERT). An Nebenwirkungen der Oestrogene sind Virilisierung, Wasserretention und das Hypercalcämie-Syndrom mit Erbrechen, Azotämie und Oligurie besonders wichtig, da dieses Ereignis eine sofortige Unterbrechung der Therapie erfordert. Interessanterweise lassen sich mit dem nur sehr schwach androgen wirksamen Nodandron (Methylandrostendiol) ähnlich gute Ergebnisse erzielen, wahrscheinlich auf dem Wege über die Hypophysenbremsung.

Neben den Sexualhormonen spielt heute auch eine 2. Hormongruppe, nämlich die der Nebennierenrindenglucosteroide, eine wichtige Rolle in der Behandlung der Tumoren des lymphatischen Systems. Ihre Wirkung beruht auf der physiologischen Lymphoklasie dieser Stoffe. Die Rindenglucocorticoide sind körpereigene Cytostatica, die gegen mesenchymale Zellen, besonders aber gegen lymphatische Zellen wirksam sind. So kann man beim Kleinkind mit verhältnismäßig kleinen Dosen Cortison oder ACTH eine große Thymus in wenigen Tagen zur Einschmelzung bringen. Wir machen in der Klinik von Cortison und ACTH bei Lymphadenosen, Lymphosarkomen und Lymphogranulomatosen, ebenso bei akuten Leukämien reichlich und mit gutem Erfolg Gebrauch. Man kann sie auch lange Zeit chronisch verabreichen und die Wucherung dadurch niederhalten, wobei die Hebung des Allgemeinzustandes eine erfreuliche Zugabe darstellt. Auch haben diese Rindenhormone den großen Vorteil, daß sie das Knochenmark nicht schädigen oder hemmen, im Gegenteil meist eine Leukose erzeugen. Die cytostatische Wirkung ist hier also ausgesprochen selektiv auf das lymphatische System gerichtet.

Unter die Gruppe der Hormone habe ich nicht ganz zu Recht auch noch das Cholin eingereiht, das schon vor Jahrzehnten von Werner, in jüngerer Zeit von Fecht in der Behandlung der Tumoren angewandt worden ist. Seine Wirkung ist neuerdings von Lettré auch experimentell untersucht worden, wobei sich eine Wirkung auf die Permeabilität der Kernmembran erkennen läßt. Unsere eigenen Erfahrungen haben nur eine beschränkte klinische Wirkung erkennen lassen.

Die 4. Gruppe unserer Einteilung umfaßt die Radioisotopen. Sie gehören eigentlich nur zur Hälfte ihres Wesens zu unserem Thema, denn es sind strahlende Stoffe mit physikalischer Wirkung. Wenn wir sie trotzdem unter die Chemotherapie der Neoplasmen aufnehmen, so deshalb, weil das Stoffliche den Ort ihrer Wirkung bestimmt und zweitens die Strahlenwirkung selbst nächste Verwandtschaft zur Wirkung unserer Teilungsgifte zeigt. Das Jod 131 ist der Prototyp einer chemisch bedingten selektiven Wirkung, denn es wird fast ausnahmslos in der Schilddrüse und, was noch bedeutungsvoller ist, auch im Schilddrüsencarcinom und seinen Metastasen gespeichert, solange diese Ca-Zellen noch die Fähigkeit haben, das Jod zur Thyroxinsynthese an sich zu ziehen. Die Behandlung solcher Carcinome führt zu den schönsten Erfolgen einer cytostatischen Therapie im weiteren Sinn. Lange nicht so selektiv ist die Wirkung von $P_{32}$. Durch den Einbau des Phosphors in die Zellkernsubstanzen gelangt der Radiophosphor in alle Gewebe, jedoch reichert er sich besonders in stark proliferierenden Geweben an und wirkt hier teilungshemmend und zellschädigend. Deshalb sehen wir bei Leukämien eine scheinbar selektive Wirkung auf die weiße Blutbildung, bei Polycythämie eine solche auf die rote Blutbildung. In der Behandlung der letzteren Erkrankung ist der Radiophosphor an die erste Stelle getreten. Es genügen 1—2 Injektionen pro Jahr, um das periphere Blutbild völlig zu normalisieren. Dabei bestehen keinerlei Nebenwirkungen.

Die 5. und letzte Gruppe umfaßt eine Reihe von Stoffen, deren Wirkungsmechanismus meist noch weitgehend ungeklärt ist. Meist wird bei diesen Stoffen die Vorstellung einer Aktivierung unspezifischer Abwehrkräfte angenommen. Gibt es solche? Mit diesen Stoffen wird deshalb auch nur selten ein Rückgang von

Tumoren erzielt, meist handelt es sich um eine Hebung des Allgemeinbefindens und um eine Besserung der Schmerzen, vielleicht auch um eine geringe Verlängerung der Überlebensdauer. Es scheint auch weitgehend gleichgültig zu sein, mit welchem Stoff man vorgeht; ob man die Behandlung mit embryonalem Milzextrakt nach Art des Guanerischen $AF_2$ oder mit Plenosol oder Schlangengift oder überhitzten Ätherdämpfen ausführt, immer sieht man dasselbe, nämlich in vielen Fällen eine auffallende Besserung des Allgemeinzustandes, namentlich auch häufig eine Besserung der Schmerzen bei Knochenmetastasen (letzteres besonders beim Plenosol) und nur in seltenen Fällen einen vorübergehenden Rückgang von Tumoren oder Wachstumsstillstand. Amerikanische Autoren (Alcire) haben mit pyrogenen Bakterienstoffen im Tierexperiment gezeigt, daß man damit Geschwülste zur Nekrose bringen kann, wahrscheinlich auf dem Wege von Zirkulationsstörungen, also auch durch Schädigung der Ernährung des Tumors. Das ist wenigstens ein Anhaltspunkt für eine mögliche Wirkung. Bei vielen anderen der genannten Methoden tappen wir bezüglich der Wirkung im Dunkeln.

Was die Hebung des Allgemeinzustandes betrifft, so haben die Nebennierenrindenglucocorticoide dabei oft eine erstaunliche Wirkung. Die Patienten leben auf, essen besser, nehmen an Gewicht zu und glauben schon der Genesung nahe zu sein, bis dann der plötzliche Zusammenbruch einsetzt. Es ist deshalb möglich, daß ein Teil der unspezifischen Wirkungen der Reizstoffe über die NNR-Steroide geht. Ich habe auch oft den Eindruck, daß die intensive Beschäftigung mit dem Krebskranken und die Hoffnung auf ein neues Mittel, die Arzt und Patient erfüllt, auch wiederbelebend auf den leider oft vernachlässigten Patienten wirkt und neue Heilkräfte weckt. Ob sie hinreichen, einmal einen Tumor zur zeitweisen Rückbildung zu bringen, weiß ich nicht; aber man kann sich manche Beobachtungen kaum anders erklären.

Wir kommen damit zum Ende dieses Referats über die Chemotherapie in Sphären, die das gesamte ärztliche Handeln umfassen und die Zusammenhänge des Seelischen mit dem Leiblichen berühren — sicherlich ein Gebiet, in dem sich noch viel ungeklärte Vorgänge abspielen. Sie führen uns aber dazu, bei inoperablen Tumoren die Kranken nicht ihrem Schicksal zu überlassen, sondern auch hier noch einen ärztlichen Optimismus walten zu lassen, wenn er auch schwach fundiert ist.

Eine solche Einstellung mag die Behandlung auch mit untauglichen Mitteln entschuldigen. Das soll uns aber nicht hindern, bei der Erforschung neuer therapeutischer Methoden die strengste Kritik walten zu lassen und alles auszuscheiden, was ein Trugbild ist. Aber auch unter diesem kritischen Aspekt gesehen, gibt uns die moderne Chemotherapie des Krebses Hoffnung genug, auf den begonnenen Wegen weiterzuschreiten und zu wirksameren und stärker selektiven Stoffen zu kommen, damit schließlich einmal die Cytostatica das erreichen, was die nahe verwandten Bakteriostatica heute schon können, nämlich auch der Krebskrankheit ihre unheilvolle Prognose zu nehmen.

## Diskussionsbemerkungen.

BURCHENAL (New York):

### The Use of 6-Mercaptopurine in the Treatment of Leukemia[1].

The most recent chemotherapeutic agent to be used in the treatment of leukemia, 6-mercaptopurine (6MP), was synthesized by ELION, HITCHINGS et al. (*1*) and was the result of the comprehensive program of the Wellcome Research Laboratories for the synthesis and study of purine and pyrimidine derivatives as possible antagonists of nucleic acid precursors (*2—4*). In both *Lactobacillus casei* (*5, 6*) and *Streptococcus faecalis* (*7*) it acts as an antagonist of the physiological purines, adenine, guanine, xanthine and hypoxanthine. In animals, however, the toxic or therapeutic effects of 6MP cannot be prevented by any of these purines (*8, 9*). It may be that higher purine derivatives such as their ribosides or ribotides are necessary to antagonize the effects of 6MP in mammals.

The discovery of the inhibitory effects of this compound against Sarcoma 180 in mice by CLARKE et al. (*8, 10*), and the fact that in 30% of the mice complete cures were achieved led to further studies against a spectrum of solid tumors in mice and rats (*11*) and transplanted mouse leukemia (*9*). Since inhibition of growth was noted in many different rodent tumors and leukemias, preclinical pharmacologic studies were initiated by PHILIPS et al. (*10, 12*). They reported severe hepatic injury and bone marrow depression with subsequent recovery in dogs given intravenous doses of 25 mg./kg. daily for 4 doses, but no ill effects in dogs given 10 mg./kg. daily for 10 doses.

The clinical evaluation of 6-mercaptopurine by the Chemotherapy Service of Memorial Center (*13, 14, 15*) in over 100 patients with leukemia and other forms of advanced neoplastic disease, has demonstrated that the compound will cause temporary remissions in acute leukemia and in chronic myelocytic leukemia, but is essentially without beneficial effects in chronic lymphatic leukemia, lymphosarcoma, HODGKIN's disease or any the metastatic carcinomas, sarcoms, or melanomas so far treated.

6MP is distributed in 50 mg. tablets and is essentially tasteless. It is administered orally in a single daily dose of 2.5 mg. per kilogram of body weight. Children usually tolerate this dose indefinitely but prolonged therapy at this level in adults or at higher doses in children may occasionally produce bone marrow depression or gastrointestinal symptoms. For this reason total leukocyte and hemoglobin determinations should be done daily or at least twice weekly. In contrast to the pharmacologic studies reported in dogs (*10, 12*), there were no signs of impaired liver function in patients treated with 6MP (*15*). In patients who have received the drug for 4 weeks at a level of 2.5 mg./kg. daily without evidence of therapeutic effect or toxic manifestations, it is often wise to increase the dose to 3.5 mg./kg. or even 5 mg./kg. in an attempt to achieve a remission.

In acute leukemia some evidence of marrow improvement is generally seen after 4 to 6 weeks of treatment, but in some patients return of the marrow to normal may not be accomplished until 8 weeks after the start of therapy. In occasional patients, however, particularly those with high total leukocyte counts, a rapid response with a precipitous fall in leukocytes may occur after only 6 to 10 doses of 6MP. When such a fall occurs, therapy is generally discontinued for a few days until the count has stabilized and then continued on the same dose as before. When a remission is achieved as evidenced by return of the marrow to normal physiology and morphology, therapy should be maintained at 2.5 mg./kg. daily. Although 6MP at dosage of 2.5 mg./kg. per day seems to have a marked effect on the leukemic cells, this level of drug is usually without demonstrable effect on the precursors of normal leukocytes, red cells or platelets.

[1] From the Chemotherapy Service, Memorial Center for Cancer and Allied Diseases, the Division of Experimental Chemotherapy, SLOAN-KETTERING Institute, and the SLOAN-KETTERING Division of Cornell University Medical College.

This investigation was supported by research grants from the National Cancer Institute of the National Institute of Health of the United States Public Health Service, the American Cancer Society, the Damon Runyon Memorial Fund for Cancer Research, the Lasker Foundation and the Grant Foundation.

*Results:*

In approximately half the children with previously untreated acute leukemia, 6 MP will produce good clinical and hematological remissions, and in a significant percentage of the remainder varying degrees of clinical benefit will be derived. In contrast to the folic acid antagonists which seem to be more useful against the low count leukemias, 6 MP is equally effective in those with high or low leukocyte counts.

6 MP also appears to produce remissions in a significant percentage of patients who have been refractory to the folic acid antagonists or cortisone from the start or who have responded to these agents at first and then developed resistance to one or both.

Fifty-eight children with acute leukemia have been treated with 6 MP by the Chemotherapy Service of Memorial Center since June, 1952. Five died in less than one week after the start of therapy and were considered to have had inadequate therapy. Another 4 were treated with 6 MP in combination with other agents and although in all 4 good hematological and clinical remissions were achieved, these could not be attributed solely to 6 MP. Forty-nine cases remained for evaluation and of these, 20 had good clinical and hematological remissions characterized by a return of the bone marrow to essentially normal function and morphology. Fourteen had partial remissions, and 15 were considered failures. In the last 2 groups, however, are several patients who are still under treatment with 6 MP and whose status may still be expected to improve under therapy. In the series mentioned above 20 patients had had no previous therapy, and of these, 10 had good and 5 had partial remissions. In adults, the remission rate is lower than in children, but even here 6 MP will produce occasional good hematological and clinical remissions with the bone marrow returning to essentially normal function and morphology. In adults, those patients with high leukocyte counts seem to do somewhat better than those with counts in the normal range. Out of 22 adults with acute leukemia treated with 6 MP for more than one week, good clinical and hematological remissions were achieved in 4 (aged 15, 21, 35, 52 years), partial clinical and hematological remissions occurred in 4, and 14 were considered to be failures.

The remissions reported above in both children and adults are of relatively short duration, lasting from 1 to 7 months, and eventually the leukemic cells develop complete resistance to the drug. At such a time the marrow again becomes filled with leukemic cells despite the continuation of maintenance therapy at the same level as the initial therapeutic dosage. When such a resistant state develops, however, the patients may still respond to cortisone or amethopterin.

In patients with early chronic myelocytic leukemia, 6 MP will also cause a fall in total leukocyte count, a rise in hemoglobin and a decrease in splenomegaly and hepatomegaly as well as a decrease in the granulocytic activity of the marrow. Maintenance therapy must be employed, since a relapse will usually occur within 1 to 2 months after stopping the drug. It is impossible to state at the present time how long such remissions may be maintained by continuous therapy, but so far none of the patients in the early stage of the disease have developed resistance to the drug, and some are doing well after 7 months of therapy. Whether the remissions will last long enough to compare favorably with those achieved by x-ray, $P_{32}$, urethane, or triethylene melamine is impossible to predict at present.

In 2 patients in the acute blastic crisis of chronic myelocytic leukemia, we have seen temporary remissions lasting 1 to 4 months but here resistance to 6 MP developed rapidly.

*Summary:*

6-mercaptopurine (6 MP) is an antimetabolite differing in mechanism of action from other substances hitherto proved beneficial in leukemia. At therapeutic dose levels, toxic manifestations are minimal. 6 MP appears to be equally effective against the acute leukemias with high or low total leukocyte counts, and those refractory to the folic acid antagonists and to cortisone and ACTH may still respond to 6 MP. The remissions rate is higher in children, but adults also respond although somewhat less frequently. In acute leukemias, the remissions are of relatively short duration, 1 to 6 months, and the leukemic cell rapidly develops resistance to 6 MP.

Bibliography.

1. ELION, G. B., E. BURGI and G. H. HITCHINGS: Studies on condensed pyrimidine systems. IX. The synthesis of some 6-substituted purines. J. Amer. Chem. Soc. **74**, 411 (1952).

2. HITCHINGS, G. H., G. B. ELION, E. A. FALCO, P. B. RUSSELL, M. B. SHERWOOD and H. VAN DER WERFF: Antagonists of nucleic acid derivatives. I. The *Lactobacillus casei* model. J. of Biol. Chem. **183**, 1 (1950).
3. HITCHINGS, G. H., G. B. ELION, E. A. FALCO, P. B. RUSSELL and H. VAN DER WERFF: Studies on analogs of purines and pyrimidines. Ann. N. Y. Acad. Sci. **52**, 1318 (1950).
4. ELION, G. B., G. H. HITCHINGS and H. VAN DER WERFF: Antagonists of nucleic acid derivatives. VI. Purines. J. of Biol. Chem. **192**, 505 (1951).
5. ELION, G. B., S. SINGER, G. H. HITCHINGS, M. E. BALIS and G. B. BROWN: The effects of purine antagonists on a diaminopurine resistant strain of *Lactobacillus casei*. J. of Biol. Chem. **202**, 647 (1953).
6. ELION, G. B., and S. SINGER: Purine metabolism of a 6-mercaptopurine-resistant strain of *Lactobacillus casei*. Federat. Proc. **12**, 200 (1953).
7. HUTCHISON, D. J., M. POLAK and J. H. BURCHENAL: Development of resistance to 6-mercaptopurine in *Streptococcus faecalis* (to be published).
8. CLARKE, D. A., F. S. PHILIPS, S. S. STERNBERG, C. C. STOCK and G. B. ELION: 6-mercaptopurine: an inhibitor of mouse Sarcoma 180. Proc. Amer. Assoc. Canad. Res. **1**, 9 (1953).
9. BURCHENAL, J. H., S. K. GOETCHIUS and E. KIELER: Effects of 6-mercaptopurine on a spectrum of mouse leukemias (to be published).
10. CLARKE, D. A., F. S. PHILIPS, S. S. STERNBERG, C. C. STOCK, G. B. ELION and G. H. HITCHINGS: 6-mercaptopurine: effects in mouse Sarcoma 180 and in normal animals. Cancer Res. (in press).
11. SUGIURA, K.: The effect of 6-thiopurine and of 1,9-di(methanesulfonoxy)nonane on the growth of a variety of mouse and rat tumors. Proc. Amer. Assoc. Canad. Res. **1**, 55 (1953).
12. PHILIPS, F. S., S. S. STERNBERG, D. A. CLARKE and G. H. HITCHINGS: Effects of 6-mercaptopurine in mammals. Proc. Amer. Assoc. Canad. Res. **1**, 42 (1953).
13. BURCHENAL, J. H., D. A. KARNOFSKY, L. MURPHY, R. R. ELLISON and C. P. RHOADS: Effects of 6-mercaptopurine in man. Proc. Amer. Assoc. Canad. Res. **1**, 7 (1953).
14. BURCHENAL, J. H., M. L. MURPHY, R. R. ELLISON and D. A. KARNOFSKY: Clinical evaluation of a new antimetabolite in the treatment of leukemia (abst.). J. Clin. Invest. **32**, 557 (1953).
15. BURCHENAL, J. H., M. L. MURPHY, R. R. ELLISON, D. A. KARNOFSKY, M. P. SYKES, T. C. TAN, L. A. LEONE, L. F. CRAVER, H. W. DARGEON and C. P. RHOADS: Clinical evaluation of a new antimetabolite, 6-mercaptopurine, in the treatment of leukemia and allied diseases. Blood (in press).

LINKE (Heidelberg):

Zur günstigen Wirkung des *Äthylurethans* beim *multiplen Myelom*, die Herr Prof. HEIL-MEYER erwähnte, möchte ich ein eindrucksvolles Beispiel zeigen. Ein großer, von der Clavicula ausgehender Myelomtumor an der rechten Schulter bei einem diffusen Plasmocytom bildete sich durch eine alleinige Urethan-Behandlung fast vollständig zurück (Abb. 1 u. 2). Bei anderen Patienten mit multiplem Myelom konnte mit einer kombinierten Urethan-Solustibosan-Behandlung eine wesentliche Besserung erreicht werden.

Ein *Lymphosarkom* (Abb. 3 u. 4) ging durch eine Stickstofflostbehandlung vollständig zurück. Auch der *Chylothorax* und der *chylöse Ascites*, welche infolge einer mechanischen Verlegung des Ductus thoracicus durch ein *Ganglioneuroblastom* entstanden waren, bildeten sich nach einer kombinierten Urethan-Stickstofflostbehandlung vollständig zurück. Die Patientin, welche moribund mit generalisierten Metastasen eingewiesen wurde, konnte noch 2 Jahre mit der von uns empfohlenen sog. Urethan-Langzeitbehandlung am Leben erhalten werden. Ich wollte diese drei eindrucksvollen Beispiele nur erwähnen, um zu zeigen, was gelegentlich auch in aussichtslos erscheinender Situation doch noch mit einer Chemotherapie erreicht werden kann.

Bei der Behandlung der *Polycythämie* habe ich bei 12 Patienten gute Erfahrungen mit TEM gemacht und keine Versager dieser Therapie erlebt. Wenn das TEM peroral nicht ausreichend resorbiert wird, sollte man es intravenös verabreichen. Trotzdem man bei der Polycythämie-Behandlung höhere TEM-Dosen als bei der Behandlung von Leukämie oder Lymphogranulomatose braucht, habe ich niemals toxische Nebenwirkungen gesehen. Die Remissionen dauern bis zu zwei Jahren. Mit kleinen TEM-Dosen kann das Blut bei ambulanter Behandlung kompensiert gehalten werden.

Auch bei der *erythrämischen Myelose* (Morbus Di Guglielmo), dem leukämieparallelen Prozeß in der Erythropoese, wurde mit TEM vorübergehend eine wesentliche Besserung erreicht.

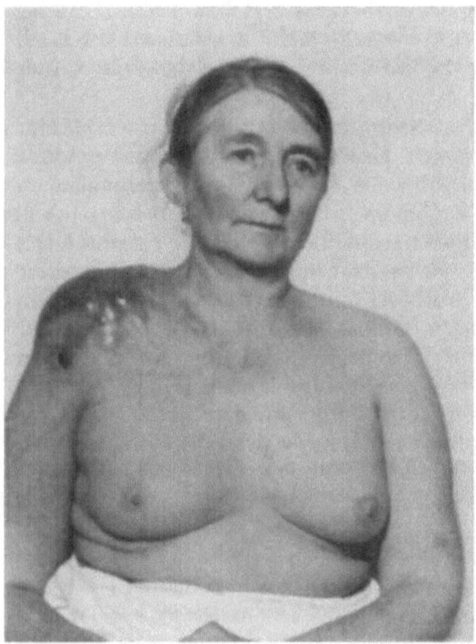

Abb. 1. Multiples Myelom vor Urethanbehandlung.

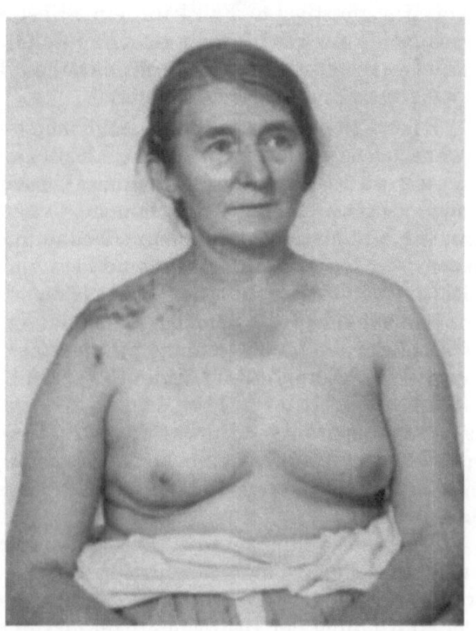

Abb. 2. Multiples Myelom nach Urethanbehandlung.

Zum Schluß möchte ich noch erwähnen, daß wir unser Krankengut katamnestisch nachuntersucht haben [s. Dtsch. Arch. klin. Med. **200**, 264 (1953)]. Dabei stellte sich z. B. bei der

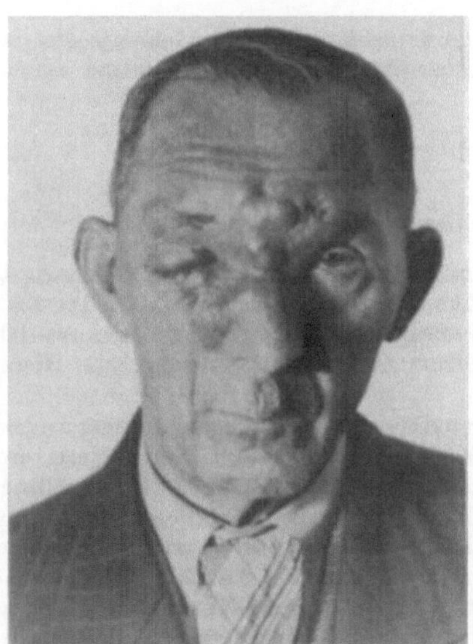

Abb. 3. Lymphosarkom vor Behandlung.

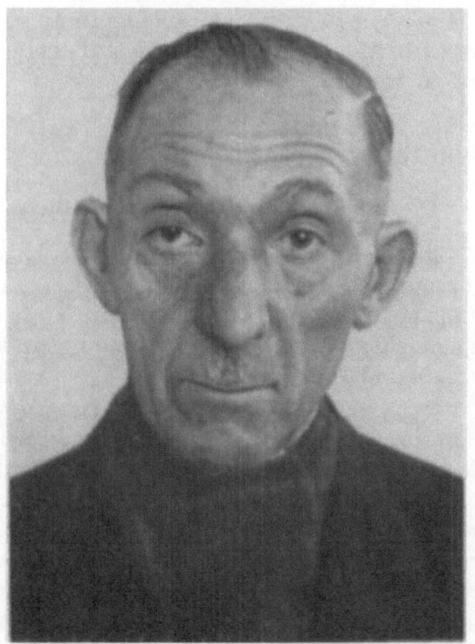

Abb. 4. Lymphosarkom nach Stickstofflostbehandlung.

*Lymphogranulomatose* heraus, daß durch die Chemotherapie eine statistisch gesicherte durchschnittliche Verlängerung des Lebens um etwa ein Drittel gegenüber der Lebenserwartung bei alleiniger Röntgentherapie erreicht werden konnte.

KRETZ (Wien):

Das Ziel einer internen Krebsbehandlung mit chemotherapeutischen Mitteln ist die Hemmung des Krebswachstums, das Überführen eines invasiven Carcinoms in ein latentes Carcinom. Im günstigsten Fall kann ein Stillstand des Krebswachstums erzielt werden. Dies ist prinzipiell auf zwei Wegen möglich: Erstens durch die Hemmung des Wachstums der Krebszelle durch cytostatische Stoffe, zweitens durch die Beeinflussung des Mesenchyms, durch Steigerung des Abwehrvermögens.

Bezüglich der Anwendungsmöglichkeit cytostatischer Stoffe stehen uns heute, wie H. HEILMEYER zeigte, z. T. sehr wirksame Mittel zur Verfügung. Eine Beeinflussung des Mesenchyms ist gegenwärtig nur durch allgemeine Umstimmungsmittel, wie Fiebermittel, Bluttransfusionen usw. möglich. Die stark wirksamen Cytostatica wie Colchicin, Stickstofflost möchte ich *nur* in der Kombination mit anderen Behandlungsmaßnahmen empfehlen, da ihre wirksame Dosis nahe der toxischen Dosis liegt und sie kumulative Eigenschaften haben. Sehr gut bewährte sich z. B. die Kombination von Colchicin mit Röntgenbestrahlungen, etwa 3 mg Colchicin intramuskulär 3 Std. vor der Bestrahlung. Colchicin verlängert die Mitosenzeit und da der Effekt der Röntgenbestrahlung mit der Zahl der während der Bestrahlung getroffenen Mitosen parallel geht, kann mitunter mit 1500 r der gleiche Effekt erzielt werden wie mit 4000—5000 r. Stickstofflost wird in Dosen von $^1/_2$—1 mg täglich am Bestrahlungstag verabreicht. Bei der Verwendung starker Cytostatica ist zu bedenken, daß sie nicht nur die Krebszellen, sondern auch das empfindliche Knochenmark schädigen und damit die mesenchymalen Abwehrkräfte beeinträchtigen können. Eine genaue Blutkontrolle ist bei der Verwendung der Cytostatica unerläßlich.

Die Beurteilung interner Behandlungserfolge ist außerordentlich schwierig. Jedes Carcinom hat seine ätiologischen Besonderheiten, jeder Kranke ist ungleich in seinem Reaktionsvermögen. Jede Behandlung muß individuell sein und darf nicht schematisiert werden. In der Auffindung der richtigen Mittel und in der richtigen Anwendung derselben liegt die ärztliche Kunst. Wenn wir bei einzelnen Kranken Erfolge mit bestimmten Maßnahmen sehen, dürfen wir nicht in den Fehler verfallen, sie kritiklos zu verallgemeinern. Reihenweise Vergleiche der chemotherapeutischen Behandlung sind daher beim Krebskranken kaum möglich. Ein Adenocarcinom der Mamma ist bei einer 40jährigen Frau völlig verschieden von dem gleichen Carcinom bei einer 70jährigen Frau.

Die konservative Krebsbehandlung muß eine individuelle sein, dann können selbst bei fortgeschrittenen Kranken, wie auf dieser Tagung gezeigt wurde, sehr bedeutsame Erfolge erreicht werden.

SCHUBERT (München-Thalkirchen):

### Elektrophoretische Auftrennung von löslichem Organ- bzw. Tumoreiweiß.

*Zum Vortrag von Herrn* SIEBERT: Angeregt durch die Untersuchungen von L. DEMLING, Würzburg, und einzelner amerikanischer Autoren habe ich an der Privatklinik Dr. HEINRICH MÜLLER, München, zusammen mit LORENZ ATTENBERGER im letzten halben Jahr etwa 600 papierelektrophoretische Auftrennungen von löslichem Organeiweiß durchgeführt. Hierzu kurz die Methode:

Nach Zerkleinerung wird das Organ gewaschen und dann ein Homogenat bereitet, welches sofort bei einer Tourenzahl zwischen 4000 und 14000 Umdrehungen/min zentrifugiert wird. Die unlöslichen Bestandteile werden hierdurch von den löslichen getrennt. Letztere lassen sich sofort oder spätestens nach einem Tag mit Hilfe der Papierelektrophorese nach GRASSMANN und HANNING gut auftrennen. Bei dieser Methodik bleibt kein wanderungsfähiges Protein auf der Startlinie zurück, welches unserer Erfahrung nach die Bandenbildung wesentlich beeinflußt. Nach 15stündiger Wanderungszeit in einem Veronal-Natriumacetat-Puffer pH 8,6 werden die Streifen mit Amidoschwarz 10B gefärbt und photometriert. Es entstehen so für jedes Organ charakteristische Kurven, deren prozentuale Berechnung mittels GAUSS-Kurven möglich ist. Wesentliche Unterschiede zwischen tierischen Organen und frischen menschlichen Obduktionspräparaten bestehen nicht. Die Untersuchungen erscheinen uns deshalb wichtig, weil, worauf schon DEMLING hingewiesen hat, pathologisch veränderte Organe typische quantitative Abweichungen vom Normalbild ergeben.

Wir haben, da ein direkter Vergleich mit den Fraktionen der Serumeiweißelektrophorese nur in bezug auf den Albuminanteil, nicht aber auf die Globulinfraktionen möglich ist, letztere mit Zahlen von 1—6 versehen.

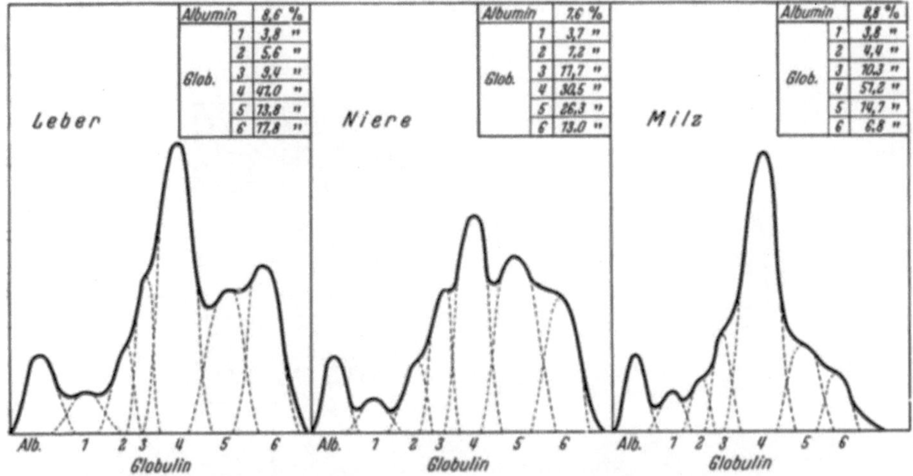

Abb. 1. Elektrophorese-Diagramme von löslichem Organeiweiß.

Dabei ergibt sich (Abb. 1) z. B. für die gesunde Niere ein Diagramm, bei dem die Fraktion 5 und vor allem die Fraktion 4 die größten Planimeterwerte ergeben, während die gesunde Leber als größte Fraktionen 4 und 6 zeigt. Die normale Milz ist durch eine alles überragende Fraktion 4 hinreichend gekennzeichnet. Auffallend ist der meist sehr geringe Albuminanteil.

Dem gegenüber imponieren die malignen Tumoren, soweit wir das vorläufig überblicken können, durch eine hohe Albuminzacke und die stark ausgebildete Fraktion 6. Abb. 2 zeigt Ihnen das Elektrophoresediagramm einer Lebermetastase eines Gallenblasencarcinoms, bei dem die oben geschilderten Kennzeichen deutlich ausgeprägt sind. Die Serumelektrophorese ante und post mortem ist noch weitgehend einander gleich, ein Kennzeichen dafür, daß noch keine wesentlichen postmortalen Veränderungen bei der Entnahme des Präparates bestanden.

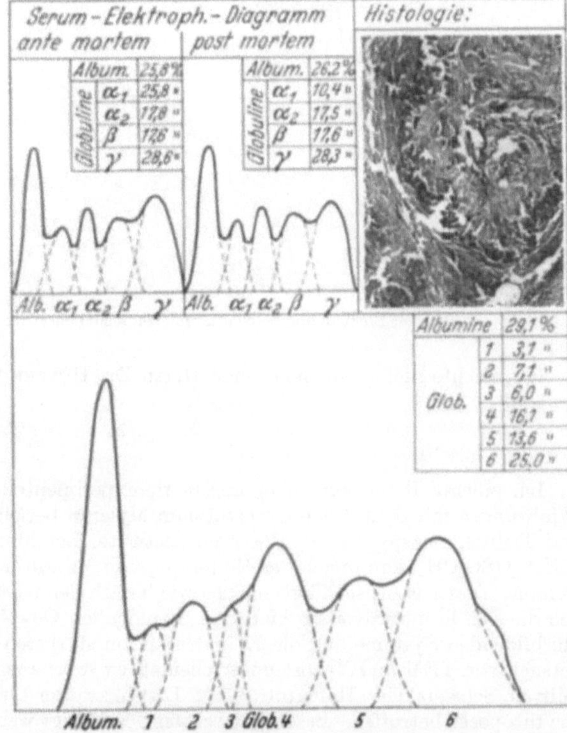

Abb. 2. Elektrophorese-Diagramm von löslichem Tumoreiweiß: *Lebermetastasen eines Gallenblasencarcinoms.*

Abb. 3 zeigt das Elektrophoresediagramm eines Oberschenkeltumors, eines Rundzellensarkoms. Auch hier die charakteristischen Merkmale. Serumelektrophorese postmortal kaum verändert.

Da wir noch am Anfang unserer Untersuchungen stehen, halten wir jegliche Schluß-
folgerung für verfrüht. Wir hoffen aber, da auch Organpunktate intra vitam mit unserer
Methode elektrophoretisch ausgewertet werden können, der Histologie eine Methode zur
Seite zu stellen, die manches zu leisten verspricht.

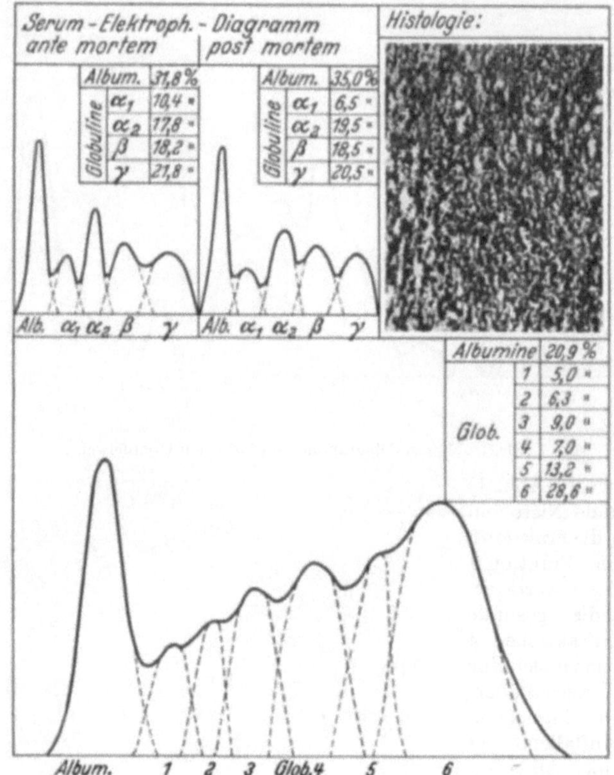


Abb. 3. Elektrophorese-Diagramm von löslichem Tumoreiweiß: *Rundzellensarkom*.

Ich möchte nicht schließen, ohne Herrn Dr. HOLZER für seine freundliche Mitteilung zu
danken.

BOLLAG (Zürich):

Ich möchte Ihnen kurz über unsere tierexperimentellen Untersuchungen und klinischen
Erfahrungen mit dem neuen Cytostaticum Myleran berichten. Myleran wurde von HADDOW
und TIMMIS, Chester Beatty Research Institute, London, synthetisiert. Myleran, $CH_3SO_2O$
$(CH_2)_4OSO_2CH_3$, kann nach der Einteilung von MARQUARDT als ein Ruhekerngift bezeichnet
werden. Dieser Stoff schädigt, ebenso wie Triäthylenmelamin und Stickstofflost, hauptsächlich die sich in intensiver Proliferation befindenden Gewebe. Aus diesem Grunde werden die
blutbildenden Systeme und die Keimdrüsen am stärksten beeinflußt. Was Myleran im Tierversuch von TEM und N-Lost unterscheidet, ist seine ausgeprägte Hemmung der Myelopoese
(Mitteil. Schweiz. Ges. Hämatol. 1953). Erst in zweiter Linie werden Lympho-, Thrombo- und
Erythropoese betroffen. Besonders schwer geschädigt werden auch die Testes, die schon mit
kleinen Dosen völlig atrophisch werden [Experientia **9**, 268 (1953)].

Was nun die klinischen Erfolge der Behandlung mit Myleran anbetrifft, so decken sich
unsere fast 2jährigen Erfahrungen [Schweiz. med. Wschr. **1953**, 872] ganz mit denen
von GALTON am Royal Cancer Hospital, London. Chronisch-myeloische Leukämien sprechen
am besten auf Myleran an. Bei akuten Leukosen, chronisch-myeloischen Leukämien im

Myeloblastenschub, lymphatischen Leukämien, Lymphogranulom, Lymphosarkom und anderen neoplastischen Erkrankungen versagt das Mittel weitgehend.

Wir haben bisher 7 Patienten mit chronisch-myeloischer Leukämie behandelt und konnten bei allen eine Remission hervorrufen. Diese war von verschieden langer Dauer, von 2 Monaten bis zu 1 Jahr. Nach dieser Zeit mußte die medikamentöse Behandlung erneut aufgenommen werden. Myleran wird peroral gegeben und verursacht keinerlei Nebenerscheinungen von seiten des Magendarmtraktes. Eine Verabreichung von täglich 4—6 mg bewährte sich am besten. Bei dieser Dosierung kommt es innerhalb Wochen zu einem langsamen Absinken der erhöhten Leukocytenzahl, die Zahl der unreifen Elemente im peripheren Blut wird immer geringer, die Erythrocytenzahl und der Hämoglobingehalt des Blutes steigen an, die Leber- und Milzschwellung gehen zurück, der Allgemeinzustand bessert sich, und es tritt schließlich wieder Arbeitsfähigkeit ein. Bei zu hoher Dosierung sind als Komplikationen Anämie und Thrombopenie zu nennen.

Nach erreichter Remission setzen wir jeweils die Medikation ab. Als Kriterium für die Wiederaufnahme der Therapie dient uns weniger die absolute Höhe der Leukocytenzahl als die Verschlechterung des Allgemeinzustandes, die zunehmende Milzschwellung und das Absinken des Hämoglobins. Oft genügt eine kleine Dosis von 2 mg täglich, um die Patienten monatelang in der Remission zu erhalten; manchmal sind aber auch größere Dosen notwendig, um einen erneuten Rückgang der pathologischen Symptome zu erzwingen. Bei 2 unserer Patienten trat unter der Behandlung ein Myeloblastenschub auf, der unbeeinflußbar war. Wir können nicht entscheiden, ob sich dieser spontan entwickelte oder eventuell durch unsere Therapie ausgelöst wurde. Die Behandlung mit Myleran soll keinesfalls die bewährten Therapien mit Arsen, Milzbestrahlung und TEM verdrängen, sondern diese ergänzen. Je mehr Mittel wir zur Verfügung haben, um so länger kann der Zeitpunkt des Refraktärwerdens gegen jede Therapie herausgeschoben werden, und um so größer sind die Chancen, das Leben dieser Patienten zu verlängern.

H. MÜLLER (München-Thalkirchen)[1]:
### Klinische Beobachtungen mit dem Cytostaticum Cilag 61 bei der Behandlung von inoperablen Tumoren.

Erlauben Sie mir, für Herrn Chefarzt Dr. HEINRICH MÜLLER, der leider verhindert ist, unsere klinischen Beobachtungen mit dem Cytostaticum Cilag 61 bei der Behandlung inoperabler Tumoren in gekürzter Form vorzutragen.

Im Verlauf von 10 Monaten wurden an unserer Klinik 25 Patienten mit inoperablen gesicherten malignen Tumoren mit dem Präparat Cilag 61 behandelt, das, wie schon gestern Herr Prof. HEILMEYER zeigte, ein Abkömmling des Triäthylenmelamin ist.

Da das Präparat Cilag 61 bei der intravenösen Injektion an der Injektionsstelle und im Verlauf der Vene stets starke ziehende Schmerzen hervorruft, die auch durch Novalgin und ähnliche Präparate kaum beeinflußt werden, verabreichten wir das Präparat fast nur in Form von Dauertropfinfusionen, 2—6 Ampullen in 500 cm³ isotonischer Traubenzuckerlösung, oder peroral als dünndarmlösliche Kapseln.

Hinsichtlich der Dosierung ist zu sagen, daß wir nie eine höhere durchschnittliche Tagesdosis als 1,8 g verabfolgten; sie betrug im allgemeinen nur 0,3—0,9 g. Die von GIESEN, KOELZER und KÖHLER ohne Unverträglichkeitserscheinungen angewendeten Tageshöchstdosen von 2—2,5 g konnten wir keinem unserer Patienten verabfolgen, auf Grund der schon vorher erwähnten Schmerzen bei der intravenösen Applikation, die auch bei Dauertropfinfusion auftraten, sobald mehr als 8 Ampullen in 500 cm³ isotonischer Traubenzuckerlösung gelöst wurden. Auch die perorale Verabfolgung ließ mehr als 5 Kapseln pro die wegen rasch einsetzender Appetitlosigkeit nicht zu. Es kann deshalb leicht sein, daß wir auf diese Weise weit unter der Optimalwirkung des Präparates blieben.

Was unsere klinischen Beobachtungen betrifft, so sind wir uns der Schwierigkeit der Beurteilung eines Cytostaticums voll bewußt, da wir im Einzelfall nie wissen, wie die Symptomatologie des Tumors ohne seine Anwendung gewesen wäre. So müssen wir leider, solange große Statistiken gut vergleichbarer Fälle fehlen, uns zunächst darauf beschränken, neben den geringen objektiven Befunden die subjektiven Symptome mehr als sonst in den Vordergrund zu rücken.

---

[1] Vorgetragen von H. Schubert (Thalkirchen).

Es sei kurz auf drei Fälle eingegangen:

Bei einem Fall von Bronchialcarcinom (Abb. 1) mußte bei der Operation an der Aorta ein geschwulstverdächtiges Gewebsstück zurückgelassen werden. Unter Cilag 61 trat vorübergehend eine wesentliche Besserung des Allgemeinbefindens ein. Wegen der mit der Injektion verbundenen starken Schmerzen Absetzen des Präparates. Zunächst zunehmend rascher Verfall. Bei einem erneuten Versuch mit Cilag 61, diesmal als Infusion (22 à 1,2 g), rasche

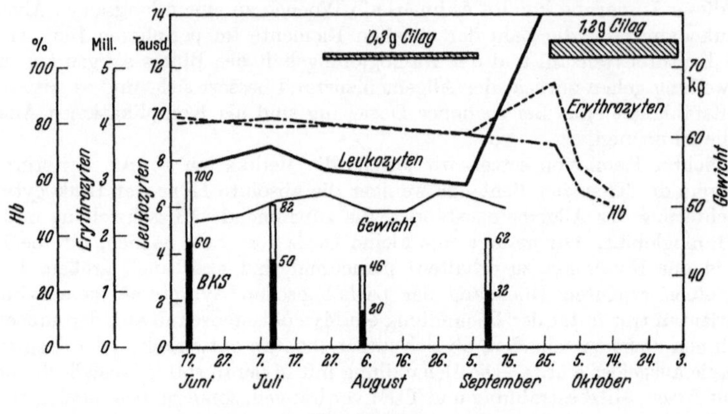


Abb. 1 (s. Text)

Besserung des subjektiven Befindens. Patient wurde wieder ansprechbar, nahm an Gewicht zu und konnte wieder aufstehen. Dabei aber langsame Zunahme der Anämie. Auf Grund des weiteren Verlaufes erneutes Absetzen des Mittels, darauf baldiger Exitus.

Die auffallendste Beobachtung machten wir bei einer 41jährigen Patientin (Abb. 2), bei welcher nach erfolgter Amputation der rechten Mamma und nach Bestrahlung der regionären Lymphdrüsen rechts supraclaviculäre Drüsenmetastasen mit Druck auf den Plexus brachialis

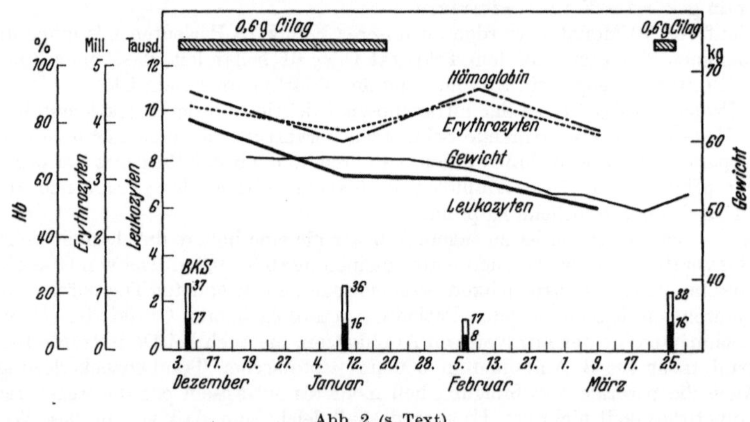


Abb. 2 (s. Text).

festgestellt wurden. Auf Röntgenbestrahlung kurze Zeit Beschwerdefreiheit. Nach Testoviron- und Follikelhormonbehandlung durch die Hausärztin rasches Wachstum der Drüsen. Vom 5. 12. 1952 bis 16. 1. 1953 jeden zweiten Tag Cilaginfusionen à 0,6 g mit gutem Erfolg hinsichtlich des subjektiven Befindens. Patientin wurde bedeutend frischer und fast beschwerdefrei. Die Drüsenmetastasen verkleinerten sich beträchtlich.

Nachdem schon GIESEN, KOELZER und KÖHLER über recht gute Erfolge mit Cilag 61 bei Leukämien berichtet hatten, versuchten wir die gleiche Behandlung bei einer myeloischen

Leukämie (Promyelocytenmark). Es ließ sich keine in die Augen springende Besserung im Hinblick auf das weiße Blutbild und die beträchtliche Anämie feststellen (Abb. 3). Das subjektive Befinden besserte sich jedoch im Verlauf der Behandlung, insbesondere verminderten sich die Schmerzen von Seiten der mäßig vergrößerten Leber und des riesigen Milztumors. Auffallend war der wesentliche Rückgang der Gamma-Globulinzacke auf fast normale Werte.

Wenn wir abschließend unsere Ergebnisse kurz zusammenfassen, so ist zu sagen:

Wir haben den Eindruck, daß während der Cilag 61-Verabreichung mitunter eine weitgehende Besserung des subjektiven Befindens eintrat. Schmerzen wurden bisweilen erheblich gebessert oder verschwanden vollkommen. Der Appetit stellte sich wieder ein oder besserte sich. Die Veränderungen des Blutbildes und der Blutsenkung waren uneinheitlich. Bei 2 Patienten zeigte sich eine deutliche Rückbildung der Drüsenmetastasen.

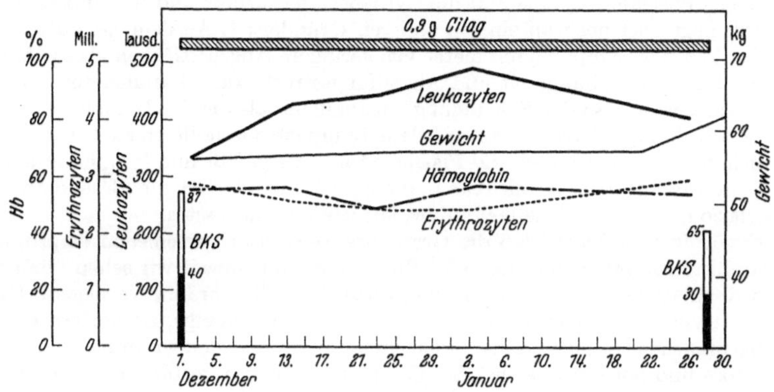


Abb. 3 (s. Text).

Unter unseren Fällen möchten wir mit aller Kritik bei 30% der Patienten von einer guten, bei 30% der Patienten von einer mäßigen vorübergehenden Besserung sprechen. Bei 40% der Patienten fehlte eine solche. Wir glauben demnach, 60% unserer inoperablen Tumorfälle durch die Cilag-Behandlung genützt zu haben, besitzen jedoch keine exakte Methode, diesen Eindruck zu beweisen.

Möge bald der Tag kommen, wo dieser bescheidene Anfang interner Tumorbehandlung das Lächeln glücklicherer Ärzte erregen wird, die im Besitz wirksamerer und besser steuerbarer Chemotherapeutica sind, welche ihnen die Möglichkeit an die Hand geben werden, in vielen Fällen helfend und bessernd einzugreifen, wenn eine chirurgische Heilung nicht mehr durchzuführen ist. Dies wünschen und hoffen wir mit heißem Herzen.

Bock (Marburg):

Ich habe es an dem Vortrag von Herrn Heilmeyer sehr begrüßt, daß er die *allgemeinen* Gesichtspunkte neben den spezifischen in der cytostatischen Therapie herausgestellt hat. Vor allen Dingen, daß er die Definition dieser Stoffe als *Proliferationsgifte* auch gegeben hat. Zu dem, was er von den Nagelveränderungen gesagt hat, möchte ich noch hinzufügen: auch die Haare gehören zu diesen Mausergeweben, bei allen Cytostaticis können wir Depilation erleben, das müssen wir wohl beachten, wenn wir einem Patienten männlichen oder weiblichen Geschlechtes die Therapie vorschlagen. Um Schäden zu vermeiden, sollten wir die Mausergewebe, die wir nicht zu treffen wünschen, möglichst dämpfen. Wir sollten also versuchen, die tachytrophen Gewebe in bradytrophe umzuwandeln. Es ist die Frage, wie weit man diese Forderung im Rahmen der Therapie gezielt erfüllen kann. Ich habe 1950 in einem Frankfurter Vortrag darauf hingewiesen. Wenn wir große Bluttransfusionen geben, dann glaube ich, verwandeln wir bereits die Erythropoese zu einer mehr bradytrophen Form. Wir beruhigen sie, es ist kein Bedarf nach Neubildung da, und deswegen sehen wir die Schädigung der Erythropoese — wenn ich das eindrucksgemäß sagen darf — am wenigsten bei den Fällen, bei denen wir frühzeitig und viel Transfusionen gegeben haben. Es ist die Frage, ob wir nicht eine solche temporäre Bradytrophie etwa durch Gabe von Methylthiourazil o. ä. auch weitergehend erzeugen, also einen hypothyreoten Zustand oder einen Winterschlaf setzen können, um dann die Hemmungseffekte nur noch auf die pathologischen Proliferationsgewebe wirken zu lassen. — Angst und Erregung wirken stimulierend auf den Zellumsatz. Ich glaube daher, daß auch das Gegenteil der Angst, das Vertrauen, das uns ein Patient entgegenbringt, in der Richtung einer Beruhigung wirksam werden kann. Ich glaube, daß solche Wirkungen, deren Anerkennung Herr HEILMEYER kokett, aber ganz zu Unrecht als Alterserscheinungen seines Denkens bezeichnete, doch existieren, und daß die unterschiedlichen therapeutischen Erfolge zwischen den Optimisten und den Pessimisten mit dem Vertrauen und der Ruhe der Patienten z. T. zusammenhängen können. Nun, das ist kein Thema unserer Diskussion. — Etwas muß uns bei der Wirkung der als Proliferationsgifte definierten Cytostatica aber doch auffallen: sie sind zwar nicht streng spezifisch auf eine Tumorart gerichtet, aber es gibt Schwerpunkte ihrer Wirkungen. Weshalb das eine Mal die Cytopoese beeinflußt und das andere Mal nicht beeinflußt wird, liegt aber noch an einigen anderen Gründen: 1. An dem Teilungsmodus der Zellen. Die Amitose der Lymphocyten bietet viel geringere Angriffsflächen als die Mitose der Granulocyten. 2. Die Ausreifungszeit und Ausreifungsstrecke der Granulocyten ist sehr viel länger und komplizierter, also der Schädigung zugänglicher als die der Lymphocyten. 3. Die Erreichbarkeit auf dem Blutstrom oder auf dem Lymphstrom stellt einen Unterschied dar. (Wahrscheinlich sind deswegen auch die Plasmocytome als gefäß- und lymphstromarme Gebilde so schlecht therapeutisch erreichbar.) Weniger beachtet sind die Besonderheiten der Kernplasmarelation, die Verschiedenheiten des Mitochondriengehaltes.

Sehr merkwürdig aber ist es, daß die Granulopoese so sehr verschieden empfindlich ist. Auch bei Erkrankungen mit völlig normaler Blutformel und, soweit wir sehen können, auch mit normalen Regulationsvorgängen kann unerwartet hohe Gefährdung vorliegen. Hier muß eine gesteigerte Dynamik im Umsatz bestehen, und wenn es gelänge, sie vorher festzulegen, würden wir uns manchen Granulocytenschaden ersparen können, den wir namentlich bei Lymphogranulomatose und noch stärker bei den Carcinomen unter cytostatischer Therapie sehen.

Nun möchte ich noch etwas zum *Colchicin* sagen, das als eine echte mitosehemmende Substanz, vor allem nach den Arbeiten von LETTRÉ, uns immer als eine erstrebenswerte Spektralfarbe im Spektralbereich unserer cytostatischen Therapie erschienen ist. Wie schlecht die bisherigen Erfahrungen damit sind, geht daraus hervor, daß auf etwa 2200 Literaturangaben nur 12 klinische Colchicinarbeiten kommen, die praktisch alle zu dem Ergebnis kommen, Colchicum sei zwar theoretisch sehr schön, aber praktisch käme man damit nicht zum Ziele. Das ist auch trotz der Arbeit von LANDOLT [Dtsch. Arch. klin. Med. **191**, 378 (1944)] noch so. Die toxischen Wirkungen kommen eben vor den erwünschten pharmakologischen Wirkungen. Wir sind glücklich, daß wir auf Grund der Arbeiten von SANTAVI und REICHSTEIN, von der Ciba jetzt das Nebenalkaloid F aus Colchicum autumnale = Ciba 12 669a,

Tabelle 1. *Alkaloidgehalt verschiedener Knollen von Colchicum autumnale.* Nach F. SANTAVI.

| Jahr der Sammlung | Zahl der Knollen | Mittelgewicht einer Knolle | Trockengewicht in g | | Alkoholextrakt | | Ätherextrakt | | Chloroformextrakt | |
|---|---|---|---|---|---|---|---|---|---|---|
| | | | total | einer Knolle | g | % | g | % | g | % |
| 1947 | | | 10754 | | 914,09 | 8,50 | 91,0 | 0,85 | 23,8 | 0,22 |
| 1948 | | | 11000 | | 882,2 | 8,02 | 137,7 | 1,25 | 41,0 | 0,37 |
| 1949 | 100 | 11,5 | 400,6 | 4,0 | | | | | | |
| | | | 10500 | | 883,1 | 8,41 | 128,0 | 1,22 | 39,0 | 0,37 |

| Substanz F | | Substanz G | | Substanz A = Colchicin | | Substanz $E_1$ + C | | Prozentgehalt einzelner Stoffe im Chloroformextrakt | | | | |
|---|---|---|---|---|---|---|---|---|---|---|---|---|
| g | % | g | % | g | % | g | % | F | G | Colchicin | $E_1$ + C | Amorph. Rückstd. u. Verluste |
| 6,30 | 0,059 | 0,41 | 0,004 | 15,3 | 0,142 | 0,190 | 0,0018 | 26,5 | 1,7 | 64,3 | 0,8 | 6,7 |
| 6,77 | 0,062 | 6,35 | 0,058 | 17,1 | 0,155 | 0,060 | 0,0005 | 16,5 | 15,5 | 41,7 | 0,15 | 26,1 |
| 8,0 | 0,076 | 4,20 | 0,040 | 14,5 | 0,138 | 0,070 | 0,0007 | 20,5 | 10,8 | 37,2 | 0,18 | 31,3 |

neuerdings Demecolcin genannt, in die Hand bekommen haben, mit dem es bei relativ einfacher Dosierung bei peroraler Zuführung gelang, die gewünschte Colchicumwirkung zu erzielen. R. Gross und ich glauben, daß das für die Behandlung der chronischen myeloischen Leukämie eine ganz besondere Bedeutung hat, außerdem aber auch der kombinierten syncarcinolytischen Behandlung neue verbesserte Wege eröffnet.

Wir haben in Marburg an der Medizinischen Universitäts-Klinik gemeinsam mit Gross einiges erarbeitet, das ich hier demonstrieren möchte. An den Phagocytoseuntersuchungen sind vor allem Herr Adorf und Herr Baer beteiligt. Wir sehen zunächst aus der Arbeit von Santavi, daß der Alkaloidgehalt der Herbstzeitlosen in verschiedenen Jahren recht verschieden ist. Es sind Analysen 1947, 1948, 1949 durchgeführt. Alkoholextrakt, Ätherextrakt, Chloroformextrakte sind gesondert aufgeführt. Eine Zusammenstellung der wirksamen Substanzen — die unsere stellt die Substanz F dar — läßt erkennen, daß die statmokinetische Dosis zur letalen Dosis sich wie 1:5 verhält. Beim Colchicin, hier Substanz A genannt, wie 1:8. Das ist etwa die gleiche Spanne, aber sie spielt sich in etwas höheren Bereichen ab, d. h. wir haben, ich möchte sagen, eine größere Möglichkeit, unvorsichtiger zu dosieren. Abb. 1 zeigt, in welchem Tempo die Erfolge damit erzielt werden. Wir müssen aber hervorheben, daß auch beim Colchicum die individuellen Unterschiede sehr groß sind. Wir wissen nicht vorher zu sagen, wann der Leukocytenabsturz kommt. An dem Verlauf der Harnsäureausscheidungskurve ist zu sehen, daß sich der Stoff wie ein echtes Cytostaticum, nicht wie ein Cytoklasticum verhält. Bevor die periphere Leukocyten-Zellzahl absinkt, sehen wir die Drosselung im Urinkörperstoffwechsel. Das sähen wir auch beim Urethan. An der Reifungszahl der Granulopoese im peripheren Blut können wir erkennen, daß nicht nur Gesamtzahldepression durch Markdrosselung stattfindet, sondern daß auch die Ausreifung fortschreitet; sie normalisiert sich zwar nicht ganz in diesem Falle, aber geht doch auf fast normale Werte herab. Die Milzgröße, hier in Zentimetern angegeben, soweit der Rippenbogen überragt

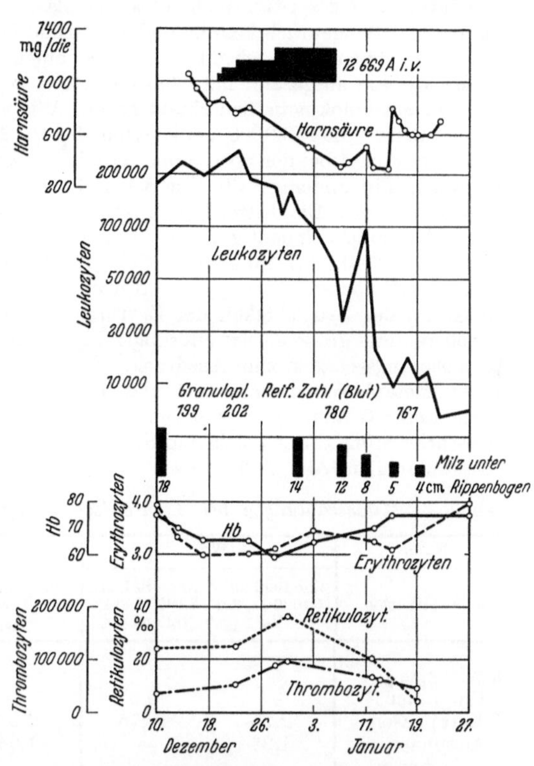


Abb. 1. Typischer Behandlungsverlauf einer chronischen Myelose mit Substanz F.

Tabelle 2. *Stathmokinetische Dosis und letale Dosis des Colchicins sowie der Nebenalkaloide aus Colchicum autumnale.*
Nach F. Santavi [Pharm. helvet. Acta **25**, 248 (1950)].

| Substanz | Stathmokin. Dosis in mg/kg[24a] | Letale Dosis in mg/kg |
|---|---|---|
| Substanz I . . . . . . . . . . . | mehr als 8 | mehr als 50 |
| Substanz F . . . . . . . . . | 6±2 | 30± 5 |
| Substanz G. . . . . . . . . . | 1±0,5 | 5±1 |
| Substanz A-Colchizin . . . . . | 0,5±0,25 | 4±1 |
| Substanz B . . . . . . . . . | 0,5±0,25 | 2±1 |
| Substanz D. . . . . . . . . | mehr als 8 | mehr als 50 |
| Substanz C . . . . . . . . . | 4±2 | 20±5 |
| Substanz E₁ aus Blüten . . . . | 10±2 | mehr als 50 |
| Substanz E₁ und C aus Knollen . | 7±3 | 40 |

Über die beschriebenen Umsetzungen orientiert Tab. 3.

wird, geht unter dem Colchicumpräparat herab, so daß sie eben nur noch fühlbar ist. Die Thrombocyten werden nicht ungünstig beeinflußt, das scheint etwas Wesentliches an dem Präparat zu sein, weil ja die Thrombocytenverminderung bei den anderen Cytostaticis meist zu fürchten ist. Auch die Reticulocytenzahlen gehen im allgemeinen nicht herab, obwohl wir auch in der Erythropoese Mitosehemmung nachweisen können. Das Hämoglobin pflegt nicht stark beeinflußt zu werden. Ich glaube also, daß das neue Präparat Substanz F· aus Colchicum autumnale (Demecolcin) eine brauchbare Substanz ist, die wir per os geben können und die uns bei der Behandlung der chronischen Myelose vorzügliche Dienste leistet. Wir haben sie auch intravenös gespritzt, auch intramuskulär, aber es wird per os so gut vertragen und resorbiert, daß eigentlich kein besonderer Grund besteht, sie parenteral zuzuführen.

Zum Schluß möchte ich noch eine Zusammenstellung meines Mitarbeiters GROSS zeigen, der die Mitosen ausgezählt hat. Ich deutete ja gestern schon an, daß nicht alle Wirkungen über den stathmokinetischen Effekt gehen. Wie verhält es sich mit den Mitosen? Wir sehen vor der Behandlung 150000 Leukocyten, 3,5 %₀₀ Mitosen in der Myelopoese. Nach 831 mg Colchicum F sind bei der noch immer erhöhten Zahl von 82000 Leukocyten 11,25 %₀₀ Mitosen zu finden. Ein anderer Fall: Vor Behandlung 3,25 %₀₀, in der Behandlung bei abfallender Tendenz 17,5 %₀₀. Ein dritter Fall: 2,5 %₀₀ vorher, 13 %₀₀ in der Behandlung; das sind Zahlen, die wohl ziemlich eindeutig die Mitosearretierung beweisen. Bei der Erythropoese in dem einen Fall 0,25:0,5 %₀₀, im anderen Fall 3:24 %₀₀, hierbei also eine deutliche Hemmung, auch in der Erythropoese, ebenso wie im dritten Falle. In der Peripherie kommt glücklicherweise auf Grund der Langlebigkeit der Erythrocyten, auch auf Grund anderer Momente wie der schnelleren und größeren Erweiterungsfähigkeit des erythropoetischen Areals, kein sichtbarer Anämisierungsschaden zum Ausdruck. Es werden nun eine Reihe von Zellbildern mit arretierten Metaphasen demonstriert und dabei darauf aufmerksam gemacht, daß übermäßig segmentierte Granulocyten wie auch bei anderen Mitosegiften in Erscheinung treten. Die Mitosearretierung durch Colchicum Substanz F trifft nicht nur die Neutrophilen, sondern auch die Eosinophilen (Abb. 2, 3 und 4).

Tabelle 3. *Mitosezählungen bei 3 chronischen Myelosen vor und während der Behandlung.*

| Name | Wo. | | Ba. | | Ha. | |
|---|---|---|---|---|---|---|
| Klin. Situation | Vor Behandl. 150000 Leuko %₀₀ | Nach 831 mg 82000 Leuko fallend %₀₀ | Vor Behandl. 92000 Leuko %₀₀ | Nach 67 mg 40000 Leuko fallend %₀₀ | Vor Behandl. 163000 Leuko %₀₀ | Nach 153 mg 70000 Leuko fallend %₀₀ |
| *Myelopoese* | | | | | | |
| Prophasen. . | — | 0,5 | — | — | 0,25 | — |
| Metaphasen . | 2,25 | 10,75 | 2,0 | 17,5 | 1,5 | 13,25 |
| Anaphasen . | 1,25 | — | 1,25 | — | 0,75 | — |
| Telophasen . | — | — | — | — | — | — |
| zusammen: | *3,5* | *11,25* | *3,25* | *17,5* | *2,5* | *13,25* |
| *Erythropoese* | | | | | | |
| Prophasen. . | — | — | 0,5 | 0,25 | — | — |
| Metaphasen . | — | 0,5 | 1,75 | 23,75 | — | 4,5 |
| Anaphasen . | 0,25 | — | 1,5 | — | — | — |
| Telophasen . | — | — | — | — | 0,25 | — |
| zusammen: | *0,25* | *0,5* | *3,75* | *24,0* | *0,25* | *4,5* |

Das Demecolcin (Substanz F) ist ein Medikament, das durchaus weiter prüfenswert erscheint. Wir haben praktisch keinen Erfolg bei lymphatischen Leukämien gesehen, merkwürdigerweise auch nicht genug bei malignen Tumoren, jedenfalls nicht soviel, daß es uns ratsam erschiene, es generell als Tumortherapeuticum zu empfehlen. Die Granulopoese ist bei den Tumoren ganz besonders empfindlich und gerade in dieser Gruppe haben wir die meisten Granulopoeseschädigungen gesehen. 11 Tumorfälle haben wir behandelt. Besondere Hervorhebung verdienen die Schleimhautschäden. Auch sie sind gestern von Herrn HEILMEYER genannt worden. Wir wissen eigentlich nicht, wovon sie abhängen. WERNER SCHULZ hat schon von der Agranulocytose gesagt, daß die Schleimhautnekrosen nicht nur vom Granulocytendefekt abhängen, sondern offenbar auch von der Geweberesistenz, die indirekt von dem Leukocytengehalt oder vom Leukocytenfunktionieren abhängig sei. Fünfmal haben wir mit Substanz F herpetiforme Stomatitiden gesehen, genau so, wie es auch vom Myleran gestern erwähnt wurde. Wir werden also alle die Nebenwirkungen, die wir auch bei anderen Proliferationsgiften kennen, im Prinzip erwarten und beachten müssen. — Als Zusatzpräparat zu anderen Cytostaticis können wir kleine Dosen von Substanz F wahrscheinlich ohne weiteres verwenden. Das Hauptinteresse scheint aber auf dem Gebiet der Therapie der chronischen myeloischen Leukämie zu liegen. Wir haben bis jetzt 12 Fälle behandelt, 10 mit einem eindeutigen Erfolg, wozu wir 17 Kuren nötig hatten. Die Kuren müssen leider in kurzen Abständen wiederholt werden; das ist wohl einer der wesentlichen Unterschiede gegenüber der Röntgenstrahlenbehandlung. Deswegen habe ich gestern auch die Definierung als „radiomimetische" Gifte angegriffen. Die Intervalle, die Remission, die wir erzielen können, sind bei diesen Stoffen durchschnittlich wesentlich kürzer und weniger tiefgreifend als bei den

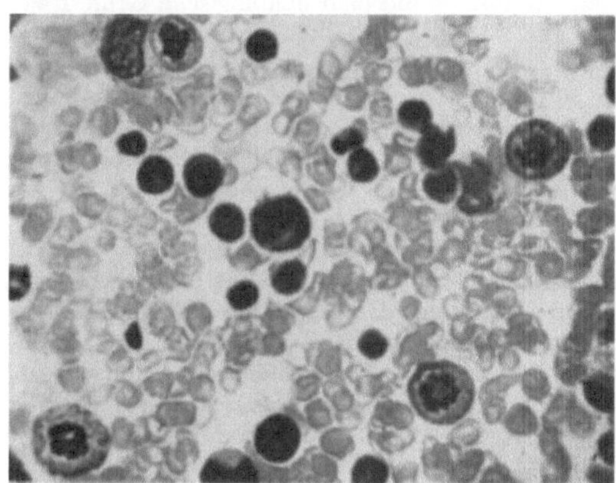

Abb. 2. Chronische Myelose, unter Substanz F, Knochenmark mit zahlreichen Metaphasen. MAY-GRÜNWALD-GIEMSA, 800 mal.

Röntgenstrahlen. Das trifft auch für das Colchicum zu, von dem wir Erhaltungsdosen laufend nötig haben. Wenn etwa die tägliche Behandlungsdosis 8—10 mg im Anfang betrug, so brauchten wir später Erhaltungsdosen von 5—6 mg. Aber auch das ist individuell verschieden,

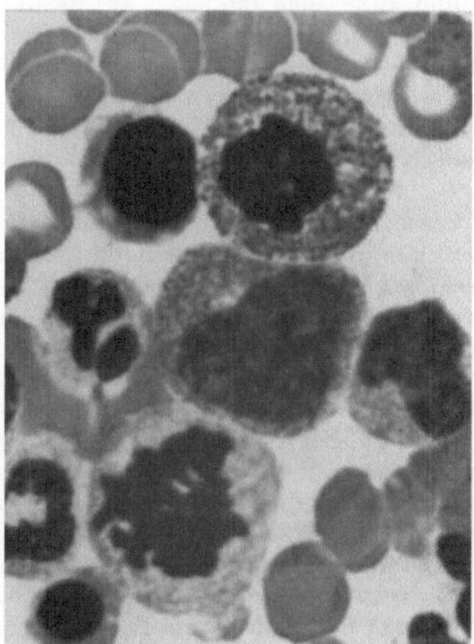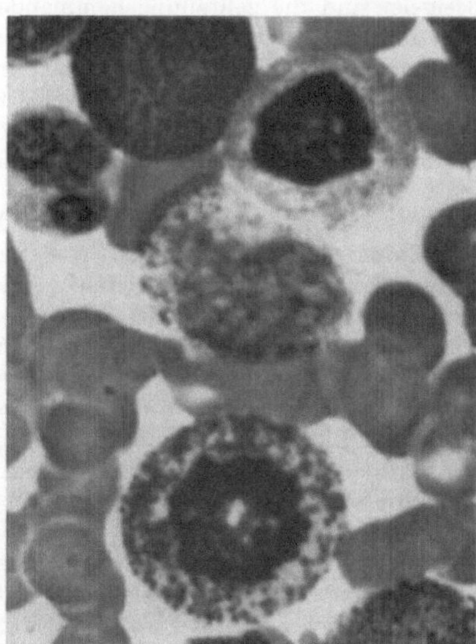

Abb. 3 u. 4. Arretierte Metaphasen im Knochenmark chronischer Myelosen unter Substanz F. MAY-GRÜNWALD-GIEMSA, 1400 mal.

und man kann Pausen bis zu 14 Tagen auch in den Erhaltungsdosen einschalten. Wir sahen Wirkung schon bei 44 mg eintreten. Wir haben einen anderen Fall von myeloischer Leukämie gesehen, wo wir 1305 mg gaben, ohne daß ein genügender Effekt erzeugt wurde. Das Präparat ist dem Arsen an die Seite zu stellen, und wo genügend Blutbildkontrollen gemacht werden können, sollte man die chronische myeloische Leukämie ruhig damit behandeln.

15b

DRUCKREY (Freiburg i. Br.):

Herr MARQUARDT hat gestern mit dankenswerter Klarheit das ganze „Spektrum" des Ablaufs der Zellteilung als Gesamtvorgang vorgestellt und damit gezeigt, wieviel Angriffsmöglichkeiten es für zellteilungshemmende Gifte gibt, und wie schwer es ist, die Wirkung im Einzelfalle einem dieser Vorgänge zuzuordnen. Damit ist die pharmakologische Grundfrage aufgeworfen, nämlich die nach der Spezifität der Wirkung. Wir können aus dem Stadium der Zellteilung, in dem sich die Wirkung manifestiert, noch keineswegs schließen, in welchem Stadium oder Zeitpunkt das Gift angegriffen hat. Da die beobachtbare Wirkung ja die Folge des Eingriffs ist, und zwar meist wohl gar nicht die direkte, muß notwendig ein zeitlicher Abstand zwischen beiden bestehen, über dessen Größe uns erst spezielle pharmakologische Untersuchungen Aufschluß geben können. Ferner ist das Ergebnis davon abhängig, ob wir die gestörte Funktion oder die veränderte Form als Test wählen. Die Wirkung kann sich naturgemäß nur an den Stellen des Ablaufs manifestieren, die sichtbar sind, obwohl ihr Angriff schon in einer viel früheren Phase erfolgt sein kann. Herr MARQUARDT hat ja darauf hingewiesen, daß viele Gifte am „Ruhekern" angreifen, daß aber die Folgen der Giftwirkung erst auftreten, wenn die Zellen sich zur Teilung anschicken oder funktionell belastet werden.

Die Ausführungen der Herren ALTMANN und GRUNDMANN haben bereits sehr schön gezeigt, daß nicht die Mitose das giftempfindliche Stadium ist, sondern ein früheres. Nach unseren Beobachtungen mit Zellteilungsgiften an Seeigeleiern ist es die aktivierte, teilungsbereite Zelle. Die Teilung setzt die Reduplikation der „Duplikanten" voraus, d. h. die identische Vermehrung ihrer Substanz. Diese muß dann individualisiert werden. Schließlich erfolgt ihre Verteilung. Die „Duplikanten" sind zweifellos makromolekularer Natur. Ihre Duplikation ist im verknäulten Zustand nicht denkbar, sondern nur in entfalteter Form, in der die aktiven Gruppen im Molekül freiliegen. Aus chemischen Gründen ist anzunehmen, daß die makromolekularen Duplikanten in dieser *entfalteten*, aktivierten Form empfindlicher gegen Gifte oder Noxen sind, als etwa in einer spiralisierten Form, wie wir sie als „Transportform" der Chromosomen kennen, aber wohl auch für andere Duplikanten annehmen können. Nach unseren Ergebnissen am Seeigelei sind die zellteilungshemmenden Gifte, und zwar auch die sog. „Mitosegifte" grundsätzlich „Duplikantengifte", können also sowohl an chromosomalen als auch extrachromosomalen Duplikanten angreifen. Wir haben an vielen Beispielen gesehen, daß es bei Wahl einer geeigneten Dosierung möglich ist, speziell die Plasmateilung zu verhindern, während die Kernteilungen weiterlaufen. Gerade dieser Befund beweist wohl am klarsten, daß die Hemmung der Zellteilung hier nicht an karyotischen, sondern an plasmatischen Elementen erfolgt.

Die verschiedenen Zelltypen unterscheiden sich vorwiegend in ihrem plasmatischen Bestand, während die chromosomale Substanz chemisch eine größere Übereinstimmung zeigt. Bei Giften, die am Zellkern angreifen, werden wir deshalb bei den verschiedenen Arten von Lebewesen grundsätzlich ähnliche Wirkungen erwarten müssen, während Wirkungen auf das Plasma bei den einzelnen Zelltypen erheblichere Unterschiede bis zu zellspezifischen Effekten zeigen können. Das am Zellkern angreifende Colchicin z. B. hemmt die Mitose nicht nur an Seeigeleiern, sondern ebenso an den verschiedenartigsten Warmblüterzellen und sogar bei Pflanzen. Der Pharmakologe muß daraus schließen, daß die Zellelemente, die Angriffspunkt dieser Wirkung sind, bei den einzelnen Objekten chemisch eine hohe Übereinstimmung haben, daß es sich also um Zellelemente von fundamentaler biologischer Bedeutung handeln muß. Erfolgt der Angriff dagegen an plasmatischen Elementen der Zellen, so müssen wir erwarten, daß schon die verschiedenen Zelltypen eines Organismus, die zwar die gleiche karyotische Erbmasse haben, sich aber plasmatisch unterscheiden, ganz verschieden reagieren können. Darin liegt zugleich eine Antwort auf die von Herrn HEILMEYER aufgeworfene Frage, warum morphologisch gleichartig erscheinende Geschwülste oder Leukämien auf ein bestimmtes Medikament so völlig verschieden ansprechen können. Das deutet doch wohl darauf hin, daß der Angriffspunkt der Wirkung hier vorwiegend an plasmatischen Zellbestandteilen liegt. Nach unseren Untersuchungen liegen die Dosen, die man bei resorptiver Gabe am Tier zur Hemmung der Kernteilung gebraucht, zumindest sehr nahe an der letalen Dosis. Das ist bei der vitalen Bedeutung des Zellkerns kaum anders zu erwarten. Die zur Hemmung der Plasmateilung erforderlichen Dosen sind dagegen wesentlich kleiner. Deshalb erscheint mir für die Chemotherapie die Hemmung der Plasmateilung weitaus wichtiger zu sein, als etwa die „Mitosegift"-Wirkung. Bei diesen Untersuchungen haben wir ferner immer wieder gesehen, daß es nicht „Mitosegifte" und „Plasmateilungsgifte" im spezifischen Sinne gibt. Welche von diesen beiden Wirkungen eintritt, scheint in erster Linie eine Frage der Dosis zu sein. Das Mitosegift Colchicin hemmt z. B. in relativ kleiner Dosis die Plasmateilung, ohne die Kernteilung zu verhindern. Diese gleichsinnige Wirkung auf die Kernteilung und die Plasmateilung spricht sehr dafür, daß die Elemente, die Angriffspunkt der Wirkung sind, in beiden Fällen recht ähnlich sind, nämlich „Duplikanten". Deswegen sprachen wir auch von „Duplikantengiften". Wenn für die Hemmung der Kernteilung höhere Dosen erforderlich sind, kann das einfach an dem hier größeren Diffusionsweg liegen. Spezifische Effekte scheinen jedenfalls nicht vorzuliegen. Der spezielle Farbstoff für Mitochondrien, das „Janusgrün", wirkt z. B. keineswegs nur auf plasmatische Duplikanten. Wir konnten mit diesem Farbstoff an Yoshida-Sarkom-Zellen besonders schöne Chromosomen-Verklebungen, also karyotische Wirkungen erzeugen. Eine Zuordnung der zellteilungshemmenden Wirkung zu karyotischen oder plasmatischen Duplikanten im spezifischen, alternativen Sinne erscheint schon deshalb unmöglich, weil wir zwischen beiden Wechselwirkungen anzunehmen haben, und zwar nicht nur in „zentrifugaler", sondern auch in „zentripetaler" Richtung. Ohne sie wäre das abgestimmte Nebeneinander von so vielen Funktionen in einer Zelle wohl nicht denkbar.

Zu dem Vortrag von Herrn Lettré darf ich bemerken, daß ich eine Gefahr darin sehe, etwa zu einseitig zu prüfen, ob eine Substanz ein „Mitosegift" ist oder nicht und Substanzen, die dabei unwirksam erscheinen, als uninteressant für die Krebstherapie anzusehen. Aus der ganzen Folge von Vorgängen bei der Zellteilung ist die Mitose zwar besonders leicht darstellbar und erscheint auch als charakteristisches Phänomen, aber als „Test" für die Prüfung von Zellteilungsgiften ist sie zu einseitig. Würden wir nur auf ihre Störung achten, so würden uns doch wichtige Therapeutica entgehen. Als Beispiele nenne ich das Emetin, das Cephaelin und das Coffein. Wir fanden sie am Seeigelei schon 1936 wirksam, die beiden ersten sogar sehr stark, während Lettré an der Mitose keine Effekte sah, obwohl es sich doch beim Emetin um ein altbewährtes Chemotherapeuticum handelt. Das Coffein hat inzwischen als „kompetitiver" Purinkörper Bedeutung gewonnen.

Es hat mich erstaunt, daß Herr Lettré gestern die Oestrogene und das Adrenalin hinsichtlich ihrer zellteilungshemmenden Wirkung gesondert von einem vitalistischen Standpunkt ausschließlich als „Hormone" betrachtet wissen wollte. Vom chemischen und pharmakologischen Standpunkt ist es wohl prinzipiell gleichgültig, ob eine Substanz im Körper entsteht oder synthetisch gewonnen wurde. Wir müssen sie wohl als chemische Individuen betrachten und ihre Wirkungen untersuchen, unbeeinflußt von den zusätzlichen hormonalen Wirkungen, die diese Substanzen haben. Herr Lettré hat z. B. gezeigt, daß das Adrenalin in einer Dosierung von etwa 150 $\gamma$/ml ein Mitosegift ist und meint, daß diese Wirkung physiologisch eine Rolle für die Regulierung der Mitosen spiele. Das ist aber eine Konzentration, die biologisch wohl nicht mehr aktuell ist, denn dem entspricht 150 mg/kg oder 9 g (!) für den Menschen. Das ist das 1000fache der letalen Dosis. Deshalb kann diese Wirkung nicht mehr als die eines Hormons betrachtet werden. Zudem ist das Adrenalin ein Derivat des Brenzkatechin. Dieses ist als Zellteilungsgift mehr als 100fach wirksamer, als das Adrenalin. Hinsichtlich seiner zellteilungshemmenden Wirkung müssen wir daher das Adrenalin als Brenzkatechin-Derivat bzw. als zweiwertiges ortho-Phenol betrachten und nicht als „Hormon". Die Aminoäthanol-Seitenkette schwächt die Wirkung also erheblich ab.

Auch bei den Oestrogenen war es wohl zu einseitig, sie hinsichtlich ihrer Wirkung auf die Zellteilung ausschließlich als Hormone zu betrachten und für ihre therapeutische Wirkung beim Prostatacarcinom nur einen indirekten Weg über die Hypophyse anzunehmen. Sie haben eine direkte cytostatische Wirkung. Das hat Herr Heilmeyer gestern so prägnant aus der klinischen Erfahrung begründet und das haben wir sehr eindeutig bei Untersuchungen am Seeigelei gezeigt. Ob z. B. das Diäthylstilboestrol eine direkte cytostatische Wirkung hat oder nur als Hormon betrachtet werden muß, ist keineswegs nur eine Frage der Terminologie. Von der Entscheidung dieser Frage hängt vielmehr seine therapeutische Anwendung in der Klinik ganz entscheidend ab. Das haben die Vorträge von Krauss und von Raabe heute morgen ja sehr klar gezeigt. Die zellteilungshemmende Wirkung der — natürlichen und synthetischen — Oestrogene läßt zur Zeit drei Deutungsmöglichkeiten zu. Es kann erstens eine indirekte hormonale Wirkung sein, die über die Hypophyse verläuft und deshalb als resorptive Wirkung zu betrachten ist. Dabei müßten sich die synthetischen Oestrogene genau so verhalten wie die natürlichen, weil beide gleichartig auf die Hypophyse wirken. Zweitens kommt eine direkte celluläre, also periphere Wirkung in Frage, bei der die Oestrogene für bestimmte Organe als spezifische Wuchsstoffe, für andere als organspezifische Antiwuchsstoffe erscheinen. Zum Beispiel auf die Brustdrüse wirken Oestrogene als *Wuchs*stoffe, für die drüsige Prostata dagegen als Proliferations-*Hemm*stoffe. Die Art der Wirkung hängt also vom Objekt ab. Es ist deshalb unmöglich, von den an einem Objekt erhobenen Befunden darauf zu schließen, daß andere Zellarten sich genau so verhalten. Gerade diese Unterschiede weisen wohl darauf hin, daß die Wirkung der Oestrogene an plasmatischen Zellbestandteilen angreifen muß, durch die die beiden Zelltypen sich unterscheiden. Dafür spricht auch die klinische Erfahrung mit „Hormonen". Wenn z. B. Androgene beim Brustkrebs präklimakterischer Frauen therapeutisch so günstig wirken, im postklimakterischen Stadium dagegen nicht, sondern vielmehr Oestrogene, so kann das nicht an karyotischen Bestandteilen der Zellen liegen, denn die bleiben im gleichen Organismus wohl die gleichen, sondern spricht ebenfalls für einen plasmatischen Angriffspunkt. — Die dritte Möglichkeit der zellteilungshemmenden Wirkung ist die direkte cytostatische oder cytotoxische Wirkung. Sie ist im Gegensatz zur „hormonalen" proliferationshemmenden Wirkung nicht organspezifisch auf wenige Gewebe beschränkt, sondern an Seeigeleiern, Paramaecien (BROCK) oder Bakterien ebenso reproduzierbar wie an menschlichen Zellen. Hier zeigt sich auch das Diäthylstilboestrol als das, was es chemisch ist, nämlich ein zweiwertiges para-Phenol und ordnet sich völlig in die Reihe: 4,4'-Dioxy-diphenyl, 4,4'-Dioxy-triphenylmethan, 4,4'-Dioxy-azobenzol oder 4,4'-Dioxy-stilben ein. Die damit aufgestellten 3 Wirkungstypen der „Oestrogene" unterscheiden sich auch sehr deutlich durch die Dosis, die für sie notwendig ist. Für die „indirekte" Wirkung auf die Hypophyse gebrauchen wir an der Ratte eine Dosis von nur etwa 0,1 $\gamma$, für die organspezifische Wirkung als Proliferationsstoff oder Antistoff 0,7 $\gamma$, und schließlich für die direkte cytostatische Wirkung wenigstens 200 mal mehr. Das sind also recht klare pharmakologische Unterschiede. Bei der direkten cytostatischen Wirkung werden wir nun erhebliche Unterschiede zwischen dem synthetischen Diäthylstilboestrol als zweiwertigem para-Phenol und den natürlichen Oestrogenen erwarten, wenngleich auch die letzteren prinzipiell Phenole sind, und zwar müßten die ersteren wirksamer als die letzteren sein. An der Zellteilung des Seeigeleis ist das auch eindeutig der Fall. Immerhin ist es durchaus noch die Frage, ob es sich um Unterschiede des Wirkungsmechanismus bei synthetischen und natürlichen Oestrogenen handelt oder nur um quantitative Unterschiede.

Herr SCHMIDT vertrat die Meinung, daß ich die möglichen Gefahren cancerogener Substanzen für den Menschen überschätze. Ich darf ihm antworten, daß dieser Standpunkt nicht nur auf einer sehr umfangreichen experimentellen Erfahrung gewachsen ist, sondern ebenso aus der Kenntnis des Berufskrebses, seiner Ursachen und Verhütungsmöglichkeiten. Die Auffindung der Krebsursachen in der menschlichen Umwelt und ihre Ausschaltung kann uns zur Prophylaxe des Krebses führen. Ich halte sie für das wirksamste Mittel zur Krebsbekämpfung. Auch bei anderen Seuchen hat die Erfahrung gelehrt, ein wie sicheres Mittel eine systematische Prophylaxe ist. Wenn uns ein Agens begründet verdächtig erscheint, Krebsursache zu sein, so haben wir wohl die Verantwortung, sie solange vom Menschen möglichst fern zu halten, bis ihre Ungefährlichkeit gesichert ist. Daß das mit Maß geschieht, ist selbstverständlich.

Herr HEILMEYER hat das große Verdienst, mit eindeutigen Belegen darauf hingewiesen zu haben, daß die beim Krebs therapeutisch angewendeten Cytostatica keine krebsspezifischen Mittel sind, sondern „Proliferationsgifte" für alle, also auch die normalen proliferierenden Zellen. Das deckt sich völlig mit meinen Erfahrungen im Experiment. Leider zeigt sich damit, daß diese Mittel der von HEILMEYER gegebenen Definition der „Cytostatica" noch nicht entsprechen, die sich nahezu mit der EHRLICHschen Definition des „Chemotherapeuticum" deckt. Besonders wichtig erscheint mir die Demonstration der „Proliferationsgift"-Wirkung am normalen, nicht tumortragenden Tier. Sie führt leider zu demselben Schluß, den ich in meinem Vortrag schon ziehen mußte: es ist nicht so, daß die Zelle mit der Cancerisierung Eigenschaften gewinnt, die die normale Zelle nicht hat und an die nun eine spezifische Chemotherapie anknüpfen könnte, vielmehr hat sie Eigenschaften verloren, die die normale Zelle besaß. Damit ist die Grundlage für die Entwicklung einer spezifischen Chemotherapie beim Krebs nicht existent. Wir müssen also andere Wege suchen. Daß dies grundsätzlich möglich ist, haben die schönen Vorträge von KRAUSS, von HEILMEYER und von RAABE wohl gezeigt. Wenn es heute möglich ist, bei einer früher doch unbeeinflußbaren Leukämie die Leukocytenzahlen pathologischer Form durch wenige Tabletten eines Medikamentes, z. B. Triäthylenmelamin, innerhalb von einigen Tagen praktisch zur Norm zu senken oder beim Prostatakrebs durch wenige Injektionen innerhalb kurzer Zeit eine Wendung — getestet am Absinken der „sauren" Phosphatase im Blut — herbeizuführen, so kann uns das nur mit dankbarer Freude erfüllen. Dabei ist es ganz gleichgültig, ob die so beeinflußbare Krebsart sehr häufig ist oder nur wenige Fälle ausmacht. Wichtig ist die nun gesicherte Erfahrung, daß es grundsätzlich möglich ist, auch beim Krebs mit chemischen Mitteln starke therapeutische Wirkungen zu erzielen.

Gewiß sind die bisher gegebenen therapeutischen Möglichkeiten noch recht begrenzt, besonders durch starke toxische „Nebenwirkungen" der meisten Cytostatica. In solchen Fällen muß eine Kombination von Mitteln versucht werden, die hinsichtlich der erwünschten Wirkung übereinstimmen, hinsichtlich der unerwünschten toxischen Wirkungen aber differieren oder gar untereinander Antagonisten sind. Ferner kann man die Giftempfindlichkeit der Krebszellen steigern oder die der normalen Zellen vermindern. Über solche Möglichkeiten hat ja Herr Bock berichtet, der zunächst die normalen Zellen in einen Ruhezustand bringt, ehe er das Cytostaticum anwendet. Ich halte das für aussichtsreich. — Die in der Klinik wie im Experiment immer wieder gemachte Erfahrung, daß manche Krebspatienten auf ein Medikament nicht reagieren, obwohl dieses bei anderen Patienten mit der „gleichen" Krebsart ausgezeichnet wirkt, zeigt sehr klar, daß eben Krebs nicht gleich Krebs ist, auch wenn das histologische Bild keine Unterschiede erkennen läßt. Die Aufklärung dieses Sachverhaltes ist wohl ein wichtiges Problem.

Zum Schluß möchte ich auf etwas hinweisen, was wohl für die weitere Arbeit nicht ohne Bedeutung ist. Es ist zweifellos kein Zufall, daß die Krebsarten, bei denen eine Therapie mit chemischen Mitteln zuerst gelang, gerade die Leukämien, der Prostatakrebs und der Brustkrebs sind. Hier stehen uns nämlich einfache „Teste" zur Verfügung, um sowohl den Verlauf der Krankheit als auch die Wirkung der Therapie objektiv zu verfolgen. Bei der Leukämie können wir das am Ausstrich aus einem Tropfen Blut jederzeit und beliebig oft tun; welche Bedeutung das für Diagnose und Therapie hat, hat uns Herr Heilmeyer heute berichtet. Beim Prostatakrebs ist es die Bestimmung der „sauren" Phosphatase, die uns objektive Urteile erlaubt, obwohl der Tumor nicht darstellbar in der Tiefe liegt. Die Brustdrüse schließlich ist dem Tastbefund zugänglich und die beim Brustkrebs angewendeten Hormone sind uns ihrer Wirkung nach von vielen biologischen „Testen" recht gut bekannt. Bei anderen Geschwülsten verfügen wir noch nicht über brauchbare Tests. Aber aus den angeführten Beispielen, die sich aus der Hormon- und Vitamin-Forschung beliebig vermehren ließen, folgt doch, wie sehr der Fortschritt der Forschung abhängig ist von der Entdeckung brauchbarer Teste. Gewinnen wir sie, so ist der Erfolg unserer Bemühungen um eine Therapie des Krebses mit chemischen Mitteln nur noch eine Frage der Zeit. Mit dieser Hoffnung möchte ich meine Diskussionsbemerkungen schließen.

H. Marquardt (Freiburg i. Br.):

Der klinisch orientierte Vortrag von Pirwitz hat in starkem Maße auf Ergebnisse der Genetik und der Genphysiologie zurückgegriffen; es werden daher die auf S. 146 des publizierten Vortrags ausführlicher dargestellten neuen Aspekte der Erblichkeitsforschung hier vorgetragen (Gene-Plasmaeinheiten und Mutation-Alteration).

# E. Chemotherapie in der Chirurgie.

## Die Kombination der chirurgischen mit der chemischen Krebstherapie.

Von

H. Krauss (Freiburg i. Br.).

Große und tägliche Aufgabe des Chirurgen ist die operative Hilfe für den Krebskranken. Diese Hilfeleistung steht in der Bekämpfung des Krebses heute für die Chirurgie noch gesichert an erster Stelle und ist bisher noch von keinem anderen Mittel erreicht oder übertroffen. Trotz aller Umsicht, Mühe und Ausdauer, die man dem Ausbau, der Anpassung und Vervollkommnung der operativen Verfahren gewidmet hat, ist aber der Erfolg auf längere Zeit gesehen oder gar im Sinne der Heilung niederdrückend und ungenügend. Dies hängt nicht so sehr an der Methode der Chirurgie als solcher, sondern vielmehr an dem Wesen der Krankheit und vor allem an dem Zeitpunkt, in welchem diese Krankheit dem Chirurgen zur Hilfeleistung zugewiesen wird. Diese Gründe waren maßgebend, daß sich die Chirurgie schon seit langer Zeit um andere Mittel bemühte, um die operativen Maßnahmen zu ergänzen oder zu unterstützen und in Kombination mit ihnen bessere Heilergebnisse zu erreichen.

An erster Stelle steht dabei die Strahlentherapie. Durch die Vor- oder Nachbestrahlung oder durch beide konnten zwar die Ergebnisse chirurgischer Arbeit gebessert werden, aber trotzdem sind noch sehr viele Wünsche offen. Diese Kombination mit der Radium- und Röntgentherapie steht aber heute nicht zur Diskussion.

Durch die Entwicklung chemischer Mittel zur Bekämpfung des Krebses bietet sich der Chirurgie nun eine *neue* Möglichkeit der Unterstützung. Die Chemotherapie, die dem Chirurgen für die bakteriologischen Infektionen wohlbekannt ist, hat die Vernichtung der Erreger zum Ziel. Die dabei gewonnenen Erfahrungen zeigten aber bald die biologischen Schwierigkeiten und Grenzen auf, die einer Therapia magna sterilisans entgegenstehen. Ohne eigene biologische Zusatzleistung ist aber eine Heilung, wie auch Herr Heilmeyer gestern sagte, nicht möglich. Wenn man nun in *Anlehnung* an diese Kenntnisse die Chemotherapie der Infektionen und die des Krebses in Beziehung setzt, die Ausführungen von Herrn Lettré ermutigen mich dazu, so soll beim ersten das Wachstum der Bakterien, beim anderen das der Krebszellen gestört und ausgeschaltet werden. Die Ausschaltung beider aber soll so vor sich gehen, daß der Gesamtorganismus dabei möglichst keinen Schaden nimmt und wenigstens nicht ernsthaft gefährdet wird. Dies ist aber nur möglich, wenn zwischen den Erregern, bzw. der Krebszelle und den normalen Zellen ein genügend großer biologischer Unterschied besteht, damit die chemischen Mittel nur eine *spezifische,* aber keine *allgemein schädliche* Wirkung ausüben. Je größer der biologische Unterschied, um so leichter wird die chemotherapeutische Wirkung gelingen.

Zwischen den Krebszellen und den normalen Zellen ist der Unterschied aber in biologischem Sinne viel geringer als bei den Infektionserregern. Es kommt hinzu, daß auch die verschiedenen Krebsarten je nach Ursache, Herkunft und chemischen Eigenschaften untereinander wesentliche Differenzen aufweisen, so daß ihre biologische Wertigkeit der normalen Zelle gegenüber viel schwerer zu bestimmen ist. So verschieden die Krebszellen untereinander aber sein mögen, eines haben sie gemeinsam, daß sie nicht mehr normale Zellen mit einer normalen Funktion sind. Der Unterschied ist also ein negativer. Die Therapie aber, wenn sie zielstrebig sein soll, kann nur an die Kenntnisse der Unterschiede der einzelnen Zellen anknüpfen und diese zugrunde legen. Da diesen biochemischen Unterschied bis heute aber noch niemand aufdecken konnte, ist zur Zeit eine spezifische Therapie, die nur die Krebszelle treffen würde, nicht möglich. Eine allgemeine unspezifische Therapie mit chemischen Mitteln wirkt aber wegen ihrer hohen Konzentration und wegen der notwendigen zeitlichen Länge ihrer Einwirkung auch auf normale Zellen und kann sich mit einem Schaden des Knochenmarks, der Schleimhäute, des Hodens und des Nagelbettes verbinden. Dies gilt für alle *Proliferationsgifte,* mag ihre Wirkung im Kern oder im Plasma angreifen. Diese Stoffe hat HEILMEYER unter dem Namen Cytostatica zusammengefaßt, wie er es gestern wieder neu formuliert hat.

Damit wird verständlich, daß dem *Kliniker* die Aufgabe zufällt, die Therapie mit chemischen Mitteln so zu gestalten, daß durch die Art der Anwendung nur die Krebszellen und möglichst nicht die besonders regenerationskräftigen normalen Zellen in ihrer Funktion geschädigt werden. Er muß sich dabei sein operatives Handeln vergegenwärtigen, um *die* Anwendungsformen zu ergründen, wie die zur Zeit zur Verfügung stehenden chemischen Mittel am besten zum Einsatz und zur Wirkung kommen können. Dabei ist vor allem die topographische Kenntnis der Ausbreitung des Krebses von richtunggebender Bedeutung.

Die Arbeit des Chirurgen läßt sich am anschaulichsten am praktischen Beispiel des Mamma-Carcinoms aufzeigen. Schon die Sicherung der Diagnose wirft Fragen auf, die in der Entwicklung des chirurgischen Vorgehens sich wiederspiegeln.

Früher wurde aus dem fraglichen Tumor ein Stück zur histologischen Untersuchung excidiert. Dabei werden mit dem Messer Lymphbahnen und Blutgefäße eröffnet, der Tumor wird angeschnitten, wodurch Krebszellen einzeln, in kleineren oder größeren Verbänden frei werden können. Diese können gleich während der Operation durch die Manipulationen in die eröffneten Blut- oder Lymphgefäße eingedrückt oder in den nächsten Stunden und Tagen aus dem durch Naht wieder verschlossenen Wundbett dorthin eingeschwemmt werden. Aus der Erkenntnis dieser Gefahr, die schon beim Vorgehen zur Sicherung der Diagnose zu einer Ausbreitung des Krebses Anlaß geben könnte, wird heute angestrebt, nicht mehr einen Teil des Tumors zur Probeexcision herauszunehmen, sondern den ganzen Tumor zum Zwecke der histologischen Untersuchung zu entfernen. Trotzdem ist man aber auch dabei nicht sicher, ob nicht in der Zwischenzeit bis zur histologischen Klärung der Diagnose, die einige Tage in Anspruch nehmen kann, eine Invasion von Krebszellen aus der Wundhöhle stattfindet. Dies war wiederum Veranlassung, nicht nur zur Wegnahme des ganzen Tumors zu raten, sondern auch zur Vermeidung einer solchen möglichen Einstreuung von Krebszellen die *Zeit* bis zur endgültigen Diagnose auf ein Minimum zu verkürzen. Aus diesem Grunde steht wohl heute in jedem größeren Krankenhaus oder Klinik eine Einrichtung zur Verfügung, um während der Operation durch Schnellschnitt die mikroskopische Untersuchung zu ermöglichen. So kann man innerhalb von 10 min zu einer klaren Diagnosestellung kommen, um bei positivem Ausfall ohne Zeitverlust die radikale Entfernung anzuschließen.

Diese Entwicklung des chirurgischen Vorgehens, die in der eben beschriebenen Form meist nur großen Abteilungen vorbehalten bleiben wird, soll die Gefahr der Propagation des Carcinoms durch einen operativen Eingriff verhindern, um damit die Vorbedingungen für Metastasen in der Nähe und in der Ferne zu unterbinden. Trotzdem wird nie zu verhindern sein, daß bei jedem operativen Eingriff, sei es im Sinne der Probeexcision an anderen Orten, wo der Tumor nicht in toto entfernt werden kann, sei es bei der radikalen Entfernung von Carcinomen ganz allgemein und möge sie noch so schonend, radikal und im Gesunden durchgeführt werden, Krebszellen einzeln, in kleineren oder größeren Verbänden in die Blutbahn kommen, sei es direkt durch eröffnete Gefäße, sei es indirekt über die Lymphbahn (DRUCKREY, HAMPERL, HERKEN, RAREI). Aus ihnen können dann an irgendeiner Stelle je nach Prädilektion die Fernmetastasen entstehen, wenn sie in der nötigen Zahl (DRUCKREY) am fremden Ort angehen und dann dort ein eigenständiges Wachstum eingehen.

Es liegt nahe, wenn sich die Chirurgie für diese Einschwemmung von Krebszellen ins Blut, für diese temporäre „Cytämie", wenn man sie so heißen möchte, die in keinem Falle sicher zu vermeiden ist, eine Unterstützung von der Chemotherapie erwünscht. Dies um so mehr, als die Fortschritte in der Bekämpfung ähnlicher Situationen auf dem Gebiet der Infektionen *der Chirurgie* den Sulfonamid- oder antibiotischen Schutz bescherten. Dieser wird heute bei all den Erkrankungen vor, während und nach der Operation für einige Tage aufrechterhalten, bei denen eine temporäre Bakteriämie, also eine Invasion von Bakterien in die Blutbahn statthaben kann, um sie· mit dem entsprechenden Titer im Blut abzufangen, sie so zu schädigen, daß sie den Abwehrkräften des Körpers besser zugänglich werden und daß sie möglichst zu keiner Infektionsmetastase führen können. Bei der Operation eines Krebses kann sehr wohl mit den Krebszellen dasselbe eintreten, daß durch Ziehen, Drücken, Schneiden während oder kurz nach der Operation Krebszellen und -nester in die Blutbahn abgeschwemmt werden, wie dies von DRUCKREY, HAMPERL, HERKEN und RAREI beobachtet und beschrieben worden ist. In der Bekämpfung einer in dieser Form zu erwartenden „*Cytämie*" sollte ein *cytostatischer Schutz* sich mit den chirurgischen Maßnahmen kombinieren und sie unterstützen. Dies bedeutet, daß das cytostatische Mittel, vor der Operation gegeben, in seiner Konzentration im Blut nicht so hoch sein brauchte wie wenn man im Sinne einer allgemeinen Therapie einen Tumor bzw. seine festliegenden Metastasen beeinflussen möchte. Zweitens wäre auch die zeitliche Einwirkung nur über jene Tage notwendig, während derer mit einer Einschwemmung auf Grund des operativen Geschehens gerechnet werden müßte.

Damit würde man nach Konzentration und Zeit, obwohl dies eine resorptive Allgemeinbehandlung darstellt, nicht mit einem negativen und nachhaltigen Einfluß auf Knochenmark und sonstige biologisch stark regenerative Organe rechnen müssen wie bei der alleinigen Behandlung mit cytostatischen Stoffen bei der Tumortherapie. Wo wir spezifische Mittel zur chemischen Behandlung des Krebses haben, z. B. im Präklimakterium Androgene bzw. postklimakterisch Oestrogene beim Mamma-Carcinom oder beim Prostata-Carcinom, wählen wir selbstverständlich diese, deren Wirkung 2—4 Wochen anhält. In anderen Fällen müssen Lost und Äthylenmelamin und andere radiomimetische Cytostatica Anwendung finden. Es steht aber zu hoffen, daß bessere, weniger schädliche, aber ebenso wirksame neue Mittel dafür zur Verfügung stehen mögen.

Eine *zweite* Möglichkeit der Unterstützung durch chemische Mittel bietet sich bei den radikalen Eingriffen zur Beseitigung von Carcinomen. Fast nie bekommt der Chirurg den Krebs als lokales Leiden zur Behandlung. Lokalregionale Ausdehnung ist im allgemeinen das, was ihm zur Bekämpfung als Aufgabe zugeht. In dieser zusätzlichen regionalen Ausdehnung des Krebses liegt auch die schlechte Aussicht auf Dauerheilung beschlossen, wenn die Operation diese nicht voll berücksichtigt hat. Aus diesem Grunde hat die Chirurgie schon frühzeitig Wege ersonnen und diese immer wieder neu erweitert, um vom rein lokalen Eingriff zum regionalen überzugehen. Man denke nur an das Mamma-Carcinom, bei dem nicht nur der lokale Tumor, sondern mit ihm auch die Abflußwege für die Verbreitung des Krebses mitgenommen werden. Die *Mitnahme* der *Ausbreitungswege*, also die *regionalen Lymphwege* mit den *regionalen* Lymphdrüsen, ist das Ziel chirurgischer Eingriffe, um regionale Recidive und später daraus entstehende Fernmetastasen zu verhindern. Die Wegnahme der Lymphbahn und der Lymphdrüsen, der erfahrungsgemäß regionale Ausbreitungsweg des Krebses, wird heute grundsätzlich in jeden Operationsplan zur Entfernung eines Krebses eingeschlossen, sei es die Ausräumung der Achselhöhle bei der Mamma, sei es die Wegnahme von großem und kleinem Netz beim Magencarcinom, sei es die radikale Resektion im Sinne der abdomino-sacralen oder der sacro-abdominalen Operation nach K. H. BAUER beim Rectum-Carcinom, bei der das ganze Rectum samt retrorectalen Drüsen entfernt wird. Der Chirurg ist sich aber im klaren darüber, daß er bei diesem Vorgehen nicht immer alle, sondern nur die erreichbaren regionalen Ausbreitungswege mitentfernen kann. Dieses Wissen war für die Chirurgie Ansporn, neue Wege zur noch weiteren radikalen Entfernung regionaler Lymphbahnen und Lymphdrüsen zu suchen, um die Ausbreitungswege und damit die darin befindlichen Krebszellen und -nester möglichst weitgehend zu eliminieren. Dahin gehört auch die in neuerer Zeit vorgeschlagene zusätzliche Resektion von Teilen des 2. und 3. Rippenknorpels mit Entfernung der im Verlauf der Arteria mammaria interna im vorderen Mediastinum liegenden Lymphdrüsen und Lymphbahnen auf der Seite des Mamma-Carcinoms. Untersuchungen von DAHL-IWERSEN, HANDLEY und THACKREY, MARGOTTINI-BUGALOSI und WANKE haben gezeigt, daß bis zu 11% dort, retro- und parasternal, der alleinige Ausbreitungsweg des Mamma-Carcinoms liegt; seine sonstige Beteiligung geht bis zu 26%. So radikal und so sauber der Operateur operieren mag, er ist nie sicher, ob nicht sowohl lokal wie in nicht erreichten regionalen Lymphbahnen nichtvisible, mikroskopische Krebsnester zurückgeblieben sind, die dann wie bei der Probeexcision in die Lymphbahnen eingeschwemmt werden können. Aus ihnen entstehen dann die lokalen und regionalen Recidive oder weiterhin über die Blutbahn die Fernmetastasen.

Heute ist deshalb das ganze operative Vorgehen beim Krebs eigentlich kein lokales, sondern ein regionales Vorgehen. Auch die Röntgentherapie ist nicht nur eine lokale, sondern ebenfalls eine regionale Therapie mit ihren verschiedenen Feldern. Aus diesem Grunde liegt es nahe, das regionale Ergebnis chirurgischen Vorgehens, bei dem man Krebsnester und -zellen, denn in 1 mm³ befinden sich 100000 Zellen (Druckrey), mit Sicherheit auch weiter in der großen Operationswunde nichtvisibel annehmen muß, durch eine *regionale Therapie* mit chemischen Mitteln zu unterstützen, um Recidive zu verhindern. Darin liegt eine zweite Möglichkeit der Unterstützung, deren Anwendungsform den Vorteil hat, daß sie im Gegensatz zur allgemein chemischen Therapie nicht toxisch wirkt.

Die Voraussetzung für eine regionale Wirkung ist aber a) vom Gift aus gesehen, daß es schwer löslich und schwer resorbierbar ist und damit eine Depotwirkung hat, und b) vom Kranken her, daß das Gewebe, das nicht getroffen werden darf, wie Knochenmark, Hoden usw., von der Anwendungsstelle entfernt, also von dem Gift möglichst nicht erreicht wird. Die Forderung zu a) ist durch geeignete Substanzen erfüllbar, die zu b) läßt sich in der Regel für das operative Vorgehen selbst erfüllen. Die Substanzen sind nur dann wirksam, wenn sie schlecht löslich sind und eine Form haben, daß sie substantiell dorthin kommen, wo sie wirksam sein sollen, sei es als corpusculäre Teilchen, sei es als eine Kristallsuspension oder als Pulver. So wirken sie einmal direkt auf die in der großen Wundhöhle zurückgebliebenen makroskopisch nicht sichtbaren Krebszellen oder -nester und vernichten diese. Zum anderen haben diese Mittel dann aber auch den Vorteil, daß sie als corpusculäre Teilchen in die Lymphbahn abgeschwemmt werden und damit den Krebszellen, die in noch verbliebenen und operativ nicht entfernten Lymphbahnen liegen, zu ihrer Vernichtung auf deren Weg folgen.

Natürlich wird nach Einbringen dieser chemischen Mittel in die große Wundhöhle zwar nicht sofort, aber doch nach einiger Zeit aus diesem Depot resorbiert werden, nachdem ein Teil in die Lymphbahn abgeschwemmt ist. Diese Resorption in die Blutbahn wird aber nach Volumen und Zeit so verändert sein, daß eine resorptive Giftwirkung wesentlicher Art bei den angewendeten Mitteln nicht zu befürchten ist. Es ist also ein ähnliches Vorgehen wie zur lokalen Behandlung von Infektionen mit Sulfonamiden und Antibiotica.

In den letzten sieben Monaten wurden an der Klinik 24 Mamma-Carcinome radikal operiert. Bei allen wurde eine lokale „regionale" Behandlung durchgeführt, und zwar wurde auf Übereinkunft mit Herrn Druckrey als Cytostaticum bei Frauen im Präklimakterium 3 g Bismutum subgallicum und 1000 mg Androgene in Kristallsuspension gegeben, während bei postklimakterischen Frauen kein Dermatol, aber 500—1000 mg Oestrogene ebenfalls in Kristallsuspension in die Operationswunde gegeben wurde. Das Cytostaticum Dermatol hatte dabei noch den Vorteil, daß es adstringierend wirkt und die Exsudation einschränkte. Natürlich wurde für 2mal 24 Std. die Wundhöhle drainiert.

Die Nachbehandlung bestand in Röntgenbestrahlung und weiteren Gaben von Hormonen in Kristallsuspension, und zwar bei Frauen im Präklimakterium bis 1000 mg Androgene intramuskulär in öliger Lösung zuerst alle 14 Tage, dann monatlich auf die Dauer von mindestens einem halben Jahr. Bei postklimakterischen Frauen wurde jeden zweiten Monat 250 mg Oestrogene in Kristallen implantiert.

Sie werden verstehen, daß ich Ihnen noch keine Ergebnisse sagen kann. Der Chirurg ist im besonderen schlecht daran, weil er frühestens nach 5 Jahren von einer Heilung oder besser gesagt von einer Recidivfreiheit nach einer Carcinomoperation sprechen kann. Da die vergangene Zeit dazu in keiner Weise ausreicht, kann ich dieses Vorgehen auch nur zur Diskussion stellen. Die theoretischen Überlegungen zwangen aber dazu, den Versuch zu machen, durch eine solche Beeinflussung lokal-regionaler Art die Ergebnisse zu verbessern. Über eines aber ist eine Aussage möglich, die deshalb von Wichtigkeit ist, weil es sich bei der Heilung ja um regenerative Vorgänge in der Wunde handelt, ob diese durch das eingebrachte Cytostaticum in ihrem Ablauf behindert wurde. Bei allen Kranken ist keine Wundstörung durch die chemischen Mittel, die in die Wunde eingebracht wurden, aufgetreten und die Schnittheilung hat sich ohne Verzögerung vollzogen. Nur bei einer Frau mit Asthma mit einer ausgesprochenen Allergie kam es zu einer vermehrten Exsudation unter die geschlossene, geheilte Hautdecke in der Achselhöhle, die 5 mal punktiert werden mußte und die dann aus einer kleinen Fistel ca. 4 Wochen sezernierte. Aber eine wirkliche Wundstörung im Sinne einer Nichtheilung oder eines Aufplatzens oder einer Vereiterung ist nicht eingetreten. Dies ist deshalb wichtig zu sagen, weil ja der Plexus mit seinen beiden Venae axillares nach vorheriger peinlicher Entfernung allen Fett- und Drüsengewebes seiner Umgebung im Wundgebiet freiliegt. Es ist in keinem Falle zu einer Thrombose der Venen gekommen, ebenfalls ein wichtiger Punkt für den Chirurgen.

Diese Kombination chirurgischer und chemischer Therapie in den eben angeführten 24 Fällen hat auch in keinem Falle nachteilige Folgen bei der nach 14 Tagen nach der Operation begonnenen Nachbestrahlung mit sich gebracht. Genaue weitere Beobachtung über Jahre wird aber erst über den endgültigen Wert dieser Kombination ein Urteil fällen können.

Die *dritte* Möglichkeit einer chirurgischen Unterstützung durch chemische Mittel eröffnet die „gezielte" Chemotherapie. Ihre Anwendung in Form von intravenösen Gaben ist nur dann möglich, wenn das Mittel in einer inaktiven Form gegeben wird, aus dem im Körper erst die Wirkungsform entsteht und möglichst nur an dem Gewebe, das man treffen will. Voraussetzung dafür ist aber, daß man die speziellen enzymatischen Funktionen der Krebszellen kennt, die das wirksame Prinzip am Ort freisetzen, das Gift also aus der inaktiven Transportform in die aktive Wirkform überführen. Diese Form der Anwendung ist dann aber jene, die ohne Schaden *lokal*, *regional* und *general* wirken kann. Über sie wird Ihnen bei der Anwendung beim Prostata-Carcinom und seiner Metastasen Herr RAABE berichten.

Der Kliniker und speziell der Chirurg, der sich täglich mit der Therapie des Krebses zu befassen hat und der ob der doch beinahe niederdrückenden Ergebnisse, was die Heilung anbetrifft, manchmal verzagen möchte, sucht in seinem Wollen, zu helfen und zu bessern, immer nach weiteren Möglichkeiten. So stellt sich heute in der Kombination von Operation und chemischer Krebstherapie eine neue Möglichkeit in den Heilplan ein. Ich bin mir bewußt, daß es ein Versuch und was die lokale-regionale Anwendung anbetrifft, ein erster Schritt ist. Wenn die Grundlagen für diese Überlegungen weiterhin zu Recht bestehen, dann wird das Prinzip als solches bleiben, was sich aber ändern wird, werden hoffentlich die Mittel sein. Diese in der richtigen Form dem Kliniker zu geben, wird aber nur durch eine enge Zusammenarbeit aller Disziplinen, die dabei beteiligt sind, möglich sein. Aus diesem Grunde möchte ich als Kliniker Herrn Heilmeyer danken, daß er dieses Symposion ermöglichte, um die Theoretiker mit den Klinikern zu offener Aussprache und Überlegung zusammenzubringen, denn nur dadurch wird ein Fortschritt möglich sein. Welche Größe er auch haben mag, die heutigen Resultate der Krebstherapie sind so, daß der Kliniker jede Möglichkeit aufgreifen muß, um sie zu bessern, um dem Kranken besser helfen zu können.

## Literatur.

Dahl-Iversen: Zit. nach Wanke. Dtsch. med. Wschr. 1953, 20.
Diethelm, L.: Strahlenther. 83, 21 (1950).
Druckrey, H., H. Hamperl, H. Herken u. B. Rarei: Z. Krebsforsch. 48, 451 (1939).
— Dtsch. med. Wschr. 1952, 48 u. 49.
— P. Danneberg u. D. Schmähl: Naturwiss. 39, 16 (1952).
— u. S. Raabe: Klin. Wschr. 1952, 37/38.
Giesen, J., P. Koelzer u. F. Köhler: Ärztl. Forsch. 6, 5 (1952).
Griboff, S. I.: Arch. Int. Med. 89, 4—5 (1952).
Gross-Albenhausen, F.: „Über die operative Behandlung und die Strahlentherapie des Mamma-Carcinoms". Inaugural-Dissertation Chirurg. Klinik Freiburg 1952.
Handley: Zit. nach Wanke. Dtsch. med. Wschr. 1953, 20.
Margottini-Bugalosi: Zit. nach Wanke. Dtsch. med. Wschr. 1953, 20.
Thackrey: Zit. nach Wanke. Dtsch. med. Wschr. 1953, 20.
Truhaut, R.: Actualités pharmacologiques, 5ème série. Paris, 1952.
Wanke, R.: Dtsch. med. Wschr. 1953, 20.

# Gezielte Chemotherapie beim metastasierenden Prostata-Krebs*.

Von

SIEGFRIED RAABE (Freiburg i. Br.).

Die *biochemischen Grundlagen* der von uns (*1*) vorgeschlagenen organspezifischen, cytostatischen Therapie des Prostata-Ca sind:

1. Außer seinem oestrogenen Effekt hat das Diäthyl-stilboestrol = 4,4′- Dioxy-$\alpha, \beta$, diäthyl-stilben (DDS) einen außerordentlich starken, direkten cytostatischen Effekt. Dies wurde 1939 bereits von MOELLENDORFF (*2—3*) und 1943 von LETTRÉ (*4*) an Gewebekulturen festgestellt, 1952 von DRUCKREY (*5*) an befruchteten Seeigel-Eiern bestätigt.

2. Phosphorsäure-Ester des DDS sind sehr gut wasserlöslich, also intravenös injizierbar. Ungespalten haben sie weder einen nennenswerten cytostatischen Effekt (*5*), noch dürften sie einen meßbaren oestrogenen Effekt haben.

3. Normale Prostata-Drüsenzellen und erst recht Prostata-Krebszellen enthalten ungeheuer große Mengen einer spezifischen Phosphatase mit $p_H$-Optimum bei 5,0 (*6—7*); etwa 50—100 mal mehr als phosphatasereichste, sonstige Körperzellen.

4. Nach i. v. Injektion von DDS-Phosphorsäure-Estern beginnt einerseits sofort deren Ausscheidung durch die Nieren; zum anderen setzt überall im Organismus ihre fermentative Spaltung ein, deren Stärke von der aktuellen Reaktion und dem Fermentgehalt der jeweiligen Körperzellen bestimmt wird. Zu einer bevorzugten und besonders stürmischen Spaltung muß es an den Prostata-Krebszellen kommen, weil nur hier beide Voraussetzungen dafür günstig sind: Nämlich einmalig hohe Phosphatase-Aktivität und dazu — wie in allen malignen Tumorzellen (*8—11*) — schwach saure Reaktion. Aus der unwirksamen Transportform wird also erst mit Hilfe der Krebszellen selbst die wirksame Form des Pharmakons frei, nämlich DDS, von dem somit eine Konzentration am Wirkungsort erzielt wird, wie sie mit der bisher üblichen Therapie niemals erreicht wurde. Mit anderen Worten: Eine hochspezifische Eigenschaft der Krebszelle selbst wird zu ihrer selektiven Schädigung eingesetzt!

Diese zunächst theoretischen Überlegungen erschienen kühn. Welche Beweise liegen nach jetzt fast 2 jähriger Anwendung von DDS-Diphosphat (St52-Asta) für deren Richtigkeit vor?

---

* Die experimentellen Arbeiten wurden mit Unterstützung der Deutschen Forschungsgemeinschaft durchgeführt.

### Das Verhalten der „sauren Serum-Phosphatase".

Zum besseren Verständnis dieses eindeutigsten Beweispunktes sei kurz an Herkunft und wichtigste Eigenschaften des Fermentes erinnert:

Die hohe Empfindlichkeit der Reaktion beruht darauf, daß im Prostatakrebs-Gewebe 100000—250000 mal mehr saure Phosphatase vorhanden ist, als in gleichen Mengen Plasma. Eine Metastase von nur 10—25 mm³ enthält also bereits soviel Phosphatase wie 2,5 Liter normales Plasma. Eine Metastase von etwa 0,1—0,5 cm³ läßt sich biochemisch somit sicher diagnostizieren, weil die laufende inkretorische Abgabe von saurer Phosphatase ins Plasma dort den Ferment-Spiegel auf etwa das Doppelte des durchschnittlichen Normalwertes erhöht.

Wir können heute reversibel inaktivierte saure Prostata-Phosphatase mit Ascorbinsäure wieder zu ihrer vollen, ursprünglichen Höhe reaktivieren. Gleichzeitig können wir durch geeignete Hemmstoffe die evtl. im Serum vorhandene und dann sehr störende saure Erythrocyten-Phosphatase vollständig blockieren. Die Höhe des mit unserer Methode (*12*) gemessenen sauren Phosphatase-Spiegels im Serum stellt somit ein exaktes, direktes Maß für die Ausdehnung bzw. Vitalität der gesamten Prostatakrebs-Metastasen im Augenblick der Blutentnahme dar.

Jede Stoffwechselschädigung der Metastasenzellen wird durch Bestimmung der sauren Serum-Phosphatase praktisch ohne zeitliche Verzögerung angezeigt, weil dies Ferment — im Gegensatz zur alkalischen Phosphatase — ein relativ kleines Eiweißmolekül besitzt, welches das glomeruläre Nierenfilter passiert. Gelingt es z. B. durch ein Cytostaticum, den Stoffwechsel sämtlicher Metastasenzellen augenblicklich zu lähmen, sinkt der vorher erhöhte saure Phosphatase-Spiegel sehr schnell in einer typischen Kurve ab. Je nach Größe der Nierendurchblutung (maximal 1/4, minimal 1/8 des Minutenvolumens) sind 15—30 min nach Abstoppen der weiteren Produktion fast sämtliche, vorher vorhanden gewesenen Phosphatase-Moleküle aus dem Plasma herausfiltriert.

Die bei über 14000 eigenen Phosphatase-Bestimmungen gemachten Erfahrungen (*13—19*), die Einrichtung unserer Untersuchungsstelle für das Serum von Prostatakrebs-Kranken und die dadurch ermöglichte zentrale Steuerung verschiedenster Oestrogen-Therapie ließen uns zu folgenden neuen Erkenntnissen kommen:

Die früher übliche Oestrogen-Therapie, die sich bekanntlich von der Substitutions-Therapie ableitete (minimale, ununterbrochene, möglichst gleichmäßige Dosierung) führt meist nur zu einem langsamen Absinken der sauren Serum-Phosphatase. Es kann mehrere Wochen dauern, bis ein normaler Serum-Wert erreicht wird. Vielmals wird, trotz subjektiv völliger Beschwerdefreiheit, objektiv überhaupt kein einwandfrei normaler Phosphatase-Wert im Serum erzielt. Es ist deshalb die Folgerung berechtigt, daß in solchen Fällen entweder noch ein Teil der ehemaligen Metastasierung erhalten geblieben ist, oder daß die gesamte Metastasierung nur mehr oder weniger stark geschädigt, aber nicht vollständig vernichtet ist. Dagegen führt die neuartige Therapie (intravenöse Injektion von DDS-Phosphorsäure-Estern) fast stets zu einem erheblich schnelleren Absinken der sauren Phosphatase-Werte. Der objektive Erfolg ist also, zumindest im Beginn der Therapie, ohne Zweifel besser.

Je schneller man die gleiche Menge eines DDS-Phosphorsäure-Esters injiziert, desto stärker und nachhaltiger ist die Schädigung der Krebszellen. Normalisierung von 100fach erhöhtem sauren Phosphatase-Spiegel konnte z. B. schon 2—4 Std. nach einer großen Injektion beobachtet werden.

Nach noch höherer Dosierung (z. B. 1,5 g DDS-Diphosphat = 6 Ampullen St52 Asta innerhalb 6 min) kommt es nach einer kurzen Phase der Zellähmung (Cytostase) vielmals zu einem enormen Anstieg der sauren Serum-Phosphatase, der mehrere Stunden bis Tage anhalten kann. Dieser Anstieg wird wahrscheinlich durch Cytolyse besonders stark geschädigter Krebszellen hervorgerufen. Jedenfalls sprechen für diese Deutung folgende Beobachtungen:

Ungefähr gleichzeitig mit dem auffallenden Anstieg der sauren Phosphatase über den Ausgangswert kommt es fast stets zu Schüttelfrost, Schweißausbruch, unter Umständen zu leichtem Kollaps, eventuell Fieberanstieg für einige Stunden. Insgesamt liegt also ein ganz ähnliches Bild vor wie beim Malariaanfall, wenn sich der Inhalt der Plasmodien ins Plasma ergießt.

Bei purinfreier Ernährung, wenn also nur noch die aus dem normalen Zellzerfall stammende „endogene Harnsäure" im Urin ausgeschieden wird, wurde an den Tagen mit außergewöhnlicher Erhöhung der sauren Serum-Phosphatase infolge massiver St52-Injektion, z. T. auch noch 1—2 Tage später, eine mehrfache Erhöhung der endogenen Harnsäurewerte im 24 Std.-Urin gefunden. Diese Feststellung läßt vermuten, daß tatsächlich eine vermehrte Cytolyse vorausging. Wie Herr Prof. HEILMEYER gestern abend sagte, hat er das gleiche bei intensiver cytostatischer Therapie der Leukämien beobachtet: Bei starken Leukocyten-Stürzen war die endogene Harnsäure-Ausscheidung z. T. auf das 3—4fache erhöht!

Nun führt nicht immer ein kurzer Therapie-Stoß mit DDS-Diphosphat (St52 Asta) bereits zu völlig normalen Phosphatase-Werten im Serum; besonders dann nicht, wenn schon andere Oestrogen-Behandlung vorausging. In solchen Fällen ist ein zweiter, eventuell auch dritter Therapie-Stoß erforderlich mit mindestens gleicher Dosierung. Die massive, überfallartige Dosierung ist dabei auf jeden Fall besser, als die Verteilung der Gesamt-Dosis über mehrere Tage, wie biochemische Überlegungen erwarten ließen und wie zahlreiche objektive Befunde der letzten Zeit es auch bestätigen.

Als *sonstige Kontrollmöglichkeiten* zur Beurteilung des Erfolgs der Oestrogen-Therapie beim Prostatakrebs seien angeführt:

2. Das Verhalten der „*alkalischen Serum-Phosphatase*"
3. *Weitere biochemische Untersuchungen*:
   a) Gehalt des Urins an saurer Phosphatase,
   b) Bestimmung der endogenen Harnsäure-Ausscheidung im Verlauf der cytotoxischen Stoßtherapie (als Maß für den Kernzerfall),
   c) Fermentgehalt des Primärtumors vor und nach Oestrogen-Therapie.
4. *Pathologisch-histologische Untersuchungen*:
   a) Cytologische Diagnostik (nach PAPANICOLAOU),
   b) Übliche histologische Untersuchung von Gewebsschnitten,
   c) Histochemische Untersuchung von Gewebsschnitten (GOMORI).
5. *Klinische Befunde*:
   a) Subjektives Befinden,
   b) Blutsenkung, Blutbild, Körpergewicht,

   c) Röntgen-Untersuchungen,

   d) Lokalbefund am Primärtumor (Größe, Oberfläche, Konsistenz usw.),

   e) Der Primärtumor als lokales Abflußhindernis (Restharn-Menge, Nieren-funktions-Proben usw.).

Die meisten dieser Untersuchungen wurden bei unseren stationären Patienten zur Kontrolle des therapeutischen Effekts herangezogen. Auf Einzelheiten kann im Rahmen dieses kurzen Vortrags nicht eingegangen werden. Nur zu den wichtigsten Punkten noch einige Bemerkungen:

Zu 3c: Durch Bestimmungen des *Fermentgehaltes von Probeexcisionen am Primärtumor* vor und nach Oestrogen-Therapie ließ sich vor allem nachweisen, daß DDS-Diphosphat auch auf den Primärtumor einwirkt, und zwar erheblich schneller und stärker als die bisherigen Oestrogen-Präparate. Über diese Untersuchungen wird an anderer Stelle ausführlicher berichtet werden.

Zu 4b: Über den nur bedingten Wert *histologischer Untersuchungen* von Probe-excisionen wurde eingehend von Heusch (*20*) berichtet. Es ergab sich vielmals eine deutliche Diskrepanz zwischen klinischem Erfolg und pathologisch-anatomischem Befund. Heusch betont, daß weder von ihm noch von anderen Autoren bisher in einem einzigen Fall — auch bei länger dauernder Behandlung mit Oestrogenen — im histologischen Präparat der Nachweis einer vollständigen Heilung des Prostata-Carcinoms oder seiner Metastasen erbracht werden konnte. Die Möglichkeit einer wirklichen Heilung wurde deshalb bisher allgemein und grundsätzlich verneint.

Um so bedeutungsvoller dürfte daher ein von uns diagnostizierter und be-handelter Fall mit fast 10000facher Erhöhung der sauren Phosphatase sein: Es gelang in diesem Fall durch drei kurzfristige i.v. Behandlungsstöße mit DDS-Diphosphat nicht nur eine vollständige klinische und biochemische Heilung, sondern sie konnte später auch pathologisch-histologisch bewiesen werden. Der Patient verstarb nämlich nach 1 Jahr, 74jährig, aus anderen Gründen. Bei der Sektion war die vor einem Jahr biochemisch und röntgenologisch nach-gewiesene generalisierte Metastasierung eines Prostata-Ca (gesamtes Skelet, Leber, Lungen und Pleuren; Gesamt-Volumen der lebensfähigen Metastasen damals mindestens 0,7 kg, wahrscheinlich erheblich mehr!) sowie der Primärtumor völlig verschwunden. In Anbetracht der weitreichenden Bedeutung dieses Falles wurden einige Wochen lang zahlreiche Gewebsschnitte sorgfältigst nach kleinsten Tumorresten abgesucht; es fanden sich nirgends mehr Krebszellen. Über diesen Fall wird Herr Rockstroh (Aue/Sachsen) anschließend noch einige wichtige Einzelheiten berichten. Danach bitte ich um Ihr Urteil, ob bei diesem Patienten nicht das nachgewiesen ist, was Herr Prof. Heilmeyer gestern noch erst in ferner Zukunft für möglich hielt: Nämlich die *einwandfreie und vollständige Heilung eines Krebses mit generalisierter Metastasierung allein durch Chemotherapie*; und zwar durch *organspezifische, gezielte Chemotherapie*. Allgemeinbehandlung mit cytostatischen Mitteln dürfte zu solchen therapeutischen Erfolgen vorerst noch nicht in der Lage sein.

Zu 5a: Von den *klinischen Kontrollmöglichkeiten* ist die noch während der i.v. Injektion auftretende sehr starke *subjektive Sensation* zu erwähnen: Unan-genehmer Juckreiz im Bereich der Prostata, besonders heftig, wenn ein Carcinom vorliegt. Sind Metastasen vorhanden, können gleichzeitig dort die heftigsten Schmerzen auftreten. Dies charakteristische Frühsymptom etwa 45 sec nach

Beginn der i.v. Injektion dürfte zumindest beweisen, daß an den genannten Stellen etwas Besonderes vor sich geht. Wir glauben, daß diese starken Reizerscheinungen durch den stürmischen Beginn der Spaltung des phosphorylierten DDS ausgelöst werden. Nach einigen Minuten klingt der Juckreiz wieder ab; wenn vorher Calcium und Antihistaminica gegeben werden, tritt er wesentlich schwächer auf. Im weiteren klinischen Verlauf bessert sich das subjektive Befinden, vor allem der quälende Metastasenschmerz, bei gezielter cytostatischer Therapie meistens sehr viel schneller, als bei Substitutionstherapie.

Zu 5 b—e: Alle *übrigen klinischen Befunde* können an Genauigkeit, Zuverlässigkeit und vor allem hinsichtlich des sofortigen Eintritts nicht mit der Bestimmung der sauren Phosphatase konkurrieren. Sie stellen nur sekundäre Folgeerscheinungen einer wirksamen Therapie dar; häufig ist ihre exakte Beurteilung dadurch erschwert, daß sie auch durch andere Faktoren beeinflußt sind (z. B. durch Begleiterkrankungen der durchweg älteren Patienten). Speziell der *Röntgenbefund* ist sowohl für die Diagnose einer Metastasierung als auch für die therapeutische Beurteilung eines Effektes an den Metastasen nur bedingt verwertbar. Darüber wird zusammen mit BRACHT (*21*) noch ausführlicher berichtet. In völliger Parallele zur Frakturheilung können röntgenologische Besserungen an den Knochen-Metastasen, nämlich vermehrte osteoblastische Erscheinungen, frühestens 3—4 Wochen nach. Beginn einer wirksamen Oestrogen-Therapie erwartet werden. Die saure Phosphatase dagegen — als Stoffwechselprodukt der Krebszelle selbst; — zeigt die Lebensfähigkeit der Metastasen direkt und unmittelbar an.

Unsere *weiteren Bemühungen bei der Chemotherapie des Prostata-Krebses* gehen dahin, das als richtig erkannte Prinzip noch wirksamer zu gestalten, denn neben überzeugenden Erfolgen haben wir leider auch Versager gesehen. Und wir glauben, daß die wenigen bisher beobachteten Versager und unbefriedigenden Ergebnisse trotz hoher Dosierung von DDS-Diphosphat darauf zurückzuführen sind, daß der anfangs beschriebene Wirkungsmechanismus nicht in genügender Stärke eintrat. Zu einer ungenügenden Spaltung trotz genügenden Substrat-Angebotes kann es z. B. dann kommen, wenn die Reaktion in den Tumorzellen nicht genügend sauer ist. Durch $p_H$-Verschiebung nach der sauren Seite müßte sich eine erhebliche Steigerung der Phosphatase-Aktivität und somit größere Konzentration des DDS an der Krebszelle erzielen lassen.

Da durch Glucosezufuhr (*10, 22*) und andere Maßnahmen tatsächlich der $p_H$-Wert in Tumorzellen um 0,4—0,6 Einheiten kleiner werden kann, hat DRUCKREY vor kurzem angeregt, durch solche Hilfsmaßnahmen die vorgetragene Therapie insgesamt vielleicht noch wirksamer zu gestalten. Untersuchungen darüber sowie über andere Verbesserungsmöglichkeiten (vor allem der Einsatz des DDS-*Mono*phosphats!) laufen zur Zeit.

Nochmals sei betont, daß die geschilderten diagnostischen und therapeutischen Erfolge, denen eine hochspezifische fermentative Eigenschaft der Prostata-Drüsenzelle zugrunde liegt, bis jetzt natürlich nur für den Krebs dieses Organs Gültigkeit haben. Es gilt, auch bei anderen Tumorzellen charakteristische fermentative Besonderheiten zu finden. Jedenfalls besteht die Hoffnung, daß die einzigartigen Kontrollmöglichkeiten beim metastasierenden Prostata-Krebs und die dabei gesammelten Erfahrungen sich später auch befruchtend auf Diagnostik und cytostatische Therapie anderer Tumoren auswirken werden.

## Literatur.

1. DRUCKREY, H., u. S. RAABE: Klin. Wschr. **1952**, 882.
2. v. MOELLENDORFF, W.: Z. Zellforsch. **29**, 706 (1939).
3. v. MOELLENDORFF, W.: Klin. Wschr. **1939**, 1098.
4. LETTRÉ, H.: Hoppe-Seylers Z. **278**, 201 (1943).
5. DRUCKREY, H., P. DANNEBERG u. D. SCHMÄHL: Naturwiss. **39**, 381 (1952).
6. KUTSCHER, W., u. H. WOLBERG: Hoppe-Seylers Z. **236**, 237 (1935).
7. KUTSCHER, W., u. J. PANY: Hoppe-Seylers Z. **255**, 169 (1938).
8. WARBURG, O.: Der Stoffwechsel der Tumoren. Berlin: Springer-Verlag 1926.
9. VOEGTLIN, C., R. H. FITCH, H. KAHLER, J. M. JOHNSON and J. W. THOMPSON: Nat. Inst. Health. Bull. Nr. 164, 1 (1935).
10. KAHLER, H., J. M. JOHNSON and W. B. ROBERTSON: J. Nat. Cancer Inst. **3**, 495 (1943).
11. VLÈS, F., et A. DE COULON: Arch. Physique biol. **4**, 43 (1925).
12. RAABE, S.: Klin. Wschr. **1954** (im Druck).
13. RAABE, S.: Zbl. Chir. **1952**, 1888.
14. RAABE, S.: Zbl. Chir. **1952**, 2015.
15. RAABE, S.: Zbl. Chir. **1952**, 2032.
16. RAABE, S.: Langenbecks Arch. u. Dtsch. Z. Chir. (Kongreßber.) **273**, 373 (1953).
17. RAABE, S.: Z. Krebsforsch. **58**, 654 (1952).
18. RAABE, S.: Neue Wege zur biochemischen Diagnostik und Therapie des metastasierenden Prostata-Krebses. Vortrag am 18. 6. 1952 in Bielefeld vor Chirurgen und Urologen aus Rheinland/Westfalen.
19. RAABE, S.: Die Bedeutung der sauren Phosphatase für Diagnostik und gezielte cytostatische Therapie des Prostata-Ca. Vortrag am 26. 7. 1952 in Paris auf dem II. Internat. Biochemiker-Kongreß.
20. HEUSCH, R.: Z. Urol. **45**, 617 (1952).
21. BRACHT, H.: Diss. Freiburg i. Br. (1953).
22. REISS, M., u. A. HOCHWALD: Med. Klin. **1932**, Nr. 40/41.

# Exogene Krebsursachen und die Grundlagen der Krebsprophylaxe.

Von

K. H. Bauer (Heidelberg).

Von Laplace stammt das nachdenkliche Wort: „Was wir wissen, ist wenig, was wir nicht wissen, immens." Worüber wir in der *Krebsgenese* so gut wie nichts wissen, das sind die endogenen Krebsursachen, die körpereigenen Krebsfaktoren. Einzig auf die Hormone fällt immer wieder der Verdacht ihrer Mitwirkung bei der Krebsentstehung, aber bringen wir das Wenige, was wir wissen, auf eine Formel, so können wir sagen: so sicher es ist, daß Hormone nicht direkt krebserzeugend sind, so sicher ist es, daß eine übermäßige Hormonzufuhr die Krebsentstehung begünstigt und umgekehrt, daß Hormonausfall sie hemmt.

Gehen wir dann in der Frage endogener Krebsursachen von den Wirkstoffen der Hormone weiter zurück zu den Wirkstoffen der Gene, oder anders ausgedrückt: prüfen wir die *Rolle der Vererbung bei der Krebsentstehung* gerade vom Menschen her, so sind unsere Aussagen, speziell auf das menschliche Beobachtungsgut gestützt, weitgehend negativ. Es kann heute kein Zweifel sein, speziell die Lehre von der Krebsvererbung stand viel zu lang unter der Faszination des gerade in Krebsvererbungsfragen fragwürdigen Tierexperimentes. Vergessen wir nicht, Krebs ist ein weitestgehend menschenspezifisches Problem! Tiere bekommen spontan nur sehr selten maligne Tumoren — wenn sie sie bekommen, so meist nur unter künstlichen Einwirkungsbedingungen von Seiten des Menschen.

Die Schlußfolgerungen vom Krebs bei Tieren her gehen meist auf die sog. Tumorstämme zurück. Niemand wird ihre große Bedeutung für experimentelle Fragestellung verkleinern wollen, speziell aber für Krebsvererbungsfragen sind die Erfahrungen mit Tumorstämmen nicht ohne weiteres auf den Menschen übertragbar. Sehen wir uns die häufigsten Brustkrebsstämme genauer an! Sie sind alle entstanden durch rücksichtslose Auslese tumortragender Tiere von Generation zu Generation und zugleich durch extreme Inzucht, durch Bruder-Schwester-Kreuzungen über 50, 100 und mehr Generationen. Aber trotz der Gunst extremer Versuchsbedingungen ist niemals der Erbgang der „Krebsvererbung", d. h. die Zahl der beteiligten Erbfaktoren, geschweige denn die Lokalisation der Erbträger, sei es in den Kernen, sei es im Plasma usw., geklärt worden, obwohl sich Zehntausende von Arbeiten mit dem Problem der Krebsvererbung bei Tieren befaßt haben.

Tatsächlich sind die Tumorstämme bei Tieren das direkte Gegenteil zu den Verhältnissen beim Menschen, und zwar in allen wesentlichen Punkten. Man könnte sie als richtiges Antipodenexperiment bezeichnen. Wollte man die Verhältnisse beim Menschen tierexperimentell kopieren, so müßte man einmal alle Mäusestämme sich wild durcheinander kreuzen lassen, denn beim Menschen besteht hinsichtlich des Tumorbefalles weder Auslese noch Inzucht, vielmehr herrscht hier planlose Panmixie.

Natürlich haben Tumorstämme in sonstigen experimentellen Fragen außerordentliche Vorteile, ja sie sind für zahllose Fragen schlechthin unentbehrlich. Wie leicht man aber in Krebsvererbungsfragen zu falschen Schlüssen verleitet werden kann, dafür nur ein Beispiel: das Diagramm vom Brustkrebs der Maus[1] zeigt zwei Nachkommenreihen einer reziproken Kreuzung; einmal stammt der Vater aus einem Tumorstamm, unter den Nachkommen findet sich kein einziges Tumortier; das andere Mal stammt die Mutter aus dem Tumorstamm, hier sind 90% der Nachkommen Tumortiere. Danach kommt es offenbar auf den Vater überhaupt nicht an. Man zog daraus die Schlußfolgerung auf eine „rein mütterliche Vererbung". Rein mütterlich ist das Eiplasma. Der Schluß lag nahe, daß es sich bei dieser Art von Krebsvererbung um eine sog. plasmatische Vererbung handle. Nun ist aber rein mütterlich nicht nur das Eiplasma, sondern auch die mütterliche Milch. Tatsächlich hat sich gezeigt (Bittner): es werden beim Brustkrebs nicht Erbanlagen übertragen, vielmehr wird mit der Muttermilch ein carcinogenes Virus übertragen, also ein rein exogenes Agens. Man braucht die Muttermilch der Mäusemütter und Mäuseammen nur zu pasteurisieren, schon ist es mit der Brustkrebsvererbung aus.

Nun hat die Krebsforschung neben dem Experiment am Tier, seinen Geweben und Zellen noch eine zweite Hauptquelle der Erkenntnis, die Untersuchung und Beobachtung am Menschen. Beide Erkenntnisquellen sind — vergleichbar der Wappen- und Bildseite einer Münze — untrennbar miteinander verbunden, grundsätzlich gleichwertig, aber man kann sie jeweils nur wechselseitig betrachten. Wenn nun Krebs tatsächlich unter den gewöhnlichen Bedingungen des Lebens eine humanspezifische Erkrankung ist, so müssen wir unbedingt beim Problem der endogenen Krebsursachen kurz nach den Beweismitteln über *Krebsvererbung beim Menschen* fragen. Ich kann heute nicht auf alle Argumente eingehen, insbesondere nicht auf die immer wieder unter den Fehlschlüssen der Interessantheitsauslese leidenden Familienstammbaumforschung.

Nur drei Beweismittel seien kurz angeführt. Das erste betrifft *Krebse in paarigen Organen*. Es leuchtet ein, daß dann, wenn wirklich die Vererbung ausschlaggebend wäre, in allen paarigen Organen, die ja beim gleichen Menschen auf beiden Seiten erblich gleich veranlagt sind, Krebs der einen Seite häufig von Krebs der anderen Seite gefolgt sein müßte. Bei dem so häufigen Brustkrebs der Frau tritt Krebs nach Heilung auf der einen Seite höchstens in 1% auf der anderen Seite ein. Auch beim Bronchialkrebs sind Krebse der zweiten Seite so gut wie unbekannt. Noch wichtiger ist das Spontanexperiment mit dem sog. *konjugalen Krebs*, also die Frage nach den Nachkommen einerseits bei Krebs beider Eltern und andererseits in Nachkommenschaften von Eltern, die beide krebsfrei geblieben sind. Es leuchtet ein, daß bei Krebs beider Eltern deren Kinder eine hohe Krebshäufigkeit aufweisen müßten, wenn es „Krebsanlagen" gäbe. In sorgfältigen Erhebungen hat jedoch Hanhart (Zürich) in abgelegenen Gebirgstälern der Schweiz gezeigt, daß 121 Elternpaare, jeweils mit Krebs beider Eltern, unter ihren Kindern vom 50. Lebensjahr an nicht häufiger Krebs hatten, als die Nachkommen von Eltern, die beide krebsfrei geblieben waren. Die Krebshäufig-

---

[1] Abbildung s. K. H. Bauer: Arch. Klin. Chir. **189,** Abb. 2, S. 145 (1937).

keit von 13,3% bei Nachkommen von Eltern, beiden mit Krebs, ist nicht größer, als die Krebshäufigkeit im allgemeinen Bevölkerungsdurchschnitt.

Schließlich gibt es noch ein drittes Beweismittel mit der vollen Beweiskraft eines naturwissenschaftlichen Experimentes. Es ist dies das *Krebsvorkommen bei Zwillingen*. Gäbe es tatsächlich Erbanlagen für Krebs, so müßten eineiige und damit erbgleiche Zwillinge dann, wenn der eine Zwilling Krebs bekommt, dank der bei beiden Zwillingen identischen Erbveranlagung alsbald auch der Zweite der eineiigen Zwillinge an Krebs erkranken. Ja, es müßte in größeren auslesefreien Serien die Krebskonkordanz nahe an 100% heranreichen. In Wirklichkeit aber sind in den bis heute bekannt gewordenen wirklich auslesefreien Zwillingsserien bei Krebs des einen Zwillings alle Zwillinge in durchschnittlich 10% konkordant und in 90% diskordant, völlig unabhängig davon, ob die Zwillinge eineiig und erbgleich oder zweieiig und erbverschieden sind. Diese Untersuchungen beweisen eindeutig, die Erbveranlagung spielt beim menschlichen Krebs keine nachweisbare Rolle. Das Beweismaterial beim Menschen ist heute so erdrückend, daß es wirklich an der Zeit wäre, daß mit der Lehre vom Krebs als einem Fatum der Vererbung ein Ende gemacht würde.

Wir kommen damit zu unserer *Hauptfrage nach den exogenen Krebsursachen*. Hier liegt heute ein bereits erdrückendes Beweismaterial dafür vor, daß Krebs ausschlaggebend ausgelöst wird durch äußere Schädigungen.

Vergessen wir in diesem Zusammenhange nicht, daß alle Erkenntnisse über Krebsverursachung ihren Ausgangspunkt genommen haben von der Tatsache menschlicher Berufskrebse. So groß auch die Bedeutung der späteren Tierexperimente ist, so ist doch die Grunderkenntnis zunächst am Menschen selbst gewonnen und im Tierexperiment nur nachgeahmt und dann weiter vertieft und ausgebaut worden. Mögen die Berufskrebse auch zahlenmäßig kein allzu großes Gewicht haben, grundsätzlich ist ihre Bedeutung um so eindrucksvoller.

Was allein hat der *Teerberufskrebs* für Erkenntnisse zu Tage gefördert! Von Teerkrebs im weitesten Sinn des Wortes werden ganz verschiedene Arbeitergruppen betroffen. Aber gleichviel, ob es sich um Schornsteinfeger oder Teerarbeiter, Fischer oder Seiler, Heizer oder Baumwollspinner handelt, stets wird die schädigende Noxe durch Teer oder Teerprodukte an den Menschen herangebracht. Und gleichviel, ob die Hände oder Lippen, Fußsohlen oder Ohren, Scrotum oder Unterarme von Teerkrebs befallen werden, immer ist die Krebslokalisation identisch mit der stärksten Exposition.

Die Zahl der Berufskrebse ist inzwischen schnell angewachsen und es ist kein Zweifel, daß noch weitere neue Berufskrebse entdeckt werden dürften. Als spezielles Beispiel sei noch der *Arsenkrebs* erwähnt, nicht nur, weil er das älteste Beispiel eines „industriellen" Krebses darstellt, sondern auch, weil Arsen durch Nahrungs- und Genußmittel und durch ärztliche Medikation in den Körper einzudringen und Krebs auszulösen vermag. Unter den Arbeitern sind vor allem solche gefährdet, die mit arsenhaltigen Erzen, mit Arsenfarben und mit Arsenverbindungen der Schädlingsbekämpfung zu tun haben. Abgesehen von den seltenen Fällen, wo das Arsen von Bergwerkshalden her ins Trinkwasser geriet, wie z. B. in Reichenstein in Schlesien und in Cordoba in Argentinien, ist Arsen zugleich das älteste Beispiel einer durch Genußmittel zugeführten Krebsnoxe. So gibt es Arsenvergiftungen bei Winzern, die im Haustrank aus Tresterrückständen

Arsen aus Schädlingsbekämpfungsmitteln in sich aufnehmen. In zwei Fällen sahen wir auch Bronchialkrebse nach beruflicher Inhalation arsenhaltiger Verbindungen.

Aber nicht nur an der Haut, auch *an inneren Organen* gibt es *Berufs-Krebse*, so die bekannten Bronchialkrebse bei Asbest- und Chromatarbeitern, dann den Schneeberger und Joachimstaler Lungenkrebs bei Bergleuten im Uranbergbau, den Blasenkrebs bei Anilinarbeitern, Knochensarkome bei Leuchtzifferblattmalerinnen und manche andere mehr.

Wahrscheinlich können Lungenkrebse bei lang dauernder Inhalation von Eisenoxydstaub resultieren, wie überhaupt die Liste inhalierbarer Carcinogene sicher noch nicht vollständig ist. Im Tierexperiment hat man auch mit Chrom, Kobalt, Nickel, Beryllium usw. „Metallkrebs" erzeugt.

Selbstverständlich wird bei diesen Noxen aus dem Gebiet der anorganischen Chemie immer nur ein ganz kleiner Teil der Bevölkerung gefährdet, das allgemeine Krebsrisiko wird jedoch höher, sofern es sich um Stoffe aus der organischen Chemie handelt. Wegweiser war auch hier wieder ein Berufskrebs des Menschen. 1895 entdeckte der Frankfurter Chirurg L. Rehn den *Blasenkrebs der Anilinarbeiter*, eine für die weitere Erforschung exogener Krebsursachen grundlegende Tat.

Unter den Derivaten des Anilins ist schon das *Anilin*[1] selbst schwach carcinogen, in stärkerem Maße das *o-Toluidin*, besonders stark das *β-Naphthylamin*. Im Tierexperiment steigt die Geschwulstausbeute bei den überlebenden Tieren bis nahe an 100%, wenn diese Stoffe peroral gegeben werden. Auch bei den Anilinarbeiten ist es wahrscheinlich weniger die Inhalation, als die Aufnahme mit der Nahrung, dem Speichel, Genußmitteln usw., so daß also auch hier der Magen-Darm-Kanal Hauptweg der Einverleibung wäre. Weiterhin gehören zu der Klasse der carcinogenen aromatischen Amine die *Aminofluorene*. Besonders das 2-Acetylaminofluoren liefert Geschwülste der verschiedensten Organe und Gewebe, dazu Geschwülste ganz verschiedener histologischer Struktur, sowohl gutartiger wie bösartiger Natur. Aus dem Umstand, daß die Aminofluorene ebenso Fibrome, Papillome und Adenome, wie Carcinome, Sarkome und Leukämien liefern, ergibt sich, daß es neben mehr oder minder organotropen auch andere organische Stoffe gibt, die bei den verschiedensten Organismen die verschiedensten Organe und Gewebe zu cancerisieren vermögen. Eine weitere Klasse organischer Carcinogene liefern die gleichfalls von Anilinprodukten sich herleitenden *Azofarbstoffe*. Von den Hunderten von Azofarbstoffen, die in der Industrie und Technik, früher aber auch bei der Lebensmittelfärbung eine Rolle spielten, sind das Scharlachrot, das Lichtgrün und das Buttergelb als krebserregend erwiesen. Von diesen Stoffen ist vor allem das Buttergelb durch Yoshida und Druckrey eingehend untersucht worden. Es erzeugt in weitgehender Dosisabhängigkeit vor allem maligne Hepatome, aber auch Gallengangskrebse und gelegentlich auch Schilddrüsentumoren.

Zu diesen drei Klassen der Benzidine, Aminofluorene und Azofarbstoffe kommen als weitere drei Klassen noch die *Azonaphthaline*, die *Dibenzkarbazole* und die *Dibenzakridine* dazu. Alle diese Stoffe lösen bei oraler Zufuhr Krebs innerer Organe aus.

Eine zweite große Hauptgruppe chemischer Carcinogene sind gewisse *polycyclische Kohlenwasserstoffe*. Sie leiten sich ab vom Phenanthren, Anthracen und Benzanthracen.

Hier sind vor allem das 1:2:5:6-Dibenzanthrazen, das 3:4-Benzpyren, das 9:10-Dimethylanthrazen, das 1:2:3:4-Tetramethylphenanthren, das Cholanthren und das Methylcholanthren die Hauptrepräsentanten solcher polycyclischen Kohlenwasserstoffe. Sie liefern vor allem Hautcarcinome bei Hautpinselung und Sarkome an der Injektionsstelle. Bei Einbringung in innere Organe liefern sie auch dort Tumoren. Vom Benzpyren ist es sicher, daß es der im Teer hauptwirksame krebserzeugende Stoff ist.

---

[1] Bezüglich der Strukturformeln aller organisch-chemischen Carcinogene sei auf K. H. Bauer: Das Krebsproblem (Berlin-Heidelberg 1949) verwiesen.

Wahrscheinlich gehört auch der *Tabakrauch* hierhin. Nicht das Nikotin ist carcinogen, sondern der beim Rauchen entstehende Tabakteer und seine Produkte. Wahrscheinlich spielen auch noch Schädlingsbekämpfungsmittel der Tabakpflanzen (Arsenderivate und dgl.) eine zusätzliche Rolle. Die krebsbegünstigende Wirkung des Tabakrauches wird schon allein klinisch-statistisch wahrscheinlich gemacht durch den bei Rauchern und Nichtrauchern sehr verschiedenen Krebsbefall. Es ist kein Zufall, daß Carcinome im Bereich der „Rauchstraße" (Lippen, Mund, Zunge, Mundschleimhaut, Rachen, Kehlkopf, Bronchien) bei Rauchern sehr viel häufiger sind, als bei Nichtrauchern. Kehlkopfkrebs z. B. betrifft zu 95% Männer und hier wieder zu 95% Raucher. Für die krebserregende Bedeutung des Rauchens spricht auch die gewaltige Zunahme des Bronchialkrebses, vorläufig ausschließlich bei den Männern. In manchen Sektionsstatistiken ist er bereits an die zweite Stelle unter den Krebsursachen gerückt. Einer Erhebung von LICKINT zufolge ist der Bronchialkrebs bei den Frauen seit den neunziger Jahren prozentual völlig konstant. Die Zunahme bei den Männern geht dem Zigarettenverbrauch pro Kopf und Jahr völlig parallel. Natürlich bekommt nicht jeder Raucher ein Bronchialcarcinom, aber für jeden Bronchialkrebs ist es zu 80—90% sicher, daß ein starker Raucher ihn produziert hat. Dabei sind wie immer, so auch hier Dosis und Zeit entscheidend. Andere hereinspielende Faktoren sind Inhalieren des Zigarettenrauches, chronische Bronchitiden, Bronchiektasen, durchgemachte Influenzapneumonien, Exposition gegenüber Industrierauch und dergleichen mehr.

Eine noch völlig ungelöste *Frage* ist die, *ob krebserzeugende Stoffe im Organismus selbst entstehen.* Lange Zeit galt dies als wahrscheinlich, nachdem es gelungen war, die physiologische Desoxycholsäure über bekannte Zwischenstufen hinweg im Reagenzglas in den stärkstwirksamen carcinogenen Kohlenwasserstoff Methylcholanthren umzuwandeln. Es sind aber alle Versuche, aus Organextrakten krebserzeugende Stoffe nachzuweisen, gescheitert.

Aber nicht nur chemisch, *Krebs* kann auch *durch physikalische Noxen* erzeugt werden. Wegweiser waren auch hier Berufskrebse beim Menschen. Bekannt ist der „*Lichtkrebs*" der Ackerbauer und Seefahrer nach jahrzehntelanger Einwirkung ultravioletter Strahlen. Er entsteht nur an den lichtexponierten Stellen (Gesicht, Hals, Hände, Unterarme). Ein anderes Beispiel ist der *Röntgenkrebs* bei Strahlentherapeuten und bei bestrahlten Patienten. Er ist abhängig von der Strahlenquantität, d. h. der Dosis, gemessen in r-Einheiten. Auch vom *Radium* sind Berufskrebse und solche nach therapeutischer Radiumanwendung bekannt. Auch tierexperimentell hat man mit Radiumsalzen Krebs ganz verschiedener Organe und Gewebe erzeugt. Das älteste Beispiel eines strahleninduzierten Berufskrebses ist der Lungenkrebs der Schneeberger und Joachimstaler Uranbergbauarbeiter. Wenn auch hier zusätzliche Noxen wie Gesteinsstaub, Arsen, chronische Bronchitiden mit hereinspielen, so ist aber doch kein Zweifel, daß der *Radiumemanation* der Grubenluft die krebsauslösende Wirkung zukommt. Bei 362 Nichtbergleuten von Schneeberg fand man bei der Obduktion keinen, bei 154 obduzierten Bergleuten in 62% Lungenkrebs. Hier handelt es sich um zwei Vergleichsreihen von experimenteller Beweiskraft.

Bekannt sind ferner die *Knochensarkome bei Leuchtzifferblattmalerinnen,* ausgelöst durch Radiothorsalze. Diese werden durch Anfeuchten der Pinsel mit den Lippen, also wiederum peroral eingebracht, im Knochenmark gespeichert, woselbst sie Knochensarkome, oft sogar in der Vielzahl, auslösen. Mit *Mesothorium* haben wir selbst Spindelzellsarkome erzielt, und zwar bei Meerschweinchen, die spontan so gut wie nie an malignen Geschwülsten erkranken.

Diese und andere Beispiele zeigen, daß *alle Strahlen mit Wellenlängen kürzer als das sichtbare Licht Krebs erzeugen* und dabei Krebsarten liefern, die den beim Menschen spontan entstandenen völlig gleichen.

Unwillkürlich fragt man sich, spielen denn nun angesichts dieser vielen exogenen Krebsursachen *endogene Momente* gar keine Rolle? Sie völlig abzulehnen, wäre natürlich abwegig, denn jedes leblose Agens braucht natürlich ein lebendes Reagens, soll eine Wirkung im lebenden Organismus zustande kommen. Daß die lebenden Organismen auf gleiche Einwirkungen verschieden reagieren, ist eine Binsenwahrheit. Die Frage ist nur: was ist ausschlaggebend?

Am einfachsten liegen die Dinge immer beim extremen Grenzfall. Ein lehrreiches Beispiel für Zusammenwirken von Anlage und Umwelt liefert wiederum der Mensch, diesmal mit einer ausgesprochenen Erbkrankheit, die stets mit Krebs endigt. Ich meine das Beispiel des *Xeroderma pigmentosum*. Bei ihm handelt es sich wirklich stets um eine recessive Erbanlage und im Endausgang tatsächlich stets um Krebs, und zwar um Krebs der Haut. Aber auch diese scheinbar so sinnfällige „Krebsanlage" ist in Wirklichkeit keine Krebsanlage, d. h. keine Erbanlage spezifisch für Krebs. Der Erbfaktor bedingt lediglich eine allgemeine Überempfindlichkeit der Haut gegenüber ganz verschiedenen exogenen Einwirkungen. Daß unter den vielen in Betracht kommenden Noxen letzten Endes das ultraviolette Licht entscheidet, ergibt sich aus der Tatsache, daß auch beim Xerodermakranken der Hautkrebs nur an den lichtexponierten Stellen des Gesichts, des Halses, der Hände und der Unterarme entsteht. Also selbst in diesem extremen Falle ist die Erbanlage die für eine krebsunspezifische Überempfindlichkeit der Haut. Entscheidend ist auch hier: die exogene Krebsnoxe der ultravioletten Strahlen ist nicht wegdenkbar.

Das gleiche gilt für alle Erbanlagen, die mit Krebs in Beziehung gebracht werden: erblich verschieden konstituierte Tierarten, Tiersippen und Tierindividuen werden auf gleiche exogene Noxen verschieden reagieren. Es wird daher dem Genetiker immer gelingen, Tierstämme zu züchten, die eine hohe Geschwulstanfälligkeit aufweisen und andere mit einer niedrigen. Aber diese Anlagen sind keine Anlagen für Krebs, sonst wäre längst der Erbgang dieser Anlagen, die Zahl der beteiligten Erbfaktoren, die Lokalisation derselben in bestimmten Chromosomen u. ä. mehr nachgewiesen.

Unter den Lebensbedingungen des Menschen ist *für die große Vielgestaltigkeit der Krebsformen die große Vielgestaltigkeit der exogenen Krebsnoxen entscheidend.* Die Zunahme des Krebses in den letzten 70 Jahren hat ihre Ursache a) in der Verlängerung der Lebensdauer des Menschen auf heute durchschnittlich 64 Jahre, b) in der Zunahme der Krebsnoxen seit dem Übergang der Agrarvölker in moderne Industriestaaten, seit der Umgestaltung unserer Lebensverhältnisse durch die Einwirkungen der Technik und der Industrialisierung. Sicher werden in Zukunft noch weitere exogene Krebsnoxen gefunden werden, aber heute schon ist klar: gleichviel, ob es sich um Derivate und Produkte aus dem Rohstoffkreis der Kohle, des Teers oder Pechs oder um Strahlenwirkungen aus dem Wellenbereich der Röntgen-, Radium- und der Strahlungen künstlich-radioaktiver Stoffe handelt, alle diese chemischen und physikalischen Noxen sind einerseits für unseren Organismus naturfremd und andererseits irgenwie für den Menschen umweltändernd. Alle diese Noxen sind zugleich solche, die der Mensch Kräften verdankt, die er selbst entfesselte, chemische Einwirkungen aus Stoffen aus der Tiefe der Erde, physikalische Einwirkungen aus Strahlen, die in der Natur im direkten Umkreis des Menschen nicht vorkommen. Was weiterhin wichtig ist, gegenüber diesen chemischen Stoffen, die der Mensch selbst synthetisierte und gegenüber diesen von ihm selbst erzeugten Strahlungen besitzt der Mensch keinerlei natürliche Schutzinstinkte und keine physiologischen Abwehrreaktionen. So ist Krebs letzten Endes im wesentlichen ein Tribut an die immer stärkere technische Umwandlung unserer Umwelt und an die Chemisierung vieler unserer Lebensfaktoren, vor allem seit der Jahrhundertwende.

Ist nun wirklich Krebs die Antwort der Natur auf so mancherlei Unnatur unserer künstlichen Umweltänderung, so ist umgekehrt natürlich die *Folgerung* klar: der Aufklärung exogener Krebsursachen muß die Vermeidung dieser Ursachen folgen und zu der Krebstherapie und Krebspropaganda muß die *Krebsprophylaxe* entscheidend hinzukommen. Es erscheint dies um so notwendiger, als 70 Jahre operativer und 50 Jahre strahlentherapeutischer Krebstherapie nicht ausreichten, um einen Wiederabstieg der Krebskurve zu erzwingen. So erfreulich die Fortschritte, beispielsweise beim Bronchial-, Pankreas- und Oesophaguscarcinom im einzelnen auch sind, so wenig bringen sie in der Masse. Alle unsere Fortschritte der Krebsheilung hinken hinter den Fortschritten, die der Krebs selbst macht, ständig hinterdrein. Im Wettlauf zwischen seiner Bekämpfung und seiner Verursachung ist der Krebs immer weit vorne weg, ja er vergrößert vorläufig wenigstens seinen Vorsprung immer noch weiter.

Auch von der Technik der *Krebspropaganda* halte ich nicht viel. Es ist sicher, wir müssen sie treiben und die Forderungen nach Früherkennung, Früherfassung und Frühbehandlung propagieren. Aber etwas anderes ist die sittliche Pflicht, etwas anderes der tatsächliche Effekt. Dafür, daß der Effekt gering ist, gibt es einen untrüglichen Beweis, das sind die Menschen, denen die Frühsymptome ebenso geläufig sind, wie die Möglichkeiten der Früherkennung und die Stätten bestmöglicher Frühbehandlung, das sind die Ärzte. Ist der Arzt aber erst selbst krebskrank, so ist auch er nicht Arzt, sondern bloß Mensch und ein Opfer des Subjektivismus, der Wunschträume und trügerischer Selbsttäuschungen. In der Krebsstatistik rangieren die Ärzte in der schlechteren Hälfte der Berufsklassen. Wenn wir also von der Krebspropaganda nicht viel erhoffen, so sollen wir auch nicht mehr in sie investieren, als sie verdient.

So bekenne ich denn nach über 25 jähr. tätiger Beschäftigung mit Krebsfragen: ich setze, so groß auch die Schwierigkeiten sind, die letzte Hoffnung auf *Maßnahmen der Krebsverhütung*. Das Spektrum exogener Krebsursachen umfaßt heute an die 300 Noxen. Soll aber Krebs entstehen, so muß das exogene Agens irgendwie in den Organismus hineingelangen. Wir kennen bis heute nur *5 Wege des Eindringens von Carcinogenen* in den Organismus. Der Häufigkeit nach sind es:

a) die direkte Einbringung von Carcinogenen in die Gewebe, wie z. B. beim Thorotrast, bei Verletzungen durch teerbenetzte Gegenstände usw.,

b) die Einstrahlung kurzwelliger Energien,

c) das Eindringen durch die äußere Haut oder die Ablagerung in derselben,

d) die Inhalation von Carcinogenen,

e) die perorale Zufuhr.

Kennen wir aber die Wege, so sollte es möglich erscheinen, Barrièren zu errichten. Daß das nicht aussichtslos ist, hat die Gewerbehygiene z. B. beim Anilinkrebs, bei den Knochensarkomen der Leuchtzifferblattmalerinnen, aber auch bei sonstigen industriellen Berufskrebsen bewiesen. In Schweden sind industrielle Berufskrebse unbekannt. Aber auch eine volle Berufskrebsverhütung wäre am Ganzen gemessen nur ein Tropfen auf den heißen Stein.

Bei der Krebsverhütung sollten wir *Ärzte* bei uns selbst anfangen. Daß z. B. viel zu viel, zu hoch dosiert und zu lang, besonders mit gleichgeschlechtlichen Hormonen, Gewebsproliferationen stimuliert und dadurch manchem Krebs Vorschub geleistet, ist heute wohl allgemein anerkannt. Vom Arsenkrebs durch zu lange und zu hohe Arsendosen war schon die Rede. Auch der Röntgenkrebs durch Überdosierung ist durchaus noch nicht ausgestorben. Deletär wirken vor allem Röntgenbestrahlungen von Präcancerosen, Lupus z. B. führt unbestrahlt nur in 0,5% zu Lupuscarcinom, bei bestrahlten Lupusfällen auf die Dauer jedoch in über 60%. „Röntgentherapie" des Lupus ist also keine Therapie, sondern experimentelle Carcinogenese. Die Thorothrastsarkome, die ich schon vor 12 Jahren vorausgesagt habe, sind überhaupt erst im Kommen. Nur mit größter Sorge kann man der diagnostischen und therapeutischen Verwendung von radioaktiven Isotopen zusehen. Alle radioaktiven Stoffe sind Strahlenträger und ihre Verwendung besonders bei Gesunden und Jugendlichen bedarf strenger Indikation und bei rein wissenschaftlicher Fragestellung scharfer Selbstbeherrschung.

Nun will der Arzt nicht immer bloß aufgefordert werden, etwas zu unterlassen, lieber ist es ihm, etwas Aktives zu tun. Gibt es eine *prophylaktische Anticarcinogenese?* Hier nur ein paar Anregungen für die Diskussion: die Wahrscheinlichkeit einer bösartigen *Hodengeschwulst* beträgt für Männer 1:1500, bei Hodenretention 1:7. Nun weiß man, daß der Hodendescensus unter der Herrschaft des gonadotropen Hormons der Hypophyse steht. Man operiert daher Leistenhoden in der Regel nicht mehr, sondern man gibt Prolan in kleinen Dosen auf längere Zeit. Steigen dann die Hoden herunter, so ist das wahrscheinlich weitgehend eine hormonelle Krebsverhütung.

Bei Frauen ist die *Mastopathia cystica* häufig. Sie gilt als Präcancerose. Die hormonelle Abhängigkeit erscheint eindeutig. Die Frauen klagen übereinstimmend über Schmerzen unmittelbar vor der Regel, während die Beschwerden mit Eintritt derselben sofort wieder verschwinden. Die hormonelle Abhängigkeit wird auch dadurch bewiesen, daß man die Beschwerden durch kleine Dosen Testoviron verhindern kann. Man könnte sich denken, daß in solchen Fällen das Antihormon auf die Brustdrüsenproliferation hemmend und dadurch weitgehend krebsverhütend wirkt.

Bekanntlich finden die Pathologen in den *Prostatae* alter Männer bis zu *30%* *kleiner Carcinome.* Gleichviel ob es sich dabei um okkulte Krebse oder um Präcancerosen handelt, keinesfalls sollten diese Herde durch Testoviron stimuliert werden, während umgekehrt der anticarcinogenetische Effekt kleiner Progynondosen gesichert erscheint.

Andere krebsverhütende Möglichkeiten bieten sich dem Arzt als Arzt vor allem in der Behandlung und *Beseitigung von Präcancerosen*. Es sei nur an die Polypen im Magen-Darm-Kanal, an Papillome der Harnwege, an zerklüfte Pigmentnaevi, an chronische Fisteln, Geschwüre, zahlreiche Dermatosen, an die Cervicitiden und vieles andere erinnert. Auch jedes Röntgenulcus sollte m. E. excidiert und sein Defekt plastisch gedeckt werden, bevor es zum Röntgencarcinom wird.

Auch sonst kommt mancher *Operation* eine mehr oder minder *krebsprophylaktische Bedeutung* zu. Hierfür 4 Beispiele. Das älteste Beispiel einer Krebsprophylaxe durch einen kleinen operativen Eingriff ist die *Verhütung des Peniscarcinoms* durch die rituelle Beschneidung. Auch gibt es sehr zu denken, daß das Cervixcarcinom bei Jüdinnen und überhaupt bei Frauen von Völkern mit ritueller Beschneidung sehr viel seltener ist.

Ein anderes Beispiel: die malignen Strumen entstehen so gut wie nur in Strumen. Einige Zeit nach der Einführung der *Kropfoperationen* durch KOCHER in der Schweiz gingen die malignen Strumen bei den Obduktionen auf unter die Hälfte und im eingesandten Untersuchungsgut der Pathologen um mehr als $^1/_3$ zurück. Ich glaube, man darf behaupten, daß die Kropfoperation zur rechten Zeit vielen Kropfträgern den Kropfkrebs erspart.

Auch beim callösen Magengeschwür, besonders beim penetrierenden ist die rechtzeitige *Magenresektion* weitgehend krebsverhütend gegenüber der Wahrscheinlichkeit von 15% der Magenkrebse, die aus alten Geschwüren hervorgehen. Ähnliches gilt auch für die *Gallensteinoperation*. Das Risiko eines Cholelithiasiskranken Gallenkrebs zu bekommen, beträgt auf lange Sicht 1:16, das Risiko der Cholecystektomie zur rechten Zeit höchstens 1:50.

Aber fassen wir alles, was dem Arzt als Arzt zu tun möglich ist, zusammen, also alle Maßnahmen der Gewerbehygiene, der Vermeidung iatrogener carcinogener Noxen, durch antihormonelle Umstimmung und durch Therapie, so ist klar, am Ganzen gemessen ist das nur wenig, es sind günstigsten Falles einige wenige Prozent.

Wo, so ist die Frage, ist der *Haupthebel* anzusetzen, soll die ständige Krebszunahme gestoppt und ein Wiederabstieg der Krebstreppe erzwungen werden?

Wenn Krebs letzten Endes ein Reservat des Menschen, und sagen wir gleich, in der Hauptsache des Kulturmenschen ist, so nur deswegen, weil von allen Lebewesen einzig der Mensch im Stande ist, die von der Natur gegebenen Lebensbedingungen mit Hilfe der Tausende von Methoden der *Technik* künstlich abzuändern. Kein vernünftiger Mensch will und kann die Technik ungeschehen machen oder zurückdrehen. Wer das wollte, übersähe vielerlei, zum mindesten a) die Tatsache, daß die Technik Hunderten von Millionen Menschen, die sonst nicht leben würden, das Leben ermöglicht und b) die Tatsache, daß wir sehr wesentlich den Fortschritten der Technik verdanken, daß wir heutigen Menschen durchschnittlich 25 Jahre länger leben als unsere Großeltern.

Es geht aber gar *nicht* darum, die *Technik* zu *verneinen, sondern* nur darum, offenkundige *Gefahren* derselben immer mehr *auszuschalten*. Entscheidend sind die täglichen Lebensbedingungen unseres Daseinsraumes, seine technische Umgestaltung und seine fortschreitende, wenn auch oft kaum merkliche Denaturierung. Das Krebsexperiment unserer Tage, ein Krebsexperiment größten Stiles, ist die Zunahme des Bronchialkrebses unter unseren Augen. Früher fast unbekannt, hat er heute in einzelnen Statistiken schon 28,1% der Krebssektionen bei Männern erreicht und ist damit dem Magenkrebs unmittelbar auf den Fersen. Dieses Krebsexperiment unserer Tage zeigt, daß es völlig ausgeschlossen ist, diese spezielle Krebszunahme mit der Zunahme irgendwelcher Krebserbanlagen zu erklären. Die Tatsache der noch fortschreitenden Zunahme des Bronchialkrebses lehrt ebenso nüchtern, wie eindringlich: die Zahl und Menge inhalierter Carcinogene nimmt in unserem Zeitalter der Industrialisierung und der fortschreitenden Zunahme bestimmter Genußmittel fortgesetzt zu. Der steile *Anstieg aller Krebse der Atemwege* seit der Jahrhundertwende zeigt, daß unser *Umweltfaktor Nr. 1,* unsere *Atemluft,* parallel mit der Industrialisierung und parallel mit dem steilen Anstieg, vor allem des Zigarettenkonsums, *in zunehmendem Maße mit Carcinogenen angereichert wird.* Die Atemluft, die wir ununterbrochen Atemzug für Atemzug erneuern müssen, ist nicht mehr die wie zur Zeit unserer Großväter.

Wenn im reichindustrialisierten England Bronchialkrebs fünfmal so häufig ist, wie in Norwegen und wenn in Deutschland die höchsten Werte in Sachsen und im Ruhrgebiet liegen, so spricht das eine ebenso deutliche Sprache wie der Umstand, daß man im Rauch pro 100 m³ Luft bis zu über 30 mg Benzpyren nachgewiesen hat. Nicht zu übersehen sind auch die Arsenbeimischungen, die von Schädlingsbekämpfungsmitteln herrühren, auch beim Tabak eine wichtige syncarcinogenetische Wirkung haben. Unbestreitbar sind auch Metallstaubbeimischungen, wie z .B. von Chrom, Nickel, Kupfer, Blei, Beryllium und ähnlichen mehr. Daß auch rein entzündungserregende Beimischungen wie von Pflanzen- oder von tierischem Staub (Seide, Wolle!) eine begünstigende Rolle spielen, ist unzweifelhaft.

Noch bedeutungsvoller ist der *Umweltfaktor Nr. 2,* unsere *Ernährung!* Ist die Atemluft Voraussetzung des Lebens und aller Lebensvorgänge, so sind die Lebensmittel — welch eine Ausdruckskraft liegt in diesem deutschen Wort! — buchstäblich die Mittel zum Leben. Nirgends hat der Mensch größeren Einfluß auf seine Lebensgestaltung gewonnen als hier.

Es kann nicht dem geringsten Zweifel unterliegen, daß die meisten Krebsnoxen in Magen-Darm-Kanal auf dem Wege über die Nahrung angreifen. Menschen, die ihren Nahrungswegen professionell viel Noxen zumuten müssen, wie Schankwirte und Kellner, haben eine über 80% höhere Krebssterblichkeit, als der Bevölkerungsdurchschnitt. Auch ihr sehr viel höherer Krebsbefall der Zunge und Speiseröhre weist in die gleiche Richtung. Der Magen-Darm-Kanal, der gewichtsmäßig noch nicht 2% unserer Körpermasse ausmacht, liefert im Erwachsenenalter über $^2/_3$ aller Krebse. Schließlich ist dasjenige Organ, welches alle Schädlichkeiten der Nahrung zuerst aufnimmt und am längsten verarbeitet, der Magen mit 35% an der Spitze aller krebsproduzierenden Organe und Gewebe, bei den reisverzehrenden Völkern mit ihrer zwar primitiven, aber wenig denaturierten Nahrung, macht er nur 3,5%, also nur $^1/_{10}$ aus. Das alles sind Experimente mit Millionen von Menschen als Zahlenhintergrund. Auch gibt es beim Magenkrebsbefall große soziale Unterschiede der verschiedenen sozialen Stände. Am Pylorus hören alle sozialen Unterschiede auf.

Nur zu leicht wird übersehen, was es bei der Lebensmittelgewinnung, Verarbeitung, Konservierung und beim Verbrauch für eine Unzahl von chemischen Einwirkungen gibt. Es sei nur an die Düngung, Bodenverbesserung, Schädlingsbekämpfung, Saatgutbearbeitung, Räuchermittel, an Lebensmittelverarbeitung

Lagerung, Konservierung, Bleichung, künstliche Färbung, an die vielen Zutaten und an die Einwirkung der Zubereitung erinnert. Nach einer amerikanischen Statistik sind 842 chemische Verbindungen bekannt, die für Nahrungsmittel verwendet wurden oder verwendet werden. Von 704 steht der derzeitige Gebrauch fest, nur von 428 gilt ihre Unschädlichkeit als erwiesen. Hierbei sind z. B. die Teer- und sonstigen Produkte aller Tabakwaren, die zum Teil über die Mundhöhle, den Speichel, den Rachen auch in den Magen-Darm-Kanal kommen, nicht berücksichtigt.

Meines Erachtens gibt es nur eine Lösung, die gesetzlich verankerte *Forderung* an alle Arten von Industrien, daß *mit Nahrungs- und Genußmitteln nichts dem Menschen einverleibt wird, was nicht in genügend langdauerndem Versuch ausdrücklich auf* seine *carcinogene Wirkung untersucht wurde.* Immer wieder hört man die These: wenn es sich um Lebensmittel handelt, ist es die Sache des Staates, für die notwendigen Untersuchungen zu sorgen. Nein! Der Staat hinkt immer hinterdrein, er muß auf gesetzlichem Wege fordern, daß schon die erzeugenden Industrien selbst für Lebensmitteleinwirkungen und Zusätze den Beweis erbringen, daß Carcinogenität ausgeschlossen ist. Hierin liegt eine große Verantwortung für den Gesetzgeber.

Ich komme damit zum *Schluß.* Es ist Zeit, daß mit der Lehre vom Krebs als Fatum der Vererbung Schluß gemacht wird. Sie ist nicht nur wissenschaftlich unbewiesen, sondern widerlegt und nicht nur widerlegt, sondern auch gefährlich. Sie leistet passiver Ergebung in ein vermeintlich unvermeidbares Schicksal Vorschub.

Für die Krebsgenese gibt es drei harte Prüfsteine der Krebsstatistik. Es sind dies: Die *Krebszunahme* seit der Jahrhundertwende. Sie ist mit einer Zunahme krebsbedingender Erbanlagen unmöglich zu erklären. Sie ist aber voll erklärt mit der Zunahme exogener Krebsursachen aus dem weiten Bereich unserer chemischen und physikalischen Umwelt.

Die zweite Grundtatsache der Krebsstatistik betrifft den ganz verschiedenen *Krebsbefall der beiden Geschlechter,* auch bei Organen, die mit geschlechtlicher Funktion gar nichts zu tun haben. So ist z. B. beim Mann Bronchialkrebs 10 mal, Kehlkopfkrebs 20 mal häufiger als bei der Frau. Es ist klar, endogene Ursachen hierfür sind ausgeschlossen und die exogene Exposition gegenüber inhalierten Carcinogenen ist evident.

Die dritte Grundtatsache ist der ganz verschiedene *Krebsbefall der verschiedenen Organe und Gewebe.* An der Spitze steht der Magen mit 35%, am anderen Ende die Leber mit 0,1%. Mit Erbanlagen ist hier nichts zu erklären. Wenn der Magen an der Spitze rangiert, so nur, weil er das Hauptauffangorgan carcinogener Noxen der Nahrung ist, und wenn die Leber noch nicht $^1/_{10}$% der Krebstodesfälle liefert, so nur, weil sie als Schutzorgan gegenüber allen äußeren Giften, wahrscheinlich auch carcinogenen Giften, diese um- und abbaut, bevor sie carcinogen wirken. Und daß tatsächlich der Krebsbefall der verschiedenen Organe und Gewebe ein Spiegelbild ihrer exogenen Exposition gegenüber Carcinogenen ist, dafür gibt es noch einen Beweis allergrößten Stiles. In unserem Körper kommen 82,5% unserer Körpermasse auf die mesenchymalen und nur 17,5% auf die epithelialen Gewebe. Wenn nun umgekehrt die mesenchymalen Gewebe als Sarkome nur 8% aller malignen Tumoren liefern, so nur, weil die mesenchymalen

Gewebe in der Tiefe des Körpers gegenüber der Außenwelt und ihren Noxen sehr viel mehr geschützt sind, als die 92% Carcinome liefernden Muttergewebe, die als Schleimhäute und Organepithelien die Innenflächen oder als Haut die Außenflächen des Organismus begrenzen und so der ständigen Berührung mit allen exogenen Krebsnoxen ausgesetzt sind.

Bei allem Schrecklichen um den Krebs hat die Erkenntnis seiner exogenen Verursachung letzten Endes jedoch etwas Tröstliches. Lag es und liegt es in der Hand des Menschen, selbst in seine Umwelt krebsfördernde Stoffe einzuführen, so sollte es — so möchte man wenigstens hoffen — dem Menschen auch möglich sein, diese Noxen wieder zu eliminieren und in späterer Zukunft weitgehend zu vermeiden.

## Diskussionsbemerkungen.

OETTEL (Ludwigshafen):

Die *Pharmakologie* wurde hingestellt als Wissenschaft, die versucht, biologische Vorgänge auf mathematische Formeln zu bringen. Wenn in einigen Diskussionsbemerkungen das „Bösartige" mit dem Teufel verglichen und wiederholt „Faust" zitiert wurde, so muß ich gestehen, daß auch ich bei dem Versuch DRUCKREYs, das normale und das bösartige Wachstum, also das Leben auf eine mathematische Formel zu bringen, an „Faust" gedacht habe, nämlich an das Hexen-Einmaleins. Das von DRUCKREY angeführte „$c\,t$-Produkt" gilt sicher *nicht* für *chronische* Vergiftungen, kann also nicht für den Wirkungsmechanismus chronisch verabreichter Stoffe herangezogen werden. *Pharmakologische Methoden* sollten in dem Sinne in die experimentelle Krebsforschung eingeführt werden, daß stets *Standardsubstanzen* mitgeprüft werden, zumal die gleichen Tiertumoren in den gleichen Laboratorien zu verschiedenen Zeiten sich sehr verschieden verhalten.

Im Pharmakologischen Institut der BASF benutzen wir in Versuchen am *Mäuse-Ascites-Tumor*, am *Crocker-Sarkom 180* und am *Walker-Tumor* als Standardsubstanzen *Methylcolchicamid*, *Urethan* und *Triäthylenmelamin*, über deren Wirkungen bei tierischen und menschlichen Tumoren längere Erfahrungen vorliegen. Urethan versagt am Mäuse-Ascites-Tumor, Methylcolchicamid und Colchicin am Walker-Tumor und Crocker-Sarkom; Triäthylenmelamin erweist sich an diesen drei Testtumoren den anderen Substanzen ähnlich überlegen wie in den klinischen Versuchen HEILMEYERs. Auf antineoplastische Wirkung zu untersuchende Substanzen müssen also stets an mehreren Tiertumoren geprüft werden, wobei die Eigenwirkung der Lösungsmittel zu berücksichtigen ist: Die Überlebenszeit der Ascitestumormäuse wird bereits durch Olivenöl und Traganthschleim, nicht durch Gummi arabicum verkürzt.

Für die Frage der *Vererbbarkeit der Krebsdisposition* sollten *eineiige Zwillinge* nur mit großer Vorsicht herangezogen werden: Eineiige Zwillinge sind *nicht* völlig erbgleich, sie sind zwei *ungleiche Hälften*, wie spiegelbildliche körperliche Schäden ohne Situs inversus in eigenen Beobachtungen zeigen. Etwaige pathologische Erbfaktoren (des Plasmas?) können also offenbar bei der (angenommenen) ersten „Zwillingsteilung" der Eizelle *ungleich* verteilt werden.

Immer wieder werden „*Industrieprodukte*" als mögliche Krebsursachen angeschuldigt unter Hinweis auf die *Häufigkeit des Berufskrebses*. Dazu muß festgestellt werden: Es gibt nur sehr wenige Stoffe, die zu Berufskrebs führen. Bei dem zitierten „Blasenkrebs der Anilinarbeiter" wurde in fast allen Fällen $\beta$-Naphthylamin als Ursache erkannt, seltener Benzidin oder Toluidin. Der Exitus der wenigen unklaren Fälle der BASF liegt viele Jahrzehnte zurück, so daß eine Beurteilung schwierig ist; jetzt gibt es aber weder in Deutschland noch in irgendeinem anderen Land der Welt „*Anilinkrebs*". Ebensowenig wirken „Anilinfarbstoffe" cancerogen.

Der *Azofarbstoff* „*Buttergelb*" sollte nicht immer wieder als Beispiel cancerogener Industrieprodukte angeführt werden, die „in großer Menge Lebensmitteln zugesetzt werden". Bereits Mitte der 30er Jahre, als Herr DRUCKREY die japanischen Arbeiten über die Hepatom-Bildung bei Ratten bestätigen konnte, wurde Dimethylaminoazobenzol als Lebensmittelfarbstoff ausgeschaltet. Man sollte endlich die Bezeichnung „Buttergelb" fallen lassen, die ebenso wie die Bezeichnung „Methylalkohol" statt Methanol zu *Mißbrauch* verleiten könnte.

Der Forderung der Herren BAUER und DRUCKREY, alle *neuen Industrieprodukte* auf ihre etwaige *cancerogene Wirkung* zu prüfen, käme die Industrie gerne nach: Leider gibt es aber keine *Testmethode*, die uns Aufschluß über die Krebsgefahr für den Menschen gibt. Rattenversuche beweisen gar nichts. *β*-Naphthylamin, das bei fast 100% der Verarbeiter zu Blasenkrebs geführt hat, macht bei der Ratte keinen Krebs, da das cancerogene Oxydationsprodukt nicht vom Rattenorganismus gebildet wird.

Den *Gewerbetoxikologen* beschäftigt die fragliche cancerogene Wirkung neuer Produkte sehr mit Rücksicht auf Hersteller und Verarbeiter, und es ist ihm eine große Beruhigung, von den Herren HENDRY und WALPOLE gehört zu haben, daß die als Textilhilfsmittel viel benutzten bi- oder polyfunktionellen *Äthylenimin-Derivate* und *Epoxyde* wenigstens im Tierversuch *nicht cancerogen* wirken, was auch den jahrzehntelangen Erfahrungen am Menschen entspricht.

Daß für den Lungenkrebs der Chromatarbeiter *Chrom allein* verantwortlich ist, scheint zweifelhaft. Bei den wenigen alten Fällen der BASF könnte neben anderen cytotoxischen Substanzen der *Tabakrauch* eine Rolle gespielt haben. Auch in einem anderen Chromatbetrieb wurden Bronchialtumoren nur bei starken Rauchern gesehen.

Injiziertes *Nickel* führte zwar nach HUEPER bei Ratten zu Sarkomen, und in England sollen beim „Mond-Nickel-Verfahren" einige Nebenhöhlenkrebse vorgekommen sein. Die cancerogene Noxe war aber dort wohl Arsen; denn obgleich in der BASF schon viel länger nach dem gleichen Verfahren gearbeitet wird, sind niemals Schädigungen beobachtet worden.

*Teerkrebs* spielt als Berufskrebs überhaupt keine Rolle mehr. Cancerogen wirkt der Teer aber im *Zigarettenrauch*; denn der Zusammenhang zwischen *Bronchial-Carcinom* und Zigarettenverbrauch konnte eindeutig gezeigt werden. Nicht die Industrie verbreitet cancerogene Substanzen in der Atmosphäre, sondern der Tabakraucher, und es ist erstaunlich, daß sich sogar Krebsforscher hier eine solche cancerogene Atmosphäre geschaffen haben. Schon mit Rücksicht auf ihre Mitmenschen sollten Ärzte und Krebsforscher das Rauchen und damit die Verbreitung cancerogener Substanzen unterlassen.

BEICKERT (Jena):

Wie gestern schon ausgeführt, stellt Thiocyanat, dieser sehr einfach gebaute und in geringen Konzentrationen schon physiologisch vorkommende Stoff, ein cytostatisches Knochenmarkgift dar, das bevorzugt die Erythropoese angreift. Es führt im Tierversuch zu aplastischen Anämien, während Agranulocytosen und Thrombopenien niemals zustandekommen. Das ist zweifellos eine Besonderheit, denn andere cytostatische Stoffe und auch die ionisierende Strahlung pflegen im allgemeinen das Knochenmark in toto zu schädigen. Es war deshalb naheliegend, Thiocyanat klinisch zu versuchen bei allen denjenigen Erkrankungen, die mit einer pathologischen Mehrleistung insonderheit der Erythropoese einhergehen. Wir haben in Jena Behandlungsversuche bei der Polycythämie angestellt, ich darf Ihnen kurz darüber berichten:

Es wurden insgesamt 6 Fälle von Polycythaemia vera mit Thiocyanat behandelt. Bei individueller Dosierung des Kaliumsalzes der Thiocyansäure (KSCN Schering), das wir ausschließlich per os verabfolgt haben, kam es in allen Fällen nach einer Anlaufzeit von wenigen Wochen zu einem allmählichen Verschwinden aller wesentlichen Krankheitserscheinungen. Zuerst, nämlich schon nach 8—14 Tagen, bessern sich die subjektiven, oft sehr lästigen Beschwerden der Polycythämiker. Die objektive Besserung läßt etwas länger auf sich warten. Die Erythrocytose und damit die Cyanose bildet sich, ähnlich wie bei der Radiophosphorbehandlung, innerhalb von etwa 8—10 Wochen zurück.

(Es wird an Hand von Abbildungen, auf denen Erythrocyten-, Hämoglobin- und Hämatokritwerte verzeichnet sind, der Behandlungserfolg bei 3 Kranken mit Polycythaemia vera demonstriert.)

3 weitere Patienten, auf die ich hier nicht eingehen will, haben in der gleichen günstigen Weise auf die Behandlung reagiert. Bei keinem unserer Fälle haben wir nennenswerte Hämolyseerscheinungen beobachten können, und die Reticulocytenzahlen sind in der Regel auf subnormale Werte abgefallen als Ausdruck der markhemmenden Wirkung des Thiocyanats. In Übereinstimmung mit unseren Tierversuchen, die ich Ihnen gestern zeigte, wurden die

Leukopoese und Thrombopoese nicht affiziert. Unsere bisherigen Erfahrungen lassen sich wie folgt zusammenfassen:

1. Es gelingt mit Thiocyanat, bei Verabfolgung genügend hoher Dosen, in jedem Fall von Polycythaemia vera das rote Blutbild weitgehend zu normalisieren, 2. nach Absetzen des Mittels kommt es zum Rezidiv, ähnlich wie bei der Behandlung mit anderen Cytostaticis, 3. genügende Erfahrungen mit einer Dauerbehandlung sind noch nicht gesammelt. Diese kann grundsätzlich durchgeführt werden, allerdings — wie wir das von der Thiocyanat-behandlung der Hypertonie her wissen — nur mit sehr kleinen Dosen. Es ist noch nicht ausgemacht, ob diese geringen Dosen für eine Hemmwirkung auf die Erythropoese ausreichend sind.

LETTRÉ (Heidelberg):

Auf dem Gebiet der klinischen Anwendung der Cytostatica ist die Frage der Kombination der Stoffe von wesentlicher Bedeutung, die auch mehr als bisher experimentell untersucht werden sollte. Wir haben auf diesem Gebiet das Prinzip der Syncarcinolyse nach K. H. BAUER, d. h. die gleichzeitige Anwendung mehrerer, auch allein wirksamer Stoffe. Dem steht gegenüber das von uns bearbeitete Problem der Synergisten, d. h. die Kombination von einem wirksamen Stoff mit allein unwirksamen Stoffen, die aber die Wirksamkeit des ersteren steigern. Ich möchte noch auf Arbeiten von SHAPIRO, New York, hinweisen, der auch durch Kombinationen von an sich sehr schwach wirksamen Stoffen Wirkungssteigerungen beobachtet hat. Der Kombinationstherapie wäre gegenüberzustellen die Abwechslung der Anwendung verschiedener Cytostatica, wozu insbesondere die Beobachtungen über die Resistenzentwicklung Anlaß geben. Erfahrungsgemäß ist bisher eine Resistenzentwicklung nur gegen ein Agens wahrscheinlich, so daß durch den zeitlichen Wechsel der Cytostatica die Selektion von Resistenzformen unterbunden werden könnte.

Zu dem erwähnten 6-Mercaptopurin ist zu sagen, daß auch schon mit den ersten Publikationen über seine tumorhemmende Wirkung auch die Entwicklung von Resistenzformen gegen dieses Agens beschrieben worden ist. Ich stimme mit Herrn HEILMEYER vollkommen in den Nomenklaturfragen überein und möchte höchstens noch die Verwendung des von ihm erwähnten Begriffes der „Proliferationsgifte" empfehlen. Herr HEILMEYER verwendete den Ausdruck „hormonabhängige Zelle", und wir sind uns alle klar darüber, was hiermit gemeint ist; jedoch gibt es m. E. keine „hormonunabhängige Zelle".

Voss (Mannheim):

Herr HEILMEYER hat die Vermutung geäußert, daß vielleicht das Wachstumshormon(STH) des Hypophysenvorderlappens (HVL) die Entstehung und das Wachstum von Tumoren fördernd beeinflußt. Unsere Kenntnisse von der tumorigenen Wirkung des STH gründen sich auf die Arbeiten von H. M. EVANS *und Mitarbeiter*; diese Forscher fanden bei langdauernder Behandlung *normaler* Ratten mit STH eine starke Steigerung der Tumorrate, dagegen wurde diese Steigerung vermißt, wenn die Ratten vor Beginn der Behandlung mit STH *hypophysektomiert* wurden. EVANS *und Mitarbeiter* schlossen daraus, daß der HVL bei der Entwicklung der Tumoren wesentlich beteiligt sei, und LI hat die Vermutung geäußert, daß der HVL das STH in einen tumorigenen Stoff umwandle. Diese Versuche an Ratten haben sich aber an Mäusen nicht bestätigen lassen: hier konnte bei langdauernder Behandlung mit STH weder bei normalen noch bei hypophysektomierten Tieren eine Steigerung der Tumorrate festgestellt werden. Es ist also noch unentschieden, ob das STH wirklich eine entscheidende Bedeutung für Entstehung und Wachstum von Tumoren hat. Auch liegen keine Untersuchungen darüber vor, ob das STH z. B. bei Tumorträgern vermehrt gebildet und ausgeschieden wird; nur bei der Akromegalie wird es angenommen. Andererseits könnte der positive Nachweis einer tumorigenen Wirkung des STH für unsere Auffassung vom Mechanismus des hemmenden Einflusses der Sexualhormone auf das Tumorwachstum von Bedeutung sein; der hemmende Einfluß der Sexualhormone auf den HVL würde sich dann auf drei Hormone des HVL erstrecken, die alle mit dem Wachstum in enger Beziehung stehen, die Gonadotropine, das Thyreotropin und das STH. Damit wäre vielleicht die über den HVL gehende hemmende Wirkung der Sexualhormone auf das Tumorwachstum ausreichend erklärt.

Buu-Hoï (Paris):

Es ist mir ein in jeder Beziehung bereicherndes Erlebnis, an diesem Symposion teilzunehmen in Anwesenheit von Krebsforschern, deren Arbeiten ich schon seit langem mit Bewunderung verfolge. Ich danke von ganzem Herzen Herrn Professor Heilmeyer für seine liebenswürdige Einladung.

Es ist eigentlich eine Kühnheit, wenn ich in meiner Eigenschaft als Chemiker heute vor Ihnen ein in der Hauptsache medizinisches Problem behandle. Zu meiner Entschuldigung möchte ich ein Wort von Justus Liebig zitieren, der als Aufgabe der organischen Chemie „die Erforschungen der chemischen Bedingungen des Lebens und der vollendeten Entwicklung aller Organismen" sah.

Wir wollen hier mit Polycythämie diejenigen pathologischen Vorgänge benennen, die sich durch eine anhaltende und ungeordnete Erhöhung der Anzahl von zirkulierenden Erythrocyten ohne jeglichen bis heute identifizierbaren Stimulus auszeichnen. Diese Benennung gestattet mir, in meiner Ausführung interessante Erscheinungen zu übersehen, wie z. B. diejenigen, die sich auf die Steuerung der Blutverdünnung beziehen, und die, wie die Arbeiten von Ruhenstroth-Bauer [Ruhenstroth-Bauer und Teipel: Z. ges. exper. Med. 118, 290 (1952); Ruhenstroth-Bauer: Pflügers Arch. 254, 487 (1952)] gezeigt haben, von einem noch nicht identifizierten stofflichen Prinzip abhängig sind. Vom Standpunkt der Naturphilosophie aus betrachtet, ist diese proliferative Krankheit von großem Interesse. Man könnte sie einerseits einer übermäßigen Biosynthese eines oder mehrerer Hormone, vielleicht jener der Hypophyse oder des Zwischenhirns zuschreiben, wie mehrere Autoren es annehmen [Flaks, Himmel und Zlotnik: Presse médicale 45, 1261 (1937); 46, 1506 (1937); Haynal und Graf, Acta med. scand. 139, 61 (1950)]; andererseits jedoch kann man bei verschiedenen Versuchstieren (Ratten, Mäuse, Meerschweinchen, Affen) experimentell ein analoges Syndrom hervorrufen, und zwar mit intramedullären Injektionen von cancerogenen Stoffen (Bernard: Dissertation, Paris, 1936). Darüber hinaus lassen klinische Beobachtungen wie auch Tierversuche vermuten, daß keine grundlegende Trennungslinie besteht zwischen Polycythämie und Leukose; das Vorhandensein von gemischten Syndromen, wie die sog. Blumenthalsche Krankheit, hat oft darauf schließen lassen, daß die Polycythämie nichts anderes ist als eine chronische Erythroleukämie, die, je nach den biologischen Gegebenheiten, sich in Richtung einer Erythrämie oder einer myeloiden Leukämie entwickeln kann. Ähnlich zeigen die Versuche von Bernard, daß die intramedulläre Injektion von Kohlenteer immer Störungen in beiden Blutkörperchenreihen auslöst. Wenn auch dergleichen vereinheitlichende Auffassungen, im Hinblick auf die Kompliziertheit der Hämatopoese unbedingt als zu oberflächlich zu bezeichnen sind, so steht nichts destoweniger fest, daß sie äußerst verlockend sind und zur Erleichterung der Aufgabe des Naturforschers beitragen, der antitumorale Substanzen finden will. Die bis vor kurzem in Anwendung gebrachten chemotherapeutischen Methoden entsprachen mehr oder weniger diesen vereinheitlichenden Auffassungen; mit Ausnahme des Phenylhydrazins, das eine spezifische Wirkung auf das Hämoglobin hat, waren alle anderen mit mehr oder weniger Erfolg angewandten Substanzen genau dieselben, die auch gegen Leukämie herangezogen wurden. Dies bezieht sich sowohl auf die einstigen Heilmittel wie Arsen und Benzol, als auch auf die neueren, wie das radioaktive Phosphor oder die radiomimetischen Zellgifte wie Stickstoffloste. Der diesen Substanzen gemeinsame Nachteil ist die Tatsache, daß sie alle mitotische Gifte sind, die die Gewebszellen auf in höchstem Grade individueller Stufe beeinflussen. Da jeder proliferative Vorgang bei der letzten Analyse eine anomale Zunahme der Proteinsynthesen erkennen läßt, setzt sich ein neuerer Forschungsweg zur Aufgabe, dieser Zunahme entgegenzuwirken durch eine Einschränkung der Aktivität derjenigen Hormone, die eben diese Synthesen fördern. Die meisten dieser Hormone sind selbst Proteine, daher der Gedanke, daß man vielleicht ihre übermäßige Erzeugung harmlos machen könnte durch Einführung in den Organismus von Substanzen geringer biologischer Aktivität, deren Struktur ähnlich genug ist derjenigen der Aminosäuren und ihrer Umwandlungsprodukte, um den Durchgang dieser Substanzen durch die feinen Siebe der Spezifizität der Biosynthesen zu gewährleisten. Das Ergebnis einer solchen Zufuhr, die keine direkte Einschränkung der Absonderungsaktivität dieser Hormonproduktionszentren mit sich führt, wäre, daß solche in Überschuß synthetisierten Proteine auf dem Niveau der Receptoren eine Verminderung ihrer physiologischen Eigenschaften aufweisen. Wenn ich mir einen ganz konkreten Vergleich erlauben darf: nehmen wir den Fall, wo es gilt, das Kriegspotential einer feindlichen Panzerwagenfabrik herabzusetzen. Zwei Möglichkeiten stehen zur Wahl: einmal kann man natürlich die Maschinen durch direkten Angriff zerstören, was aber zur sofortigen Folge hätte, daß der verantwortliche Leiter (die Drüsen!) die nötigen Reparationsmaßnahmen ergreift — wenn nötig unter zwangsläufiger Leistungssteigerung der Arbeiterschaft (Hyperplasie, Adenome!). Oder aber man kann gewisse für die Panzerwagenproduktion notwendige Einzelteile regelmäßig durch andere ersetzen, die den richtigen genügend ähnlich sind, um jegliche Verantwortung des Leiters für die Verwechslung auszuschalten. Dann ergibt sich das Gewünschte, nämlich, daß die mit solchen Ersatzteilen ausgerüsteten Panzer auf dem Schlachtfeld erscheinen, ohne daß ihre Besatzungen die Möglichkeit haben, sich wegen der herabgesetzten Leistungsfähigkeit der Panzer beim Werkleiter zu beschweren. Übertragen auf das Gebiet der Chemotherapie der Polycythämie erklärt diese Auffassung ohne weiteres die grundlegenden, kürzlich von HAYNAL, GRÁF und MATSCH (Lancet **1953** I, 714) veröffentlichten Ergebnisse, die diese Autoren mit Parahydroxypropiophenon bei der Behandlung von mehreren Patienten erzielt haben. Es zeigt sich hier, daß das Parahydroxypropiophenon nicht nur den übermäßig hohen Erythrocyt- und Hämoglobinspiegel in allen Fällen senkt, sondern daß es auch auf damit zusammenhängende Symptome, wie erhöhten Blutzuckergehalt und erhöhtes Blutvolumen einwirkt. Die chemische Struktur des Parahydroxypropiophenons berechtigt zur Annahme, daß seine Wirkung auf einem Antagonismus oder einer Konkurrenz mit einer oder mehreren Substanzen aus der Gruppe der aromatischen Aminosäuren bzw. ihrer biochemischen Umwandlungsprodukte beruht [cf. BUU-HOÏ: Arzneimittelforschung **3**, 465 (1953)]. Die folgende Tabelle gibt die Strukturformel einiger solcher Moleküle an.

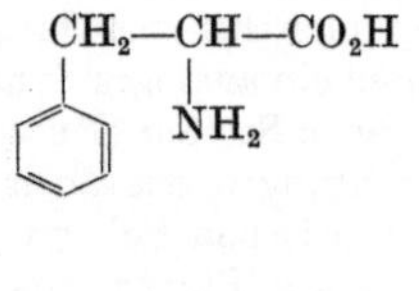

| $\beta$-Phenylalanin | Tyrosin | DOPA |
|---|---|---|
| Homogentisinsäure | Parahydroxyphenyl-brenztraubensäure | Parahydroxybenzoesäure |
| Paraaminobenzoesäure | Shikimisäure | Parahydroxypropiophenon |

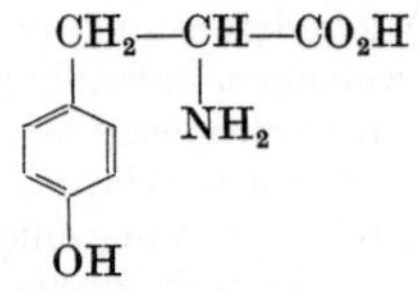

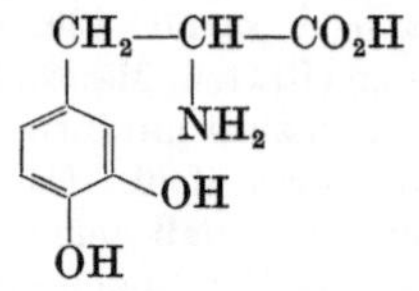

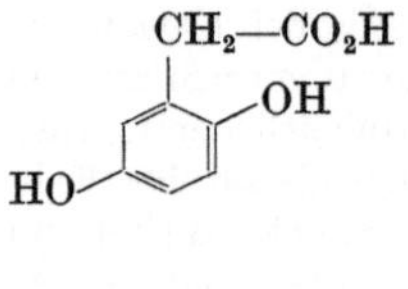

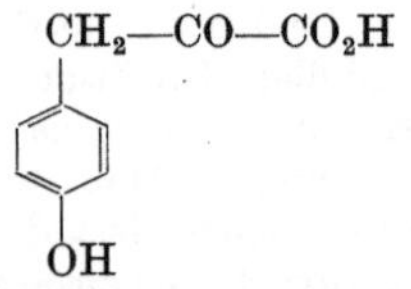

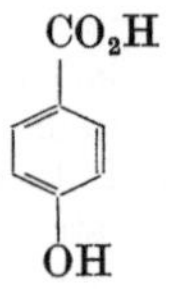

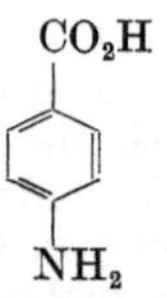

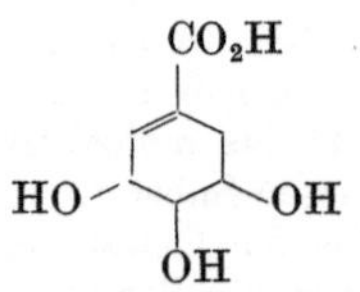

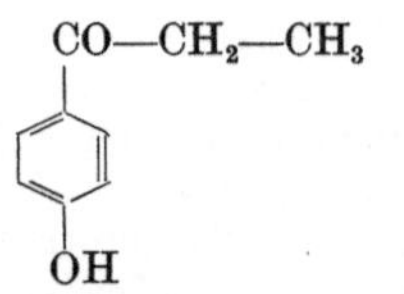

Umgekehrt ist es bekannt, daß eine reichliche Zufuhr von in der Nahrung enthaltenen Aminosäuren die Empfänglichkeit der Gewebereceptoren gegenüber gewissen Proteinhormonwirkungen erhöht [HENRIQUES, HENRIQUES und SELYE: Endocrinology **45**, 153 (1949)].

Die so erhaltenen anspornenden Erkenntnisse bei der Behandlung von Polycythämie mit einer Substanz, deren chemotherapeutischer Wirkungsmechanismus in einer Synthesensteuerung zu suchen ist, lassen hoffen, daß man einmal in Zukunft an das Problem der Leukämie evtl. auf analoge Weise herantreten könnte. Schon heute findet man Anzeichen dafür, daß die Verwirklichung eines solchen Zukunftsgedankens nicht ganz unmöglich scheint. Schon im Jahre 1944 haben FURTH und seine Mitarbeiter gezeigt, daß die Thymusresektion bei jungen Mäusen eines leukämischen Stammes die Häufigkeit der Leukämiefälle beim männlichen Tier von 77% auf 8% und beim weiblichen Tier von 61% auf 11% herabsetzt [McEndy, Boon und Furth: Cancer Research, **4**, 377 (1944); Saxton, Boon und Furth: Cancer Research, **4**, 401 (1944)]. Murphy und seine Mitarbeiter haben festgestellt, daß eine Korrelation besteht zwischen der Thymushypertrophie und erhöhter Empfänglichkeit für Transplantationsleukämie [Murphy: Cancer Research, **4**, 384 (1944]. Murphy bemerkt hierzu, daß die Kastrierung der männlichen Maus des Stammes R I die Häufigkeit der spontanen Leukämie von 54 auf 97% erhöht. Bei den oophorektomisierten Weibchen dagegen, denen man Testosteron verabreicht, wird die Häufigkeit von 90% auf 58% herabgesetzt. Auf dem klinischen Gebiete hat Heilmeyer in 1948 einen Fall von Myeloblastenleukämie erfolgreich mit hohen Dosen von Follikulin behandelt [Heilmeyer: Klin. Wochenschr. **1948**, 97]; und in Frankreich hat Loeper bei einer strahlenresistenten myeloiden Leukämie mit Diäthylstilboestrol einige Wirkung erreicht. Die übliche Anwendung von ACTH und Cortison zur Herbeiführung einer Remission der Leukose fallen in den gleichen Rahmen. Man kann sich vorstellen, daß es durch eine massive Verabreichung von Hormonen gelingt, eine tiefgehende Gleichgewichtserschütterung in den Drüsenabsonderungen hervorzurufen, was den Organismus dazu bringt, seine letzten Steuerungsmechanismen in Aktion zu setzen. Daß enge Beziehungen zwischen der Physiologie der Geschlechtsdrüsen und der des Knochenmarks sowie der anderen hämatopoietischen Organe bestehen, geht übrigens in vollem Maße aus den Experimenten von Burrows und Horning über die Hervorrufung von Leukämie mittels Oestrogenen hervor, wie auch aus den Beobachtungen von Bernard bezüglich der Sterilität der weiblichen Ratten, bei denen man mittels Kohlenteer Polyglobulie und Blastosen erzeugt hat. Was die Wechselbeziehungen zwischen dem Thymus und den Nebennierendrüsen anbetrifft, so sind sie sogar biochemisch nachgewiesen durch die kürzlich berichtete Isolierung von physiologisch aktiven Ketonsubstanzen aus Thymus, die den reduzierenden Ketosteroiden der Nebennierenrinde ähneln [Rahandraha und Ratsimamanga: Bull. Soc. chim. biol., **35**, 301 (1953)].

Eine der Aufgaben des Chemikers steht somit eindeutig fest: es gilt, Substanzen zu finden, die jene Hormonsteuerungen ausführen können, deren Bedeutung bei der Entstehung von Leukämie die Physiologen nachgewiesen haben. Der hohe Gehalt des Thymus an Purinbasen läßt vermuten, daß man die Ursache der antileukämischen Wirkung des 6-Mercaptopurins — wenigstens zum Teil — in einer solchen Steuerung finden könnte.

Domagk (Wuppertal-Elberfeld):

Herr Heilmeyer, Sie sagten uns gestern, die Vernichtung der Tumorzellen durch körpereigene Kräfte gehört in ein Raritätenkabinett. Sie wiesen auf die ähnliche Wirkungsweise der Sulfonamide und Antibiotica hin und betonten, daß keines dieser Mittel durch die völlige Vernichtung der Keime wirkt, sondern daß das erst unter der Mitwirkung des Organismus geschehe, und hierin stimme ich völlig mit Ihnen überein. Bei den Tumoren glaube ich, daß es viel stärkere körpereigene Abwehrkräfte gibt und daß diese sehr wohl in der Lage sind, nicht nur einzelne Tumorzellen, sondern auch ganze Tumoren zu vernichten. Wir haben uns in den langen Jahren, in denen wir experimentell mit Tumoren gearbeitet haben, oft davon überzeugen können. Ich weiß nicht, ob Ihnen unsere Versuche mit dem Brown-Pearce-Tumor bekannt sind, wo wir ein Stückchen implantiert haben an einer Stelle, wo das Wachstum schlecht ist, z. B. in der Cornea. Man sieht die Rückbildung des Tumors, und 4 Wochen später können Sie bei demselben Tier — ganz gleich in welchem Gewebe, ob in den Hoden oder subcutan — keinen Tumor mehr implantieren. Sie können Millionen von virulenten Tumorzellen intravenös injizieren und alle diese Tumorzellen gehen zugrunde. Daran sieht man, über welche enormen Abwehrmöglichkeiten ein gesunder Organismus verfügt. Beim Krebskranken sind diese Abwehrkräfte zusammengebrochen, sie sind nicht mehr da. Wir müssen uns jedoch bemühen, sie wieder aufzubauen, vor allen Dingen im Zusammenwirken mit der Chemotherapie. Ich glaube, dadurch könnten wir zu ganz anderen Ergebnissen kommen als bisher. Es ist nur schwer, die Wege zu diesem Wiederaufbau der natürlichen Abwehrreaktionen ausfindig zu machen, und gegen diese Untersuchungen wird immer wieder eingewendet, daß es sich ja nur um Transplantationstumoren handele. Aber was machen wir denn eigentlich in unserem Experiment? Wir injizieren die virulentesten Tumorzellen und aus diesen entwickeln sich in allen Organen Tumoren. Absolut nichts anderes machen wir ja auch bei der Tuberkulose, und es wird wohl niemand sagen wollen, daß der Tuberkelbacillus bei der Tuberkulose keine Rolle spiele. Ich meine, der Vergleich ist gar nicht so abwegig, und es ist meines Erachtens unsere Aufgabe, zu versuchen, die Abwehrstoffe, die im Blut und in den Geweben eines sog. immunisierten Tieres tatsächlich nachweisbar sind, besser zu isolieren als es bis heute möglich ist. Wir können zur Zeit nur einen gewissen Schutz gegen das Anwachsen von Tumorzellen erreichen, indem wir große Blut- oder Serummengen von Immuntieren auf andere Tiere übertragen. Wir können auch aus gewissen Organen, z. B. der Leber, immunisierende Organextrakte herausextrahieren. Wir können dadurch zwar nicht erreichen, daß die Tumorzellen, denen wir in vitro einen solchen Organextrakt zusetzen, zugrunde gehen, wir können aber erreichen, daß im Blut der behandelten Tiere in erhöhtem Maße Abwehrstoffe gegen Tumorzellen auftreten und damit ein Anwachsen der Tumorzellen verhindern. Vielleicht ist das auch eine Methode, die der Klinik in Zukunft noch zusätzlich dienlich sein könnte.

MAYER (Tübingen):

Zu den Ausführungen von Herrn Kollegen KRAUSS, die ja weitgehend auf Prophylaxe abzielen, möchte ich zur Prophylaxe beim Uteruscollum-Carcinom 2 Bemerkungen machen. Seit Jahren haben wir die FREUND-WERTHEIMsche Carcinomoperation gewöhnlich nicht mit dem chirurgischen Messer gemacht, sondern mit Kaltkaustik, um damit die Krebszellen abzutöten, ehe sie etwa ins Gefäßlumen hineinverschleppt werden. Außerdem wurden die Blutgefäße abgeklemmt, ehe sie durchtrennt und damit geöffnet wurden.

Eine andere Prophylaxe galt der Verhütung der postoperativen Streptokokkenperitonitis, die fast die Hälfte aller postoperativen Todesfälle verursachte. Zu diesem Zweck hatten wir die fast regelmäßig im Collumcarcinom vorhandenen Streptokokken durch „Vorbestrahlung" abgetötet und aus dem infizierten Operationsgebiet ein aseptisches gemacht. Der Erfolg war der, daß unsere Operationssterblichkeit alsbald auf etwa 4,5% sank, was zu den besten Resultaten der damaligen Zeit gehörte. PANKOW hatte fälschlicherweise gemeint, das sei nicht die Folge der Vorbestrahlung, sondern der größeren technischen Übung, da wir lange Zeit zu den wagemutigsten Carcinomoperateuren gehörten mit einer Operabilität von gelegentlich 70%.

Als Gegenargument gegen diese Methode wurde eingewendet, daß die Vorbestrahlung durch Verhärtung des Gewebes die Operation erschwert und die Gefahr der Nebenverletzung, vor allem von Harnblase und Ureter erhöht. Aber bei über 100 Operationen hatten wir nur 1 mal die Blase und den Ureter verletzt, während ein so ausgezeichneter Operateur, wie FRANZ (Berlin) bei unbestrahlten Fällen 6% solcher Verletzungen hatte.

Der Streit um diese Dinge hat aufgehört, seitdem wir fast allgemein von der Operation zur Bestrahlung übergegangen sind. Aber diese hat den Nachteil, daß sie auch bei jugendlichen Frauen die Kastration mit sich bringt. Daher begrüße ich so sehr die von unserem verehrten Präsidenten erweckten Ausblicke auf die Chemotherapie, die den Keimdrüsen nichts schadet. Ich möchte nur wünschen, daß ich diesen so wichtigen Fortschritt noch erlebe.

BROCK (Brackwede):

Nachdem Herr RAABE die Grundlagen der therapeutischen Anwendung von „St 52-ASTA" (= Dinatriumsalz des 4,4′-Dioxy-$\alpha,\beta$-diäthylstilbendiphosphorsäureesters) beim Prostatakrebs in seinem Vortrag ausführlich erörtert hat, möchte ich — einer Aufforderung der Symposionleitung entsprechend — zunächst über einige pharmakologische Untersuchungen mit freiem und phosphoryliertem Stilboestrol (= 4,4′-Dioxy-$\alpha$, $\beta$-diäthylstilben) berichten und anschließend die bisherigen klinischen Erfahrungen mit „St 52-ASTA" in der Behandlung des metastasierenden Prostata-Ca zusammenfassend darstellen.

Die hohe cytotoxische Wirksamkeit der zweiwertigen para-Phenole, die DRUCKREY, DANNEBERG und SCHMÄHL am befruchteten Seeigelei nachgewiesen hatten, konnten wir an einem andersartigen Testobjekt bestätigen. Wir studierten den Einfluß dieser Verbindungen auf die Beweglichkeit von Paramaecien, also im Gegensatz zu DRUCKREY an einer rein plasmatischen Funktion. Um zu einer quantitativen Beurteilung zu gelangen, ermittelten wir für jede Substanz die Dosis, die innerhalb von 10 min die Beweglichkeit der Paramaecien aufhob. Von allen untersuchten Verbindungen war Stilboestrol von besonders hoher Wirksamkeit. Die vollwirksame Dosis lag bei 1 $\gamma$/ml und entsprach damit der von DRUCKREY am Seeigelei ermittelten Wirkungsstärke der Zellteilungshemmung. In gleicher Größenordnung lag auch die entwicklungshemmende Wirksamkeit an der Bakterienkultur (GEKS). Die cytotoxische Wirkqualität von Stilboestrol ist also, wie bereits Herr DRUCKREY hervorhob, im Gegensatz zur hormonalen proliferationshemmenden Wirkung nicht organspezifisch auf wenige Gewebe beschränkt, sondern vollkommen unspezifisch an ganz verschiedenartigen Geweben, z. B. Seeigeleiern, Paramaecien und Bakterien ebenso nachweisbar wie an menschlichen Zellen. In jedem Fall zeigt Stilboestrol die hohe Wirksamkeit eines zweiwertigen para-Phenols und ordnet sich damit ohne weiteres in die Reihe analoger Diphenole ein.

Werden die beiden OH-Gruppen im Stilboestrol partiell oder total blockiert (z. B. durch Phosphat), so sinken die cytostatischen bzw. cytotoxischen Eigenschaften ab. So lag die vollwirksame Dosis des Stilboestrol*mono*phosphats, das noch über *eine* freie OH-Gruppe verfügt, im Paramaecientest bei 750 $\gamma$/ml, während die Aktivität des Stilboestrol*di*phosphats mit einem Wert von 7500 $\gamma$/ml weitgehend abgesunken war. Auch mit diesen Daten war eine gute Übereinstimmung zu DRUCKREYs Befunden am Seeigelei gegeben.

Die grundlegenden Unterschiede im biologischen Verhalten zwischen dem freien und phosphorylierten Stilboestrol, die auf dem Einfluß der freien bzw. veresterten OH-Gruppen beruhen, waren auch am Warmblüter nachweisbar. Hierüber wollen wir andernorts ausführlich berichten.

Die Verträglichkeit von Stilboestrol-diphosphat war so groß, daß Hunde und Kaninchen die hohe Dosis von 50 mg/kg in einmaliger intravenöser Applikation ohne nachweisbare Schädigung vertrugen; männliche Ratten erhielten sogar 200 mg/kg dieser Substanz tägl. über 20 Tage subcutan appliziert, ohne daß wesentliche Organschäden auftraten. Stilboestrol-diphosphat erwies sich also auch am Warmblüter im Gegensatz zum freien Stilboestrol als pharmakologisch weitgehend inaktiv.

Diese gute Verträglichkeit des Diphosphats ist eine der wesentlichen Voraussetzungen für seine therapeutische Eignung. Denn sie macht es möglich, das leicht wasserlösliche Dinatriumsalz („Transportform") intravenös zu applizieren und gefahrlos eine hohe Konzentration am Wirkungsort — im Prostatakrebsgewebe — zu erzielen. Hier soll dann elektiv aus der inaktiven „Transportform" die „Wirkform" (Stilboestrol) freigesetzt werden (2). Diese Anschauung wurde von Herrn RAABE auf dieser Tagung bereits ausführlich erörtert.

Die letzte Entscheidung, ob die Vorstellungen von DRUCKREY und RAABE zu Recht bestehen, kann nur der therapeutische Versuch am Menschen erbringen. Drei Fragen standen bei der klinischen Prüfung im Vordergrund des Interesses:

1. die Frage der Wirksamkeit
2. die Frage der Dosierung
3. die Frage der Verträglichkeit.

Die Wirkungsanalyse wurde erleichtert durch die Möglichkeit, das pathologische und therapeutische Geschehen durch Bestimmung der sauren Serumphosphatase zu verfolgen. Eine eindeutige Erhöhung derselben ist beweisend für ein infiltrierendes Wachstum des Prostatakrebs bzw. für seine Metastasierung. Eine Normalisierung der sauren Serumphosphatase unter der Behandlung spricht bei guter Übereinstimmung mit dem klinischen Befund für eine Hemmung des Tumorwachstums; ein neuerlicher Anstieg derselben — etwa bei unzweckmäßig und ungenügend durchgeführter Behandlung — zeigt ein Rezidiv an. So kann die Bestimmung der sauren Serumphosphatase in zahlreichen Fällen die klinische Diagnose des fortschreitenden Carzinoms sichern und bei regelmäßiger Untersuchung eine zuverlässige Kontrolle der Therapie ermöglichen.

Neben der sauren wurde gleichzeitig auch die alkalische Serumphosphatase, deren Kenntnis ebenfalls wichtige Hinweise zum Ablauf des Krankheitsgeschehens geben kann, mitbestimmt. Eine Erhöhung der alkalischen Serumphosphatase findet sich außer bei osteoplastischen Knochenerkrankungen und Leberkrankheiten vor allem bei osteoplastischen Metastasen eines Prostatacarcinoms.

Auch unter der Therapie mit St 52 sind charakteristische Veränderungen der alkalischen Serumphosphatase zu beobachten. Kommt es nämlich unter der Behandlung mit St 52 zur Zerstörung von Tumorzellen und entsprechender Hemmung des Metastasenwachstums, so macht sich — als Folge der einsetzenden osteoplastischen Reparationsvorgänge — zunächst ein deutlicher Anstieg der alkalischen Serumphosphatase bemerkbar. Anschließend sinkt ihre Aktivität im Serum — oft allerdings erst nach längerer Zeit — zur Norm ab. Nur wenn die Aktivität der sauren *und* alkalischen Serumphosphatase normalisiert ist, kann ein genügender Hemmeffekt auf das Tumorwachstum angenommen werden.

In unserem Arbeitskreis haben wir in über 7000 Phosphatasebestimmungen nach der Methode von RAABE die Behandlung des Prostatakrebses mit „St 52-ASTA" kontrollieren können. Hierüber wird WILMANNS, der sich in besonderem Maße mit der Auswertung der Befunde befaßt hat, andernorts ausführlicher berichten (3).

Hinsichtlich der therapeutischen Anwendung war zunächst die Frage der Dosis sowie der Applikationsdauer zu klären.

Auf Grund theoretischer Erwägungen erschien es ratsam, die Dosierung so hoch wie möglich zu wählen, um möglichst rasch zu einer vollwirksamen Konzentration am Wirkungsort und zu einer völligen Vernichtung der Tumorzellen zu gelangen. Eine Unterdosierung mußte sich auf Grund dieser Vorstellung verhängnisvoll auswirken, da die überlebende Tumorzelle bei Schädigung möglicherweise die Fähigkeit zur Bildung der entscheidenden, sauren Phosphatase verlieren konnte. Damit würde aber der Therapie die Grundlage entzogen werden.

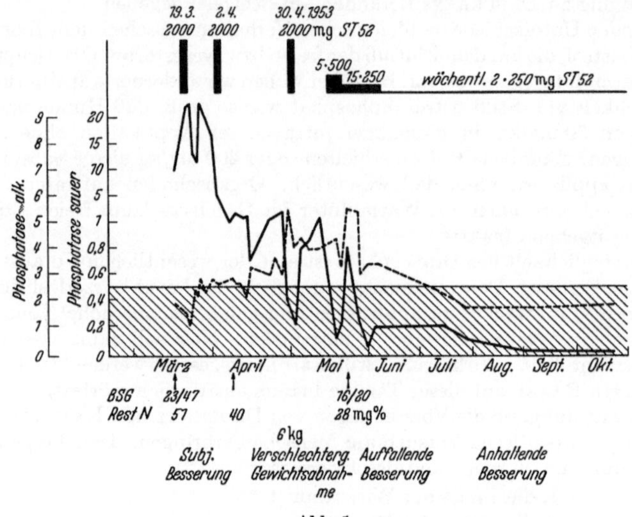


Abb. 1.

Abb. 1—4. *Behandlung eines metastasierenden Prostatacarcinoms mit „St 52-ASTA".*(Einzelheiten vergleiche Text). ——— Verlauf der *sauren* Serumphosphatase - - - - - Verlauf der *alkalischen* Serumphosphatase. Der Normalbereich (saure Phosphatase maximal bis 0,5 MME*, alkalische Phosphatase bis 2,5 MME) ist schraffiert gezeichnet. Die Originalabbildungen des Vortrags (Juli 1953) wurden bis zur Einsendung des Manuskriptes (Dezember 1953) weitergeführt. Das Alter des Patienten in Abb. 1 beträgt 65 Jahre, in Abb. 2: 72 Jahre, in Abb. 3: 49 Jahre, in Abb. 4: 76 Jahre.

———
* Millimol-Einheiten

Deshalb galt es, eine reversible Schädigung der Tumorzellen zu vermeiden und ihre völlige Vernichtung zu erreichen. Darüberhinaus bestand die Hoffnung, daß bei einer derartigen „Stoßtherapie" die Applikationsdauer stark abgekürzt und die Gefahr etwaiger Nebenwirkungen herabgemindert werden.

Der therapeutische Versuch am Menschen bestätigte indes diese theoretischen Vorstellungen nicht (Abb. 1 und 2)*.

So war in einem Fall nach dreimaliger Injektion von 2000 mg „St 52-ASTA" zwar ein erheblicher Aktivitätsabfall der sauren Serumphosphatase zu erzielen (Abb.1); im ganzen blieb die Beeinflussung jedoch unzureichend. Immer wieder erfolgte bereits kurze Zeit nach der Injektion ein rascher Wiederanstieg der Phosphatasewerte. Auch klinisch war eine wesentliche Besserung nicht festzustellen. Erst eine intensive Dauerbehandlung mit zunächst täglichen Injektionen von 500 mg, später 250 mg St 52 führte rasch zu einer völligen Normalisierung der sauren Serumphosphatase. Bei Weiterbehandlung mit wöchentlich 2 Injektionen von 250 mg ist seit 5 Monaten ein normaler biochemischer Befund und eine anhaltende Besserung im Allgemeinzustand des Patienten festzustellen.

In einem anderen Fall (Abb. 2) hatte die einmalige Applikation von 2000 mg St 52 (11.3.1953) an sich zu einer guten Reaktion geführt. Es kam jedoch auch hier zu einem

———
* Die Abb. 1—4 sowie die Tabelle sind der Arbeit von WILMANNS (3) entnommen.

Rezidiv, das wiederum auf 2000 mg St 52 gut ansprach. Nunmehr brachen wir die Behandlung nicht ab, sondern setzten sie zunächst mit wöchentlich zweimal 250 mg, später einmal 250 mg fort. Dabei wurde dann eine genügende Hemmung des Tumorwachstums und im Laufe von 4 Monaten auch die Normalisierung der alkalischen Serumphosphatase erreicht. Die klinischen Befunde gehen aus der Abbildung 2 hervor.

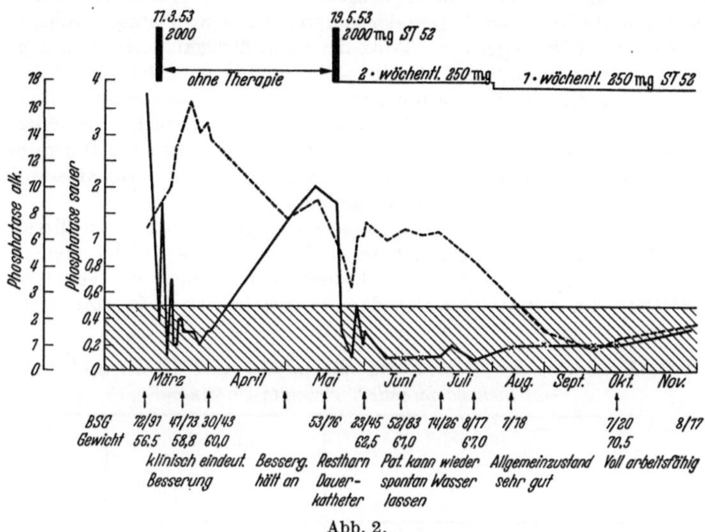


Abb. 2.

*Im Gegensatz zu den theoretischen Überlegungen erwies sich also die „intensive Dauerbehandlung" der kurzdauernden „Stoßtherapie" eindeutig überlegen.*

Günstige Wirkungen sind in den letzten Jahren auch bereits nach Applikation der üblichen Oestrogene bekannt geworden. Allerdings waren die therapeutischen Effekte — was

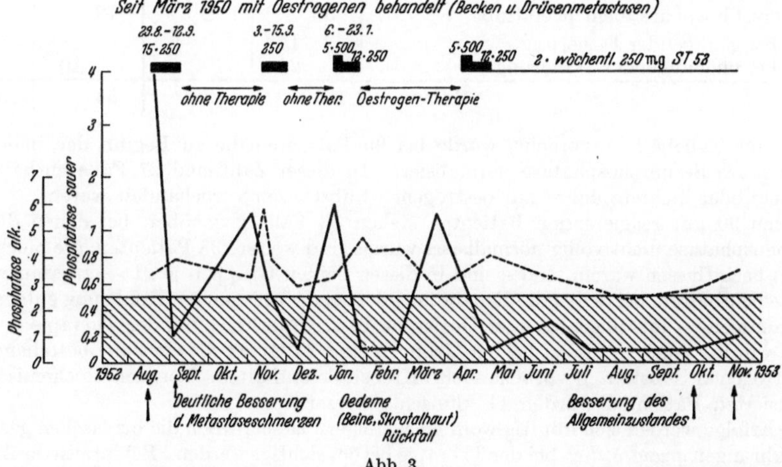


Abb. 3.

die Heilung angeht — recht begrenzt. Nur ganz vereinzelt wurden Fälle in der Literatur beschrieben, bei denen eine Heilung angenommen wurde. Die Autoren sind sich einig, daß die Erfolge der Oestrogenbehandlung zeitlich begrenzt sind; sie finden therapieresistente Rezidive nach 3—5 Jahren, oft schon nach kürzeren Intervallen. Offensichtlich kommt es, da die Konzentration am Wirkungsort zu gering bleibt, nicht zu einer Vernichtung der Tumorzellen, sondern nur zu einer Hemmung des Geschwulstwachstums. Nach einer gewissen erfolgreichen Behandlungszeit sprechen die Geschwulstzellen auf die Therapie nicht mehr an; das Schicksal des fortschreitenden Krebswachstums ist nicht mehr aufzuhalten.

Selbst an diesen mit den üblichen Oestrogenen oft über lange Zeit hin vorbehandelten und schließlich therapieresistenten Krebskranken konnte die besondere Wirksamkeit von St 52 eindeutig nachgewiesen werden (Abb. 3).

Der Patient wurde seit 1950 mit Oestrogenen erfolglos behandelt. Mit Becken- und Drüsenmetastasen und sehr hohen Werten der sauren Serumphosphatase wurde im August 1952 eine Behandlung mit St 52 eingeleitet. Trotz der mehrjährigen Vorbehandlung mit Oestrogenen sprach der Tumor prompt an, allerdings war immer dann ein Rückfall nachweisbar, wenn die Behandlung mit St 52 unterbrochen wurde. Auch eine erneute Behandlung mit den üblichen Oestrogenen (Februar 1953) konnte eine wesentliche Verschlechterung des Krankheitsbildes nicht verhindern. Erst die *Dauerbehandlung mit St 52* führte bei langsamer Besserung des Allgemeinzustandes zu einer Normalisierung der Phosphatasewerte, die jetzt bei verminderter Dosierung seit 5 Monaten andauert.

Ein endgültiges Urteil über die therapeutischen Möglichkeiten ist zu diesem Zeitpunkt, also nach etwa $1^1/_2$ jähriger Behandlungsdauer, naturgemäß noch nicht möglich. Immerhin erscheint es doch jetzt schon berechtigt, die bisherigen Ergebnisse der Therapie mit „St 52-ASTA" bei 161 Patienten mit metastasierendem, fortgeschrittenem Prostatakrebs zusammenzustellen.

Tabelle 1. *Ergebnisse der Behandlung mit „St 52-ASTA" bei 161 Patienten mit metastasierendem Prostata-Carcinom.*

| | alle Fälle | klinisch gebessert | davon: alte und vorbehandelte Fälle | klinisch gebessert |
|---|---|---|---|---|
| I. Saure Phosphatase normalisiert . . . . . | 90 | 87 | 27 | 27 |
| II. Saure Phosphatase beeinflußt — aber nicht normal . . . . . . . . . . . . | 33 | 9 | 9 | 5 |
|   a) bei genügender Dosierung. . . . . . . | 12    6 | | 5    2 | |
|   b) bei ungenügender Dosierung . . . . . | 21    3 | | 4    3 | |
| III. Saure Phosphate nicht beeinflußt . . . . | 38 | 2 | 18 | 2 |
|   a) bei genügender Dosierung . . . . . . | 17    2 | | 8    2 | |
|   b) bei ungenügender Dosierung . . . . . | 21 | | 10 | |
| Summe | 161 | 98 | 54 | 34 |

Wie aus Tabelle 1 hervorgeht, wurde bei 90 Patienten die zu Beginn der Behandlung erhöhte saure Serumphosphatase normalisiert. In dieser Zahl sind 27 Fälle enthalten, die bereits ein oder mehrere Jahre mit oestrogenen Substanzen vorbehandelt waren.

Diesen 90 gut reagierenden Patienten stehen 33 Fälle gegenüber, bei denen die saure Serumphosphatase nicht völlig normalisiert wurde, und weitere 38 Patienten, die biochemisch nicht zu beeinflussen waren. Indes sind in diesen beiden Gruppen je 21 — zusammen 42 — Patienten enthalten, bei denen die Behandlung der jetzt vorliegenden Erfahrung entsprechend unvollkommen — mit ungenügender Dosierung bzw. Unterbrechung der Therapie — durchgeführt wurde. Auch in diesen beiden Gruppen sind 27 länger als ein Jahr bestehende bzw. mit oestrogenen Substanzen vorbehandelte Krebsfälle enthalten. Von den biochemisch nicht normalisierten Patienten wurden 11 klinisch gebessert.

Die Erfolge werden sich künftig wohl noch steigern lassen, wenn die inzwischen gesammelten Erfahrungen *grundsätzlich* bei der Therapie berücksichtigt werden. Bei intensiver Anfangsbehandlung und ununterbrochener Fortsetzung der Therapie sahen wir die besten Erfolge (Abb. 4). Je nach der Schwere des Krankheitsbildes und nach Art der Vorbehandlung beginnen wir die Therapie im allgemeinen mit täglichen Gaben von 500 mg „St 52-ASTA" bis zur eindeutigen Reaktion der sauren Serumphosphatase. Dies ist im allgemeinen nach 5—10 Tagen zu erwarten. Dann verringern wir die tägliche Dosis auf 250 mg über 10—20 Tage. Trotz guter biochemischer und klinischer Besserung brechen wir niemals die Behandlung in diesem Stadium ab, sondern setzen sie ununterbrochen über lange Zeit hin fort. Dabei können allmählich die zeitlichen Intervalle zwischen den einzelnen Injektionen verlängert werden (250 mg 2mal wöchentlich, dann 1mal wöchentlich, dann 14tägig unter steter Kontrolle der Phosphatasewerte im Serum). Diese Hinweise sollen jedoch nicht allzu schematisch angewendet werden; stets ist eine individuelle Behandlung durchzuführen, die sich auf die klinischen und biochemischen Untersuchungsergebnisse zu stützen hat.

Die Stoßtherapie mit 2000 mg St 52 als Einzeldosis haben wir zugunsten der im vorigen geschilderten „intensiven Dauerbehandlung" weitgehend verlassen. Wenn überhaupt, sollte sie nur bei Patienten mit gutem Allgemeinzustand und nicht sehr ausgedehnten Metastasen durchgeführt werden, da andernfalls durch starken Gewebszerfall mit toxischen Nebenwirkungen (Erbrechen usw.) gerechnet werden muß.

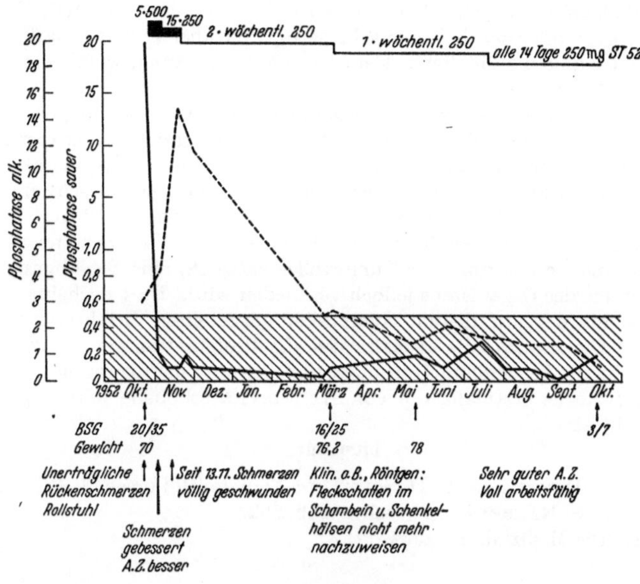


Abb. 4.

Die „intensive Dauerbehandlung" mit „St 52-ASTA" wird dagegen durchweg auch von Patienten im fortgeschrittenen Stadium der Erkrankung gut vertragen. Zwar treten während der Injektion bzw. unmittelbar danach oft heftige Sensationen (Brennen, Jucken und Schmerzen) in der Analgegend sowie gelegentlich Schmerzempfindungen in den Metastasengebieten auf. Diese subjektiven Erscheinungen verschwinden jedoch zumeist rasch innerhalb von 20—30 min nach der Injektion.

Nachteilige Wirkungen auf innere Organe und Blutbild wurden bislang nicht beobachtet; im Gegenteil konnten häufig sekundäre Anämien als Folge des bestehenden Krebsleidens im Verlauf der Behandlung erheblich gebessert werden. Trotz der hohen Dosierung des Diphosphats und der langen Behandlungsdauer traten feminisierende Eigenschaften (Gynäkomastie, Atrophie der Testes) kaum in Erscheinung — ein Beweis, daß bei dieser Therapie nicht den oestrogenen, sondern den cytostatischen Eigenschaften der Verbindung die ausschlaggebende Rolle zukommt.

In dem Fehlen ausgeprägter hormonaler Wirkungen liegt auch, worauf WILMANNS hinwies, noch ein zweiter Vorzug gegenüber der üblichen Oestrogenbehandlung begründet: bei der Behandlung mit St 52 unterbleibt die reaktive Hypersekretion von androgenen Wirkstoffen aus der Nebennierenrinde, die für die Mißerfolge der oestrogenen Therapie (Rezidivierung, Resistenz der Tumorzellen) von verschiedenen Autoren verantwortlich gemacht wird.

Was die weitere Entwicklung dieser Therapie angeht, so scheint in verschiedener Richtung eine Verbesserung der Erfolgsaussichten möglich zu sein.

Auf der einen Seite gilt es, geeignete Substanzen mit noch größerer therapeutischer Breite zu finden, auf der anderen Seite weitere spezielle enzymatische Funktionen der verschiedenen Geschwulstarten kennenzulernen, die die Anwendung einer derartigen „organspezifischen Chemotherapie" ermöglicht.

Zur Zeit versuchen wir — einem Vorschlag von DRUCKREY entsprechend —, die Wirkungsbedingungen der sauren Serumphosphatase im Tumor zu verbessern, wobei wir durch Vorbehandlung der Patienten mit Glucose eine Steigerung der glykolytischen Prozesse im Tumorgewebe und damit eine stärkere Säuerung am Ort der Wirkung herbeizuführen beabsichtigen. Aus der Aktivitätskurve der sauren Phosphatase (RAABE) ist leicht zu ersehen, daß bereits eine relativ geringe Zunahme der [H·] eine erheblich höhere Fermentaktivität und damit eine entsprechende Verbesserung der Spaltungsbedingungen des Stilboestrol-diphosphats in Aussicht stellt.

Vom Stilboestrol-monophosphat, das Herr RAABE erwähnte, ist indes auf Grund unserer bisherigen Befunde kein wesentlicher Fortschritt zu erwarten. Im Gegenteil, die Spaltbarkeit des Monophosphats ist offensichtlich nur sehr gering; darüber hinaus schafft die noch vorhandene freie OH-Gruppe die Möglichkeit starker lokaler Reizung, womit eine Erschwerung der Applikation verbunden ist.

Zusammenfassend läßt sich schon heute sagen, daß sich die Vorstellungen von DRUCKREY und RAABE am Menschen voll und ganz bestätigt haben. Die gezielte organspezifische Chemotherapie des Prostata-Ca mit Stilboestrol-diphosphat hat sich bereits in zahlreichen Fällen der üblichen oestrogenen Behandlung überlegen erwiesen und auch in schweren Krankheitsfällen zu erstaunlichen klinischen und biochemischen Besserungen geführt.

Der Vorteil dieser Therapie besteht in der hohen elektiven Wirkungsintensität im Tumorgewebe, wodurch eine Vernichtung der Tumorzellen möglich, eine Schädigung anderer proliferativer Zellsysteme des Organismus jedoch vermieden wird. Dies erscheint von besonderer Bedeutung angesichts der auf diesem Symposion mitgeteilten Erfahrungen mit den bisherigen bekannten Cytostatica, die ausnahmslos *alle* Proliferationsgewebe schädigen (HEILMEYER). Es besteht die begründete Hoffnung, daß bei der therapeutischen Anwendung der phosphorylierten Stilbene erstmalig die von HEILMEYER erhobene Forderung der *elektiven Wirksamkeit* erfüllt ist.

### Literatur.

1. DRUCKREY, H., P. DANNEBERG u. D. SCHMÄHL: Arzneimittelforsch. **3**, 151 (1953).
2. DRUCKREY, H., u. S. RAABE: Klin. Wschr. **1952**, 882.
3. WILMANNS, H.: Die Medizinische **1954**, 17.

ROCKSTROH (Aue):

Ich möchte den Vortrag von Herrn RAABE durch Demonstration eines Falles einer bisher einmaligen Prostatacarcinommetastasierung ergänzen.

Der Patient kam 79 Jahre alt am 8. 4. 52 in moribundem Zustand mit einem ausgeprägten Ikterus in stationäre Behandlung unserer Inneren Klinik, lag da einige Tage und wurde der Chirurgie überwiesen, als sich herausstellte, daß gleichzeitig eine Vergrößerung der Vorsteherdrüse bestand, mit völliger Unfähigkeit, spontan zu urinieren. Die rectale Untersuchung zeigte eine kastaniengroße, derbe, indolente, etwas höckrige Prostata, die beim Pressen kaum tiefer trat. Restharn 1250 cm³.

Wegen Verdacht auf metastasierendes Prostatacarcinom wurde Serum zur Bestimmung der sauren Phosphatase an Herrn RAABE eingesandt. Der Wert für die saure Phosphatase betrug 1898 mMol. Diese 10000fache Erhöhung der s. Ph. stellt einen absoluten Weltrekord dar. Die angefertigten Röntgenaufnahmen des gesamten Skeletsystems und der Lunge zeigten eine ausgedehnte Metastasierung im Bereich des Beckens, der Brust- und Lendenwirbelsäule sowie eine Lymphangitis carcinomatosa der Pleura.

Wir begannen sofort mit der Injektion des uns von Dr. RAABE freundlicherweise zur Verfügung gestellten A 128/6. Bei der Injektion fielen brennende Schmerzen auf, die schon bei $^1/_2$—1 cm³ im Bereich des Dammes, also der Prostatagegend, auftraten, dann im Becken, im Bereich der Wirbelsäule und zuletzt Spannungsgefühl im Brustkorb auslösten. Es wurden 5 Tage lang täglich 5 Ampullen A 128/6 langsam intravenös injiziert. Die heftigen Schmerzen im Bereich der Wirbelsäule und des Beckens sowie am Damm, die vor der Injektion bestanden, waren nach der fünftägigen Injektionskur fast vollkommen abgeklungen. Der Allgemeinzustand des Patienten besserte sich auffallend. Gleichzeitig rapides Absinken der sauren

Phosphatase bis auf 1,48 mMol. Mit dem Absinken der sauren Phosphatase einhergehendes Abklingen der Verfärbung der Haut und sichtbaren Schleimhäute. Bilirubin sank von 1,85 auf 0,8 später dann auf 0,2 ab. Die alkalische Phosphatase stieg stark an, um erst im Laufe von Monaten wieder zu einem Normalwert abzusinken.

Die Gelbverfärbung war differentialdiagnostisch auf einen extrahepatisch bedingten Verschlußikterus zurückzuführen, wobei wir annehmen, daß es sich um paraaortale Drüsenmetastasen gehandelt hat, die die Kompression der Gallengänge ausgelöst haben. Denn mit dem Absinken der sauren Phosphatase von 1898 auf 1,48 mMol und der Besserung der allgemeinen Beschwerden verschwand gleichzeitig der Ikterus. Also bestand wohl hier ein

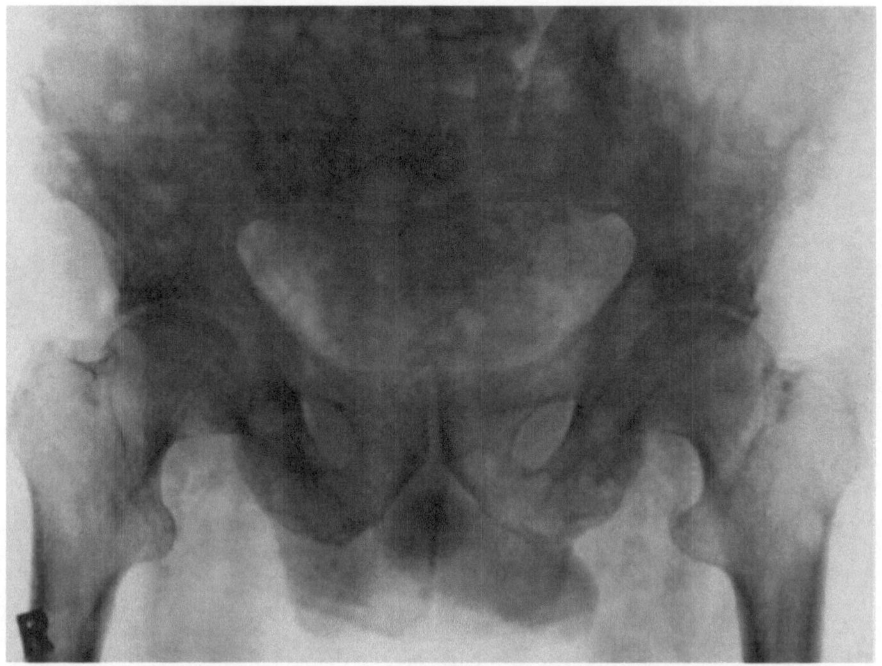

Abb. 1a.

unmittelbarer Zusammenhang. Aus dem Krankenblatt ist zu ersehen, daß der Patient bereits vom 4. Tage an beschwerdefrei war und eine gewisse Erleichterung fühlte. Das Wasserlassen war ohne Katheter möglich. Restharn praktisch Null. Die angefertigten Röntgenkontrollen zeigen im Vergleich zu den Voraufnahmen ausgesprochene Sklerosierungsprozesse im Bereich der vorher und auch jetzt noch deutlich sichtbaren Carcinommetastasen. Die Röntgenaufnahme der Lungen zeigt einen Rückgang der Lymphangitis carcinomatosa im Bereich der gesamten Pleura.

Da die erneute Bestimmung der sauren Phosphatase noch immer eine Erhöhung zeigt, wird nochmals mit dem inzwischen neu entwickelten St 52 Asta behandelt. Die Injektionen wurden gut vertragen, bereits nach 0,3 cm³ klagte der Patient über starkes Brennen im Bereich der Prostata, des Beckens, entlang der Wirbelsäule bis zum Hals und schließlich in allen Extremitäten, also überall da, wo Metastasen im Röntgenbild erkennbar waren. Die Bestimmung der sauren Phosphatase am 15. 10. (15. Tage) zeigte ein weiteres Absinken zu normalen Werten. Auf Vorschlag von Dr. RAABE wurde am 22. 10. nochmals 5 Tage lang täglich 5 cm³ St. 52 Asta injiziert. Am 12. 11., also 14 Tage nach der letzten Injektionsbehandlung, Wohlbefinden des Patienten, er stand auf, lief umher, ging im Garten spazieren. Er hatte keine Rückenschmerzen mehr. Es bestand lediglich eine hartnäckige Cystitis. Die Werte der sauren Phosphatase waren zur Norm abgesunken. Implantation von 100 mg Cyren A in die Glutäalmuskulatur, um den erreichten Zustand zu erhalten.

2. Freiburger Symposion. 18

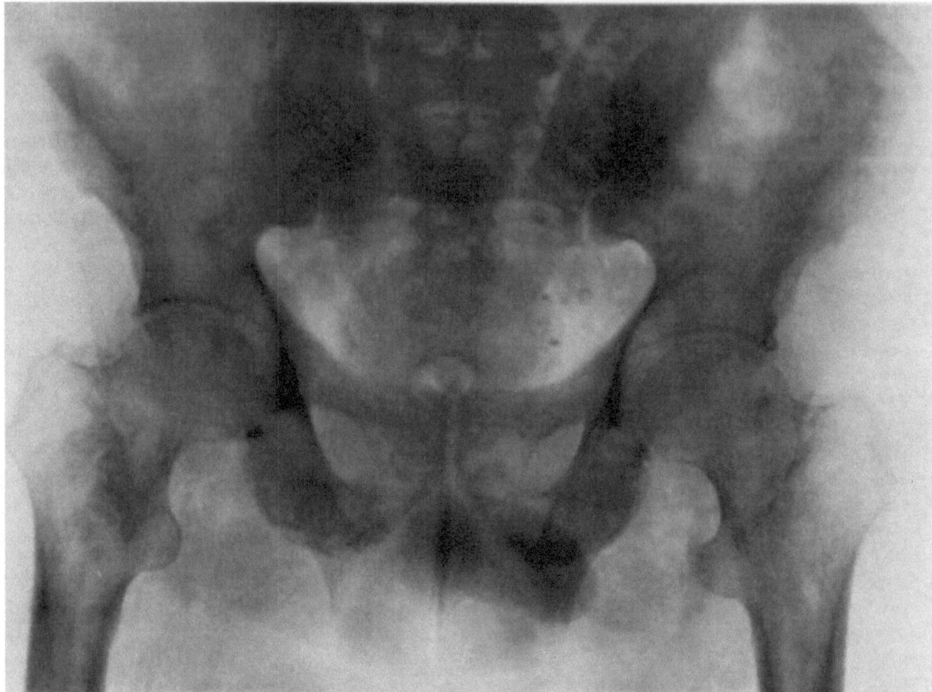

Abb. 1 b.

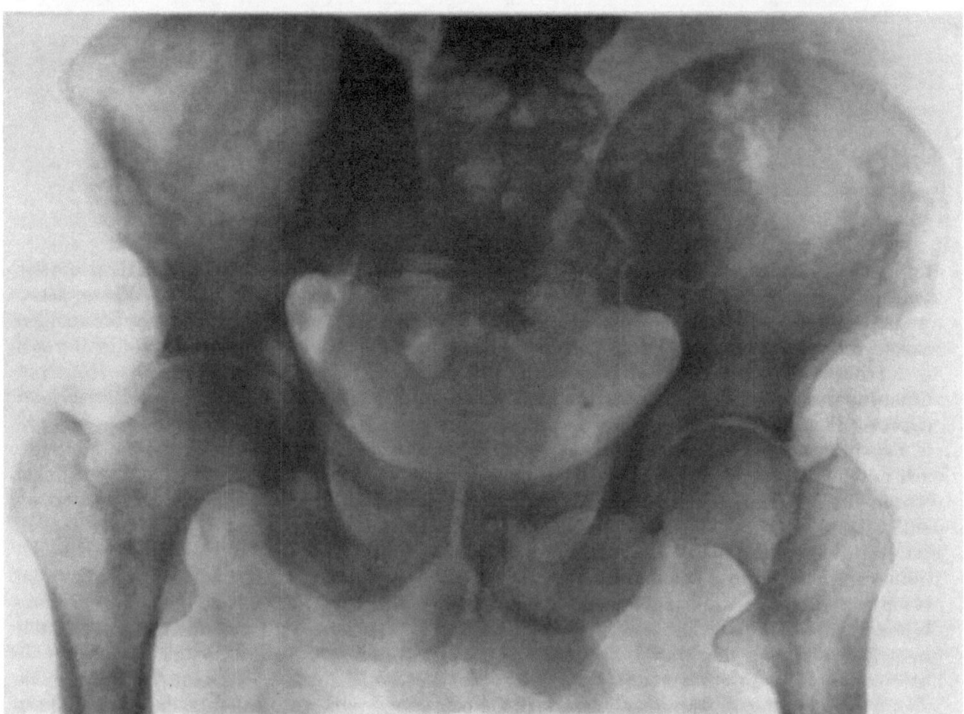

Abb. 1 c.

An einer völlig anderen Erkrankung erfolgte am 24. 4. Exitus letalis im Coma uraemicum, bedingt durch aufsteigende Infektion der Harnwege.

Aus dem Sektionsbefund, der hier im einzelnen nicht noch einmal aufgeführt werden soll, geht hervor, daß keine Metastase — also keine lebensfähige Krebszelle histologisch nachweisbar war. Auch makroskopisch fanden sich im Becken und in den Wirbelkörpern sklerosierte, landkartenartig veränderte Knochenbezirke, an der Pleura alte, flächenhafte Verwachsungen. Der Sitz der Veränderungen entsprach den im Röntgenbild sichtbaren Metastasen.

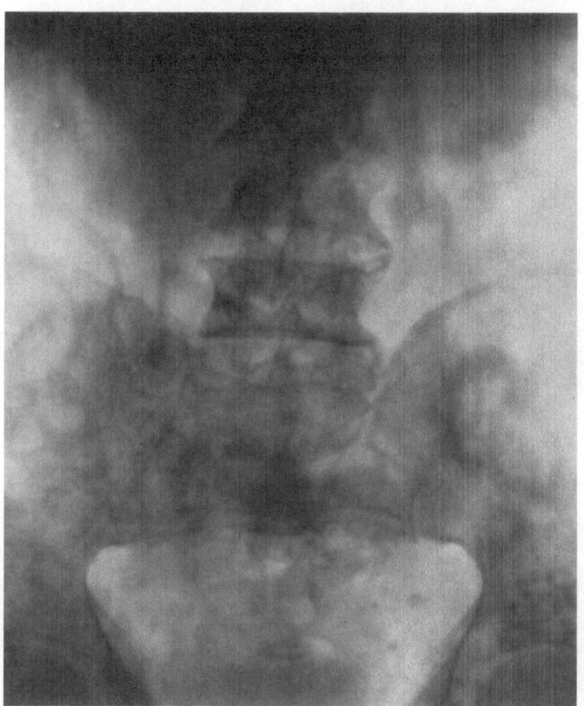

Abb. 2a.

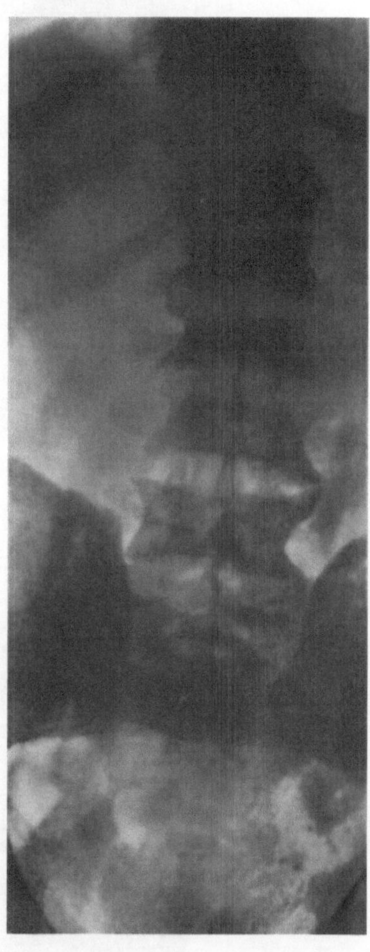

Abb. 2 b.

Vor- und nachstehend werden 6 Röntgenaufnahmen demonstriert, und zwar Beckenaufnahmen vor der Behandlung mit St 52. Hier ausgedehnte osteoklastische Metastasenbildung und nach der Behandlung mit St 52 Asta, die osteoklastischen Metastasen sind völlig verschwunden und sind in osteoblastische Bezirke umgewandelt. Das gleiche von der Kreuz-Hüftbeinfuge und schließlich als letztes die Lungenaufnahme — Lymphangitis carcinomatosa der Pleura vor der Behandlung, die auf der zuletzt angefertigten Aufnahme vom 14.4.53 völlig abgeklungen ist.

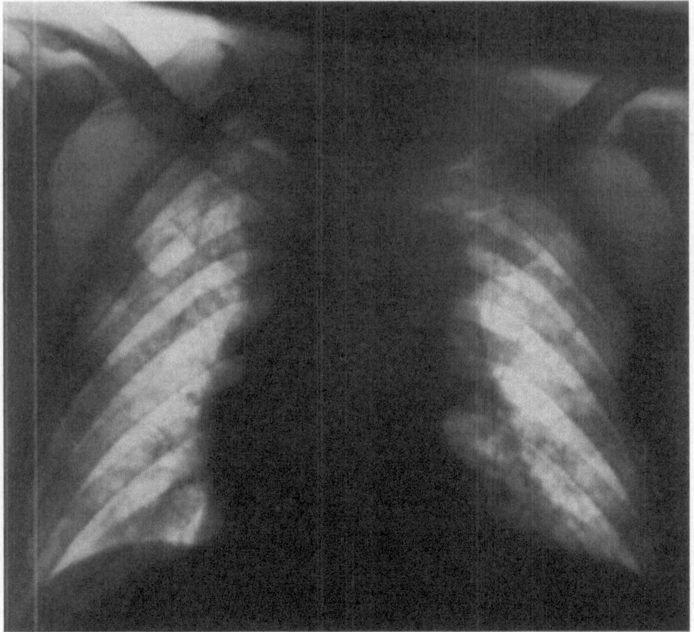

Abb. 3 a.

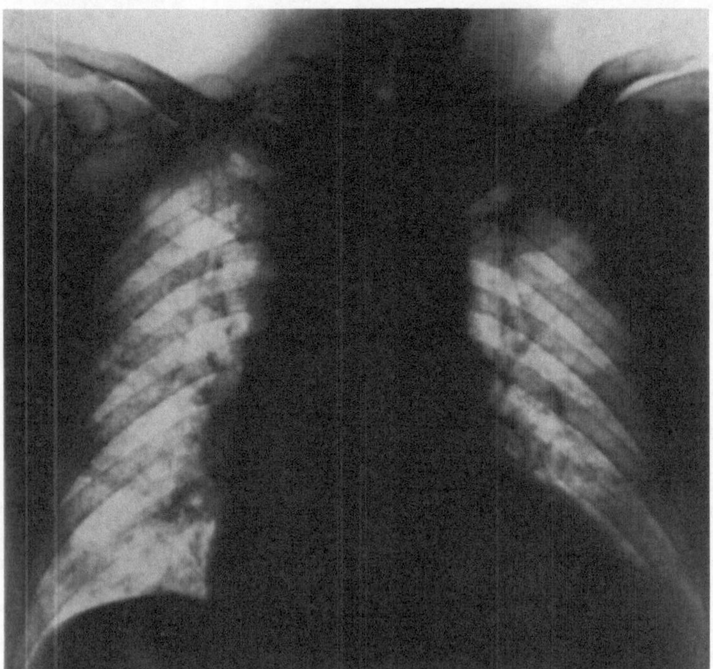

Abb. 3 b.

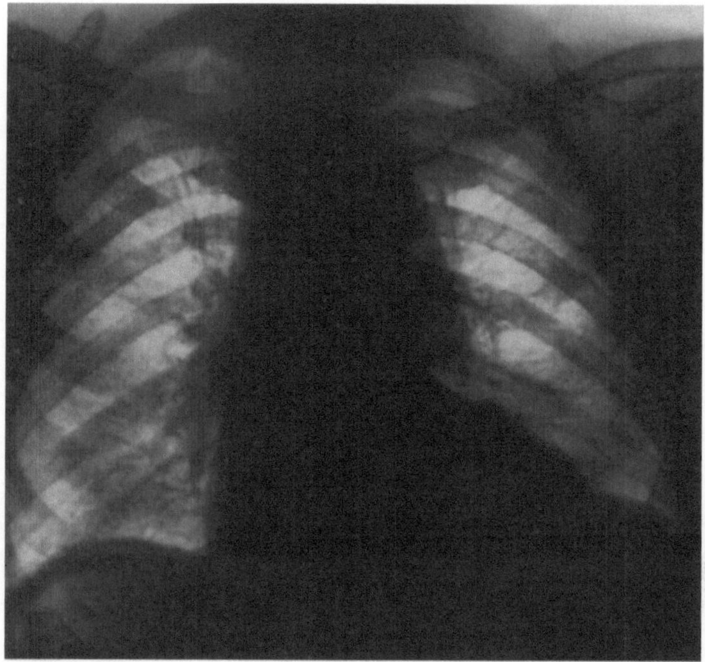

Abb. 3 c.

Riechert (Freiburg i. Br.):

Die Hypophyse spielt in der Klinik der Tumoren aus 2 Gründen eine Rolle: Sie kann selbst Träger eines Tumors werden und dann zu den bekannten Sehstörungen und intrakraniellen Druckerscheinungen führen. Die experimentellen Untersuchungen haben außerdem gezeigt, daß das Wachstum der geschlechtsgebundenen Neubildungen durch die Hypophyse eine gewisse Steuerung erfährt. Diese Erkenntnisse hat man bei der Behandlung von gewissen Tumoren auch bereits verwertet und es ist in mehreren Fällen die Hypophysektomie beim Menschen ausgeführt worden. Luft, Olivecrona und Björn Sjörgen haben zu diesem Thema klinische Erfahrungen mitgeteilt (Nordisk Medicin 1952, 47, 351). Eine ausführliche Veröffentlichung von Olivecrona erscheint demnächst im Journal of Neurosugery. Bei seiner Technik durchschneidet Olivecrona einen Sehnerven oder spaltet das Chiasma, um die Hypophysektomie auszuführen. Es erscheint wichtig, einen möglichst schonenden Weg zu suchen, um die Hypophyse anzugehen. Dies wird von besonderer Bedeutung bei Kranken sein, denen man infolge einer Tumorkachexie keinen größeren operativen Eingriff zumuten kann. Ich habe damit begonnen, bei den Hypophysenoperationen die Methode der stereotaktischen Operationen anzuwenden. Ich benutzte hierfür meinen, zusammen mit meinem Mitarbeiter Wolff konstruierten Zielapparat, mit dem wir eine verhältnismäßig große Erfahrung besitzen (bisher 92 Eingriffe). Mit Hilfe dieses Apparates ist es u. a. möglich, beliebige Stellen in der Tiefe des Hirns mit einer Zielnadel zu treffen, hier Coagulationen vorzunehmen oder radioaktive Isotope zwecks gezielter Bestrahlung einzuführen. Wegen der Nachbarschaft wichtiger Gebilde im Bereich der Hypophysengrube (Sehnerv, Carotis interna) ist es erforderlich, daß der Zielpunkt sofort getroffen wird, ohne daß mehrfache Punktionen notwendig sind. Die Voraussetzungen hierfür sind durch den Zielapparat gegeben, bei dem eine Fehlergrenze von nur etwa 1 mm besteht. Bei der Operation wird zunächst der Grundring des Apparates angelegt und nach seiner Fixation an der Röntgenvorrichtung auf Grund spezieller Röntgenaufnahmen die Entfernung des Zielpunktes von der Mittellinie (Anterior posterior-Linie), von der Interauricular-Linie und vom Grundring, der in der Höhe der deutschen Horizontalen liegt, festgelegt. Alsdann wird auf einem 2. Zielapparat der Zielpunkt

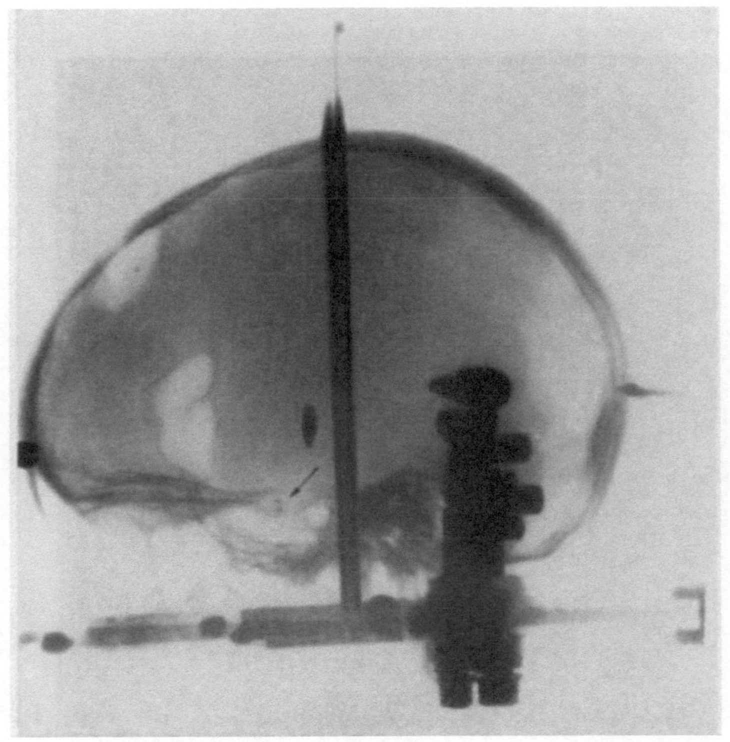

Abb. 1. Der Zielapparat ist angelegt. Die Zielnadel hat den Zielpunkt erreicht (Sella-Eingang). Sie liegt genau median und wird nun vorsichtig noch um ca. 3 mm vorgeschoben. Dadurch wird eine Verletzung des Chiasmas oder der Carotis vermieden.

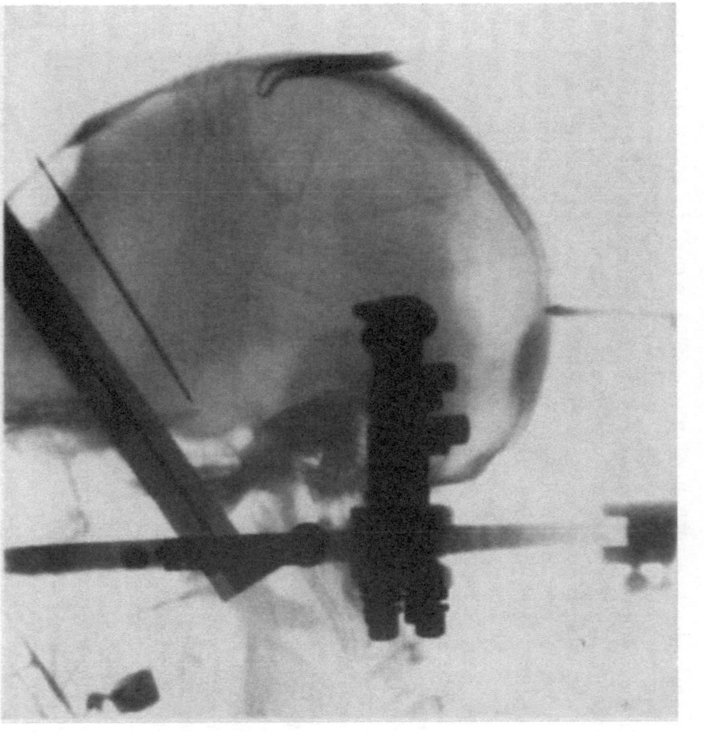

Abb. 2. Durch die Zielnadel ist eine Plexiglaskapsel, die mit einem Betastrahler gefüllt ist, in die Hypophysengrube eingeführt worden →. Hierdurch wird eine gezielte Bestrahlung ermöglicht.

im Leerversuch eingestellt. Durch ein kleines Trepanationsloch kann nun am Patienten die Zielnadel eingeführt werden, die dann den gewünschten Punkt mit Sicherheit trifft. Wir haben mit dieser Methode bisher 3 Kranke operiert, die den Eingriff sehr gut überstanden haben. 2 Kranke waren in einem sehr schlechten Allgemeinzustand, 1 Patient war 64 Jahre alt. Eine offene Freilegung der Hypophyse mittels einer Trepanation hätten diese Kranken aller Voraussicht nicht überstanden. Es erscheint mir vorteilhaft, dieses Verfahren in die Therapie einzuführen. Erwähnenswert erscheint es mir, daß K. H. BAUER und E. KLAR (Bruns' Beiträge zur Klinischen Chirurgie, Band 180, Heft 3, 1950) die Punktion der Hypophyse mit freier Hand angewandt haben, um bei Hypophysentumoren deren Elektrocoagulation auf diese Weise durchzuführen.

DIETRICH (Stuttgart):

Gegenüber der von Herrn KRAUSS ausgesprochenen Besorgnis, daß durch Probeexcision aus einer Geschwulst oder unvollkommener Exstirpation eines Tumors die Einschwemmung von Geschwulstzellen in Lymph- und Blutgefäße zu massiger, ja explosionsartiger Aussaat führen könne, möchte ich auf Beobachtungen hinweisen, nach denen diese Gefahr nicht überschätzt und die Abwehrfähigkeit des Körpers gegen verschleppte Zellen keineswegs so gering bewertet werden darf. Abgesehen davon, daß in einem Wundgebiet der Flüssigkeitsstrom aus den Gefäßen und dem Gewebe nach außen geht und eine Ansaugung in die feinen Lymphgefäße nicht zu befürchten ist, kommt es auf die Viscosität der Teilchen an, die etwa in Lymphgefäße gelangen. Injiziert man Mäusen ins Unterhautgewebe kolloidale Farblösung (Trypanblau), so werden schon nach kürzester Zeit die regionären Lymphknoten gefärbt, auch rote Blutkörperchen sind in gleicher Zeit in die Lymphsinus eingeschwemmt. Dagegen sind Zellen des Ascitescarcinoms erst nach Tagen vereinzelt in dem Randsinus nachzuweisen, gehen aber dort zugrunde. Erst wenn im vorgeschalteten Gewebe ein Tumorwachstum eingetreten ist, finden sich wachstumsfähige Zellen mit Mitosen in den Lymphknoten (KUSCHFELDT, WERNER SCHMIDT). Ebenso ist der Nachweis eingeschwemmter Zellen in regionären Lymphknoten bei Mammacarcinom nach Probeexcision und Exstirpation kaum einmal zu erbringen, während rote Blutkörperchen ein regelmäßiger Befund im Operationsgebiet sind. Metastasen in Lymphknoten treten auch nicht in kurzer Frist nach einer Operation auf, sondern in der Regel erst mit dem örtlichen Rezidiv. Postoperative Metastasen müssen daher mit größerer Wahrscheinlichkeit auf schon vorher erfolgte Ansiedlung bezogen werden.

Ebenso werden auch in der Lunge eingeschwemmte Krebszellen in den Capillaren abgefangen und abgebaut, wie zuerst von M. B. SCHMIDT beschrieben und von anderen, so auch in mehreren Arbeiten aus meinem Institut, bestätigt wurde. Fast bei jedem Carcinom mit Fernmetastasen kann man fleckweise Verödung von Lungencapillaren, auch kleinen Lungenarterien mit Resten abgebauter Krebszellen erkennen und zeigen, wie erst von einzelnen erhaltenen Zellen nach Durchwachsen der Gefäßwand die Metastasierung ausgeht. Das ist auch bei experimentellem Krebs zu beobachten. So erklären sich einzelne Fernmetastasen z. B. im Gehirn, während die Hauptmasse abgefangener Zellen in der Lunge untergeht. Explosionsartiges Aufschießen von Metastasen nach Operation eines Primärtumors, wie man es bei manchen Krebsformen beobachtet, z. B. bei hypernephroidem Carcinom der Niere oder maligner Struma, kommt dadurch zustande, daß ein Primärtumor durch den Einfluß seines lebhaften Stoffwechsels die Entwicklung von Metastasen hemmt, die sich aber nach Fortfall des Primärtumors plötzlich entfalten können. EHRLICH hat diese Hemmungseinflüsse bei mehrfacher Impfung von Mäusetumor bereits als „athreptische Immunität" bezeichnet. Für das Ascitescarcinom der Maus habe ich sie bei Doppelimpfungen genauer verfolgt (DIETRICH und SCHÜTZINGER). Im Endstadium eines Krebses wird das oft ungestüme Aufschießen von Metastasen in gleicher Weise durch die Erschöpfung der Abwehr bedingt. Diese Verhältnisse, auf die nicht näher eingegangen werden soll, verdienen bei Geschwulsterkrankungen noch mehr Beachtung, um das launenhafte Verhalten der Metastasenbildung zu verstehen.

Keineswegs darf die gebotene Sorgfalt gegenüber möglicher Verschleppung bei Krebsoperationen unterlassen werden, wie es Herr KRAUSS betont hat, aber für eine postoperative Ausbreitung können nicht allein, wie es oft geschieht, nur technische Fehler der Operation beschuldigt und gegen die operative Behandlung der Krebsgeschwülste angeführt werden.

A. Mayer (Tübingen):

Aus dem weitgehend ungeklärten Kapitel: „Genitalhormone und Carcinom" möchte ich kurz auf 2 Dinge hinweisen: Das Mammacarcinom und das Uteruscollumcarcinom in der Schwangerschaft.

Herr Ufer hat zwar gesagt: „Es gibt weder eine carcinogene noch eine anticarcinogene Wirkung der Hormone"; hat aber dann doch von Kastration beim Mammacarcinom gesprochen. Sie wird ja auch von manchen Autoren empfohlen; aber ihre Begründung beruht vorerst nur auf theoretischen Konstruktionen, so daß ich mich nicht dafür begeistern kann.

Die von mir nach Operation oder Bestrahlung wegen Mammacarcinom ab und an geforderte Schwangerschaftsunterbrechung hatte ich immer abgelehnt. Mátyás berichtete (Zentr. B. f. Gyn. 1948, S. 676) über 22 Fälle von Mammacarcinom bei Gravidität. 19mal wurde die Schwangerschaft unterbrochen; nach 2 Jahren war von diesen Frauen nur noch eine einzige am Leben; die 3 anderen Frauen, bei denen nicht unterbrochen wurde, wurden definitiv geheilt.

Beim Collumcarcinom nahm früher die herrschende Schulmeinung auf Grund vorschneller und äußerst unkritischer Verallgemeinerung von Einzelfällen eine selbstverständliche Verschlimmerung des Carcinoms durch eine Schwangerschaft an. Als ich vor etwa 30 Jahren an Hand von 56 Fällen erstmals gegen diese Anschauung auftrat und geradezu das Gegenteil, eine Wachstumsverzögerung, behauptete, wurde ich schier als Revolutionär scharf bekämpft. Heute gibt man mir weitgehend recht. Man hat sogar den Mut, im Interesse des Kindes die Schwangerschaft bestehen zu lassen und mit Radium zu behandeln. Die carcinomhemmende Wirkung der Gravidität besteht vielleicht in der großen Hyperämie, die das Bindegewebe im Kampf gegen den Krebs kräftigt.

Die frühere Furcht vor der Schwangerschaft wird heute weitgehend abgelehnt; aber an ihre Stelle ist jetzt die Furcht vor dem Wochenbett getreten. Da es bei der Lungentuberkulose ähnlich ist, muß man fragen, ob es sich nicht einmal wieder um eine Modeströmung handelt, die ja auch in der Medizin zu beobachten ist.

Wie unkritisch solche Modeströmungen sich auswirken können, zeigt sich daran, daß manche Lungenärzte schon die Frage aufwarfen, ob man nicht bei Lungentuberkulose doch die Schwangerschaft unterbrechen soll um das Wochenbett zu vermeiden, also ein künstlich erzwungenes Wochenbett anstelle eines natürlichen. Das scheint mir mindestens unbiologisch und kommt mir vor, als ob man einen heute totschlägt, damit er nicht morgen stirbt.

Ufer (Berlin):
### Zur hormonalen Behandlung des fortgeschrittenen Brustkrebses.

Untersuchungen über den Wert der hormonalen Brustkrebsbehandlung sind durch die großen statistischen Erhebungen des amerikanischen Komitees „Council on Pharmacy and Chemistry" zu einem gewissen Abschluß gekommen. Wir wissen, daß die Hormonbehandlung nur vorübergehend zur Rückbildung von Tumoren und zur Besserung des Allgemeinbefindens und der Psyche führen kann und daß sie nur als zusätzliche Maßnahme neben den bewährten Behandlungsmöglichkeiten bei fortgeschrittenen Fällen in Frage kommt. Ich projiziere Ihnen ein Bild aus der amerikanischen Statistik über die Ergebnisse bei Knochenmetastasen.

*Tabelle 1.*

| Sitz der Metastasen | Testosteron | | Oestrogene | |
|---|---|---|---|---|
| | Zahl der Fälle | Rückbildung % | Zahl der Fälle | Rückbildung % |
| *Knochen* | | | | |
| Schädel . . . . . . . | 79 | 19 | 32 | 20 |
| Wirbelsäule . . . . . | 199 | 14 | 55 | 17 |
| Rippen . . . . . . . | 134 | 14 | 50 | 15 |
| Becken . . . . . . . | 179 | 13 | 45 | 11 |
| Femur . . . . . . . | 103 | 11 | 36 | 7 |
| Schlüsselbein . . . . . | 23 | 11 | 14 | 0 |
| Schulterblatt . . . . . | 27 | 14 | 7 | 14 |
| Humerus . . . . . . . | 31 | 11 | 8 | 0 |

Sie sehen, daß der Prozentsatz, in dem es wirklich zur Rückbildung der Knochenprozesse kam, relativ bescheiden ist. Er liegt sowohl bei Verwendung von Testosteron wie Oestrogenen zwischen 10 und 20%.

Ein zweites Bild zeigt Ihnen die Wirkung auf Weichteilprozesse.

*Tabelle 2.*

| Sitz der Metastasen | Testosteron | | Oestrogene | |
|---|---|---|---|---|
| | Zahl der Fälle | Rückbildung % | Zahl der Fälle | Rückbildung % |
| *Weichteile* | | | | |
| Gehirn . . . . . . . | 7 | 13 | 5 | 0 |
| Lunge + . . . . . . | 97 | 13 | 86 | 33 |
| Mediastinum . . . . . | 10 | 21 | 6 | 33 |
| Leber . . . . . . . . | 31 | 14 | 24 | 14 |
| Bauch . . . . . . . . | 15 | 9 | 7 | 8 |
| Haut . . . . . . . . | 162 | 22 | 268 | 53 |
| gegenüberliegende Brust | 25 | 18 | 30 | 30 |
| Lymphknoten . . . . | 206 | 22 | 251 | 48 |

Hier ist eine deutliche Überlegenheit der Oestrogentherapie festzustellen, natürlich vorausgesetzt, daß diese nur bei alten Frauen frühesten 10 Jahre nach der Menopause vorgenommen wird. Die durchschnittliche Lebensverlängerung ersehen Sie aus Tab. 3.

Tabelle 3. *Durchschnittliche Lebenserwartung.*

| Sitz der Schädigung | Testosteron | | Oestrogene | |
|---|---|---|---|---|
| | Nicht gebessert Monate | gebessert Monate | Nicht gebessert Monate | gebessert Monate |
| Weichteile . . . . . . . | 7,4 | 11,0 | 7,4 | 13,7 |
| Knochenschädigung . . | 8,9 | 13,6 | 8,9 | 14,4 |
| Lungenmetastasen . . . | 7,6 | 8,7 | 8,4 | 16,5 |
| Durchschnitt: | 8,5 | | 9,8 | |

Sie beträgt nur Monate, selten mehr als ein Jahr. In vielen Fällen tritt zwar Schmerzbefreiung, Hebung des Allgemeinzustandes und auch Konsolidierung von Knochenmetastasen sehr bald nach Beginn der Hormonbehandlung auf. Um so deprimierender wird aber nach einiger Zeit neuerliche Verschlimmerung und unaufhaltsame Progredienz empfunden. Wenn wir diese bescheidenen Erfolge betrachten, die mit einer sehr kontinuierlichen hohen Testosteron- bzw. Oestrogen-Applikation erzielt wurden, und wenn wir berücksichtigen, daß die Therapie nicht nur recht teuer, sondern auch mit mehr oder weniger unangenehmen Nebenerscheinungen verbunden ist, so ist man verpflichtet, nach Verbesserungsmöglichkeiten zu suchen.

Ein Wort zur vermutlichen Wirkungsweise der Hormone auf das Geschwulstwachstum: Ebenso wie es keine carcinogene Wirkung der Steroidhormone gibt, so ist eigentlich auch keine anticarcinogene vorhanden. Drei Einwirkungsmöglichkeiten sollte man auseinanderhalten:

I. Die Steroidhormone hemmen bekanntlich den Eiweißabbau, bzw. fördern den Anbau. P, K, Ca, Kochsalz und Wasser werden im Körper retiniert. Alle Prozesse, die zur Eiweißverarmung führen, werden von ihnen günstig beeinflußt.

II. Es besteht zweifellos eine direkte Wirkung der Hormone auf die Zelle. Beweise für diese Annahme sehe ich in der Tatsache, daß kleinste Oestrogenmengen, die in die Scheide eingebracht werden und bezüglich ihrer Wirkung im Gesamtorganismus unterschwellig sind, in der Lage sind, eine oestrogene Reaktion am Vaginalepithel hervorzurufen. Weiterhin gibt es wahrscheinlich eine mammotrope Wirkung des Testosterons. Schon kleinste Hormonmengen, in Form von alkoholischen Tropfen auf die Brust aufgetragen, sind in der Lage, eine Entspannung hervorzurufen. ELERT hat auf die Vorteile der Lokaltherapie mit Testosteron bei Mastopathien hingewiesen und gefunden, daß die intramammäre Injektion der gebräuchlichen enteralen Applikationsform bei gutartigen Prozessen überlegen ist.

III. Follikelhormon und in schwächerem Maße Testosteron hemmen die Funktion des Hypophysenvorderlappens und führen bei längerer Anwendung, wie HOHLWEG vor 20 Jahren schon nachwies, zu typischen histologischen Veränderungen. Durch die Drosselung der Hypophysenvorderlappen-Funktion kommt es wiederum zur Hemmung der Steroidhormonproduktion in den der Hypophyse unterstellten Drüsen. In erster Linie resultiert hieraus der Zustand der hormonalen Kastration. Die Bedeutung dieser Tatsache wird dadurch erhellt, daß man bei Frauen mit Mamma-Carcinom eine erhöhte Ausscheidung von gonadotropem und thyreotropem Hormon im Harn gefunden hat. Im Tierexperiment findet man andererseits nach Hypophysektomie eine eindrucksvolle Hemmung des Geschwulstwachstums. Die Hypophysenfunktion steht also mit dem Geschwulstwachstum in naher Beziehung. Die Beeinflussung der Hypophysenfunktion gilt daher gewissermaßen als Leitgedanke für die hormonale Krebstherapie. Die Forschergruppe SEGALOFF hat Untersuchungen über die Frage angestellt, ob beim Menschen der durch Hormontherapie erreichte Besserungsgrad eine direkte Beziehung zum Grad der erzielten Hypophysenhemmung habe. Es wurde allerdings nur die Prolaktin- und Gonadotropin-Ausscheidung bestimmt und hier keine Übereinstimmung gefunden. SAMUELS meint, daß es mehr auf die Bremsung der Thyreotropinbildung ankäme. Ich kann hier nicht alle Einzelheiten erwähnen, die dafür und dagegen sprechen und werde auf das wichtige Verhalten der Hypophyse bei der Besprechung einer zweckmäßigen Hormondosierung noch zurückkommen.

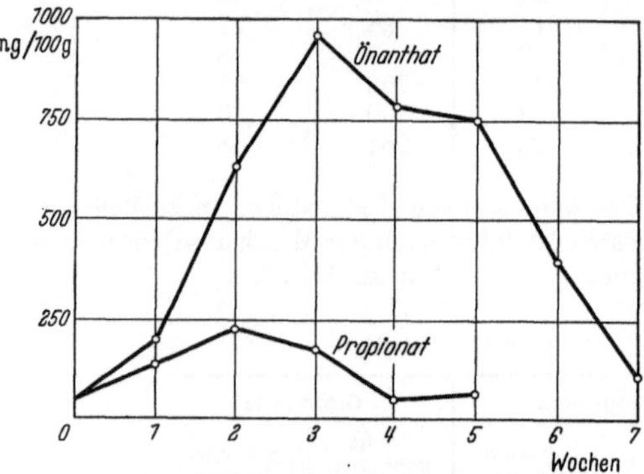


Abb. 1. Samenblasengewicht nach Gaben von Testosteronpropionat und -önanthat.

Weitere einigermaßen verwertbare Erkenntnisse über die therapeutische Wirkung der Steroidhormone auf den Brustkrebs sind zur Zeit noch nicht vorhanden. Wenn wir die anfangs besprochenen Ergebnisse verbessern wollen, so erscheint es zweckmäßig, an diese 3 besprochenen Wirkungsmöglichkeiten anzuknüpfen und nach Substanzen zu suchen, bei denen die anabole, die direkte oder die hypophysenhemmende Wirkung besser, also nachhaltiger und ausgedehnter ist, als bei den bisher gebräuchlichen Verbindungen. Außerdem geht das Bestreben dahin, Verbindungen zu schaffen, die keine Nebenerscheinungen hervorrufen und insbesondere nicht zur Virilisierung führen. Aus der Reihe der empfohlenen Stoffe sei das Methylandrostendiol, das Androstendiol, das Androstanolon und das Dehydroandrosteron erwähnt. Alle diese Produkte haben eine schwächere androgene Wirkung. Sie führen also nicht oder nur in vielfacher Dosis zu den bekannten Nebenerscheinungen. Man fragt sich aber, ob die genannten Produkte tatsächlich bezüglich der Beeinflussung des Geschwulstwachstums wirklich imstande sind, die Erfolgchancen zu verbessern. Wir haben den Eindruck, daß weder die anabole noch die antihypophysäre Wirkung bei einem dieser Stoffe uns berechtigt, an die Behandlung mit ihnen besondere Erwartungen zu knüpfen. Bei ihrer Anwendung wird immer die Gefahr der Überdosierung und der Wirkungslosigkeit entstehen. Anders liegen die Dinge beim Methyltestosteron, das weite Verbreitung in Form von Tabletten gefunden hat. Diese werden buccal, sublingual oder oral eingenommen. Der Abbau des Hormons erfolgt offensichtlich anders als bei den nicht methylierten Steroiden. Die Ausscheidung geschieht nicht als 17-Ketosteroide. Methyltestosteron ist sehr wirksam, hat aber den Nachteil, in großen Dosen — in einem allerdings kleinen Prozentsatz — Leberschäden und insbesondere Ikterus hervorzurufen. Es kommt meines Erachtens deswegen ebenfalls nicht für die hormonale Krebstherapie in Frage, da man ja gerade hier gezwungen ist, erhebliche Mengen über längere Zeit zu verabreichen.

Besser steht es mit den Bemühungen, durch geeignete Veresterung des Testosterons zu besseren Resultaten zu kommen. Durch Wahl eines Esters, z. B. desjenigen der Oenanthsäure, gelingt es offenbar, nicht nur eine sichere Depotwirkung zu erzielen, sondern auch die verabreichte Testosteronmenge besser auszunutzen, die sonst sehr schnell abgebaut und ausgeschieden wird. Abb. 1 zeigt Ihnen im Tierexperiment die Wirkung von 20 mg Testosteronpropionat verglichen mit derjenigen des Testosteronoenanthats auf die Samenblase.

Die gute Löslichkeit von Testosteronoenanthat führte zur Schaffung eines hochkonzentrierten, lokal nicht reizenden Präparates in flüssiger Form. Für Arzt und Patient besteht nunmehr die gleich angenehme Tatsache, daß die Injektionsintervalle wesentlich verlängert werden können, ohne daß eine Wirkungspause eintritt.

Die Oestrogentherapie hat aus verschiedenen Gründen bisher weniger Anklang gefunden. Auch hier können erhebliche Nebenerscheinungen, wie Uterusblutungen, Übelkeit, Ödeme auftreten, während die gefürchtete Komplikation der akuten Hypercalcämie und der Kalkausschwemmung seltener beobachtet wird. Ob man Derivate des natürlichen Follikelhormons oder ein Stilben wählt, wird weitgehend von der individuellen Verträglichkeit abhängen. Da bei jüngeren Patientinnen Follikelhormon geschwulstwachstumsfördernd wirkt, kommt diese Behandlung nur bei alten Frauen in Frage. Hier ist sie eindeutig bezüglich Beeinflussung von Weichteiltumoren der Testosterontherapie überlegen. Ich projiziere Ihnen ein entsprechendes Diagramm aus dem Councilbericht (Abb. 2). Zur Präparatewahl sei noch bemerkt, daß auch eine Therapie mit oestrogenhaltigen Tabletten gut durchführbar ist, und zwar mit Äthinyloestradiol. Diese Verbindung ist bekanntlich die stärkste überhaupt bekannte oestrogene Substanz und wurde besonders von Schmaus in Deutschland für diesen Zweck empfohlen.

Wir sprachen bisher von der Injektionsbehandlung und der Therapie mit Hormontabletten. Vielfach wird bei uns in Deutschland noch die Hormonimplantation bevorzugt. Sie ist meines Erachtens

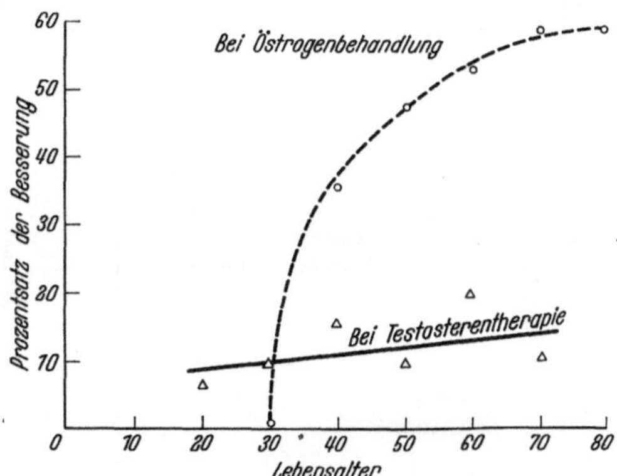


Abb. 2. Abhängigkeit der Behandlungserfolge vom Alter.

umständlich, unsicher und überholt. Besonders die Einpflanzung von den großen Androgen-Preßlingen hat sich nicht sehr bewährt. Es kommt in einem erheblichen Prozentsatz zu Fremdkörperreaktionen und zur bindegewebigen Abkapselung, respektive zur Ausstoßung der Implantate. Außerdem ist die täglich resorbierte Menge zwar relativ wirksam, aber doch außerordentlich gering. Wenn man implantiert, so sollte man als Ort der Einpflanzung nicht die Subcutis, sondern die viel besser durchblutete Muskulatur wählen.

Nun zur Dosierung! Alle Autoren sind sich darüber einig, daß die Behandlung in hohen Dosen erfolgen muß und so lange als möglich durchgehalten werden sollte. Vielfach wird ähnlich wie beim Prostata-Carcinom anfangs hoch dosiert und später eine viel kleinere sog. Erhaltungsdosis längere Zeit verabreicht. Oft wird die Behandlung auch ganz abgesetzt. Es pflegt dann, nach anfänglicher Besserung, früher oder später eine Reaktivierung des Leidens zu erfolgen. Manchmal gelingt es, durch Erhöhung der Hormondosis noch einmal eine kurzdauernde Besserung zu erzielen. Bald spricht das Leiden aber überhaupt nicht mehr an, und es kommt schnell zum Verfall. Vergleichen wir nun mit diesem typischen Verlauf das Verhalten der Hypophyse unter langdauernder Hormoneinwirkung. Als Folge einer Gonadotropinhemmung kommt es während kontinuierlicher Testosteronmedikation in genügend starker Dosierung bei der Frau zur Hemmung der Ovulation und beim Mann zu einer Hemmung der Spermiogenese, also zur hormonalen Kastration. Wenn man dann nach einiger Zeit die Behandlung unterbricht, wie es wie gesagt vielfach bei der hormonalen Krebstherapie nach Besserung des Leidens geschieht, oder wenn man die Dosis wesentlich verringert, erfolgt anscheinend eine reaktive Hyperfunktion des Hypophysenvorderlappens. Diese wichtige Hyperfunktion ist hauptsächlich bisher beim Mann studiert worden. Es ist anzunehmen, daß bei der Frau die Keimdrüse in analoger Weise reagiert. Sie macht sich in einer auffallenden Vermehrung der Spermien im Hoden bemerkbar. Ich zeige Ihnen einen solchen Tatbestand aus einer Arbeit von Heckel und Rosso. Sie sehen, wie es nach Absetzen der

Testosterontherapie zu einer außerordentlich eindrucksvollen Ankurbelung der Spermiogenese kommt (Abb. 3).

Diese wichtige Spätwirkung, die bisher bei der Hormontherapie des Krebses überhaupt nicht berücksichtigt wurde, wird als Rebound-Effekt bezeichnet. HOHLWEG hat schon in den Dreißigerjahren darauf hingewiesen, daß auch mit Follikelhormon etwas Ähnliches zustande kommt. Er nannte seine Beobachtung Desensibilisierungseffekt. Er versteht hierunter die zunehmende Unempfindlichkeit des Hypophysenzwischenhirn-Systems gegen Sexualhormone. Aus einem kürzlich gehaltenen Vortrag hat er mir freundlicherweise seine Ergebnisse zur Verfügung gestellt (Abb. 4).

Sie sehen den Einfluß des Follikelhormons in zwei verschiedenen Dosen auf den Hoden. Man kann nun die Dosis so wählen, daß nach anfänglicher Atrophie unter gleichbleibender Behandlung das Samenepithel sich wieder erholt. Diese Erholung kann nur durch Ausschüttung von gonadotropen Hormonen hervorgerufen worden sein. Ich kann mich hier nicht in weitere Einzelheiten über dieses wichtige Gebiet verlieren. Ich möchte aber nun-

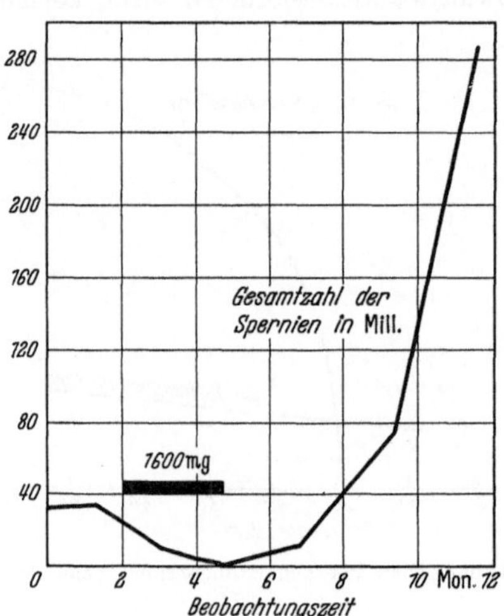


Abb. 3. Steigerung der Spermienzahlen nach Testosterongaben.

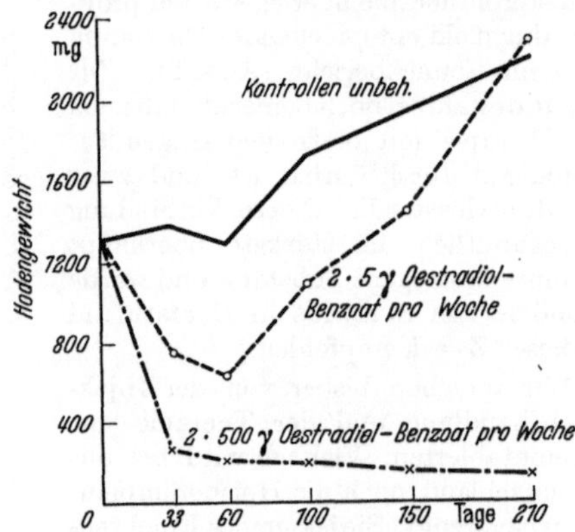


Abb. 4. Desensibilisierungseffekt nach verschiedenen Follikelhormondosen.

mehr die Frage stellen, ob die bisher vorgenommene Anwendung der Sexualhormone in der üblichen Dosierung richtig ist. Die demonstrierten Beispiele geben zu denken und sollten zu einer grundlegenden Änderung der Dosierungsart Anlaß geben. Ich würde vorschlagen, die Anfangsdosis künftig nicht extrem hoch zu wählen. Nach Eintritt einer Besserung ist jegliche Reduzierung der Hormonmenge nicht ratsam, sondern gefährlich. Sobald erste Anzeichen einer Verschlimmerung des Leidens auftreten, ist die Hormonmenge auf das Doppelte und später auf das 3fache zu steigern. Eine Reduzierung der Anfangsdosis wird meines Erachtens früher oder später zumindest bei jüngeren Frauen einen Rebound-Effekt auslösen, der dann zur allgemeinen Mobilisation des Endokriniums und zu ungünstigen Rückwirkungen auf das Tumorwachstum führen wird. Die relativ guten Erfolge mit der bestimmt zu schwachen Implantationsbehandlung beruhen wahrscheinlich auf der Tatsache, daß wegen fehlender Stoßtherapie zu Anfang später kein Rebound-Effekt eintritt.

Wir kommen jetzt zu der wichtigen Frage, welche weiteren Maßnahmen von seiten des Endokriniums zur Verbesserung der Ergebnisse getroffen werden können. Auf diese muß ich mich im Rahmen meines Vortrages beschränken. Die Drosselung der Hypophyse durch chirurgische oder radiologische Maßnahmen ist auf dem ersten Blick vielversprechend. Man müßte doch annehmen, daß eine mechanische Zerstörung des Organs der komplizierten Funktionshemmung durch die Sexualhormone überlegen ist. Dies trifft anscheinend nicht zu. Aus der tierexperimentellen Medizin wissen wir, daß eine Hypophysektomie oft nur zu einer partiellen Zerstörung des Organs führt, daß die verbliebenen Reste weiter funktionstüchtig bleiben und daß sie vollauf zur Inganghaltung der endokrinen Funktionen genügen.

McCULLAGH hat gezeigt, daß die Rückwirkungen der Hypophysen-Elektrokoagulation auf das empfindliche Keimepithel des Menschen jedenfalls nur sehr gering sind. Auch der

Wert der Röntgenbestrahlung ist umstritten. KELLY und Mitarbeiter bestrahlten mit —10000 r unter Verwendung einer besonderen konzentrischen Technik die Hypophysengegend. Die Wirkung war auf die Gonaden wenig überzeugend. Das Verhalten der Spermien und der Gonadotropinausscheidung nach den meist üblichen Röntgendosen ersehen Sie aus zwei Diagrammen von McCULLAGH.

Wie weit die moderne Chirurgie in der Lage ist, sich in einzelnen Fällen zur Hypophysektomie zu entschließen, wie es z. B. SHIMKIN und Mitarbeiter bei einem Fall von Melanosarkom taten, kann ich nicht beurteilen.

Auf den Wert der immer wieder empfohlenen und oft besprochenen Kastration bei jungen Frauen brauche ich hier nicht noch einmal ausführlich hinzuweisen. Sie kommt wohl in

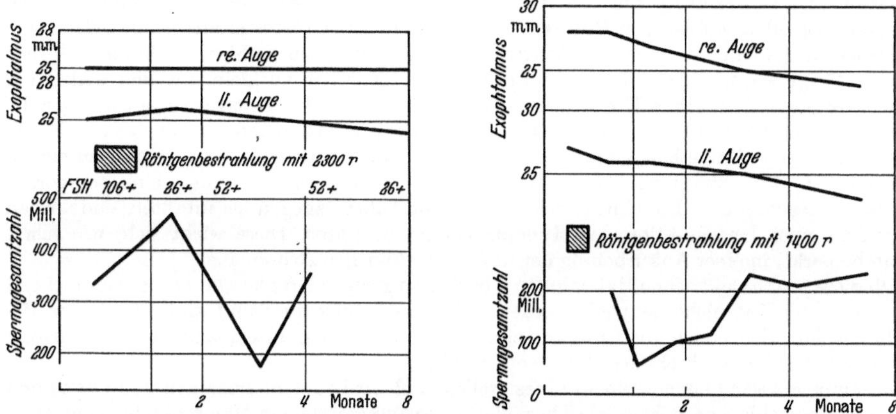


Abb. 5 und 6. Wirkung von Hypophysenbestrahlung auf die Spermienzahl.

erster Linie prophylaktisch gleichzeitig mit der Hauptoperation in Frage, und soll die Aussicht auf Dauerheilung verbessern. Die Ovariektomie ist bekanntlich der Röntgenkastration wegen des nicht seltenen metastatischen Befalls der Keimdrüsen überlegen.

Nun noch einige Worte zur Nebennierenrindenentfernung. Von dem Gedanken ausgehend, daß die völlige Ausschaltung des gleichgeschlechtlichen Sexualhormons und vielleicht auch einiger anderer Steroide Vorbedingung für die Erreichung eines Wachstumsstillstandes sein könnten, hat HUGGINS bei einer großen Zahl von fortgeschrittenen Fällen die beidseitige Adrenalektomie vorgenommen. Es gelingt ohne weiteres durch geeignete Kreislaufmittel, Cortison und Desoxycorticosteronacetat, den Operationsschock abzufangen und derartige Menschen auch über längere Zeit am Leben zu erhalten. Bei vielen seiner Patientinnen war vor der Adrenalektomie außerdem die Ovariektomie durchgeführt worden. Es bestand also der Zustand einer extremen Verarmung an Steroidhormonen. Die Erfolge dieser Kombination von zusätzlich chirurgischen Maßnahmen, die für die Patientin an sich — abgesehen vom therapeutischen Effekt — eine schwere Belastung darstellen, müssen noch weiter verfolgt und komplettiert werden. HUGGINS gibt an, daß in 50% eine Besserung eintrat, sicherlich eine beachtliche Zahl, wenn man in Rechnung zieht, daß es sich zum großen Teil um verzweifelte Fälle handelte.

Wir sprachen bei der Erwähnung der Kastration von der Prophylaxe. Ich möchte dieses wichtige Thema noch ganz kurz abhandeln und einteilen in prophylaktische Maßnahmen, die sich mit der Vermeidung eines Mamma-Carcinoms befassen und solche, die das Auftreten von Metastasen oder von einem Lokalrezidiv verhindern sollen.

Betreffs Vermeidung des Mamma-Carcinoms darf auf die statistischen Untersuchungen von R. BAUER, HEIM u. a. hingewiesen werden. Sie stellten übereinstimmend fest, daß 50% aller Brustkrebsträgerinnen anamnestische Symptome und histologische Veränderungen im Sinne einer Mastopathie aufweisen. Wenn auch andererseits der Prozentsatz derjenigen kleiner ist, die als Folge einer Mastopathie an einem Mamma-Carcinom erkranken, so sollten unsere therapeutischen Bemühungen hier bereits einsetzen. Bei beginnender Mastopathie und prämenstrueller Mastodynie ist eine Behandlung mit Testosteronpräparaten angezeigt. Bei schweren und geschwulstähnlichen Prozessen kommen chirurgische Maßnahmen in Frage. Frauen mit Mastopathien sollten generell nicht mit Oestrogenen behandelt werden, und zwar weniger aus einer nicht fundamentierten Furcht, ein Carcinom zu erzeugen, sondern um zur Ausbreitung und Verschlimmerung der Mastopathie keinen Anlaß zu geben.

Vor kurzem wurde in einer englischen Zeitschrift diskutiert, ob die Kenntnis des Bittnerschen Milchfaktors bei familiärer Belastung uns nicht veranlassen sollte, in gewissen Fällen ein Stillverbot auszusprechen. Wir möchten nicht glauben, daß die bisher bekannten Zusammenhänge zwischen Vererbung und Krebsdisposition beim Menschen ein solches Vorgehen rechtfertigen.

Relativ schwierig ist die Bewertung prophylaktischer Maßnahmen im Anschluß an Operation und Bestrahlung, um das Wiederauftreten des Brustkrebses zu verhindern. Die aufsehenerregenden Erfolge von Prudente, dem es mit einer Testosterontherapie gelang, bei 63 Frauen mit Adeno-Carcinom ein Auftreten von Rezidiven zu verhindern, konnten bisher nicht bestätigt werden. Im übrigen ist die Statistik sicherlich zu klein, um den wirklichen Wert einer prophylaktischen Hormontherapie zu realisieren. Zur Zeit wird wohl weniger die prophylaktische Testosterontherapie als vielmehr die Kastration durchgeführt. Die Rückwirkungen dieser Maßnahmen sind recht verschieden. Testosteron mag eine hemmende Umstimmung des Organismus und als Folge der Hypophysenhemmung eine temporäre Kastration hervorrufen. Die chirurgische Kastration führt dagegen bei intaktem endokrinen System zu einer Überfunktion des Hypophysenvorderlappens. Diese wirkt sich, wie schon vorhin bemerkt, in einer Ankurbelung der übrigen endokrinen Drüsen aus.

Ob diese prophylaktischen Maßnahmen wirklich an großem Krankengut erfolgversprechend sind, kann zur Zeit nicht beurteilt werden. Nur ein langfristiger und groß angelegter Behandlungsplan, den einige Institute gemeinsam durchführen müßten, kann uns auf diesem schwierigen Gebiet in absehbarer Zeit weiterhelfen.

Zusammenfassend können wir wohl feststellen, daß wir heute die seinerzeit von Löser und Ullrich vorgeschlagene hormonale Therapie bei fortgeschrittenem Mammakrebs nicht mehr missen möchten. Trotz der bescheidenen objektiv feststellbaren Erfolge, kann in der Mehrzahl der Fälle Schmerzbefreiung, Beseitigung der depressiven Stimmungslage und Gewichtszunahme sowie Lebensverlängerung erzielt werden. Die Resultate sind verbesserungsbedürftig und durch geeignete Dosierung sicher auch verbesserungsfähig.


Heilmeyer (Freiburg i. Br.):

Nun ist damit die Diskussion zu den gestrigen Vorträgen beschlossen und ich darf noch in einem kurzen Schlußwort zu einzelnen Punkten Stellung nehmen. Zunächst bin ich Herrn Druckrey sehr dankbar, daß er die Frage des Proliferationsgiftes noch einmal herausgestellt hat, was ich ja gestern an meinem klinischen Material und auch am Tierversuch zeigen konnte. Es gibt noch einige weitere Hinweise, die, glaube ich, in dieser Hinsicht außerordentlich interessant sind. Daß eben alle diese Ruhekerngifte immer da angreifen, wo die stärkste Proliferation herrscht. Eines dieser Beispiele haben wir in der TEM-Behandlung der Polycythämie und Leukämie. Ich kann mit TEM ebenso gut die Polycythämie wie die Leukämie behandeln. Warum? Bei der myeloischen Leukämie ist die höchste Proliferation der granulocytäre Anteil des Knochenmarks. Die Erythropoese ist in ihrer Proliferationsintensität ganz bedeutend herabgesetzt gegenüber der Proliferationsintensität auf dem Gebiet der Granulopoese; die Leukopoese ist normal und damit wesentlich geringer und deshalb sind die „Nebenwirkungen" auf die Erythropoese wesentlich schwächer. Es ist also dieses schöne Ereignis, daß ich mit ein und demselben Mittel sowohl die übermäßige Erythropoese wie Leukopoese behandeln kann, und zwar immer dann, wenn sie pathologisch in ihrer Proliferationsintensität maximal gesteigert ist. Dasselbe trifft ja für den radioaktiven Phosphor zu, wir haben im $P^{32}$ ein Mittel in der Hand, die Polycythämie wundervoll zu behandeln, aber ebenso die Leukämien. Es greift immer da an, wo die Proliferationsintensität am höchsten ist. Und deshalb erhebt sich der Gedanke, warum wir bei den epithelialen Geschwülsten so wenig sehen. Ist da nicht die Proliferationsintensität wesentlich geringer als bei den Leukämien und wahrscheinlich auch wesentlich geringer als bei manchen juvenilen Sarkomen, wo wir eine Wirkung sehen? Ich glaube doch, daß hier die Frage der Proliferationsintensität hereinspielt, zum mindesten ein Gedanke, der, glaube ich, bisher noch nicht so richtig erwogen worden ist.

Nun zu Herrn DOMAGK. Diese transplantierten Tumoren sind alles artfremde und individualfremde Eiweiße. Ich bringe hier Zellen herein, die ein anderes Eiweiß haben als das Tier. Gegen solches Eiweiß bildet selbstverständlich das Tier Antikörper und Abwehrstoffe, das ist ganz klar. Aber, ob das Tier gegen seine eigenen *körpereigenen* solche Körperabwehrstoffe bildet, das ist natürlich zweifelhaft. Denn die Krebszelle unterscheidet sich in nichts in ihrer Eiweißstruktur von ihrer Schwesterzelle, von der sie abstammt. Jedenfalls unterscheidet sie sich von ihrer Schwesterzelle, von der sie abstammt, sehr viel weniger als eine Zelle, die von außen in den Organismus hineingebracht worden ist. Ich glaube, das ist doch außerordentlich wesentlich. Ich glaube, das hat Herr DOMAGK übersehen. Der Vergleich mit der Tuberkulose hinkt natürlich erheblich, denn hier handelt es sich ja um Bakterien, die ja an sich völlig körperfremd sind und dadurch werden natürlich Abwehrkörper mobilisiert. Das ist ja eben der entscheidende Unterschied zwischen einer Infektabwehr und einer Tumorabwehr. Und letzten Endes ist die Klinik entscheidend, die uns zeigt, daß, wenn eben tatsächlich einmal ein Tumor da ist, von wirksamen Abwehrstoffen nichts zu sehen ist. Wenn der Infekt da ist, sehen wir es, wenn ein Tumor da ist, dann sehen wir es eben nicht.

Damit sind wir nun wirklich am Ende. Ich glaube, in jeder Beziehung. Es bleibt mir nur noch übrig, den ausgezeichneten Referenten zu danken, die wirklich außergewöhnlich Gutes gebracht haben bei dieser Tagung. Zu danken den Diskussionsrednern und nicht zuletzt zu danken den Hörern, die bis jetzt ausgehalten haben. Ferner gilt mein Dank dem eigentlichen Initiator und Organisator dieses Symposions, meinem Mitarbeiter PIRWITZ, der sich ganz große Verdienste um das Zustandekommen dieses Symposions erworben hat. Ebenso gilt der Dank seinen Gehilfen. Er hat einen ganzen Stab aufgezogen, einen Organisationsstab, der ununterbrochen und rastlos tätig war, angefangen von diesem Angelhalter bis zu den verschiedenen Damen, die hier die Kasse hatten usw. Ich darf sie alle nennen: Herr SCHMIDT, Herr SCHMOLLING, Herr GEIGER, Herr GOHL, Frl. BAUMGARTEN und Frl. LUPBERGER. Ich glaube, ohne sie wäre dies Symposion nicht so reibungslos vonstatten gegangen. Ich muß auch noch danken dem badischen Landesverband zur Bekämpfung des Krebses, vor allem seinem Präsidenten Herrn KÜHN, der uns gewisse Mittel zur Durchführung dieses Symposions zur Verfügung gestellt hat. Ich glaube, dieses Kapital, was wir von ihm bekommen haben (es war kein großes gewesen, aber genügendes) hat sich bezahlt gemacht. Wir gehen wirklich, glaube ich, bereichert nach Hause.


A. MAYER (Tübingen):

Meine Damen und Herrn! Ich glaube, voll und ganz in Ihrem Sinne zu handeln, wenn ich als der wohl älteste Hörer nochmals das Wort ergreife, um unter unsere Tagung sozusagen einen Schlußpunkt zu setzen. Das Symposion, von dem wir ja alle zutiefst beeindruckt sind, ist beendet. Ich bin leider zu wenig kulturhistorisch gebildet, um beurteilen zu können, ob es auch im äußeren Rahmen ganz dem klassischen Symposion entsprach. Auf alle Fälle aber war es voll Platonischer Weisheit; darüber sind wir uns ja alle einig.

Unser verehrter Präsident hat in der Tat die naturwissenschaftliche und die medizinische Fakultät zur Krebsforschung in vorbildlicher Weise hier zusammengeführt und sozusagen die besten Pferde, unter denen er nicht das letzte ist, eingespannt. Während sonst eine Universität oft nur eine Anzahl von am gleichen Ort liegenden Fachschulen darstellt, hatten wir hier in der Tat eine imposante „Universitas literarum".

Ganz besonders zu begrüßen ist, daß es unserem Präsidenten gelang, auch so hervorragende Vertreter des Auslandes hierherzuziehen. Wir sehen daraus die internationale Zusammengehörigkeit der Wissenschaft, aber darüber hinaus auch die Zusammengehörigkeit der Kulturmenschheit. Wenn wir durch unser Wissen und Können einander nützen, dann ist das eine wertvollere Tat, als wenn wir uns alle 10 Jahre die Schädel einschlagen und unsere Länder verwüsten. Gerade von diesem Gesichtspunkt aus möchte ich, wie es mehrfach geschehen ist, noch einmal *Faust* zitieren und von dem hinter dem Krebs steckenden „Teufel" sagen: „Er erwies sich auch durch unsere Tagung als einen Teil von jener Kraft, die stets das Böse will und doch das Gute schafft." Auch das verdanken wir Ihnen, sehr verehrter Herr Präsident. Nehmen Sie zusammen mit Ihren Mitarbeitern, besonders Herrn Kollegen PIRWITZ, unsere aufrichtige Beglückwünschung zu diesem ausgezeichneten Symposion, unseren herzlichen Dank, dazu aber auch die Bitte, in nicht allzu ferner Zeit, wieder einmal eine solche Tagung zu veranstalten.

# Autorenverzeichnis.

Die *kursiven* Seitenzahlen bezeichnen den Beginn der Hauptreferate.

Altmann, H.-W., Prof. Dr., Pathologisches Institut der Universität Freiburg/Br.: S. 190.

Bauer, K. H., Prof. Dr., Chirurgische Universitäts-Klinik Heidelberg: *S. 249.*

Beickert, A., Dr., Medizinische Universitäts-Klinik Jena: S. 183, 261.

Bock, H.-E., Prof. Dr., Medizinische Universitäts-Klinik Marburg/Lahn: S. 227.

Bollag, W., Dr., Medizinische Universitäts-Klinik Kantonspital Zürich: S. 224.

Boyland, E., Prof. Dr., The Chester Beatty Research Institute, The Royal Cancer Hospital, London SW 3: S. 53.

Brock, N., Doz. Dr., Asta-Werke Brackwede/Westf.: S. 266

Büchner, F., Prof. Dr., Pathologisches Institut der Universität Freiburg/Br.: S. 61.

Büngeler, W., Prof. Dr., Pathologisches Institut der Universität Kiel: S. 51.

Burchenal, J. H., M. D., Memorial Center f. Cancer a. allied Diseases, 444 East, 68th Street, New York 21, N. Y. USA: S. 218.

Buu-Hoï, Ng. Ph., Maître de recherches, Institut du Radium, Paris, Rue d'Ulm: S. 263.

Danneel, R., Prof. Dr., Zool. Institut der Universität Bonn: S. 68.

Dietrich, A., Deutscher Zentralausschuß für Krebsforschung und -bekämpfung, Stuttgart: S. 63, 279.

Domagk, G., Prof. Dr., Farbenfabriken Bayer, Wuppertal-Elberfeld: S. 63, 265.

Druckrey, H., Prof. Dr., Chirurgische Universitäts-Klinik, Freiburg/Br.: *S. 1,* 59, 73, 114, 232.

Eichler, O., Prof. Dr., Chirurgische Universitäts-Klinik Heidelberg: S. 58, 184.

Grundmann, E., Dr., Pathologisches Institut der Universität Freiburg/Br.: S. 187.

Heilmeyer, L., Prof. Dr., Medizinische Universitäts-Klinik Freiburg/Br.: S. 71, 115, 186, *204,* 286.

Hendry, J. A., Dr. chem., Christie Hospital Research Laborat., Blackley, Manchester: S. 58.

Herzog, Gg., Prof. Dr., Pathologisches Institut der Universität Gießen: S. 65.

Hinsberg, K., Prof. Dr., Physiologisches und Biochemisches Institut der Medizinischen Akademie Düsseldorf: S. 114.

Huber, H., Prof. Dr., Universitäts-Frauenklinik Kiel: S. 69.

Krauss, H., Prof. Dr., Chirurgische Universitäts-Klinik Freiburg/Br.: *S. 236.*

Kretz, J., Primarius Dr., Wien I, Universitätsstraße 11: S. 222.

Landschütz, Chr., Dr., Pharmakologisches Institut der Universität Bonn: S. 72.

Letterer, E., Prof. Dr., Pathologisches Institut der Universität Tübingen: S. 63.

Lettré, H., Prof. Dr., Institut für experimentelle Krebsforschung der Universität Heidelberg: S. 59, 115, *153, 173,* 195, 262.

Linke, Dr., Medizinische Universitäts-Klinik Heidelberg: S. 220.

Marquardt, H., Prof. Dr., Forstbotanisches Institut der Universität Freiburg/Br.: S. 62, *117,* 193, 235.

Mayer, A., Prof. Dr., Universitäts-Frauenklinik Tübingen: S. 68, 72, 266, 280, 287.

Müller, A., Prof. Dr., I. Chemisches Laboratorium der Universität Wien: S. 59, 186.

Müller, H., Dr., Privatklinik München-Thalkirchen: S. 225.

Oettel, H., Prof. Dr., Gewerbehygienisch-Pharmakologisches Institut der Badischen Anilin- und Soda-Fabrik A.G., Ludwigshafen/Rh.: S. 260.

Pirwitz, J., Dr., Medizinische Universitäts-Klinik Freiburg/Br.: *S. 196*.

Polli, E. E., Dr., Istituto di Clinica Medica Generale e di Terapia Medica della Università di Milano, Via Francesco Sforza: S. 35, *98*.

Raabe, S., Dr., Chirurgische Universitäts-Klinik Freiburg/Br.: S. 193, *243*.

Riechert, T., Prof. Dr., Neurochirurgische Abteilung der Universität Freiburg/Br.: S. 277.

Rockstroh, P., Dr., Aue i. Erzgeb.: S. 272.

Schmid, W., Prof. Dr., Pharmakologisches Institut der Universität Tübingen: S. 193.

Schmidt, K. H., Dr., Farbwerke Hoechst, Frankfurt a. M.—Höchst: S. 185.

Schubert, G., Prof. Dr,. Universitäts-Frauenklinik, Hamburg-Eppendorf: *S. 28*, 78.

Schubert, H., Dr. Dr., Privatklinik Dr. Müller, München-Thalkirchen: S. 222.

Siebert, G., Doz. Dr., Physiologisch-Chemisches Institut der Universität Mainz: *S. 82*, 116, 192.

Ufer, G., Dr., Schering-AG., Berlin: S. 280.

Voss, H.-E., Dr., Fa. C. F. Boehringer Söhne, Mannheim: S. 262.

Walpole, A. L., Dr., Christie Hospital Research. Laborat. Blackley, Manchester: S. 65.

# Probleme des Hypophysen-Nebennierenrindensytems.

**Erstes Freiburger Symposion an der Medizinischen Universitäts-Klinik vom 8. bis 10. Juni 1952.**
Schriftleitung: Dozent Dr. **Ludwig Weissbecker,** Oberarzt der Mediz. Univ.-Klinik Freiburg i. Br. Mit 96 Abb. VIII, 243 Seiten Gr.-8°. 1953.  Steif geheftet DM 36.—

**Hoppe-Seyler / Thierfelder**

# Handbuch der physiologisch- und pathologisch-chemischen

**Analyse.** Für Ärzte, Biologen und Chemiker. Zehnte Auflage. Herausgegeben von Professor Dr. Dr. **K. Lang,** Direktor des Physiologisch-Chemischen Instituts der Universität Mainz, und Professor Dr. **E. Lehnartz,** Direktor des Physiologisch-Chemischen Instituts der Universität Münster i. W., unter Mitarbeit von Privatdozent Dr. Günther Siebert, Mainz.
In fünf Bänden.

**Erster Band: Allgemeine Untersuchungsmethoden, I. Teil**
Mit 502 Abbildungen. XII, 762 Seiten 4°. 1953.  Moleskin DM 185.—
Bei Verpflichtung zur Abnahme des ges. Handb. Subskriptionspreis Moleskin DM 148.—

**Inhaltsübersicht: Untersuchung von Krystallen mit dem Polarisationsmikroskop.** Von A. Rittmann, Alexandria, und B. Flaschenträger, Alexandria. — **Mikromethodik.** Von H. Lieb, Graz, und W. Schöniger. Graz. — **Elektrophorese.** Von E. Wiedemann, Basel. — **Die Ultrazentrifuge.** Von E. Hellman, Uppsala. Schweden. — **Chromatographie.** Von H. M. Rauen, Frankfurt a. M. — **Die Gegenstromverteilung.** Von H. M. Rauen, Frankfurt a. M., und W. Stamm, Frankfurt a. M. — **Mikromethoden zur Kennzeichnung organischer Stoffe und Stoffgemische.** Von L. Kofler †, Innsbruck. — **Absorption und Emission von Strahlung.** Von G. Kortüm und M. Kortüm-Seiler, Tübingen. — **Nephelometrie.** Von G. Kortüm und M. Kortüm-Seiler, Tübingen. — **Refraktometrie und Interferometrie.** Von G. Kortüm und M. Kortüm-Seiler, Tübingen. — **Polarimetrie.** Von G. Kortüm und M. Kortüm-Seiler, Tübingen. — **Elektrische Leitfähigkeit.** Von G. Schmid, Köln. — **Wasserstoffionenkonzentration.** Von F. Ender, Heidelberg. — **Colorimetrische Bestimmung der Wasserstoffionenkonzentration.** Von W. Esselborn, Darmstadt. — **Redoxpotentiale.** Von F. Ender, Heidelberg. — Namen- und Sachverzeichnis.

**Fünfter Band: Untersuchung der Organe, Körperflüssigkeiten und Ausscheidungen**
Mit 44 Abbildungen. IX, 938 Seiten 4°. 1953.  Moleskin DM 168.—
Bei Verpflichtung zur Abnahme des ges. Handb. Subskriptionspreis Moleskin DM 134.40

**Inhaltsübersicht: Untersuchung der Körperflüssigkeiten und Ausscheidungen:** Blut, Harn. Von K. Hinsberg, Düsseldorf. Liquor cerebrospinalis. Pathologische Flüssigkeitsansammlungen. Von K. Hinsberg und W. Geinitz, Düsseldorf. Speichel, Sputum. Von K. Hinsberg und G. Schmid, Düsseldorf. Magensaft und Mageninhalt. Darmsaft. Pankreassaft. Galle. Von K. Hinsberg und F. Bruns, Düsseldorf. Faeces. Von K. Hinsberg, Düsseldorf, H. D. Cremer, Mainz, und G. Schmid, Düsseldorf. Konkremente. Von K. Hinsberg und W. Geinitz, Düsseldorf. — **Untersuchung der Organe:** Von H. D. Cremer, Mainz, und J. Führ, Hamburg. Allgemeines und Normalwerte. Die einzelnen Organe: Leber. Niere und Harnorgane. Milz und lymphatische Gewebe. Lunge. Magen und Darm. Zentralnervensystem und periphere Nerven. Muskel, Herz und Uterus. Auge. Sexualorgane und Fortpflanzung. Haut, Hautsekrete, Haare und Hornsubstanzen. Bindegewebe, Fettgewebe und Gefäße. Knochen, Knochenmark, Knorpel, Gelenke und Gelenkflüssigkeit. Zähne. Innersekretorische Drüsen (außschließlich Hormone): Hypophyse. Schilddrüse. Nebenschilddrüsen. Thymusdrüse. Nebennieren. Pankreas. Drüsen ohne endokrine Funktion: Speicheldrüsen. Brustdrüse. Bürzeldrüse. Tränendrüse und Tränen. — **Untersuchung der Milch.** Von W. Diemair, Frankfurt a. M. — **Untersuchung von Tumoren.** Von C. Dittmar, Frankfurt a. M. — **Nachweis wichtiger Arzneimittel und Gifte.** Von K. Gemeinhardt †, Berlin. — Namen- und Sachverzeichnis.

*Ferner sind in Vorbereitung:*

Zweiter Band: **Allgemeine Untersuchungsmethoden, 2. Teil.**
Dritter u. vierter Band: **Bausteine des Tierkörpers, 1. u. 2. Teil.**

# Physiologische Chemie.

Ein Lehr- und Handbuch für Ärzte, Biologen und Chemiker. Hervorgegangen aus dem Lehrbuch der Physiologischen Chemie von Olof Hammarsten. In zwei Bänden.

**Erster Band: Die Stoffe.** Herausgegeben von Professor Dr. B. Flaschenträger, Alexandria, unter Mitwirkung von Professor Dr. E. Lehnartz, Münster/Westf. Bearbeitet von D. Ackermann, G. Blix, H. Bredereck, P. Brigl †, A. Butenandt, K. Felix, B. Flaschenträger, F. Flury †, K. Freudenberg, K. Gemeinhardt, W. Grassmann, Chr. Grundmann, F. Holtz, E. Klenk, F. Knoop †, H. Kraut, W. Kuhn, H. Müller, Th. Ploetz, F. Schneider, G. Schramm, W. Siedel, T. Thunberg, J. Trupke, R. Weidenhagen, Ä. Weischer, K. Zeile. Mit 93 Textabbildungen. VIII, 1600 Seiten Gr.-8°. 1951.  Ganzleinen DM 198.—

**Zweiter Band: Der Stoffwechsel.** Herausgegeben von Professor Dr. B. Flaschenträger, Alexandria, und Professor Dr. E. Lehnartz, Münster/Westf.  In Vorbereitung.

# Künstliche radioaktive Isotope
## in Physiologie, Diagnostik und Therapie

Bearbeitet von

J. D. Abbatt, H. W. Bansi, J. Becker, Th. Bersin, H. Billion, H. D. Cremer, M. Ebert, E. M.
K. Geiling, L. Heilmeyer, W. Herr, G. Höhne, O. Hug, W. Hunzinger, F. E. Kelsey, L. F.
Lamerton, K. Lang, N. Lang, F. Linder, R. W. Manthei, H. G. Mehl, J. H. Müller, H. Muth,
F. Odenthal, H. Oeser, F. Ruf, K. E. Scheer, K. Schmeiser, G. Schubert, H. Schwiegk,
K. Starke, A. Vannotti, P. G. Waser, H. P. Wolff.

Redigiert von
Professor Dr. H. Schwiegk
Marburg/Lahn

Mit 294 Abbildungen. XVI, 842 Seiten Gr. -8°. 1953. Ganzleinen DM 136.—

Inhaltsübersicht:

I. Teil

## Allgemeine, physikalische, chemische und biologische Grundlagen

**Nachweis radioaktiver Isotope.** Von K. Schmeiser, Institut für Physik im Max Planck-Institut für medizinische Forschung, Heidelberg. — **Autoradiographie.** Von K. Schmeiser, Institut für Physik im Max Planck-Institut für medizinische Forschung, Heidelberg. — **Aufarbeitung biologischer Gewebe und Flüssigkeiten zum Zwecke des Nachweises radioaktiver Isotope.** Von K. Starke, Department of Chemistry, University of British Columbia, Vancouver B. C. (Canada). — **Allgemeine und chemische Grundlagen für das Arbeiten mit radioaktiven Isotopen.** Von M. Ebert, Radiotherapeutic Research Unit, Hammersmith Hospital, London. — **Laboratoriumseinrichtungen, Arbeitsmethoden, Strahlenschutzmaßnahmen.** Von O. Hug und H. Muth, Max Planck-Institut für Biophysik, Frankfurt a. M. — **The biological effects of radiation.** By L. F. Lamerton, The Royal Cancer Hospital, London. — **Toleranzdosen.** Von G. Schubert und G. Höhne, Frauenklinik der Universität Hamburg.

II. Teil

## Radioisotope für Spurenuntersuchungen in Physiologie, Pharmakologie und Diagnostik

**Die Erforschung des Stoffwechsels unter Verwendung von Substanzen mit isotopem Kohlenstoff und Stickstoff.** Von K. Lang, Physiologisch-Chemisches Institut der Universität Mainz. — **Phosphorus.** By J. D. Abbatt, Radiotherapeutic Research Unit, Hammersmith Hospital, London. — **Schwefel.** Von Th. Bersin, Forschungslaboratorium der Hausmann A.G., St. Gallen. — **Natrium und Kalium.** Von W. Hunzinger, Medizinische Klinik der Universität Basel, und P. G. Waser, Pharmakologisches Institut der Universität Zürich. — **Calcium und Strontium.** Von H. D. Cremer, Physiologisch-Chemisches Institut der Universität Mainz, und W. Herr, Max Planck-Institut für Chemie, Mainz. — **Jod.** Von H. W. Bansi, Allgemeines Krankenhaus St. Georg, Hamburg. — **Chlor, Brom, Fluor.** Von H. P. Wolff, Medizinische Poliklinik der Universität Marburg. — **Eisenstoffwechsel.** Von A. Vannotti, Clinique Médicale Universitaire, Hôspital Cantonal, Lausanne. — **Kobalt.** Von H. Schwiegk und N. Lang, Medizinische Poliklinik der Universität Marburg. — **Kupfer, Silber, Gold, Beryllium, Zink, Quecksilber, Gallium, Yttrium, Hafnium, Selen, Tellur, Blei, Arsen, Antimon, Molybdän, Mangan.** Von H. P. Wolff, Medizinische Poliklinik der Universität Marburg. — **Kreislaufdiagnostik mit Hilfe radioaktiver Isotope.** Von P. G. Waser, Pharmakologisches Institut der Universität Zürich. — **Tumordiagnostik.** Von J. H. Müller, Strahlenabteilung der Frauenklinik der Universität Zürich. — **Applications of radioactive tracer substances in pharmacology.** By F. E. Kelsey, R. W. Manthei and E. M. K. Geiling, Department of Pharmacology, The University of Chicago. — **Radioaktive Isotype in der Endokrinologie.** Von H. Schwiegk und N. Lang, Medizinische Poliklinik der Universität Marburg.

III. Teil

## Therapie mit radioaktiven Isotopen

**Die lokalisierte Applikation künstlich radioaktiver Isotope.** Von J. Becker und K. E. Scheer, Czerny-Krankenhaus für Strahlenbehandlung der Universität Heidelberg. — **Blutkrankheiten.** Von L. Heilmeyer und F. Odenthal, Medizinische Klinik der Universität Freiburg i. Br. — **Interne Tumortherapie mit künstlich radioaktiven Isotopen.** (Exklusive Blutkrankheiten und Schilddrüse.) Von J. H. Müller, Strahlenabteilung der Frauenklinik der Universität Zürich. — **Schilddrüsencarcinom und Radiojod.** Von F. Linder, Chirurgische Klinik und Poliklinik der Freien Universität Berlin, und F. Ruf, Chirurgische Klinik der Universität Freiburg i. B. — **Die Behandlung der Hyperthyreosen mit Radiojod.** Von H. Oeser, H. Billion und H. G. Mehl, Strahleninstitut der Freien Universität Berlin.

Sachverzeichnis.                                        *Jeder Beitrag enthält ein Literaturverzeichnis.*